技能型紧缺人才培养培训教材

供中高职护理、助产及其他医学相关类专业用

# 人体机能学

## （第二版）

主　编　徐　玲
副主编　钱洪鑫
编　委　（以姓氏笔画排序）
　　　　王　清　孙　鹏　李　琴
　　　　杜　毅　张　杨　徐　玲
　　　　钱洪鑫

科学出版社
北　京

## 内 容 简 介

　　本书围绕高职护理专业实用型人才培养目标,以综合性、系统性、实用性、科学性、先进性为原则编写,将生理学和病理生理学的知识进行科学、有机地整合,从分子和细胞、器官和系统以及整体水平,叙述了人体机能活动发生的过程、机制、影响因素及机能活动的调控,阐明疾病发生的原因、条件、患病机体的功能代谢变化及其发生机制,从认识正常人体的机能知识自然引向理解患病机体的功能改变。

　　本书内容丰富,注重人体正常机能和异常机能发生机制的自然衔接,拉近了基础医学与医疗临床的距离,知识性和针对性强,突出了实用性的指导思想,具有创新性,可作为高职护理和助产专业医学基础课程体系教材使用,同时也可供中职护理和助产专业及其他医学相关类专业使用。

**图书在版编目(CIP)数据**

人体机能学 / 徐玲主编. —2 版. —北京:科学出版社,2013.9
技能型紧缺人才培养培训教材
ISBN 978-7-03-038438-6

Ⅰ. 人… Ⅱ. 徐… Ⅲ. 人体生理学-中等专业学校-教材 Ⅳ. R33

中国版本图书馆 CIP 数据核字(2013)第 196910 号

责任编辑:许贵强　张　艳 / 责任校对:彭　涛
责任印制:徐晓晨 / 封面设计:范璧合

科 学 出 版 社出版
北京东黄城根北街 16 号
邮政编码: 100717
http://www.sciencep.com

固安县铭成印刷有限公司 印刷
科学出版社发行　各地新华书店经销
*
2007 年 2 月第　一　版　　开本:850×1168　1/16
2013 年 9 月第　二　版　　印张:15 1/2
2020 年 8 月第十次印刷　　字数:486 000
**定价:63. 00 元**
(如有印装质量问题,我社负责调换)

技能型紧缺人才培养培训教材

# 护理专业医学基础课程模块
# 建设委员会委员名单

# 二版前言

　　自 2007 年《人体机能学基础及护理应用》教材出版发行以来，其以综合性、系统性、实用性、科学性、先进性得到全国各使用院校的支持和肯定。总结六年来的教学经验和体会，我们发现教材中还存在不少需要修订和完善的地方。在科学出版社和护理专业医学基础课程模块建设委员会的指导下，经主编和全体编写人员的努力，修订版教材终于诞生了。

　　修订版教材继续贯彻一版教材的编写原则，在保留一版教材中精彩内容和丰富图表的基础上，对二版教材的名称和内容体系做了较大的调整。如将教材名称改为《人体机能学》；删减"篇"，将应用部分并入相应章节；增加了第一版中没有的新内容，如肾清除率、酸碱平衡和酸碱平衡紊乱；修改和完善了部分章节内容，如将细胞的受体功能纳入细胞的跨膜信号转导功能中；增加联系实践应用知识，如护士做肌内或皮下注射遵循"进针快、出针快、推液慢"原则的原因；改学习目标为重点提示等。二版教材理论部分共制作了 219 张彩图和 51 张表格，实验部分共制作了 9 张彩图和 17 张表格。在每章内容后都附有习题，以帮助学生理解教材内容和及时复习。为了突出学科的实验性，我们还编写了与教材配套的实验指导和报告，一并附于书后。

　　本教材内容虽经初稿讨论、交叉审稿与定稿全过程，各位编写人员在繁忙的教学、教研和教学管理之余编写并多次修改，限于编者水平，缺点和错误在所难免，欢迎使用本教材的教师与学生提出批评和建议，以使本教材的质量不断提高。

编　者

2013 年 5 月

# 目　　录

# 第一章 绪 论

人体机能学是研究正常状态下和异常状态下人体功能活动规律的科学。它包括生理学和病理生理学中基本的、与临床密切相关的机能学知识，是一门重要的医学基础课程。

## 第一节 概 述

### 一、人体机能学的任务和内容

#### （一）研究的任务

**生理学**（physiology）是生物学中的一个分支，是研究生物机体正常功能活动规律的科学。生物机体简称机体，是自然界中具有生命的物体的总称，包括人、动物和植物。通常所说的生理学是指人体生理学，其主要任务是研究人体及其各组成部分在正常情况下表现出的各种生命现象、活动规律、产生机制、影响因素及调控，并揭示各种生理功能在整体生命活动中的意义。

**病理生理学**（pathophysiology）是研究疾病发生、发展、转归的规律和机制的科学。其主要任务是研究疾病发生发展的一般规律与机制，研究患病机体的功能、代谢变化和机制，阐明疾病的本质，为疾病的防治提供理论和实验依据。

#### （二）研究的内容

生理学主要包括细胞的基本功能及人体各组成部分的功能。细胞的基本功能主要指细胞膜的物质转运功能、细胞的信号转导功能、细胞的生物电现象和肌细胞的收缩功能。人体各组成部分的功能包括血液循环、呼吸、消化、排泄、生殖等。

病理生理学主要包括总论、基本病理过程及系统病理生理学三部分内容。总论主要介绍疾病的概念、疾病发生发展普遍规律即病因学和发病学的一般规律，为正确理解和掌握具体疾病的特殊规律打下基础。基本病理过程简称病理过程（pathological process），是指多种疾病过程中可能出现的共同的、成套的形态结构、功能和代谢的变化，如水、电解质、酸碱平衡紊乱，缺氧、发热、弥散性血管内凝血、休克等。系统病理生理学，主要论述体内几个主要系统的某些疾病在发生、发展过程中可能出现一些常见而共同的病理过程，临床上称其为综合征（syndrome），如心力衰竭、呼吸衰竭、肝功能衰竭、肾功能衰竭等。

### 二、人体机能学与医学的关系及在医学中的地位

#### （一）与医学的关系

生理学的研究对象是人体的正常功能，其发展与医学有着密切的联系。在对人体的一般观察和医疗实践中积累了关于人体生理功能的许多知识，更通过对于人体和动物的实验分析研究，进一步深入探索这些生理功能的内在机制和相互关系，逐渐形成关于人体功能的系统性理论知识。医学中关于疾病问题的理论研究是以人体生理学的基本理论为基础的；同时，通过医学实践又可以检验生理学理论是否正确，并不断以新的内容和新的问题丰富生理学理论和推动生理学研究。因此，生理学是医学的一门重要的基础理论学科。

#### （二）在医学中的地位

病理生理学的研究对象是疾病，为完成其研究任务，需要将正常人体中形态、功能、代谢的各种有关知识加以综合、分析后用到患病的机体，从而正确地认识患病机体内出现的各种变化。因此，病理生理学在基础与临床各学科间起着重要的"桥梁"作用，它一方面在各基础学科间起横向联系作用，另一方面在基础医学与临床医学间起纵向沟通作用。

### 三、人体机能学研究的水平与方法

#### （一）研究的水平

生理功能以细胞和分子特性为基础，并服从于物理化学规律，但生理学毕竟不等同于物理学和化学，它们既有细胞和分子水平的研究和科学规律，还有器官、系统和整体水平的研究和科学规律。要全面地理解某一生理功能的机制，必须从细胞和分子、器官和系统以及整体三个水平进行研究。

1. 细胞和分子水平的研究 细胞是构成机体的最基本结构和功能单位，每一器官的功能都与组成该器官的细胞的生理特性分不开，如肌肉的功能与肌细胞的生理特性分不开，腺体的功能与腺细胞的生理特性分不开。然而，细胞的生理特性又决定于构成细胞的各个物质的物理化学特性，尤其是生物大分子的物理化学特性。如心脏之所以能搏动，是由于肌细胞

中含有特殊的蛋白质,这些蛋白质分子具有一定的结合排列方式,在离子浓度的变化和酶的作用下排列方式发生变化,从而发生收缩或舒张的活动。因此,对心脏功能的研究需要在肌细胞和生物大分子的水平上进行。这类研究的对象是细胞和它所含的物质分子,可称为细胞和分子水平的研究。这方面的知识称为普遍生理学或细胞生理学。

2. 器官和系统水平的研究 这方面的研究着重于阐明器官和系统对于机体有什么作用,它是怎样进行活动的,它的活动受到哪些因素的控制。例如,关于心血管组成的血液循环系统的生理功能研究,需要阐明心脏各部分如何协同活动、心脏如何射血、血管如何调配血液供给、血管内血液流动的动力和阻力、心血管活动如何调节等规律。这类研究要对完整的心脏、血管和循环系统进行观察,是以器官和系统作为研究对象的,称为器官和系统水平的研究。这方面的知识称为器官和系统生理学。

3. 整体水平的研究 由于人体生理学的研究对象是人的机体,整个人体的生理活动并不等于心、肺、肾等器官生理功能的简单总和,而是在各种生理功能之间体现着彼此相互联系、相互制约的完整而协调的过程。人的生理活动还具有个体的特点,并且随着个体生活条件的变异而不断变化发展。机体内的这种联系制约、变化发展的规律也是需要加以研究的。例如,在完整人体内心脏搏动的频率和力量,会受体内外环境条件、人体的健康情况以及情绪等因素的影响。在这里,研究的对象是整个机体,可称为整体水平的研究。

(二) 研究的方法

人体机能学是一门实验性科学,它所有的知识都来源于机能学实验和医学实践。常用的研究方法与手段有动物实验、临床观察和流行病学研究。人体机能学实验往往会对人体造成损害,甚至危及生命,故大部分实验只能在动物机体上进行。因此,动物实验是人体机能学研究的主要手段。

动物实验包括急性动物实验和慢性动物实验。急性动物实验是短时间(2 天)内对动物生理活动进行实验,或观察动物对外加因素的反应,实验通常是破坏性的、不可逆的,往往造成实验动物的死亡。急性动物实验可再分为离体实验和在体实验。离体实验是从活着或刚处死的动物身上取出所需的器官、组织或细胞,观察某些人为干预对其功能的影响;在体实验是在动物麻醉条件下,手术暴露某些需要研究的部位,观察和记录某些功能在人为干预下的变化。慢性动物实验是在较长时间(2~6 个月或更长时间)内对动物生理参数和反应等的长期实验和监测,或对动物施以致病因素使其逐渐致病,实验通常是温和的、非致死性的,动物存活时间长。

需要指出的是,动物实验结果不能完全类推到人体,理由是:①动物与人体不是同一种属,两者的组织结构和调节功能不完全相同;②人是高级动物,人体心理活动对生理活动有明显的影响,动物无法模拟。

# 第二节 人体内环境与稳态

## 一、内 环 境

整个机体所生存的环境,称为外环境(图 1-2-1)。但是构成人体的绝大多数细胞不与外环境发生接触,而是直接生存于细胞外液中,细胞新陈代谢所需的养料由细胞外液提供,细胞的代谢产物也排到细胞外液中,而后通过细胞外液再与外环境发生物质交换。由此,细胞外液被称为人体的**内环境**(internal environment)。

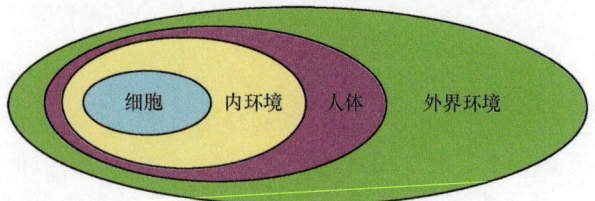

图 1-2-1 人体内环境

体液是人体内液体的总称,约占体重的 60%。体液可分为细胞内液和细胞外液两大部分(图 1-2-2)。存在于细胞内的称为细胞内液,约占 40%;存在于细胞外的称为细胞外液,是机体的内环境,约占 20%。细胞外液包括血浆、组织液、淋巴液、脑脊液,其中血浆约占 5%,其他约占 15%。

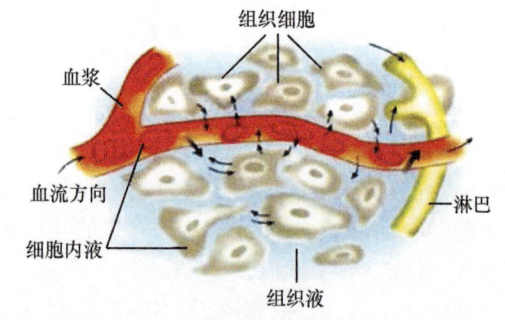

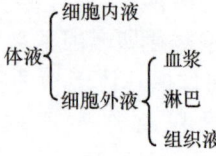

图 1-2-2 体液的分布

## 二、稳 态

内环境最基本的特点是稳态。细胞外液中的各种化学成分(如葡萄糖、$Na^+$、$K^+$、$O_2$ 等)和理化特性(如酸碱度、渗透压等)保持相对稳定状态称为**内环境稳态**

(homeostasis)。稳态是高等动物生命存在的必要条件，因此，维持内环境稳态十分重要。由于细胞不断进行着新陈代谢，新陈代谢本身不断扰乱内环境的稳态，外环境的强烈变动也可影响内环境的稳态，使内环境稳态有可能遭到破坏，此时人体可依赖神经、体液等因素的调节，通过负反馈作用维持内环境的稳态。

在各种病理情况下，内环境的理化性质偏离正常，而机体一些细胞和器官的活动可发生代偿性的改变，使改变了的内环境理化性质重新恢复正常。如果器官及细胞的活动不能使内环境的理化性质恢复正常，则机体功能可能发生严重障碍，甚至死亡。有关在各种病理情况下机体的细胞及器官功能发生变化的知识，属于病理生理学的内容。

# 第三节　人体功能活动的调节

人体的功能活动一方面要维持机体内环境稳态，另一方面要保持机体对环境的适应，为此，全身各器官、系统的功能活动必须不断地进行调节，密切配合，互相协调，作为统一的整体来行动，这需要借助神经调节、体液调节、自身调节而实现。

## 一、神经调节

神经调节（nervous regulation）是指中枢神经系统的活动，通过神经纤维的联系，实现调节机体各部分功能活动的方式。神经调节的基本方式是反射。反射（reflex）是指在中枢神经系统参与下，机体对刺激发生的规律性反应。反射的结构基础为反射弧（图1-3-1），包括五个基本环节：感受器、传入神经、神经中枢、传出神经和效应器。感受器是接受刺激的器官，效应器是产生反应的器官，中枢在脑和脊髓中，传入和传出神经是将中枢与感受器和效应器联系起来的通路。反射调节是机体重要的调节机制，反射弧的任何一个环节受损时，反射调节将丧失。

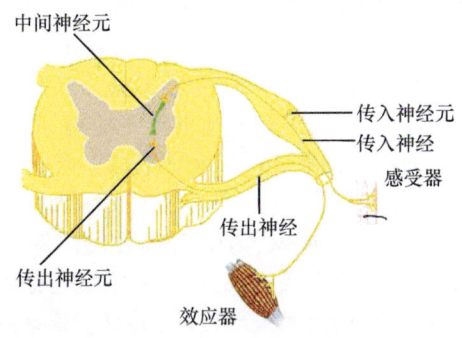

图 1-3-1　反射弧的结构

反射分为非条件反射与条件反射两类（见第十章）。非条件反射是先天遗传的，同类动物都具有的，是一种初级的神经活动。条件反射是后天获得的，是个体在生活过程中按照它的生活条件而建立起来的，是一种高级的神经活动。所以，条件反射是更具有适应性意义的调节。神经调节的特点是迅速、精确而短暂。

## 二、体液调节

体液调节（humoral regulation）是指体液中某些特殊的化学物质，通过体液循环的通路，实现调节全身各器官组织或某一器官组织功能活动的方式。体液调节根据作用范围的大小分为全身性体液调节和局部性体液调节。绝大多数内分泌细胞分泌的激素，借助血液循环对机体的功能进行调节，属于全身性体液调节。例如，胰岛 B 细胞分泌的胰岛素能调节全身组织、细胞的糖与脂肪的新陈代谢，有降低血糖的作用。内环境血糖浓度之所以能保持相对稳定，主要依靠这种体液调节。某些组织、细胞产生的一些化学物质，不能随血液到达全身发挥调节作用，只在局部组织液内扩散，改变邻近组织细胞的活动，属于局部性体液调节。体液调节的特点是缓慢、持久而弥散。

某些内分泌腺本身直接或间接受到神经系统的调节，在这种情况下，体液调节是神经调节的一个传出环节，是反射传出道路的延伸。这种情况称为神经-体液调节（图1-3-2）。例如，肾上腺髓质接受交感神经的支配，当交感神经系统兴奋时，肾上腺髓质分泌的肾上腺素和去甲肾上腺素增加，共同参与机体的调节。

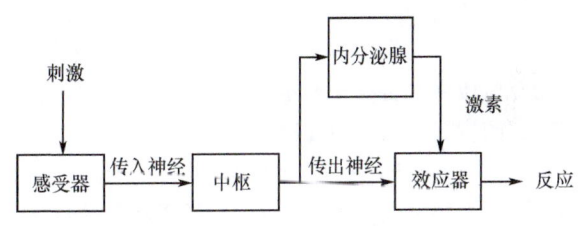

图 1-3-2　神经-体液调节示意图

## 三、自身调节

自身调节（autoregulation）是指组织、细胞在不依赖于神经或体液调节情况下，自身对刺激发生适应性反应的过程。例如，骨骼肌或心肌的初长（收缩前的长度）能对收缩力量起调节作用。当初长在一定限度内增大时，收缩力量会相应增加，而初长缩短时收缩力量就减小。又如肾脏小动脉有明显的自身调节能力，因此当动脉血压在一定范围内变动时，肾血流量能保持相对稳定。自身调节的特点是幅度较小，不太灵敏，比较局限。

## 四、反馈调节

神经调节、体液调节、自身调节都具有自动控制的能力。实现自动控制的关键是反馈。**反馈**（feedback）是指反馈信息对控制部分的活动施加影响的过程。在反馈控制系统中,控制部分发出控制信息控制受控部分的活动,而受控部分发出反馈信息反过来对控制部分不断施加影响（图1-3-3）。反馈调节包括正反馈和负反馈。在正常人体内,绝大部分反馈调节是负反馈方式的调节,只有少数是正反馈调节。

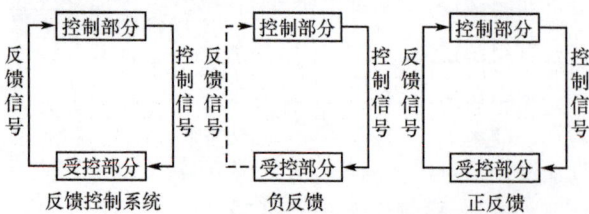

图1-3-3 反馈控制系统及正反馈和负反馈示意图

**负反馈**（negative feedback）是反馈信息减弱控制部分活动的过程（图1-3-3）。例如,体温调节中枢（控制部分）发出控制信息调节产热和散热器官（受控部分）的活动,使体温维持在37℃左右。如果人体进行剧烈运动,产热突然增加,体温随着升高,这种反馈信息作用于体温调节中枢,改变控制信息来调整产热和散热过程,即产热减少,散热增加,使升高的体温回降,恢复到37℃左右。又如人体由蹲位快速转变为立位时,部分血液滞留在下肢静脉内,使得单位时间流回心脏的血量减少,动脉血压降低,脑供血不足引起眩晕。此时,动脉压力感受器传入中枢的神经冲动减少,心血管活动发生改变,使心脏活动加强,血管收缩,动脉血压回升至原先的水平。负反馈在体内大量存在,它的意义是维持内环境稳态。

**正反馈**（positive feedback）是反馈信息增强控制部分活动的过程（图1-3-3）。例如,在临近分娩时,子宫收缩导致胎儿头部牵张子宫颈部;宫颈受到牵张可反射性导致催产素分泌增加,从而进一步加强宫缩,转而使宫颈进一步受到牵张;此过程反复进行,直至胎儿娩出为止。又如,在血液凝固过程中,当某处血管破裂时,各种凝血因子相继被激活,最终形成血凝块将血管破口封住。因此,正反馈可使整个系统处于再生状态,其特征不是维持稳态或平衡,而是破坏原来的平衡状态。正反馈在体内为数不多,它的意义是使某些生理过程不断加强,直至最终完成生理功能。

# 第四节 疾病概论

## 一、健康与疾病

### （一）健康

随着社会的进步和科学的发展,人类疾病的模式已由单纯的生物医学模式转变为生物-心理-社会医学模式。世界卫生组织（World Health Organization, WHO）关于健康的定义是:**"健康不仅是没有疾病或病痛,而且是一种身体上、心理上和社会上的良好状态。"**

联系实践应用知识▸▸▸

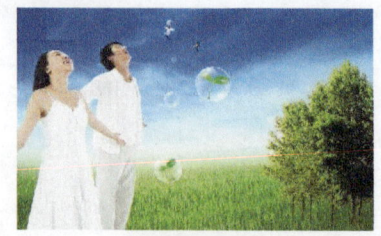

**健康的表现**

1. 身体健康;
2. 心理健康;
3. 具有良好的社会适应能力。

### （二）疾病

**疾病**（disease）是机体在一定病因作用下,因自稳调节紊乱而发生的异常生命活动过程。在此过程中,机体对病因所致的损伤产生抗损伤反应,体内出现一系列功能、代谢和形态结构的异常变化,从而表现出相应的症状、体征、行为异常以及对环境的适应能力下降,劳动能力减弱甚至丧失。症状是指病人主观上的异常感觉。如头晕、头痛、恶心、疲乏无力。这往往是病人就诊时的主诉。体征是指医生通过各种检查方法在患病机体发现的客观存在的异常变化。如心脏杂音、肝脾肿大、肺部啰音等。行为异常是指病人的语言和行动发生异常,如烦躁不安、哭笑无常、活动不自如等。

值得注意的是,人们多半是有了症状才去就医,医生根据病史、症状、体征及各种辅助检查结果做出正确诊断,然后制定相应的治疗方案。但有些疾病的早期（如肿瘤）,可以没有明显的症状和体征,定期体格检查将有助于这类疾病的早期发现。

自20世纪80年代以来,人们又提出了**亚健康**（sub-health）概念,亚健康是介于健康与疾病之间的生理功能低下的状态,此时机体处于非病、非健康并有可能趋向疾病的状态。亚健康包含三类相互联系但又有所不同的状态:①"心身轻度失调状态",表现为情绪低落、心情烦躁、纳呆失眠等;②"潜临床状态",潜伏着发展成某一疾病的可能;③"前临床状态",有病理改变,但无明显的临床症状。很显然亚健康阶段中,心身交互作用,促进着病程的进展。因此,从心理、行为、生活方式各个环节尽早采取干预措施,有可能阻断亚健康向临床病态的发展,真正取得预防效果。

## 二、病因学及发病学

### (一) 病因学

**病因学**(etiology)主要研究疾病发生的原因与条件。任何疾病都是由一定病因引起的,引起疾病的因素称为病因。病因包括疾病发生的原因(致病因素)和疾病发生的条件(致病条件)。

1. 疾病发生的原因 是指引起疾病必不可少的、决定疾病特征的因素。它在一定条件下发挥致病作用,其种类很多,一般可分为以下几类。

(1) 生物性因素:是最常见、最重要的致病因素,包括各种病原微生物如细菌、病毒、立克次体、支原体、螺旋体、真菌及寄生虫如蛲虫、血吸虫等。病原体作用于机体能否引起疾病,取决于病原体的数量和致病能力,以及机体的免疫力、感受性、状态等因素。致病能力包括侵袭力和毒力,前者指病原体侵入机体并在体内扩散和蔓延的能力,后者指病原体产生内毒素和外毒素的能力。

(2) 物理性因素:这类病因包括机械力(可引起创伤、震荡、骨折)、高温(引起烧伤、中暑)、低温(引起冻伤)、电离辐射(引起放射病)、电流(引起电击伤)、噪声(引起耳聋)等。物理性因素的致病作用及其所致疾病的严重程度,关键取决于这些因素对机体的作用强度、作用部位和持续时间。

(3) 化学性因素:主要包括无机毒物(如强酸、强碱、有机磷农药、一氧化碳)、有机毒物(如甲醇、四氯化碳)、生物性毒物(如蛇毒、蜂毒)等。因这类因素的化学性质不同,其致病方式也不一样。有的是通过与机体接触而引起接触部位组织变性、坏死和炎症,如强酸、强碱等;有的是毒物对机体组织、器官的选择性毒性作用,如一氧化碳中毒,主要使红细胞失去携氧功能而导致缺氧,四氯化碳主要引起肝细胞损伤,蛇毒、蜂毒可引起肾脏损伤。

(4) 遗传性因素:遗传因素对疾病发生的影响主要表现在两个方面。一是遗传物质基因的突变或染色体畸变可引起遗传性疾病,如 21-三体型所致的先天愚型(唐氏综合征);二是由于机体某种遗传上的缺陷,使后代具有易于发生某种疾病的倾向即遗传易感性,如某些家族中的成员易患精神分裂症、糖尿病、高血压等,都与遗传易感性有关。

(5) 机体因素

1) 营养性因素:机体必需物质缺乏和营养过剩都可以引起疾病,如蛋白质缺乏可引起营养不良,维生素 D 缺乏可引起佝偻病,缺碘可引起甲状腺肿大;另外,一些微量元素缺乏(如铁、锌、硒)也可引起疾病。长期摄入热量过多的食物可引起肥胖病。

2) 免疫性因素:免疫功能严重不足或缺陷时,可引起免疫缺陷病(如艾滋病),此时机体容易发生致病微生物的感染和恶性肿瘤。过强的病理性免疫反应可引起变态反应性疾病,如花粉、皮毛、药物(如青霉素、链霉素)、食物(如鱼、虾)等对有过敏体质的个体易引起如荨麻疹、过敏性休克、支气管哮喘等变态反应性疾病。某些个体的免疫系统异常而针对自身抗原发生免疫反应,引起自身免疫,如系统性红斑狼疮、类风湿关节炎等。

3) 先天性因素:是指能够损害胎儿的因素。胎儿在发育过程中受有害因素的作用,可出现先天性疾病。例如,妇女在怀孕期间患风疹时,风疹病毒可损害胎儿而引起先天性心脏病。

4) 神经内分泌因素:神经内分泌系统的功能状态对某些疾病的发生具有重要的影响。例如,婴幼儿大脑皮层下中枢兴奋性较高,当体温升高时易发生热惊厥;十二指肠溃疡病的发生与迷走神经过度兴奋有关;肾上腺皮质功能降低时,血管对去甲肾上腺素的反应减弱,出血时容易出现血压下降;胰岛素分泌不足可引起糖尿病;乳腺癌的发生与卵巢激素分泌紊乱,雌激素水平长期偏高有关。

5) 性别、年龄因素:性别和年龄可以作为条件因素影响某些疾病的发生发展。例如,男性易患动脉粥样硬化病、胃癌等;而女性易患甲状腺功能亢进、系统性红斑狼疮等。小儿因防御免疫功能不够完善,易患呼吸道和消化道传染病;40 岁以上的人,癌的发病率较高。

(6) 精神、心理、社会因素:随着传统的"生物医学模式"向"生物-心理-社会医学模式"转换,心理、社会因素引起疾病越来越受到重视。例如,应激性疾病、变态人格、心身疾病的发生就与精神、心理及社会因素密切相关。

1) 精神、心理因素:对机体的功能代谢活动起重要作用,与某些疾病的发生发展和转归有密切关系。积极的、乐观的、坚强的心理状态有益于保持和增进健康,促进疾病的恢复;而消极的、悲观的、脆弱的心理状态(如长期的焦虑、怨恨、忧郁、悲伤、恐惧、紧张等)可引起人体多种功能的失调,导致失眠、心动过速、血压升高、食欲减退、月经失调等,进而可促进疾病的发生。心身疾病(如偏头痛、高血压病、胃和十二指肠溃疡病、心律失常、甲状腺功能亢进、神经官能症等)的发生发展与心理因素密切相关。某些恶性肿瘤的发生与心理因素也有密切的关系。

2) 社会因素:包括社会环境和生活、劳动、卫生条件等,对人类健康和疾病的发生发展有着不可忽视的影响。如战争、社会动乱、环境污染、经济落后、生活贫困、卫生状况不佳、激烈的商业竞争等,不仅不利于健康,而且可直接引起某些疾病和促使某些疾病的发生和流行。

2. 疾病发生的条件 是指能够影响疾病发生的机体内外因素。它们本身虽然不能引起疾病,但是可以左右致病因素对机体的影响、直接作用于机体、促进或阻碍疾病的发生。当病因作用于机体时,致病因素和致病条件在疾病的发生发展过程中起着不同的作用。例如,结核杆菌是引起结核病的原因,是必不可少因素,而营养不良、抵抗力下降等,常可作为条件而促进结核病的发生和发展。如果仅有结核杆菌侵入人体,而不具备这些致病条件,一般也不至于发病。

疾病发生的条件中能加强致病因素作用或促进疾病发生发展的因素称为诱因(precipitating factor)。诱因可以是某种疾病,也可以是年龄、性别等因素。如老年人的肺部感染可作为诱发心力衰竭的诱因,小儿易患呼吸道和消化道传染病,妇女易患胆石病、癔症及甲状腺功能亢进,男性易患动脉粥样硬化、胃癌等。

需要指出的是,在疾病发生发展过程中致病因素和致病条件是相对的,它是针对某个具体的疾病来说的。对于不同的疾病,同一个因素可以是某一疾病发生的原因,也可以是另一疾病发生的条件。例如,营养不良是营养不良症的原因,而营养不良使机体抵抗力下降,又是某些疾病(如结核病)发生的条件。因此,正确认识致病因素和致病条件在疾病发生发展中的作用,对于疾病的防治具有重要的意义。

(二)发病学

**发病学**(pathogenesis)主要研究疾病发生、发展过程中的一般规律和共同机制。

1. 疾病发生发展的一般规律 不同的疾病,在其发展过程中,既有其本身的规律,又遵循共有的一般规律。疾病过程中的一般规律可归纳为损伤与抗损伤、因果转化、局部与整体的相互影响。

(1)损伤与抗损伤:致病因素作用于机体时,可引起机体的损伤,同时,机体则调动各种防御、代偿机能来对抗致病因素及其所引起的损伤(图1-4-1)。损伤与抗损伤的斗争,贯穿于疾病的始终,双方作用力量的对比是推动疾病发展的基本动力,决定着疾病发展的方向。例如,炎症时,局部的变质性改变属损伤性反应,而渗出和增生属于抗损伤反应,当抗损伤占优势时,则病情缓解并向痊愈发展;当损伤占优势时,则疾病向恶化的方向发展,甚至造成死亡;同时,损伤与抗损伤反应,在一定条件下可发生转化,如渗出物过多,压迫组织或器官而转化为损伤性因素。在医护工作中,要尽力排除或减轻损伤性改变,保护和增强抗损伤反应,促使疾病痊愈。

(2)因果转化规律:在疾病的发生发展过程中,

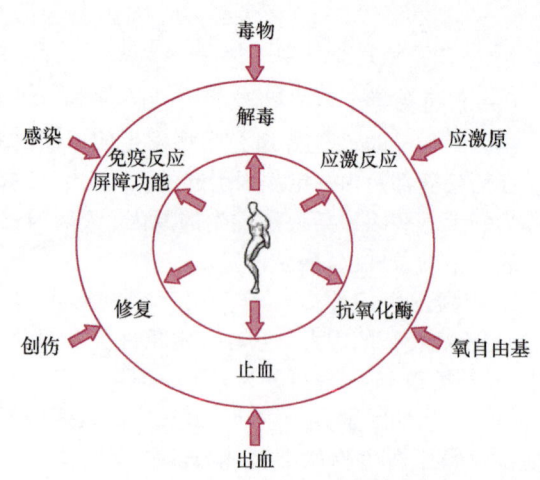

图1-4-1 损伤与抗损伤反应示意图

原因和结果间可以相互交替和相互转化。因果转化规律是指在原始病因作用下机体发生的某种变化又可能转化为新的原因,引起新的变化,如此病因与结果互为因果。由于原因和结果可以互相转化和交替,即使原始病因已不存在,上述的因果交替仍可推动疾病过程不断发展。

疾病中因果交替规律是一个环式发展过程,常可形成恶性循环(vicious cycle),即每循环一次都使病情进一步恶化,直到死亡。但如经过恰当治疗,在疾病康复过程中也可形成良性循环,从而促进机体康复。例如,大出血→血容量减少→心输出量减少→血压下降→交感神经兴奋→微血管收缩→组织缺氧→毛细血管大量开放→微循环淤血→回心血量减少→心输出量继续减少→组织缺氧加重→回心血量继续减少,导致病情一步步恶化(图1-4-2)。相反,如果能及时采取有效的止血、输血等措施即可防止病情地恶化。如果恶性循环已经出现,也可通过输血补液、正确使用血管活性药物、纠正酸中毒等措施来阻断恶性循环,使病情向有利于机体康复的方向发展。因此,运用此规律认识疾病发生发展中出现的恶性循环,对正确治疗疾病,防止疾病进一步恶化,具有重要意义。

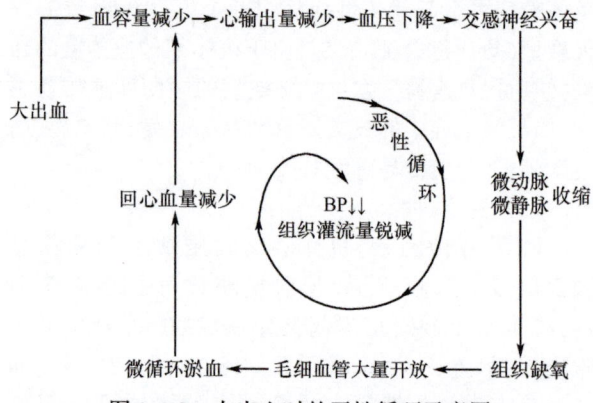

图1-4-2 大出血时的恶性循环示意图

（3）局部与整体的相互影响：任何疾病都是整体的反应，但表现可以局部为主或全身为主，局部受整体的影响，同时又影响着整体。例如，肺结核病，病变主要在肺，但常有发热、食欲不振及血沉加快等全身反应；另一方面，肺结核也受全身状态的影响，当机体的抵抗力增强时，肺部病变可以局限化甚至痊愈；抵抗力降低时，肺部病变可以发展，甚至播散到其他部位，形成新的病灶。正确认识疾病过程中局部和整体的关系，对于采取正确的医疗措施具有重要的意义。

2. 疾病发生的基本机制（mechanism）　是指参与很多疾病发病的共同机制，它不同于个别疾病的特殊机制。下面简要介绍神经、体液、细胞和分子四个基本机制。

（1）神经机制：对人体生命活动的维持和调控起主导作用，因此神经系统的变化与疾病的发生发展密切相关，大多数疾病常有神经系统的变化，所以神经机制是疾病发生的基本机制。有些病因直接损害神经系统，如流行性乙型脑炎病毒可直接破坏神经组织。另一些致病因子可通过神经反射引起相应器官组织的功能代谢变化，或者抑制神经递质的合成、释放和分解，促进致病因子与神经递质的结合，减弱或阻断正常递质的作用。最常见的是长期精神紧张、焦虑、烦恼导致大脑皮质功能紊乱，皮质与皮质下功能失调，出现内脏器官功能障碍。

（2）体液机制：体液的质和量保持正常状态是维持机体内环境稳态的重要因素。致病因素可引起体液的质和量的变化，使体液调节障碍，造成内环境紊乱，以致疾病发生，因此体液机制也成为疾病发生的基本机制。体液调节障碍常由各种体液因子（humoral factor）数量或活性变化引起，它包括各种全身性作用的体液性因子（如组胺、去甲肾上腺素、前列腺素、激活的补体、活化的凝血与纤溶物质等）和局部作用的体液因子（如内皮素、某些神经肽等）以及近年来特别强调的细胞因子（cytokines），如白介素（IL）、肿瘤坏死因子（TNFα）等。

疾病发生发展中体液机制与神经机制常常同时发生，共同参与，故常称其为神经体液机制。例如，长期精神紧张或心理刺激可引起大脑皮质和皮质下中枢（下丘脑）功能紊乱，使血管运动中枢反应性增强，交感神经兴奋，去甲肾上腺素释放增加，导致小动脉紧张性收缩；同时，交感神经活动亢进，刺激肾上腺髓质释放肾上腺素，使心率加快，心输出量增加；因肾小动脉收缩，使肾素释放，血管紧张素-醛固酮系统激活，三者共同导致血压升高，这是高血压发病中神经体液机制的体现。

（3）细胞机制：致病因素作用于机体后可以直接或间接作用于组织、细胞，造成某些细胞功能代谢障碍，从而引起细胞自稳调节紊乱。致病因素引起的细胞损伤除直接的破坏（如外伤、肝炎病毒侵入肝细胞等）外，有时可表现为细胞膜功能障碍和细胞器功能障碍。膜上各种离子泵如钠泵（$Na^+$-$K^+$ ATP 酶）、钙泵（$Ca^{2+}$-$Mg^{2+}$ ATP 酶）等功能失调就是细胞膜功能障碍的表现，造成细胞内 $Na^+$、$Ca^{2+}$ 大量积聚、细胞水肿，甚至死亡，这是导致有关器官功能障碍的重要机制。细胞器功能障碍中，以线粒体为例，在有关病因作用下，主要表现为氧化还原电位下降，辅酶Ⅱ不能再生，各种酶系统受抑制，特别是丙酮酸脱氢酶系统催化过程发生障碍，阻碍丙酮酸脱氢、脱羧生成乙酰辅酶 A，抑制葡萄糖、脂肪及酮体进入三羧酸循环，此时因能量不足，造成严重的细胞功能障碍。此外，ATP 生成减少使依赖 cAMP（第二信使）的激素不能发挥其调节作用，最终导致细胞死亡。

（4）分子机制：细胞内含有很多分子，包括大分子多聚体与小分子物质。大分子多聚体主要是蛋白质和核酸，它们是生物机体生命现象的主要分子基础。核酸储存生命的信息，蛋白质调节和控制生命过程的化学反应。各种病因引起疾病，都会以各种形式表现出分子水平上大分子多聚体与小分子物质的异常，反之，分子水平的异常变化又会在不同程度上影响正常生命活动。因此近年来从分子水平研究疾病的发生机制引起了人们极大的重视，它使我们对疾病发生时机体形态、功能、代谢变化的认识以及对疾病本质的认识进入了一个新阶段，出现分子病理学或分子医学。广义的分子病理学研究所有疾病的分子机制，狭义的分子病理学主要研究生物大分子（主要是核酸与蛋白质）在疾病中的作用。所谓分子病是指由于 DNA 遗传变异引起的一类以蛋白质异常为特征的疾病。某些疾病（如糖尿病、高血压等）相关基因或易感基因已找到，因此出现了基因病（genetic disease）概念。基因病主要是指基因本身突变、缺失或其表达调控障碍引起的疾病，如果由一个致病基因引起的基因病称为单基因病，如多囊肾。如由于多个基因共同控制其表型性状的疾病称多基因病，此时多个基因的作用可以相加、协同或相互抑制，并受环境因素的影响，因此多基因病也称多因子疾病，高血压、冠心病、糖尿病等均属此类疾病。

## 三、疾病的经过和转归

疾病是一个过程，绝大多数疾病都有一个明显的发生、发展和转归的过程。一般可将疾病的发展过程分成四期。

### （一）潜伏期

此期是指致病原因作用于机体到出现症状前的阶段。对传染病来说潜伏期尤其明显。各种传染病都有其一定的潜伏期(几天到几年),如果机体的防御代偿能力能战胜病因的作用,疾病即告终止,否则将进入前驱期。由于此期无临床表现,在临床上一般不易被发现。如确定或怀疑某些个体已经感染某种传染病时,就应当及早进行隔离和(或)预防治疗。

**(二) 前驱期**

此期是指在潜伏期之后到开始出现明显的症状之前的一段时期。这个时期可出现一般的症状,如不适感、倦怠、食欲不振等。这些症状无特异性,并且不能作为疾病鉴别诊断的依据,只是提醒病人及时就医的信号。医护人员熟悉和重视此期特点,有助于早期诊断和早期治疗。

**(三) 症状明显期**

此期是指该疾病所特有的症状和体征相继出现的阶段。如细菌性痢疾时常出现腹痛、腹泻、里急后重、脓血便等症状,临床上常以此期的典型症状和体征作为诊断依据。

**(四) 转归期**

此期是指疾病走向终结的时期。疾病的转归有完全康复、不完全康复与死亡三种形式。

1. 完全康复　即痊愈,是指病人的症状和体征完全消退,各系统器官的功能、代谢和形态结构完全恢复正常,机体的自稳调节以及对外界环境的适应能力、工作劳动能力也完全恢复正常。有的传染病痊愈后,机体还可获得免疫力。

2. 不完全康复　是指疾病的主要症状已经消失,但机体的机能、代谢和形态结构变化并未完全恢复正常,而是通过代偿反应来维持正常的生命活动,可遗留下某些病理状态或后遗症。病理状态是指相对稳定或者发展较慢的局部形态变化,常是病理过程的后果。如心肌梗死康复后瘢痕的形成,风湿性心瓣膜炎治愈后的心瓣膜狭窄或关闭不全等。

3. 死亡　是指机体生命活动的终止。死亡可分为生理性死亡和病理性死亡两种。前者较为少见,它是由于机体各器官自然老化所致,又称老死或自然死亡。病理性死亡是由于各种严重疾病或损伤所造成的死亡。病理性死亡中通常又把6小时或者24小时内因非暴力意外的突然死亡称为猝死(sudden death)。长期以来人们一直沿用心跳、呼吸永久性停止和反射消失作为判定死亡的标志。并认为死亡是一个过程,分为濒死期、临床死亡期、生物学死亡期三个阶段。随着医学的发展,人们对死亡概念又有了新的认识,近年提出死亡是机体作为一个整体的功能发生了永久性停止。实际上指全脑功能发生了不可逆性的永久性停止,即所谓**脑死亡**(brain death)。目前,一般均以枕骨大孔以上全脑死亡作为脑死亡的标准,

脑死亡意味着人的实质性死亡。

脑死亡作为判断死亡的一个重要标志。其依据有:①自主呼吸停止,需要不停地进行人工呼吸,目前世界各国都把自主呼吸停止作为临床脑死亡的首要指标;②不可逆性深昏迷,无自主性肌肉活动,对外界刺激毫无反应,但此时脊髓反射仍可存在;③脑干神经反射消失(如瞳孔对光反射、角膜反射、咳嗽反射、吞咽反射等);④瞳孔散大或固定;⑤脑电波消失,是平直线;⑥脑血液循环完全停止(脑血管造影)。脑死亡与"植物状态"不同,后者是指机体处于不可逆的深昏迷状态,丧失意识活动,但皮质下中枢(脑干)可维持自主呼吸运动和心跳的状态。

实践证明,已确诊为脑死亡的死者借助人工呼吸等措施维持血液循环的条件下,用他们的器官移植给受害者,可获得良好效果,因此脑死亡概念对器官移植具有重要的实践意义。一旦全脑功能永久性丧失后,尽管采取一切复苏抢救措施,人体各器官的功能仍将在一定时间内相继停止,脑死亡之后的复活依然不可能成功。因此,脑死亡概念可协助医务人员确定终止复苏抢救的界线,对指导复苏也具有实践意义,同时可减少无效抢救的大笔经济负担和人力消耗。此外,应用脑死亡概念可以准确判断死亡发生的时间,这对解决某些社会纠纷具有一定的法律上的意义。脑死亡作为死亡的标准是社会发展的需要,也是对死亡的尊重,但是宣告脑死亡一定要十分慎重。

(徐　玲　钱洪鑫)

**📖 重点提示**

1. 了解人体机能学研究的任务、内容,与医学的关系,在医学中的地位,研究的水平和方法。

2. 掌握内环境、稳态概念。

3. 熟悉人体功能调节的三大方式,掌握反射概念及反射弧的组成,了解神经调节、体液调节和自身调节的特点,掌握反馈及正、负反馈概念和意义。

4. 熟悉健康、亚健康与疾病概念,掌握疾病的原因、条件及其在疾病发生中的作用,掌握疾病发生发展的一般规律,熟悉脑死亡的概念、判断脑死亡的标准及其意义,了解疾病发生的基本机制。

## 目 标 检 测

**一、名词解释**

1. 内环境　2. 稳态　3. 神经调节　4. 反射　5. 体液调节　6. 自身调节　7. 反馈　8. 负反馈　9. 正反馈　10. 基本病理过程　11. 健康　12. 疾病　13. 恶性循环　14. 完全康复　15. 不完全康复　16. 脑死亡

## 二、填空题

1. 体液分为_____和_____两大部分,绝大多数细胞生存的环境是_____。

2. 人体功能活动的调节方式有_____、_____和_____。

3. 神经调节的基本方式是_____,其结构基础称为_____;包括_____、_____、_____和_____。

4. 人体反射的类型有_____和_____。

5. 反馈分为_____和_____。

6. 病理生理学主要包括_____、_____及_____三部分内容,其主要从_____和_____角度研究疾病发生发展的规律。

7. 患病机体一般都会出现_____、_____和_____的改变,三者互相联系、互相影响。

8. 病理生理学是连接_____和_____之间的桥梁学科。

9. 现代医学模式认为,健康不仅只是_____、_____也要健康,而且还要有对环境的_____,三者应取得和谐与统一。

10. 亚健康状态包含_____、_____和_____。

11. 生物性因素是否引起机体发病,除与病原体的_____、_____及_____有关外,还与机体的_____等条件有密切关系。

12. 物理性因素的致病作用及其所致疾病的严重程度,关键取决于这些因素对机体的_____、_____和_____。

13. 化学性因素对机体的组织、器官有选择性毒性作用,如一氧化碳与_____结合、有机磷毒物与_____结合引起机体中毒,四氯化碳主要引起_____损伤,蛇毒、蜂毒可引起_____损伤。

14. 病因学是研究疾病发生的_____与_____及其作用规律的科学,发病学主要研究疾病_____过程中的一般规律和共同机制。

15. 疾病发展的一般规律包括_____、_____和_____,其中贯穿于疾病始终、决定着疾病发展方向的是_____。

16. 疾病的经过分为四期,即_____、_____、_____和_____。

17. 传统概念把_____和_____作为死亡标志,并把死亡过程分为_____、_____和_____三期。

18. 全脑功能永久性丧失称为_____,如果大脑皮层功能丧失而脑干功能尚存称为_____。

## 三、单项选择题

1. 人体内环境是指(　　)
   A. 细胞内液 　　　　　B. 细胞外液
   C. 细胞内液和细胞外液 D. 组织液

2. 人体功能活动的主要调节方式是(　　)
   A. 神经调节 　　　　　B. 体液调节
   C. 自身调节 　　　　　D. 反馈调节

3. 神经调节的基本方式是(　　)
   A. 反射 　　　　　　　B. 反馈
   C. 条件反射 　　　　　D. 非条件反射

4. 神经调节的特点是(　　)
   A. 调节幅度小 　　　　B. 作用广泛而持久
   C. 作用迅速,准确和短暂 D. 敏感性差

5. 维持机体稳态的重要调节方式是(　　)
   A. 正反馈调节 　　　　B. 负反馈调节
   C. 体液调节 　　　　　D. 神经调节

6. 下列生理过程中,属负反馈调节的是(　　)
   A. 排尿反射 　　　　　B. 血液凝固
   C. 减压反射 　　　　　D. 分娩过程

7. 关于神经调节的叙述,正确的是(　　)
   A. 调节的幅度小 　　　B. 调节的范围较大
   C. 调节的作用较小 　　D. 作用持续时间短

8. 正反馈调节的作用是使(　　)
   A. 人体血压稳定
   B. 人体体液理化特性相对稳定
   C. 人体活动按某一固定程序进行,到某一特定目标
   D. 体内激素水平不致过高

9. 病理生理学的任务是研究疾病的(　　)
   A. 临床表现 　　　　　B. 发生与发展规律
   C. 防治措施 　　　　　D. 诊断与鉴别诊断

10. 下列哪项不属于基本病理过程(　　)
    A. 炎症 　　　　　　　B. 缺氧
    C. 休克 　　　　　　　D. 肺炎

11. 多种疾病过程中可能出现的共同的、成套的形态结构、功能和代谢变化称为(　　)
    A. 基本病理状态 　　　B. 基本病理反应
    C. 基本病理过程 　　　D. 基本病理联系

12. 病理生理学研究的重点是疾病过程中的(　　)
    A. 形态结构改变 　　　B. 功能代谢改变
    C. 症状与体征改变 　　D. 生命体征改变

13. 下列哪项不属于基本病理过程研究的内容(　　)
    A. 疾病概论 　　　　　B. 酸碱平衡紊乱
    C. 缺氧 　　　　　　　D. 弥散性血管内凝血

14. 健康的概念是(　　)
    A. 身体健康
    B. 身心健康并具有良好的社会适应能力
    C. 身心健康
    D. 具有良好的社会适应能力

15. 病因学研究的内容是(　　)
    A. 机体的屏障防御作用
    B. 损伤与抗损伤反应
    C. 疾病发生的原因与条件
    D. 外因与内因的关系

16. 引起疾病并决定疾病特征的因素称为(　　)
    A. 致病原因 　　　　　B. 疾病的内因与外因
    C. 致病条件 　　　　　D. 致病诱因

17. 影响疾病发生发展的非特异性因素称为(　　)

A. 致病原因      B. 疾病的内因与外因

C. 致病条件      D. 致病诱因

18. 母体因妊娠早期感染风疹病毒致胎儿患先天性心脏病,后者的病因是( )

     A. 生物性因素      B. 先天性因素

     C. 遗传性因素      D. 营养性因素

19. 青霉素所致的过敏性休克,其病因是( )

     A. 化学性因素      B. 生物性因素

     C. 免疫性因素      D. 遗传性因素

20. 发病学是研究疾病的( )

     A. 发生发展的共同规律      B. 因果转化

     C. 局部与整体      D. 损伤与抗损伤

21. 疾病的发展和转归取决于( )

     A. 机体自稳调节能力      B. 病原的数量与毒力

     C. 机体抵抗力      D. 损伤与抗损伤力量的对比

22. 失血性休克时下列哪项不属于抗损伤反应( )

     A. 血压下降      B. 心率加快

     C. 血管收缩      D. 血液重新分布

23. 疾病的经过不包括( )

     A. 潜伏期      B. 前驱期

     C. 症状明显期      D. 濒死期

24. 按照传统的死亡观念,临床死亡期是指( )

     A. 心跳、呼吸停止      B. 功能、代谢停止

     C. 脑神经反射消失      D. 全脑功能丧失

25. 现代死亡概念是( )

     A. 生理性死亡      B. 生物学死亡

     C. 病理性死亡      D. 脑死亡

26. 全脑功能永久性丧失称为( )

     A. 濒死状态      B. 植物状态

     C. 脑死亡      D. 临床死亡

27. 大脑皮质功能丧失,脑干功能尚存称为( )

     A. 植物状态      B. 危重状态

     C. 濒死状态      D. 脑死亡

28. 判断脑死亡的首要标准是( )

     A. 不可逆性深昏迷      B. 自主呼吸停止

     C. 心跳停止      D. 瞳孔散大、固定

**四、问答题**

1. 何谓内环境?内环境稳态有何生理意义?

2. 人体功能的调节方式有哪几种?各有何调节特点?

3. 举例说明负反馈及其意义。

4. 举例说明基本病理过程与疾病的关系。

5. 原因与条件在疾病发生过程中有何不同?试举例说明。

6. 举例说明疾病过程中因果交替规律。

7. 为什么说损伤与抗损伤反应是推动疾病发展的基本动力?

8. 简述疾病过程中局部与整体的辩证关系。

9. 简述采用脑死亡作为死亡标志的意义。

# 第二章　细胞的基本功能

细胞是人体结构与功能的基本单位。人体的细胞有200多种,每种细胞都有其特定的功能。例如,神经细胞有传导兴奋的功能,肌肉细胞有收缩功能,腺细胞有分泌功能等。但是各种细胞有许多共同的基本功能,即细胞膜的物质转运功能、细胞的受体功能、细胞的生物电现象和肌细胞的收缩功能等。

## 第一节　细胞膜的物质转运功能

从低等生物到高等哺乳动物的各种细胞,都被一层薄膜所包被,称为细胞膜或质膜。细胞膜的存在不仅使细胞内容物同细胞的周围环境分隔开,细胞能独立于环境而存在,而且还可与环境不断地进行物质交换,使细胞内的物质成分保持相对稳定。

### 一、膜的化学组成和分子结构

细胞膜主要由脂质、蛋白质和糖类等物质组成。其中以蛋白质和脂质为主,糖类只占极少量。目前得到公认的细胞膜的分子结构是液态镶嵌模型,其基本内容是:膜以液态的脂质双分子层为基架,其中镶嵌着具有不同生理功能的蛋白质(图2-1-1)。

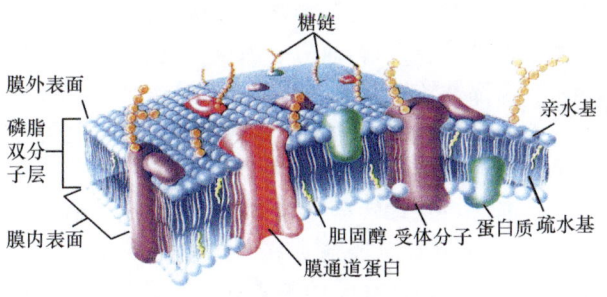

图2-1-1　细胞膜的液态镶嵌模型示意图

细胞膜的脂质中以磷脂类为主,约占脂质总量的70%以上;其次是胆固醇,一般低于30%。脂质双分子层除有屏障作用外,因具有稳定性和流动性,使细胞可以承受相当大的张力和外形改变而不致破裂。

细胞膜的蛋白质主要以两种形式同膜脂质相结合。附着在膜的内表面或外表面的蛋白质,称为表面蛋白(如红细胞膜内表面的骨架蛋白)。贯穿整个脂质双分子层的蛋白质,称为结合蛋白质(又称整合蛋白)。膜蛋白质具有不同的生理功能。膜蛋白质与细

胞膜的物质转运、细胞识别、接受环境变化刺激以及能量与信息转导等功能有关。

细胞膜所含糖类很少,主要是寡糖和多糖,它们与膜脂质或蛋白质结合,形成糖脂或糖蛋白,其糖链绝大多数裸露在细胞膜的外表面。糖链可作为细胞或所结合蛋白质的特异性"标志",其中有些作为膜受体的"可识别性"部分,能特异地与某种递质、激素或其他化学信号分子相结合;有些则作为抗原物质,表示某种免疫信息。

### 二、细胞膜的物质转运功能

细胞在进行新陈代谢过程中,需要不断由外界得到氧气和营养物质,同时排出细胞的代谢产物。这些物质的进入和排出,都必须通过细胞膜的物质转运功能而实现。细胞膜是一个具有特殊结构和功能的半透性膜,它允许某些物质或离子有选择地通过,但又能严格地限制其他一些物质的进出,从而保持了细胞内物质成分的稳定。细胞膜转运物质的形式主要有单纯扩散、易化扩散、主动转运、出胞与入胞。

#### (一) 单纯扩散

**单纯扩散**(simple diffusion)是指脂溶性小分子物质由细胞膜的高浓度侧向低浓度侧扩散的过程。扩散量的多少取决于该物质在膜两侧浓度差的大小和通过膜的难易程度,气体物质的扩散量还与其扩散速率的大小有关(见第五章)。单纯扩散的最终结果是被转运物质在膜两侧的浓度达到相等。

人体体液中存在的脂溶性物质的数量并不是很多,因而靠单纯扩散方式进出细胞膜的物质也不是很多。通常情况下,$O_2$、$CO_2$、$NH_3$、$NO$ 和脂肪酸等脂溶性高、分子量小的非极性物质容易穿过脂质双分子层(图2-1-2)。体内一些甾体类激素也是脂溶性物质,但由于其分子量较大,近来认为需要膜上某种特殊蛋白质的"协作",才能使它们的转运过程加快。水分子是极性分子,但由于其相对分子质量极小,又不带电荷,故也可以单纯扩散形式通过细胞膜,此外,水分子还可以通过水通道跨膜转运(见第八章)。

#### (二) 易化扩散

**易化扩散**(facilitated diffusion)是指非脂溶性或脂溶性很小的物质,在膜上特殊蛋白质的帮助下,由细胞膜的高浓度一侧向低浓度一侧扩散的过程。易化

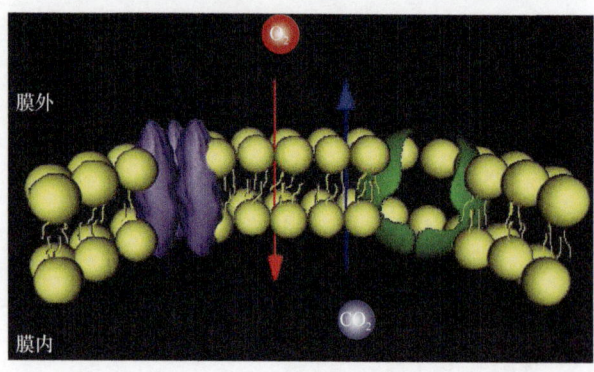

图 2-1-2　单纯扩散示意图

扩散也是顺浓度差进行的,但与单纯扩散不同的是必须在膜蛋白的帮助下才能完成。易化扩散的结果是使膜两侧被转运物质的浓度达到相等。根据参与易化扩散的膜蛋白种类不同,将易化扩散分为由载体介导的易化扩散和由通道介导的易化扩散。

1. 由载体介导的易化扩散　是指膜上载体蛋白(简称载体)先在膜的物质浓度高的一侧与被转运物质结合,并因此而引起载体的构象变化,使被结合的物质移向膜的浓度低的一侧,完成转运后,载体再恢复原有的构型,进行新一轮的转运。经载体扩散的物质主要有葡萄糖、氨基酸、核苷酸等营养性物质及中间代谢产物(图 2-1-3)。由载体介导的易化扩散具有以下特点。

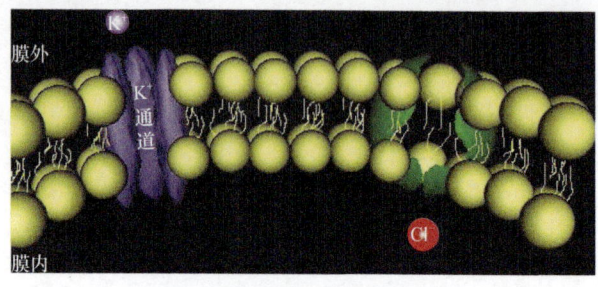

图 2-1-3　易化扩散示意图

(1) 较高的结构特异性:某种载体只选择性地与某种物质分子进行特异性结合。例如,人体内可利用的糖类都是右旋葡萄糖,在同样浓度差的情况下,右旋葡萄糖的扩散量大大超过左旋葡萄糖。

(2) 饱和现象:由于膜上载体的数目或每一载体分子上能与物质结合的位点数目是固定的,当膜一侧物质的浓度增加超过一定限度时,再增加浓度并不能使转运量增加,即出现了饱和。

(3) 竞争性抑制:如果某一载体对结构类似的 A、B 两种物质都有转运能力,那么在环境中加入 B 物质将会减弱它对 A 物质的转运能力,这是因为更多的载体或其结合位点竞争性地被 B 所占据的结果。

2. 由通道介导的易化扩散　是指溶液中的带电离子,借助于膜上通道蛋白(简称通道)的帮助顺浓度差的跨膜扩散。在细胞内外各种理化因素的影响下,可导致通道开放,其内部出现了一条贯穿膜内外的水相孔道,使离子能够顺着浓度差和电场力跨膜扩散。经通道扩散的物质有 $Na^+$、$K^+$、$Ca^{2+}$、$Cl^-$ 等(图 2-1-3),按转运离子的不同,分别称为 $Na^+$ 通道、$K^+$ 通道、$Ca^{2+}$ 通道。由通道介导的易化扩散具有以下特点。

(1) 离子选择性:离子通道的活动表现出明显的离子选择性,每一种离子通道都对一种或几种离子有较大的通透性,而其他离子则不易或不能通过。但通道对离子的选择性没有载体蛋白那样严格。例如,接头后膜上的通道开放时,同时允许 $Na^+$、$K^+$、$Ca^{2+}$ 通过。

(2) 门控特性:通道内具有"闸门"样结构,由它决定通道的开放和关闭。根据膜通道由闸门控制开关的机制,将通道分为电压门控通道、化学门控通道和机械门控通道。例如,接头后膜上的 ACh 受体通道即为化学门控通道。

值得注意的是,以单纯扩散和易化扩散的方式转运物质时,物质跨膜转运的动力是膜两侧存在的浓度差(或电位差)所含的势能,而不需要细胞另外消耗能量,因而这两类转运又称为被动转运(passive transport)。

(三) 主动转运

主动转运(active transport)指细胞通过本身的耗能过程,将物质分子或离子由膜的低浓度一侧移向高浓度一侧的过程。正如滑雪者可由高坡自动下滑,而上坡却需要由人体做功一样。被动转运和主动转运的根本区别即在于此。主动转运由于物质分子或离子逆浓度差或逆电-化学势差而移动,结果使高浓度一侧浓度进一步升高,而另一侧该物质越来越少,甚至可以全部被转运到另一侧。主动转运是人体最重要的物质转运形式,按其利用能量形式的不同,可分为原发性主动转运和继发性主动转运。

1. 原发性主动转运　其中研究得最充分的是各种细胞的细胞膜上普遍存在着的钠-钾泵(简称钠泵),其实质是镶嵌在膜的脂质双分子层中的一种特殊蛋白质。钠泵具有 ATP 酶的活性,可以分解 ATP 使之释放能量,并能利用此能量进行逆浓度差转运(图 2-1-4)。因此,钠泵又称为 $Na^+$-$K^+$ 依赖式 ATP 酶,当膜内出现较多的 $Na^+$ 和膜外出现较多的 $K^+$ 时,钠泵被激活,将细胞内的 3 个 $Na^+$ 移出膜外,同时把细胞外的 2 个 $K^+$ 移入膜内,因而保持了膜内高 $K^+$ 和膜外高 $Na^+$ 的不均衡离子分布。以神经和肌细胞为例,正常时膜内 $K^+$ 浓度约为膜外的 30 倍,膜外的 $Na^+$ 浓度约为膜内的 12 倍,这种明显的离子浓度差的形成和维持就是钠泵作用的结果。细胞膜上钠泵活动的意义是:①钠泵活动造成的细胞内高 $K^+$,是胞浆内许多代谢反应进行的必需条件；②防止细胞外大量 $Na^+$ 进入膜内，维持胞浆内渗透压，避免过多水分进入细胞造成细胞肿胀、甚至破裂；③造成离子势能储备，用于生物电的产生及继发性主动转运等细胞的其他耗能过程。

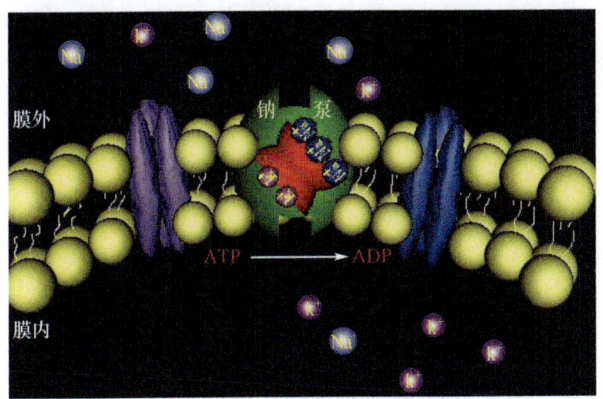

图 2-1-4　主动转运示意图

除上述钠泵外，原发性主动转运还有钙泵（$Ca^{2+}$-$Mg^{2+}$ 依赖式 ATP 酶）、$H^+$-$K^+$ 泵（$H^+$-$K^+$ 依赖式 ATP 酶）等。原发性主动转运都以直接分解 ATP 为能量来源。

2. 继发性主动转运　主要见于小肠上皮细胞和肾小管上皮细胞对葡萄糖、氨基酸等营养物质的吸收。葡萄糖、氨基酸主动转运所需的能量不是直接来自 ATP 的分解，而是来自膜外 $Na^+$ 的高势能；但造成这种高势能的钠泵活动需要分解 ATP，因而葡萄糖、氨基酸的主动转运所需的能量间接来自 ATP。甲状腺细胞特有的聚碘作用，也属于继发性主动转运。

（四）出胞与入胞

细胞对一些大分子物质或固态、液态的物质团块，通过出胞和入胞进行转运，需要细胞提供能量。

1. 出胞　是指细胞将大分子物质由细胞内转运到细胞外的过程，又称胞吐。出胞主要见于细胞的分泌活动。如内分泌细胞分泌激素、外分泌腺分泌酶原颗粒和黏液以及轴突末梢释放神经递质等。具体过程是大分子物质先在粗面内质网合成，在它们由内质网到高尔基复合体的输送过程中，逐渐被一层膜性结构所包被，形成分泌囊泡；分泌囊泡逐渐向细胞膜内侧面靠近，两者的膜相互融合，融合处膜断裂，分泌物排出，而后囊泡膜成为细胞膜的组成部分（图 2-1-5）。

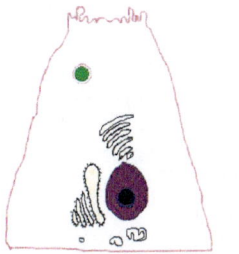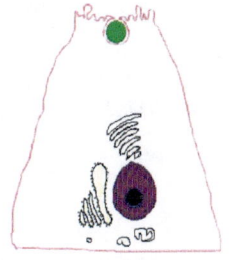

图 2-1-5　出胞示意图

2. 入胞　是指细胞外某些物质团块（如侵入体内的细菌、病毒、异物或血浆中脂蛋白颗粒）、大分子营养物质等进入细胞的过程，又称胞吞。入胞进行时，首先是细胞环境中的某些物质与细胞膜接触，引起该处的质膜发生内陷，直至包被该物质，再出现膜结构的断离，最后是异物连同包被它的那一部分膜整个地进入细胞浆中（图 2-1-6）。如果进入细胞的物质是液态的，称为吞饮；进入细胞的物质是固态的，称为吞噬。

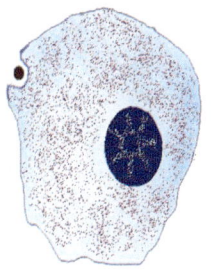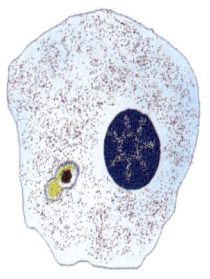

图 2-1-6　入胞示意图

# 第二节　细胞的跨膜信号转导功能

多细胞生物作为一个整体，细胞间必须具备完善的信号转导系统以调节细胞的各项功能活动。各种信号，如化学（神经递质、激素）、机械（声音）等，通常先与细胞的受体结合，继而引起细胞膜两侧电位变化或细胞内发生某些功能改变，细胞的这种功能称为跨膜信号转导（transmembrane signaling）。跨膜信号转导主要有离子通道介导的跨膜信号传递、G 蛋白耦联受体介导的跨膜信号传递、酶耦联受体介导的跨膜信号传递三种途径。在离子通道介导的跨膜信号传递中，离子通道可兼有通道和受体双重功能。为了说明离子通道介导的跨膜信号传递，首先要了解受体的有关知识。

## 一、受　　体

（一）概念及分布

**受体**是指存在于细胞内或细胞膜上的特殊蛋白质，它能与某些化学分子特异性的结合，引发细胞特定的生理效应。受体的化学本质是大分子复合蛋白质或酶系统。根据受体存在部位的不同可将其分为膜受体、胞浆受体和胞核受体，其中膜受体占有绝大多数。

（二）传递信号的基本过程

受体先识别细胞外化学分子并与其发生特异性结合，形成受体-化学分子复合物；受体-化学分子复合物进而激活细胞内多种酶系统,使细胞产生不同的生理效应。在这一跨膜信号传递过程中,化学分子并没有进入细胞,只是将携带的信息传到细胞内部。

(三)特征

1. 特异性　受体只能与其对应的特殊化学分子结合,产生特定的生理效应,从而使细胞的效应具有特定性和准确性。

2. 饱和性　受体的数量与载体数量一样都是有限的。因此,受体结合化学分子的数量也有限。

3. 可逆性　受体既可以与化学分子结合,又能与化学分子分离。

(四)效应

细胞产生的生理效应取决于化学分子及细胞膜上受体的类型。例如,去甲肾上腺素能与多数血管平滑肌细胞膜上的 α 受体结合,使其收缩;而与支气管平滑肌细胞膜上的 β 受体结合,使其舒张。

(五)受体的激动剂和阻断剂

若化学分子与受体结合后能够引起特定的生理效应,此化学分子称为该受体的激动剂。例如,骨骼肌细胞膜上的 $N_2$ 受体与 ACh(乙酰胆碱)结合后,引起肌肉收缩。若化学分子与受体结合后不引起特定的生理效应或效应减弱,此化学分子称为该受体的阻断剂。例如,骨骼肌细胞膜上的 $N_2$ 受体与筒箭毒结合后,引起肌肉松弛。

## 二、离子通道介导的跨膜信号传递

骨骼肌终板膜上有 $N_2$ 型 ACh 受体,兼有通道和受体双重功能。它与 ACh 结合后,发生构象变化及通道开放,$Na^+$ 和 $K^+$ 经通道跨膜流动,发生膜去极化,并以终板电位的形式将信号传给周围肌膜,引发肌膜兴奋和肌细胞收缩,完成信息由运动神经元向骨骼肌细胞的传递。

## 第三节　细胞的生物电现象

一切活细胞不论在安静状态还是在活动过程中均表现有电的变化,这种电变化是伴随着细胞生命活动出现的,所以称为生物电。生物电是一切活细胞都具有的基本生命现象。细胞水平的生物电现象主要有两种表现,即在安静时具有的静息电位和受刺激后产生的动作电位。

## 一、静　息　电　位

(一)静息电位的定义和特点

**静息电位**(resting potential,RP)是指细胞未受刺激时存在于细胞膜内外两侧的电位差(图 2-3-1)。静息电位的特点之一是膜内电位较膜外为负,这种细胞膜内外两侧所保持的外正内负的状态,称为**极化状态**(简称极化)。其二是静息电位数值比较稳定,如果规定膜外电位为 0mV,则膜内电位稳定在 -100 ~ -10mV 之间。静息电位与极化是一个现象的两种表达方式,它们都是细胞处于静息状态的标志。

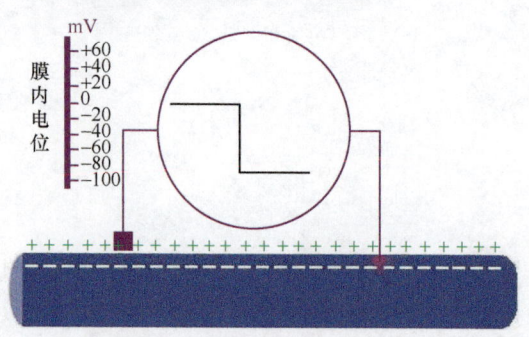

图 2-3-1　静息电位测量模式图

(二)静息电位的产生机制

静息电位是细胞在安静状态下 $K^+$ 外流所产生的膜两侧 $K^+$ 的电-化学平衡电位。在安静状态下,细胞内带正电荷的物质主要是 $K^+$,其浓度是细胞外 $K^+$ 浓度的 30 倍,膜内带负电荷的物质主要是大分子蛋白质;细胞外带正电荷的物质主要是 $Na^+$,其浓度是细胞内 $Na^+$ 浓度的 12 倍,膜外带负电荷的物质主要是 $Cl^-$。同时,细胞膜主要对 $K^+$ 有通透性。在这种情况下,细胞膜主要允许 $K^+$ 移出膜外,由于膜内带负电荷的大分子蛋白质不能随之移出细胞,于是随着 $K^+$ 外流,出现膜内变负而膜外变正的状态。$K^+$ 的外流并不能无限制地进行,因为移到膜外的 $K^+$ 所造成的外正内负的电场力,将对 $K^+$ 的继续外流起阻碍作用,而且 $K^+$ 移出的越多,这种阻碍也会越大。因此,当促使 $K^+$ 外流的 $K^+$ 浓度差与阻碍 $K^+$ 外流的电势差相等时,不会再有 $K^+$ 的净外流,此时,由 $K^+$ 外流而形成的膜内外电位差即稳定在某一数值,称为 $K^+$ 的电-化学平衡电位。

(三)影响静息电位的因素

影响静息电位的因素主要有以下几点:①细胞内外 $K^+$ 浓度差。如果细胞外 $K^+$ 浓度升高,例如,给病人补液时,若 KCl 输入浓度过高,速度过快,将导致静息电位减小。②膜对 $K^+$ 和 $Na^+$ 的相对通透性。如果膜对 $K^+$ 通透性相对增大,静息电位也将增大;如果膜对 $Na^+$ 的通透性相对增大,则静息电位将减小。③钠-钾泵的活动水平对静息电位也有一定程度的影响。

## 二、动　作　电　位

(一)动作电位的定义和特点

细胞受到有效刺激时,在静息电位的基础上发生一次迅速的可扩布的电位变化,称为**动作电位**(action potential,AP)。单一细胞上动作电位的特点是其大小不随刺激强度和传导距离的改变而变化,即"全或无"和不衰减性传导特点。动作电位是细胞产生兴奋的标志。

(二)动作电位的变化过程及产生机制

单根神经纤维的动作电位变化曲线包括上升支(又称去极相)和下降支(又称复极相)(图 2-3-2)。以静息电位为准,膜内负值减小称为**去极化**,膜内负值增大称为**超极化**,细胞膜去极化后再向静息电位方向恢复,称为**复极化**。动作电位上升支中零电位以上的部分,称为**超射**(又称**反极化**或**倒极化**)。整个膜内电位变化的幅度为 90 ~ 130mV。

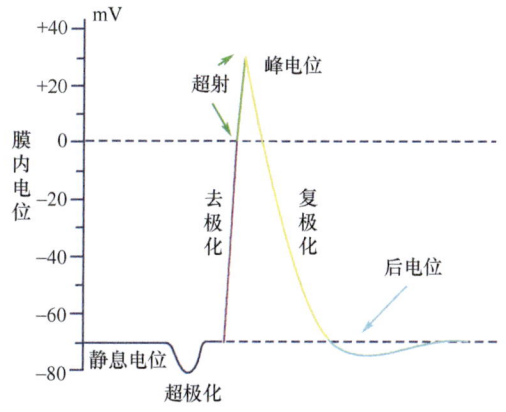

图 2-3-2　动作电位模式图

动作电位的上升支是 $Na^+$ 内流所产生的膜两侧 $Na^+$ 的电-化学平衡电位。当细胞受到一个阈刺激(或阈上刺激)时,膜上的 $Na^+$ 通道被激活,$Na^+$ 通道开放,$Na^+$ 在浓度差的推动下少量内流,引起细胞膜轻度去极化。当膜电位去极化至某一临界电位时,膜对 $Na^+$ 的通透性突然增大,$Na^+$ 迅速大量内流,使膜迅速去极化,直到膜内正电位增大到足以阻止由浓度差所引起的 $Na^+$ 内流时,$Na^+$ 的净内流为零,从而形成了动作电位的上升支。动作电位的下降支是 $K^+$ 外流所产生的膜两侧 $K^+$ 的电-化学平衡电位。去极化完成后,$Na^+$ 通道迅速进入失活状态而关闭,膜对 $Na^+$ 通透性变小。与此同时,膜上 $K^+$ 通道开放,膜内 $K^+$ 在浓度差和电位差的推动下又向膜外扩散,膜内电位由正值向负值发展,直至恢复到静息电位水平。

在复极期末,膜电位的数值虽然已经恢复到静息电位水平,但细胞内外离子的浓度差已发生变化,细胞内 $Na^+$ 浓度和细胞外 $K^+$ 浓度均有轻微增加,从而激活细胞膜上的钠泵,使钠泵加速运转,逆着浓度差将细胞内多余的 $Na^+$ 主动转运至细胞外,将细胞外多余的 $K^+$ 主动转入细胞内,从而使细胞内外的 $Na^+$、$K^+$ 离子分布恢复到原先的静息水平。

# 三、兴奋的引起

(一)兴奋和可兴奋细胞

在现代生理学中,**兴奋**(excitation)被看做是动作电位的同义语。凡受刺激后能产生动作电位的细胞,称为**可兴奋细胞**(excitable cell)。一般认为,神经细胞、肌细胞、腺细胞都属于可兴奋细胞。

(二)兴奋性、刺激和反应

**兴奋性**(excitability)是指一切具有生命活动的细胞、组织或机体对刺激具有发生反应的能力或特性。例如,人体感受一定波长的声音刺激时,可以产生听觉;当环境温度升高时,出现汗腺分泌。

**刺激**(stimulus)是指能引起组织细胞发生反应的各种内外环境的变化。刺激按性质不同可分为物理性刺激、化学性刺激、生物性刺激、社会心理性刺激。刺激要引起组织发生反应必须具备三个条件,即刺激强度、刺激持续时间和刺激强度对时间的变化率。在刺激持续时间和刺激强度对时间的变化率保持不变时,刺激必须要达到一定的强度才能引起组织反应。如果刺激持续时间太短,即使强度足够也不能使组织发生反应。刺激强度对时间的变化率简称强度变率,是指单位时间(秒)内刺激强度的变化速度,强度变率越大,刺激作用越大,引起组织发生反应;反之,刺激作用越小,不引起组织发生反应。

**联系实践应用知识▶▶▶**

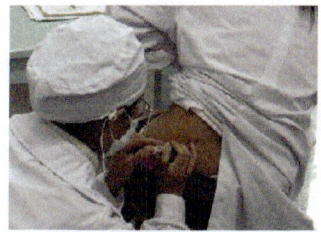

护士做肌内或皮下注射时为什么要遵循"进针快、出针快、推液慢"原则？ ——因为进、出针快能缩短刺激作用时间,推液慢能降低强度变率,从而减轻病人的疼痛。

各种组织的兴奋性高低不同,衡量组织兴奋性大小的较好指标是阈值。阈值是刚能引起组织产生反应的最小刺激强度,又称**阈强度**(threshold intensity)。刺激强度等于阈值的刺激称为**阈刺激**,低于阈值的刺激称为**阈下刺激**,高于阈值的刺激称为**阈上刺激**。不同组织或同一组织处于不同的功能状态下都会有不同的阈值。阈值的大小与组织兴奋性的高低呈反变关系。组织的阈值越大,说明该组织的兴奋性越低;反之,组织的阈值越小,说明该组织的兴奋性越高。神经、肌肉、腺组织因其兴奋性较高,常称为可兴奋组织。

当机体受到刺激时，机体内部代谢和外部活动会发生相应的改变，这种变化称为**反应**（response）。反应有兴奋和抑制两种基本表现形式。**兴奋**（excitation）是指刺激使机体或组织由相对静止状态变为活动或活动状态的增强。例如，汗腺的分泌或心跳加强、加快。**抑制**（inhibition）是指刺激使机体或组织由活动状态转为相对静止状态或活动状态的减弱。不同性质的刺激、同一刺激不同的刺激强度、机体不同的功能状态决定着反应的表现形式。刺激与反应密切相关，呈因果关系。

（三）细胞兴奋后兴奋性的变化

细胞在发生一次兴奋后，其兴奋性会出现一系列变化。在兴奋发生的当时以及兴奋后最初的一段时间，无论施加多强的刺激也不能使细胞再次兴奋，这段时间称为**绝对不应期**。处于绝对不应期的细胞暂时失去兴奋性。在绝对不应期之后，细胞的兴奋性逐渐恢复，在一定时间内，受刺激后可发生兴奋，但刺激强度必须大于原来的阈强度，这段时间称为**相对不应期**。在相对不应期之后，有的细胞还会出现兴奋性的波动，即轻度的高于正常水平或者低于正常水平，分别称为**超常期**和**低常期**（图2-3-3）。

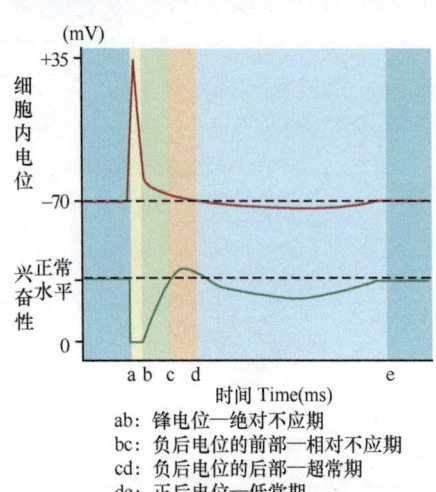

图 2-3-3　动作电位与兴奋性周期性变化的关系

ab：锋电位—绝对不应期
bc：负后电位的前部—相对不应期
cd：负后电位的后部—超常期
de：正后电位—低常期

（四）阈电位

膜内负电位必须去极化到某一临界值时，才能在整个膜引发一次动作电位，这个临界值比正常静息电位的绝对值小 10～20mV，称为**阈电位**（图2-3-4）。例如，神经轴突的静息电位为-70mV，它的阈电位约为-55mV。膜去极化未达阈电位时有一定数目的 $Na^+$ 通道开放，但由于膜对 $K^+$ 的通透性仍大于 $Na^+$，因而少量的 $Na^+$ 内流及其对膜内电位的影响随即被 $K^+$ 的外流所抵消，因而去极化不能继续发展下去，不能形成动作电位。只有当外来刺激引起的去极化达到阈电

位水平时，由于较多 $Na^+$ 通道的开放造成了膜内电位较大的去极化，而此去极化已不再能被 $K^+$ 外流所抵消，因而能进一步加大膜中 $Na^+$ 通道开放的概率，结果又使更多 $Na^+$ 内流增加而造成膜内进一步地去极化，如此反复促进，就形成一种正反馈的过程，称为再生性循环，其结果使膜内去极化迅速加快，形成动作电位陡峭的升支，直至膜内电位上升到近于 $Na^+$ 平衡电位的水平。动作电位上升支的幅度由静息电位值和膜内外 $Na^+$ 浓度决定，与引起此次动作电位的刺激大小无关。此即动作电位所以能表现"全或无"现象的机制。

阈电位是用膜本身去极化的临界值来描述动作电位的产生条件，而阈强度是能使膜的静息电位去极化到阈电位的外加刺激的强度，此为二者在概念上的区别。

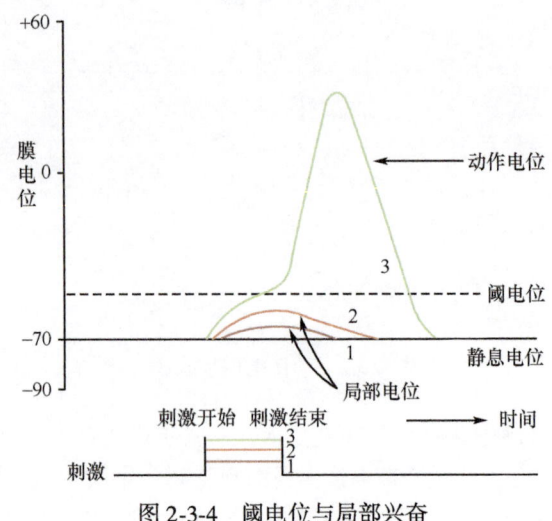

图 2-3-4　阈电位与局部兴奋

（五）局部兴奋

局部兴奋是指由阈下刺激引起的局部细胞膜的微小去极化（图2-3-4），由于它达不到阈电位水平，因而不能引发动作电位。局部兴奋由受刺激局部细胞膜上 $Na^+$ 通道少量开放，$Na^+$ 少量内流而产生。其特点为：①非"全或无"。即反应幅度随刺激强度的增大而增大。②衰减性传播。随着传播距离增加，反应幅度迅速减小直到消失。③总和现象。局部兴奋无不应期，且能持续一段时间，所以相距较近的多个局部兴奋或连续发生频率较高的局部兴奋可发生融合叠加，前者为空间总和，后者为时间总和。

# 四、动作电位的传导

动作电位一旦在细胞膜的某一点产生，就会迅速沿着细胞膜向周围传播，一直到整个细胞膜都产生动作电位。这种在同一细胞上动作电位的传播称为传导。如果发生在神经纤维上，传导的动作电位又称为

**神经冲动**。

动作电位的传导是局部电流作用的结果。当无髓神经纤维的某一小段受到足够强的外加刺激而出现动作电位时,受刺激部位膜电位由静息时的内负外正变为内正外负,但相邻的神经段仍处于安静时的极化状态。由于膜两侧的溶液都是导电的,于是在已兴奋的神经段和与它相邻的未兴奋的神经段之间,将由于电位差的存在而有电荷移动,即膜外正电荷由未兴奋段移向已兴奋段,膜内正电荷由已兴奋段移向未兴奋段,称为**局部电流**。其结果是造成未兴奋段膜内电位升高而膜外电位降低,使该处膜去极化至出现兴奋。因此,动作电位的传导,实际上是已兴奋的膜部分通过局部电流"刺激"了未兴奋的膜部分,使之出现动作电位。这样的过程在膜表面连续进行下去,就表现为兴奋在整个细胞的传导。

有髓神经纤维在轴突外面包有一层髓鞘,髓鞘中的脂质不导电或不允许带电离子通过,只有在朗飞结处的轴突膜才能和细胞外液接触,使跨膜离子移动得以进行。因此,动作电位只能在邻近刺激点的朗飞结处产生,局部电流也只能发生在相邻的朗飞结之间,动作电位表现为跨过每一段髓鞘而在相邻朗飞结处相继出现,称为兴奋的跳跃式传导(图 2-3-5)。有髓神经纤维的传导速度最快可达每秒 100m 以上,而无髓神经纤维每秒传导距离还不到 1m,因此,跳跃式传导时的兴奋传导速度比上述无髓神经纤维的兴奋传导速度快得多。

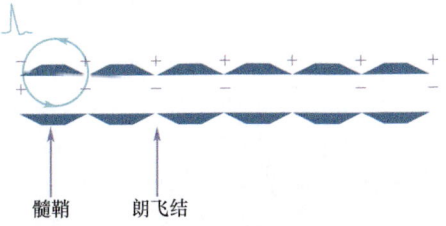

图 2-3-5　有髓神经纤维动作电位的传导

# 第四节　肌细胞的收缩功能

人体各种形式的运动,主要靠肌细胞的收缩活动来完成。不同肌肉组织在结构和功能上各有特点,但肌肉收缩的原理却是相似的。本节以研究最充分的骨骼肌为例,说明肌细胞的收缩功能。

## 一、骨骼肌细胞的微细结构

肌节是肌肉收缩和舒张的最基本单位,它包含一个位于中间部分的暗带和两侧各 1/2 的明带(图 2-4-1)。肌小节的明带和暗带包含有更细的、平行排列的丝状结构,称为肌丝。暗带中含有粗肌丝,其长度与暗带相同,被 M 线居中固定。明带中含有细肌丝,它们由 Z 线结构向两侧明带伸出并伸入暗带,与粗肌丝处于交错和重叠的状态,两侧 Z 线伸入暗带的细肌丝未相遇所隔的一段距离即是 H 带。因此,在肌肉收缩时,H 带、明带和肌节的长度均缩短,而暗带长度不变。

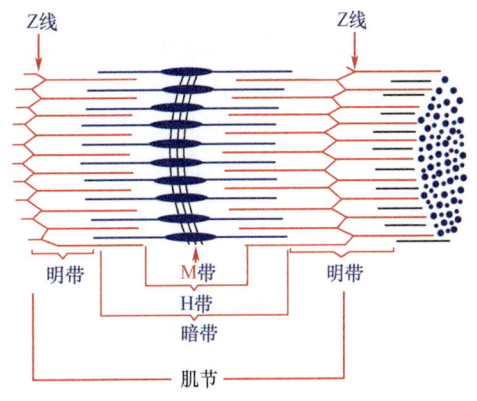

图 2-4-1　肌节结构示意图

肌管系统由横管系统(又称 T 管)和纵管系统(又称 L 管)组成(图 2-4-2)。横管系统由肌细胞的表面膜向内凹入而形成,其走行方向和肌原纤维相垂直。管腔通过肌膜凹入处的小孔与细胞外液相通。纵管系统中肌浆网的走行方向和肌节平行,其管道包绕每个肌节的中间部分并相互沟通,在接近肌节两端的横管时管腔出现膨大,称为终池。每一横管和其两侧的终池构成了三联管结构,这样的结构有利于细胞内外之间的信息传递。

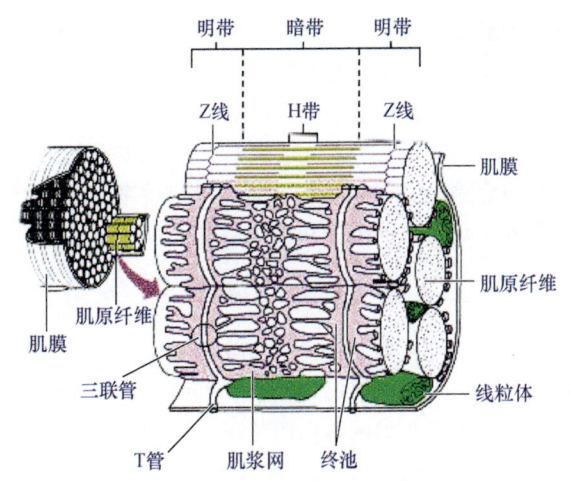

图 2-4-2　肌管系统示意图

## 二、神经-骨骼肌接头处的兴奋传递

每个骨骼肌纤维都是一个独立的功能和结构单位,它们至少接受一个运动神经末梢的支配,并且在体骨骼肌纤维只有在支配它们的神经纤维有神经冲动传来时,才能进行收缩。因此,人体所有的骨骼肌活动,是在中枢神经系统的控制下完成的。

运动神经纤维在到达神经末梢处时先失去髓鞘,以裸露的轴突末梢嵌入到肌细胞膜(又称终板膜)上的凹陷中,但轴突末梢的膜和终板膜并不直接接触,而是被充满了细胞外液的间隙隔开。轴突末梢的膜称为接头前膜,终板膜称为接头后膜,两者之间的间隙称为接头间隙,三者构成了神经-骨骼肌接头结构(图2-4-3)。在轴突末梢的轴浆中,除了有许多线粒体外还含有大量囊泡,囊泡内含有乙酰胆碱(ACh)。在接头后膜上分布有 N-型 ACh 受体,属于化学门控通道,具有能与 ACh 特异性结合的亚单位。

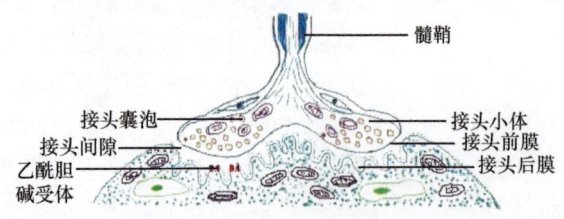

图2-4-3　神经-骨骼肌接头结构

当神经冲动沿轴突传导到接头前膜时,由于接头前膜去极化,引起膜上 $Ca^{2+}$ 通道开放,细胞间隙中的 $Ca^{2+}$ 进入膜内,促使囊泡向接头前膜靠近,并与接头前膜融合,通过胞吐作用,将囊泡内的 ACh"倾囊"式释放入接头间隙。当 ACh 通过扩散到达接头后膜时,立即与 N-型 ACh 受体的两个亚单位结合,引起蛋白质分子内部构象变化,导致通道开放,允许 $Na^+$、$K^+$ 甚至少量 $Ca^{2+}$ 同时通过,而 $Na^+$ 内流远大于 $K^+$ 外流,其总的结果是使终板膜去极化而产生终板电位,终板电位属于局部去极化,需经总和才能引起肌膜产生动作电位并扩布到整个肌细胞膜。

ACh 在引起一次肌肉兴奋后被迅速清除,否则将使终板膜持续去极化,并影响下次兴奋传递的效应。ACh 的清除主要靠胆碱酯酶的降解作用来完成,此酶主要分布在接头间隙中和接头后膜上。

## 三、骨骼肌的收缩机制

滑行理论认为肌肉的缩短并无肌丝的缩短或卷曲,而是肌节内细肌丝向粗肌丝之间滑行的结果。肌丝滑行与组成肌丝的蛋白质分子结构密切相关。

### (一)肌丝的分子组成和横桥的运动

滑行现象的引起与组成肌丝的蛋白质分子结构和它们的特性有直接的关系。粗肌丝主要由肌凝蛋白(又称肌球蛋白)所组成(图2-4-4),每条粗肌丝分杆状部和球状部。杆状部横向聚合,形成粗肌丝主干,球状部裸露在表面,形成横桥。横桥主要有两个特性:一是在一定条件下可以和细肌丝上的肌纤蛋白分子呈可逆性结合,同时出现横桥向 M 线方向的扭动;二是具有 ATP 酶的作用,可以分解 ATP 而获得能

量,作为横桥摆动和做功的能量来源。因此,横桥和细肌丝的相互作用是引起肌丝滑行的必要条件。

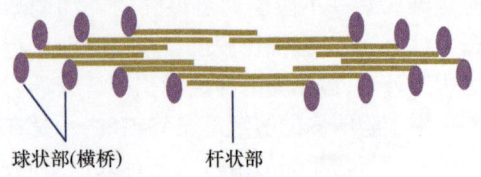

球状部(横桥)　　杆状部

图2-4-4　粗肌丝的分子结构

细肌丝由三种蛋白质组成(图2-4-5),其中60%是肌纤蛋白(又称肌动蛋白)。肌纤蛋白与肌丝滑行有直接的关系,故和肌凝蛋白一起被称为收缩蛋白质。肌纤蛋白分子单体呈球状,但它们在细肌丝中聚合成双螺旋状,成为细肌丝的主干。原肌凝蛋白也呈双螺旋结构,在细肌丝中和肌纤蛋白双螺旋并行,在肌肉安静时原肌凝蛋白的位置正好在肌纤蛋白和横桥之间,起阻碍两者结合的作用。肌钙蛋白在细肌丝上不直接和肌纤蛋白分子相连接,而只是以一定的间隔出现在原肌凝蛋白的双螺旋结构之上。肌钙蛋白的一个亚单位与 $Ca^{2+}$ 有很大的亲和力。原肌凝蛋白和肌钙蛋白不直接参与肌丝间的相互作用,称为调节蛋白质。

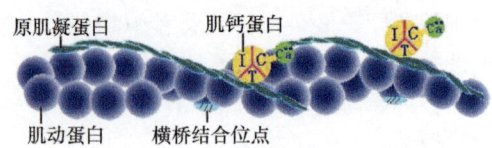

原肌凝蛋白　　　　肌钙蛋白

肌动蛋白　　横桥结合位点

图2-4-5　细肌丝的分子结构

### (二)骨骼肌细胞的兴奋-收缩耦联

**兴奋-收缩耦联**是把肌纤维兴奋和肌纤维收缩连接起来的中介过程。"三联管"是实现兴奋-收缩耦联的结构基础,而钙离子在兴奋-收缩耦联中起着关键性的作用。兴奋-收缩耦联包括三个主要步骤:①肌膜电兴奋的传导;②三联管处的信息传递;③肌浆网(纵管系统)中 $Ca^{2+}$ 的释放。

当支配骨骼肌的运动神经兴奋时,通过神经-肌接头化学传递,使肌细胞膜产生动作电位,并沿肌膜迅速扩布到三联管和肌小节附近。终池膜上钙离子通道开放,于是储存在终池中大量的钙离子顺浓度差向肌浆内扩散,引起肌浆内钙离子浓度升高。钙离子到达肌丝附近,与肌钙蛋白结合,触发肌丝滑行,出现肌细胞收缩(图2-4-6)。

当支配骨骼肌的运动神经冲动停止时,肌细胞膜及横管的膜电位复原。肌浆中的高钙将终池膜上的钙泵激活,分解 ATP 获得能量,将钙离子逆着浓度差重新摄回到终池内。肌浆内钙离子浓度下降,肌钙蛋白与钙离子分离,细肌丝从粗肌丝之间滑出,引起肌

细胞舒张。

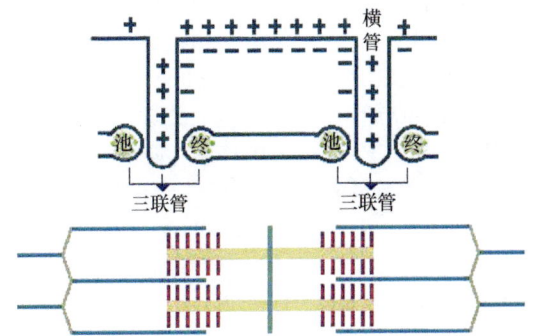

图 2-4-6 骨骼肌细胞的兴奋-收缩耦联示意图

## 四、骨骼肌的收缩形式

骨骼肌的主要功能是收缩。它收缩时可以产生两种变化：一种是长度的缩短，另一种是张力的增加。在人体内，骨骼肌的收缩受躯体运动神经支配，其意义在于完成一定的躯体运动。在不同情况下，肌肉收缩有不同的表现形式。

1. **等长收缩** 肌肉收缩时只有张力的增加而无长度的缩短，称为等长收缩。

2. **等张收缩** 肌肉收缩时只有长度的缩短而无张力的增加，称为等张收缩。

3. **单收缩** 肌肉受到一次刺激时，爆发一次动作电位所引起的一次收缩，称为单收缩。

4. **强直收缩** 在连续刺激下，肌肉产生单收缩的复合，称为强直收缩。强直收缩分为不完全和完全两种。**不完全强直收缩**是刺激频率较低时，后一刺激引起的收缩落在前一收缩的舒张期内。**完全强直收缩**是刺激频率较高时，后一刺激引起的收缩落在前一收缩的收缩期内。单收缩、不完全强直收缩和完全强直收缩见图 2-4-7。

## 五、影响骨骼肌收缩的主要因素

影响骨骼肌收缩的主要因素有前负荷、后负荷和肌肉收缩能力。前负荷和后负荷是外部作用在骨骼肌的力，而肌肉收缩能力则是骨骼肌自身内在的功能状态。

1. 前负荷 肌肉收缩前已存在的负荷，称为前负荷。

2. 后负荷 指肌肉开始收缩时承受的负荷，称为后负荷。

3. 肌肉收缩能力 指与前负荷和后负荷无关的肌肉本身的收缩能力，即肌肉内部的功能状态，称为肌肉收缩能力。其他条件不变时，肌肉收缩能力与它们的做功效率呈正变关系。凡能影响肌丝蛋白的性质、横桥的功能、兴奋-收缩耦联过程等的因素均可改

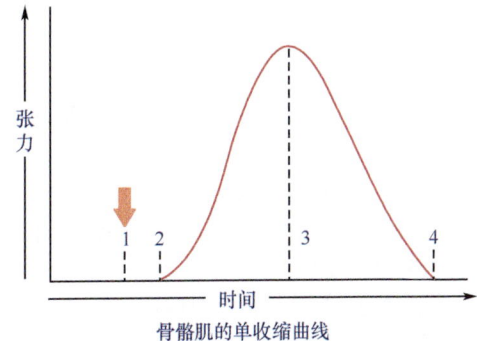

骨骼肌的单收缩曲线

1:刺激 1-2:潜伏期 2-3:缩短期 3-4:舒张期

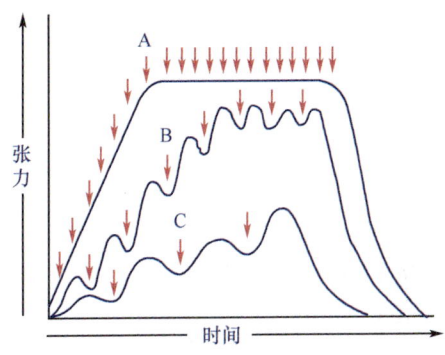

骨骼肌强直收缩曲线

A:完全强直收缩曲线 B、C:不完全强直收缩曲线
（曲线旁边的箭头表示刺激）

图 2-4-7 单收缩、不完全强直收缩和完全强直收缩示意图

变肌肉收缩能力。例如，酸中毒、缺氧能促使肌肉收缩能力降低；$Ca^{2+}$、肾上腺素则引起肌肉收缩能力增强。

（李 琴 杜 毅 徐 玲 钱洪鑫）

### 重点提示

1. 了解细胞膜的化学组成和分子结构，掌握细胞膜转运物质的四种方式。

2. 了解细胞的信号转导功能，掌握受体概念，了解受体传递信号的基本过程，熟悉受体的特征、效应、激动剂和阻断剂，了解离子通道介导的跨膜信号传递。

3. 掌握静息电位、动作电位的概念、特征和意义，熟悉生物电形成机制，了解影响静息电位的因素，了解去极化、复极化、超极化、超射含义。

4. 掌握兴奋性、刺激、阈强度、阈电位、反应、兴奋、抑制等概念，熟悉兴奋性的周期性变化，了解动作电位的传导。

5. 了解骨骼肌细胞的微细结构，掌握神经-骨骼肌接头处的兴奋传递，熟悉骨骼肌的收缩机制，掌握等长收缩、等张收缩、单收缩、强直收缩的概念，了解影响骨骼肌收缩的主要因素。

# 目标检测

## 一、名词解释

1. 单纯扩散　2. 易化扩散　3. 主动转运　4. 入胞　5. 出胞　6. 受体　7. 静息电位　8. 极化　9. 去极化　10. 超极化　11. 动作电位　12. 反极化　13. 复极化　14. 兴奋性　15. 刺激　16. 反应　17. 兴奋　18. 抑制　19. 阈强度　20. 神经冲动　21. 兴奋-收缩耦联　22. 等长收缩　23. 等张收缩　24. 单收缩　25. 强直收缩　26. 前负荷　27. 后负荷

## 二、填空题

1. 易化扩散的类型有_____和_____。
2. 门控通道的类型有_____、_____和_____。
3. 载体转运的特点有_____、_____和_____。
4. 被动转运的形式有_____、_____和_____,其特点是_____。
5. 主动转运分为_____和_____,其特点是_____。
6. 钠泵是细胞膜上的一种_____ ATP 酶。当细胞内_____浓度增高或细胞外_____浓度增高时被激活,逆浓度差泵出_____,泵入_____。
7. 入胞的两种形式是_____和_____。
8. 动作电位的特点是_____、_____、_____。
9. 生命活动的基本表现主要有_____和_____。
10. 刺激按性质不同可分为_____、_____、_____。
11. 刺激必须具备的三个条件是_____、_____和_____。
12. 反应的基本表现形式有_____和_____。
13. 衡量组织兴奋性高低的标准是_____。兴奋性与_____成_____关系。
14. _____刺激和_____刺激均能引起组织兴奋。
15. 可兴奋组织包括_____、_____和_____。
16. 动作电位传导的特点是_____、_____、_____、_____和_____。
17. 神经-骨骼肌接头处的结构包括_____、_____、_____。
18. 肌肉兴奋-收缩耦联的关键部位是_____,关键物质是_____。
19. 收缩蛋白是_____和_____,调节蛋白是_____和_____。
20. 肌肉的前、后负荷分别是指肌肉_____和_____所遇到的负荷。前负荷增加则肌肉的_____增大;后负荷增加则肌肉的_____增强。
21. 影响骨骼肌收缩的主要因素有_____、_____、_____。

## 三、单项选择题

1. 人体内 $O_2$ 和 $CO_2$ 进出细胞是通过(　　)
   A. 单纯扩散　　　　　B. 易化扩散
   C. 主动转运　　　　　D. 入胞或出胞作用

2. 葡萄糖进出细胞是通过(　　)
   A. 主动转运　　　　　B. 单纯扩散
   C. 通道扩散　　　　　D. 载体扩散

3. 与主动转运相比,被动转运的特点是(　　)
   A. 需膜蛋白帮助　　　B. 逆电梯度
   C. 逆化学梯度　　　　D. 不消耗能量

4. 细胞内液和细胞外液中的主要正离子分别是(　　)
   A. $Na^+$ 和 $K^+$　　　　B. $K^+$ 和 $Ca^{2+}$
   C. $K^+$ 和 $Na^+$　　　　D. $Na^+$ 和 $Ca^{2+}$

5. 细胞安静时 $K^+$ 外流属于(　　)
   A. 单纯扩散　　　　　B. 载体扩散
   C. 通道扩散　　　　　D. 主动转运

6. 细胞膜内电位由 $-90mV$ 转变为 $-100mV$,生理学中称为(　　)
   A. 超射　　　　　　　B. 超极化
   C. 去极化　　　　　　D. 复极化

7. 静息电位主要是(　　)形成的
   A. $K^+$ 外流　　　　　B. $Na^+$ 内流
   C. $Ca^{2+}$ 内流　　　　D. Na 泵活动

8. 细胞内外液体中正常的 $Na^+$ 和 $K^+$ 浓度差的形成和维持是由于(　　)
   A. 膜在安静时对 $K^+$ 通透性大
   B. 膜在兴奋时对 $Na^+$ 通透性增加
   C. $K^+$、$Na^+$ 易化扩散的结果
   D. 膜上 $Na^+$-$K^+$ 泵的作用

9. 各种可兴奋细胞产生兴奋的共同标志是(　　)
   A. 局部去极化　　　　B. 产生动作电位
   C. 阈电位水平下移　　D. 静息电位变小

10. 动作电位上升支是(　　)形成的
    A. $K^+$ 内流　　　　　B. $K^+$ 外流
    C. $Na^+$ 外流　　　　D. $Na^+$ 内流

11. 关于组织兴奋性的叙述,错误的是(　　)
    A. 所有活细胞均有兴奋性
    B. 神经、肌肉、腺体的兴奋性最高
    C. 兴奋性高低可用阈强度衡量
    D. 阈刺激大则兴奋性高

12. 可兴奋细胞是指(　　)
    A. 神经细胞和肌细胞
    B. 神经细胞、肌细胞和腺细胞
    C. 骨细胞、肌细胞、腺细胞
    D. 肌细胞、腺细胞

13. 在神经纤维上传导的动作电位称为(　　)
    A. 生物电　　　　　　B. 神经冲动
    C. 局部电流　　　　　D. 兴奋传导

14. 细胞动作电位的幅度,主要取决于(　　)
    A. 刺激强度的大小
    B. 刺激时间的长短
    C. 细胞内外 $Na^+$ 浓度差的大小
    D. 细胞内外 $K^+$ 浓度差的大小

15. 肌肉收缩时下列叙述正确的是(　　)

A. 粗肌丝向细肌丝中滑入

B. 暗带缩短

C. 明带不变

D. H 区缩短

16. 直接参与肌丝滑行的肌肉蛋白质是(　　)

    A. 肌球蛋白和肌动蛋白

    B. 肌球蛋白和肌钙蛋白

    C. 原肌球蛋白和肌动蛋白

    D. 原肌球蛋白和肌钙蛋白

17. 肌肉是否强直收缩,取决于(　　)

    A. 刺激强度

B. 刺激频率

C. 肌肉 $Ca^{2+}$ 浓度

D. 肌肉的发达程度

**四、问答题**

1. 细胞膜转运物质的方式有哪几种?各转运何种物质?各有何特点?

2. 说明刺激与反应、兴奋与抑制、兴奋与兴奋性之间的关系。

3. 简述神经-肌肉接头的兴奋传递过程。

4. 简述从运动神经兴奋到骨骼肌细胞收缩的过程。

# 第三章　血液、弥散性血管内凝血

血液是一种在心血管系统内循环流动的红色、不透明的黏稠液体，属于结缔组织。血液具有物质运输、缓冲酸碱、维持体温相对恒定、生理性止血和防御等功能。

## 第一节　血液的组成和理化特性

### 一、血液的基本组成和血量

血液由血浆和悬浮于其中的血细胞组成。取一定量的血液与抗凝剂混匀后，置比容管中，以每分钟3000转的离心速度离心30分钟，使血细胞下沉压紧而分层。上层浅黄色的液体为血浆，下层是深红色不透明的红细胞，中间是一薄层白色不透明的白细胞和血小板(图3-1-1)。血细胞在全血中所占的容积百分比，称为血细胞比容。正常人血细胞比容值是：成年男性为40%～50%，成年女性为37%～48%，新生儿约为55%。

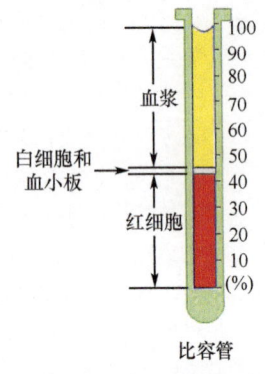

图 3-1-1　血液的基本组成

血量指人体内血浆和血细胞量的总和，即血液的总量。正常成年人的血液总量相当于自身体重的7%～8%，即每千克体重有70～80ml血液。成人一次失血不超过血量的10%时，可无临床症状，血量和血液中的主要成分将很快恢复正常。当失血达到血量的20%时，会引起大脑供血不足，出现视物模糊、口渴、头晕、神志不清或焦躁不安等一系列临床症状。严重失血达血量的30%以上时，若不及时抢救，将危及生命。

### 二、血浆的化学成分

血浆在心血管系统中不停地循环流动，为血细胞的细胞外液，是机体内环境中最活跃的部分。它不仅与组织液进行物质交换，还通过肺、肾、皮肤和胃肠道等器官，与外环境进行物质交换，成为沟通各部组织液以及人体与外环境进行物质交换的重要场所。

血浆的主要成分是水、低分子物质、蛋白质和$O_2$、$CO_2$等。由于血浆中的水分和小分子溶质都很容易通过毛细血管壁与组织液交换，导致血浆中电解质含量和组织液基本相同，循环血液中各种电解质的浓度基本上代表了组织液中这些物质的浓度。临床检测血液成分的变化有助于某些疾病的诊断。人体各部分体液中电解质的含量见表3-1-1。

血浆蛋白是血浆中多种蛋白质的总称，用盐析法可将血浆蛋白分为白蛋白、球蛋白和纤维蛋白原三类。正常成人血浆蛋白含量为65～85g/L，其中白蛋白为40～48g/L，球蛋白为15～30g/L，正常白蛋白/球蛋白为1～2.5。肝病时常致白蛋白/球蛋白比值下降。血浆蛋白的主要功能是：形成血浆胶体渗透压；运输激素、脂质、离子、维生素及代谢废物等低分子物质；参与凝血-纤溶的生理性止血功能；抵抗病原微生物(如病毒、细菌、真菌等)的防御功能；营养功能等。

表 3-1-1　人体各部分体液中电解质的含量(mmol/L)

| 正离子 | 血浆 | 组织液 | 细胞内液 | 负离子 | 血浆 | 组织液 | 细胞内液 |
|---|---|---|---|---|---|---|---|
| $Na^+$ | 142 | 145 | 12 | $Cl^-$ | 104 | 117 | 4 |
| $K^+$ | 4.3 | 4.4 | 139 | $HCO_3^-$ | 24 | 27 | 12 |
| $Ca^{2+}$ | 2.5 | 2.4 | <0.001(游离)[a] | $HPO_4^{2-}/H_2PO_4^-$ | 2 | 2.3 | 29 |
| $Mg^{2+}$ | 1.1 | 1.1 | 1.6(游离)[a] | 蛋白质[b] | 14 | 0.4 | 54 |
| | | | | 其他 | 5.9 | 6.2 | 53.6 |
| 总计 | 149.9 | 152.9 | 152.6 | 总计 | 149.9 | 152.9 | 152.6 |

a. 表示游离 $Ca^{2+}$ 和 $Mg^{2+}$ 浓度，是离子活性的一种量度。

b. 蛋白质是以当量浓度(mEq/L)表示，而不是用摩尔浓度。

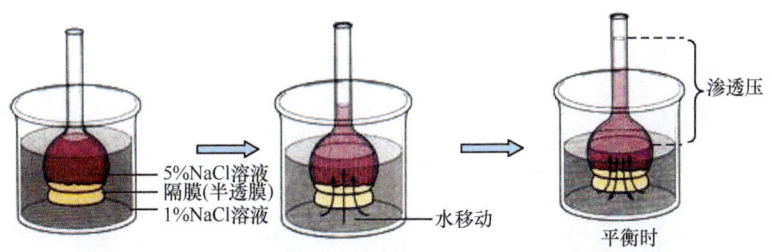

图 3-1-2 渗透现象示意图

## 三、血液的理化特性

血液的理化特性有血液的颜色、比重、黏度、pH、渗透压。

1. 颜色 血液的颜色主要取决于血液中红细胞内血红蛋白的颜色。动脉血液中红细胞含氧合血红蛋白较多,呈鲜红色;静脉血液中红细胞内含还原血红蛋白较多,呈暗红色。

2. 比重 正常人全血的比重为 1.050～1.060,血液中红细胞数量愈多则全血比重愈大;血浆的比重为 1.025～1.030,血浆中蛋白质含量愈多则血浆比重愈大。

3. 黏度 血液的黏滞性是由于液体分子的内摩擦形成的。在血流缓慢时,红细胞可叠连或聚集成其他形式的团粒,使血液的黏度增大,表现出较大的阻滞特性。通常在体外测定血液或血浆与水相比的相对黏度,血液的相对黏度为 4～5,血浆为 1.6～2.4。全血的黏度主要决定于所含的红细胞数,血浆的黏度主要决定于血浆蛋白的含量。

4. pH 正常人血浆的 pH 为 7.35～7.45。血浆 pH 主要决定于血浆中主要的缓冲对,即 $NaHCO_3/H_2CO_3$ 的比值,通常这一比值为 20。pH 低于 7.35 时为酸中毒;pH 高于 7.45 时为碱中毒。

5. 血浆渗透压 渗透压是溶液具有的特性,是渗透现象发生的动力。渗透现象是指被半透膜隔开的两种不同浓度的溶液,水分子可从低浓度溶液向高浓度溶液中扩散的现象,如图 3-1-2 中实验装置所示,水分子从 1% NaCl 溶液向 5% NaCl 溶液中的扩散现象。这种现象可以通俗地理解为,高浓度溶液中含有较多的溶质颗粒,因而具有较高地保留和吸引水分子的能力。血浆是一种混合溶液,与血细胞胞浆之间隔着细胞膜,与组织液之间隔着毛细血管壁。细胞膜和毛细血管壁具有半透膜作用。因此,血浆具有渗透压特性。

渗透压的高低与溶质颗粒数目的多少(即溶质的浓度)呈正变,而与溶质的种类及颗粒的大小无关。血浆中含有小分子晶体溶质和大分子胶体溶质。小分子晶体溶质如电解质(NaCl)、葡萄糖、尿素等,它们

构成血浆晶体渗透压。大分子胶体溶质如白蛋白、球蛋白、纤维蛋白原等,它们构成血浆胶体渗透压。由于血浆中晶体溶质数目远远多于胶体溶质,故血浆渗透压主要由晶体渗透压构成。血浆白蛋白分子量较小,数目较多(白蛋白>球蛋白>纤维蛋白原),是构成血浆胶体渗透压的主要溶质。正常血浆渗透压约为 300mmol/L,相当于 5800mmHg,其中晶体渗透压约 5775mmHg,胶体渗透压约 25mmHg。

在临床或生理实验使用的各种溶液中,其渗透压与血浆渗透压相等的称为等渗溶液(如 0.9% NaCl 溶液或 5% 葡萄糖溶液),高于或低于血浆渗透压的则相应地称为高渗或低渗溶液。在等渗溶液中的红细胞保持正常大小和双凹碟形,在渗透压递减的一系列溶液中,红细胞逐步胀大并双侧凸起,当体积增加 30% 时成为球形,体积增加 45%～60% 则红细胞破裂而发生溶血,这时血红蛋白逸出细胞外,仅留下一个双凹圆碟形细胞膜空壳,成为影细胞(图 3-1-3)。

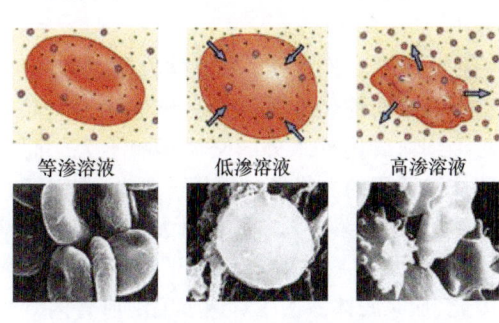

等渗溶液　　低渗溶液　　高渗溶液

红细胞在等渗溶液中形态正常,在高渗溶液中皱缩(水渗出),在低渗溶液中膨胀(水渗入)

图 3-1-3 红细胞在等渗、低渗、高渗溶液中的形态

不同物质的等渗溶液不一定都能使红细胞的体积和形态保持正常。能使悬浮于其中的红细胞保持正常体积和形状的盐溶液,称为等张溶液。所谓"张力"实际是指溶液中不能透过细胞膜的颗粒所造成的渗透压。例如,NaCl 不能自由透过细胞膜,所以 0.9% NaCl 既是等渗溶液,也是等张溶液。但如尿素,因为它能自由通过细胞膜,1.9% 尿素溶液虽然与血浆等渗,但红细胞置入其中后立即溶血,所以不是等张溶液。

个月以后,肝、脾的造血活动逐渐减少,骨髓开始造血并逐渐增强;到胎儿出生时,几乎完全依靠骨髓造血;到 18 岁左右,仅脊椎骨、髂骨、肋骨、胸骨、颅骨和长骨近端骨骺处有造血骨髓。

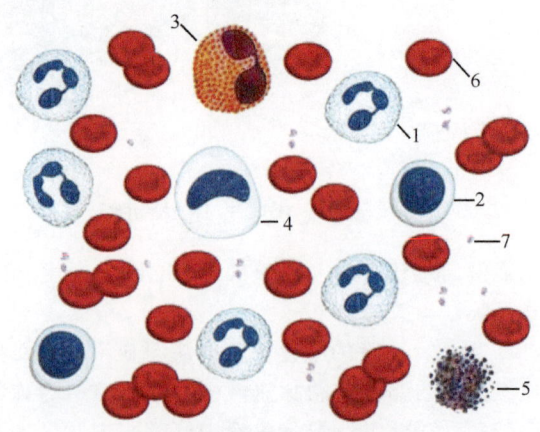

图 3-2-1　各种血细胞
1. 中性粒细胞;2. 淋巴细胞;3. 嗜酸粒细胞;4. 单核细胞;5. 嗜碱粒细胞;6. 红细胞;7. 血小板

造血过程是各类血细胞发育、成熟的过程,它是一个连续而又分阶段的过程。首先是造血干细胞阶段,干细胞分化形成各系定向祖细胞;第二个阶段是定向祖细胞阶段,祖细胞进一步分化为红系祖细胞、粒-单核系祖细胞、巨核系祖细胞和 TB 淋巴系祖细胞;第三个阶段是形态可辨认的前体细胞阶段,造血细胞发育成为各系幼稚细胞,并进一步分别成熟为具有特殊功能的各类终末血细胞,然后有规律地释放进入血液循环。

## 一、红细胞生理

### (一)红细胞的数量、形态和功能

红细胞(red blood cell,RBC)是血液中数量最多的血细胞。正常红细胞呈双凹圆碟形,直径 7~8μm,周边最厚处为 2.5μm,中央最薄处约 1μm。红细胞的主要功能是:①运输 $O_2$ 和 $CO_2$;②缓冲酸碱。运输 $O_2$ 靠红细胞内血红蛋白来实现。一旦红细胞破裂,血红蛋白逸出,即丧失运输 $O_2$ 的功能。我国健康成人血液红细胞及血红蛋白正常值见表 3-2-1。血液中红细胞数量和血红蛋白含量低于正常,称为**贫血**。

**表 3-2-1　我国健康成人血液红细胞及血红蛋白正常值**

| 名称 | 男子 | 女子 |
|---|---|---|
| 红细胞 | $(4.0 \sim 5.5) \times 10^{12}/L$,<br>平均 $5.0 \times 10^{12}/L$ | $(3.8 \sim 4.6) \times 10^{12}/L$,<br>平均 $4.2 \times 10^{12}/L$ |
| 血红蛋白 | 120~160g/L | 110~150g/L |

### (二)红细胞的生理特征

1. **红细胞膜的选择通透性**　红细胞膜是以脂质

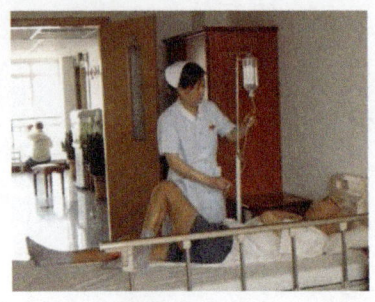

**为什么临床上输液时通常要输等渗溶液?**

——因为输入等渗溶液,可保持血细胞的正常形态和功能。若输入低渗溶液,水分大量进入红细胞内,导致红细胞膨胀甚至破裂,即红细胞溶血。溶血可使红细胞功能丧失,损害肾功能。若输入高渗溶液,大量水分从红细胞出来,导致红细胞皱缩,也使红细胞的功能受到影响。

红细胞膜不允许血浆中蛋白质透过,而大部分晶体物质不易透过,造成红细胞膜两侧溶液的渗透压梯度,从而导致渗透现象的产生。由于晶体比胶体溶质颗粒多,形成的渗透压高,因此血浆晶体渗透压对维持红细胞内外水分的正常交换和分布,保持红细胞的正常形态和功能有重要作用。例如,当血浆晶体渗透压降低时,进入红细胞内的水分增多,致使红细胞膨胀,直至膜破裂,红细胞内血红蛋白逸出,这种现象称为溶血。反之,当血浆晶体渗透压增高时,红细胞中水分渗出,从而发生皱缩。

毛细血管壁允许水分子和晶体物质通过,因此血浆与组织液之间的晶体渗透压保持动态平衡,晶体渗透压对毛细血管内外水分的交流影响不大。而形成血浆胶体渗透压的血浆蛋白质分子量大,难以通过毛细血管壁,致使血浆中蛋白质含量大大多于组织液的蛋白质含量,血浆胶体渗透压高于组织液胶体渗透压。因此,血浆胶体渗透压对调节毛细血管内外水分的正常分布,促使组织液中水分进入毛细血管以维持血容量具有重要作用。例如,血浆蛋白质来源减少(长期饥饿、淋巴循环受阻等)或血浆蛋白质丢失、滤出增多(肾小球肾炎、过敏反应等),均使血浆胶体渗透压降低,导致血浆中的水向组织间隙渗透过多,引起组织水肿。

## 第二节　血细胞生理

血细胞包括红细胞、白细胞和血小板三类细胞(图 3-2-1),它们均起源于造血干细胞。造血中心随个体的发育而变迁。在胚胎发育早期,是在卵黄囊造血,从胚胎第 2 个月开始,肝、脾造血;胚胎发育到第 4

双分子层为骨架的半透膜。$O_2$ 和 $CO_2$ 等脂溶性气体可以自由通过，尿素也可以自由透入。在电解质中，负离子（如 $Cl^-$、$HCO_3^-$）较易通过红细胞膜，而正离子却很难通过。

2. 红细胞的可塑变形性　红细胞在全身血管中循环运行，常要挤过口径比它小的毛细血管和血窦孔隙，这时红细胞将发生变形，在通过后又恢复原状，这种变形称为可塑性变形。红细胞的变形能力受三种因素影响：①表面积与体积的比值愈大，变形能力愈大；②红细胞内的黏度愈大，变形能力愈小；③红细胞膜弹性降低，变形能力降低。遗传性球形红细胞增多症病人红细胞的变形能力减弱。

3. 红细胞的悬浮稳定性　将盛抗凝血的血沉管垂直静置，红细胞由于比重大于血浆，将因重力而下沉，但正常时下沉缓慢，红细胞能较稳定地悬浮于血浆中的特性，称为红细胞的悬浮稳定性。通常以红细胞在第一小时末下沉的距离表示红细胞沉降的速度，称为红细胞沉降率（ESR），简称血沉。用魏氏法检测的正常值，男性为 0 ~ 15mm/h，女性为 0 ~ 20mm/h。ESR 愈慢，表示悬浮稳定性愈大；ESR 愈快，表示悬浮稳定性愈小。红细胞悬浮稳定性的原理，可能是红细胞表面有带负电荷的唾液酸糖蛋白，同性电荷相斥，红细胞不易聚集而保持悬浮稳定性。随后，许多红细胞彼此的凹面相贴，重叠在一起成串钱状，称为**红细胞叠连**。叠连起来的红细胞，与血浆接触的总面积减小，而单位面积上的重量增加，即逐渐下沉。决定红细胞悬浮稳定性的因素在血浆，同一个体的红细胞悬浮于不同的血浆里，其沉降率不同。如果血浆中带正电荷的蛋白质（球蛋白、纤维蛋白原等）增加，被红细胞吸附后，使其表面的负电荷量减少，可加速红细胞叠连和沉降；血浆中带负电荷的白蛋白增加，则减慢红细胞叠连和沉降。风湿热、结核病病人的血沉增快，哮喘、荨麻疹等过敏性疾病病人的血沉减慢。

4. 红细胞的渗透脆性　正常人的红细胞一般在 0.42% 的 NaCl 溶液中时开始出现溶血，在 0.35% 的 NaCl 溶液中时完全溶血。红细胞对低渗盐溶液的渗透抵抗力称为渗透脆性。在某些溶血性疾病中，病人的红细胞开始溶血及完全溶血的 NaCl 溶液浓度均比正常人高，即红细胞的渗透抵抗性减小了，渗透脆性增加了。

（三）红细胞的生成与破坏

1. 红细胞生成的部位　造血干细胞定居、增殖、分化和成熟的场所称为**造血微环境**。当机体受到放射线或者一些药物（如氯霉素）的作用时，造血微环境可发生改变，使骨髓造血功能受抑制，引起再生障碍性贫血。

2. 红细胞生成的原料　在幼红细胞的发育成熟过程中，细胞核的 DNA 对于细胞分裂及合成血红蛋白有着重要的作用。合成 DNA 必须有维生素 $B_{12}$ 和叶酸作为合成核苷酸的辅因子。蛋白质和铁是合成血红蛋白的基本原料。此外，红细胞生成还需要氨基酸、维生素 $B_6$、维生素 $B_2$、维生素 C、维生素 E 和微量元素铜、锰、钴、锌等。由于慢性出血等原因，体内储存的铁减少，引起低色素的小细胞性贫血，即缺铁性贫血。缺乏叶酸或维生素 $B_{12}$ 吸收减少（如萎缩性胃炎），可导致 DNA 合成减少，幼红细胞分裂增殖减慢，但红细胞体积增大，出现巨幼红细胞性贫血。

3. 红细胞生成的调节　人体内红细胞数量能保持相对恒定。当人体所处环境或功能状态发生变化时，红细胞生成的数量和速度会发生适当的调整。红细胞的生成主要受爆式促进激活物、促红细胞生成素和雄激素的调节。

（1）爆式促进激活物：是一种糖蛋白，可促使早期红系祖细胞从细胞周期的静息状态进入 DNA 合成期，从而促进早期红系祖细胞的增殖。

（2）促红细胞生成素（EPO）：也是一种糖蛋白，主要由肾脏产生，肝脏也能少量生成。促红细胞生成素主要促进晚期红系祖细胞的增殖，并向原红细胞分化，也可加速幼红细胞的增殖和血红蛋白的合成，促进网织红细胞的成熟与释放，此外，还能促进早期红系祖细胞的增殖和分化。缺氧可促进肾脏合成和分泌促红细胞生成素，通过刺激红细胞生成，改善组织缺氧。肾脏供氧不足或肾血流量减少、肾实质严重破坏的晚期肾脏疾患或肾脏切除，由于促红细胞生成素生成减少，可引起肾性贫血。

（3）雄激素：可直接刺激骨髓造血，也能促进促红细胞生成素的合成，而雌激素有抑制红细胞生成的作用。这可能是男性的红细胞数和血红蛋白量高于女性的原因。

4. 红细胞的破坏　红细胞在血液中的平均寿命约为 120 天。当红细胞逐渐衰老时，细胞变形能力减弱而脆性增加，在血流湍急处可因受机械冲击而破损（血管内破坏）；红细胞通过微小孔隙也发生困难，因而特别容易被滞留在脾和骨髓中，被巨噬细胞所吞噬（血管外破坏）。

## 二、白细胞生理

（一）白细胞的形态、分类与数量

白细胞（white blood cell，WBC）有核，在血液中一般呈球形，在组织中则有不同程度的变形。依据白细胞的胞浆中有无特殊的嗜色颗粒，将其分为粒细胞和无粒细胞两大类。粒细胞又依所含嗜色颗粒特性的不同，区分为中性粒细胞、嗜酸粒细胞和嗜碱粒细胞。无粒细胞分为单核细胞和淋巴细胞（图3-2-1）。血液中各类白细胞的正常值及白细胞总数见表 3-2-2。

**表3-2-2　血液中各类白细胞的正常值及白细胞总数**

| | 绝对数（×10⁹/L） | 百分比（%） |
| --- | --- | --- |
| 粒细胞 | | |
| 　中性粒细胞（杆状核） | 0.04~0.5 | 1~5 |
| 　　　　　　（分叶核） | 2.0~7.0 | 50~70 |
| 　嗜酸粒细胞 | 0.02~0.5 | 0.5~5 |
| 　嗜碱粒细胞 | 0.0~1.0 | 0~1 |
| 单核细胞 | 0.12~0.8 | 3~8 |
| 淋巴细胞 | 0.8~4.0 | 20~40 |
| 白细胞总数 | 4.0~10.0 | |

（二）白细胞的生理特性和功能

除淋巴细胞外所有的白细胞都能伸出伪足做变形运动，凭借这种运动白细胞得以穿过血管壁，这一过程称作白细胞渗出。白细胞具有趋向某些化学物质游走的特性，称为趋化性。体内具有趋化作用的物质包括人体细胞的降解产物、抗原-抗体复合物、细菌毒素和细菌等。白细胞按照这些物质的浓度梯度游走到这些物质的周围，把异物包围起来并吞入胞浆内的过程称为吞噬作用。

1. 中性粒细胞　在血液的非特异性细胞免疫系统中起着十分重要的作用，它处于机体抵御微生物病原体，特别是化脓性细菌入侵的第一线，当炎症发生时，它们被趋化性物质吸收到炎症部位，吞噬细菌。中性粒细胞内含有大量溶酶体酶，能将吞噬入细胞内的细菌和组织碎片分解。中性粒细胞数减少到 1×10⁹/L 时，可使机体抵抗力明显降低，很容易感染。此外，中性粒细胞还可吞噬和清除衰老的红细胞和抗原-抗体复合物。

2. 嗜酸粒细胞　胞质内含有较大的、椭圆形的嗜酸性颗粒，颗粒内含有过氧化物酶和碱性蛋白质，由于缺乏溶菌酶，它基本上无杀菌作用，仅有微弱的吞噬能力。嗜酸粒细胞在体内的主要作用是：①限制嗜碱粒细胞在速发型过敏反应中的作用；②参与对蠕虫的免疫反应。在有寄生虫感染、过敏反应等情况时，常伴有嗜酸粒细胞增多。

3. 嗜碱粒细胞　胞浆中存在较大的碱性染色深的颗粒，颗粒内含有肝素、组胺、嗜酸粒细胞趋化因子A和过敏性慢反应物质。肝素可加快脂肪分解为游离脂肪酸的过程。组胺和过敏性慢反应物质可使毛细血管壁通透性增加，并使平滑肌收缩，特别是支气管的平滑肌收缩而引起哮喘、荨麻疹等过敏反应的症状。嗜酸粒细胞趋化因子A能把嗜酸粒细胞吸引过来，聚集于局部以限制嗜碱粒细胞在过敏反应中的作用。

4. 单核细胞　胞体较大，直径为 15~30μm，胞质内没有颗粒。单核细胞来源于骨髓中的造血干细胞，并在骨髓中发育，进入血流时是尚未成熟的细胞，在血液中停留 2~3 天后，迁移到周围组织中成为成熟的细胞。进入组织中的单核细胞称为巨噬细胞，直径可达 50~80μm，胞质内含较多的非特异性酯酶、溶酶体颗粒和线粒体。激活了的单核/巨噬细胞具有更强的吞噬作用，能合成与释放多种细胞因子，调节其他细胞生长，并在特异性免疫应答的诱导和调节中起关键作用。

5. 淋巴细胞　是免疫细胞中的一大类，在免疫应答反应过程中起核心作用。根据细胞生长发育的过程、细胞表面标志和功能的不同，可将淋巴细胞分成 T 细胞和 B 细胞两大类。在功能上 T 细胞主要与细胞免疫有关，B 细胞则主要与体液免疫有关。

（三）白细胞的破坏

粒细胞和单核细胞主要在组织中发挥作用，淋巴细胞往返于血液、组织液、淋巴之间，并可增殖分化，因此，白细胞的寿命较难准确判断。一般来说，中性粒细胞在循环血液中停留 8 小时左右即进入组织，三四天后即衰老死亡或经消化道黏膜从胃肠道排出；若有细菌入侵，中性粒细胞在吞噬活动中可因释放出的溶酶体酶过多而发生"自我溶解"，与破坏的细菌和组织碎片共同构成脓液。

## 三、血小板生理

（一）血小板的数量和功能

血小板（platelet）是从骨髓成熟的巨核细胞胞浆裂解脱落下来的具有生物活性的小块胞质。正常成年人的血小板数量是（100~300）×10⁹/L。血小板有维护血管壁完整性的功能，并在生理性止血过程中起重要作用。当血小板数减少到 50×10⁹/L 以下时，微小创伤或仅血压增高使皮肤和黏膜下出现瘀点，甚至出现大紫癜或瘀斑。

（二）血小板的生理特性

血小板在生理性止血过程中起着非常重要的作用。血小板的止血功能与血小板的黏附、聚集、释放等生理特性密切相关。

1. 血小板黏附　是指血小板与非血小板表面的黏着。血小板黏附功能受损，可发生出血倾向。

2. 聚集　血小板彼此黏着的现象称为血小板聚集。引起血小板聚集的因素总称为致聚剂（或诱导剂）。生理性致聚剂主要有：ADP、肾上腺素、5-羟色胺、组胺、胶原、凝血酶、血栓素 A₂（TXA₂）、前列腺素类物质等；病理性致聚剂如细菌、病毒、免疫复合物、药物等。

3. 释放 血小板受到刺激后,可从致密体、α-颗粒或溶酶体内释放出多种物质,如 ADP、ATP、5-羟色胺、$Ca^{2+}$、血小板因子 4($PF_4$)、纤维蛋白原、凝血酶敏感蛋白、酸性蛋白水解酶和组织水解酶等。

（三）血小板的生成和调节

生成血小板的巨核细胞从骨髓造血干细胞分化而来。骨髓窦壁外的成熟巨核细胞胞质伸向骨髓窦腔并脱落成为血小板进入血流,一个巨核细胞产生 200～7700 个血小板,从原始巨核细胞到释放血小板入血需 8～10 天。促血小板生成素(TPO)能刺激造血干细胞向巨核系祖细胞分化,并特异地促进巨核祖细胞增殖、分化,促进巨核细胞的成熟与释放血小板。

（四）血小板的破坏

血小板进入血液后,只在开始两天具有生理功能,平均寿命可有 7～14 天。在生理止血活动中,血小板聚集后本身将解体并释放出全部活性物质;也可能融入血管内皮细胞,从而在发挥其生理功能时被消耗。衰老的血小板在脾、肝和肺组织中被吞噬。

# 第三节 血液凝固与纤维蛋白溶解

## 一、血小板的止血功能

生理性止血是指小血管破损后引起的出血在正常情况下几分钟内自行停止的现象。临床上常用小针刺破耳垂或指尖使血液自然流出,然后测定出血延续的时间,这段时间称为出血时间(bleeding time)。正常出血时间为 1～3min。出血时间的长短可以反映生理性止血功能的状态。当血小板减少或血小板功能有缺陷时,出血时间延长,甚至出血不止。

生理性止血过程主要包括血管挛缩、血小板血栓形成、纤维蛋白凝块形成与维持三个时相(图 3-3-1)。由于血小板有黏附、聚集和释放特性,其参与生理性止血的全过程。小血管损伤时,血管内皮下胶原组织暴露,血小板被迅速激活,出现黏附、聚集和释放反应,受损局部血管收缩($TXA_2$ 的作用),血小板形成松软的止血栓,实现第一期止血(初步止血)。血小板血栓和血管损伤暴露的组织因子启动凝血过程,形成纤维蛋白网,纤维蛋白凝块即血凝块形成,完成第二期止血。血小板释放纤维蛋白原增加纤维蛋白的形成,加固凝块;血小板内的收缩蛋白使凝块收缩,挤出其中的血清而成为坚实的止血栓,牢固封住血管破口,巩固第二期止血,进入永久性止血。

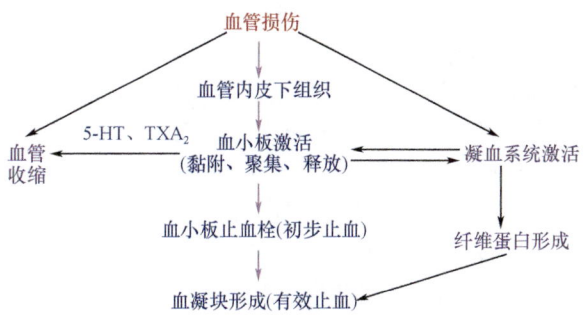

图 3-3-1 生理性止血过程示意图

## 二、血液凝固与抗凝

正常情况下,人体内的小血管破损时,血液并不会经伤口一直外流,而是在短时间内,通过止血和凝血过程形成止血栓和血凝块,堵塞破口,使出血停止。但这一过程仅限于受损的局部,不会扩展到全身并阻碍血液循环。这是因为在凝血系统激活的同时,抗凝系统也被激活,从而限制凝血过程,防止血凝块不断增大,确保正常的血液循环。

（一）血液凝固

血液凝固(blood coagulation)或血凝是指血液由流动的液体状态变成不能流动的凝胶状态的过程。血液凝固后 1～2h,血凝块会发生收缩,并释出淡黄色的液体,称为血清。血清与血浆的区别,在于前者缺乏参与凝血过程中被消耗掉的一些凝血因子,增添了少量血液凝固时由血管内皮细胞和血小板释放出来的化学物质。目前认为血液凝固是由一系列凝血因子参与的、复杂的蛋白质酶解过程。

（二）凝血因子

血浆与组织中直接参与血液凝固的物质,统称为凝血因子。按国际命名法编号的凝血因子见表 3-3-1。

表 3-3-1 按国际命名法编号的凝血因子

| 编号 | 同义名 | 编号 | 同义名 |
|---|---|---|---|
| 因子 I | 纤维蛋白原 | 因子 VIII | 抗血友病因子 |
| 因子 II | 凝血酶原 | 因子 IX | 血浆凝血激酶 |
| 因子 III | 组织凝血激酶 | 因子 X | 斯图亚特因子 |
| 因子 IV | 钙离子 | 因子 XI | 血浆凝血激酶前质 |
| 因子 V | 前加速素 | 因子 XII | 接触因子 |
| 因子 VII | 前转变素 | 因子 XIII | 纤维蛋白稳定因子 |

此外,还有前激肽释放酶、高分子激肽原以及来自血小板的磷脂等物质直接参与凝血过程。凝血因子中,除 FIV 是 $Ca^{2+}$ 外,其余均为蛋白质。除 FIII 分布于组织外,其余存在于血浆中。凝血因子以无活性的酶原形式存在(如 FII),激活后才能发挥作用(如

F$II_a$）。多数凝血因子由肝脏合成。F$II$、F$VII$、F$IX$、F$X$的合成需要维生素 K 的参与。因此,肝功能损害(如肝硬化和晚期肝癌)或者维生素 K 缺乏均可引起凝血功能障碍,表现为不同程度的皮肤、黏膜出血或出血倾向。此外,遗传缺陷也可以导致某种凝血因子缺乏,如甲、乙、丙型血友病分别由 F$VIII$、F$IX$、F$XI$缺乏所引起。

（三）凝血过程

凝血过程大体可分为三个阶段:第一个阶段是形成凝血酶原激活物;第二个阶段是形成凝血酶;第三个阶段是形成纤维蛋白。通常依凝血过程是否有血液以外的凝血因子参与,将凝血过程分为内源性和外源性两种。内源性凝血是指参与凝血过程的全部凝血因子都存在于血液中,其启动因子为因子$XII$;外源性凝血是指凝血过程中的启动因子不是来自血液,而是血液外组织因子$III$。二者主要区别在于凝血酶原激活物形成的过程不同。

1. 内源性凝血过程

（1）凝血酶原激活物的形成:血管内膜下组织特别是胶原纤维与因子$XII$接触,可使其活化形成$XII_a$,$XII_a$可激活前激肽释放酶使之成为激肽释放酶,后者对因子$XII$的激活有正反馈作用。$XII_a$激活因子$XI$后,在 $Ca^{2+}$存在下$XI_a$又激活因子$IX$。$IX_a$再与因子$VIII$、$Ca^{2+}$和血小板第三因子($PF_3$)在血小板磷脂表面上形成因子$VIII$复合物。

复合物中$IX_a$是一种蛋白水解酶,能使因子$X$水解而被激活形成$X_a$。因子$VIII$是一种辅助因子,对因子$X$被水解激活起加速作用,缺乏因子$VIII$则发生甲型血友病,凝血缓慢,甚至微小创伤也出血不止。$X_a$与因子$V$被 $Ca^{2+}$连接在 $PF_3$ 血小板磷脂表面上,形成凝血酶原激活物。

（2）凝血酶的形成:凝血酶原激活物可激活凝血酶原(因子$II$),使之成为具有活性的凝血酶($II_a$)。

（3）纤维蛋白的形成:凝血酶能迅速催化纤维蛋白原使之成为纤维蛋白单体。在 $Ca^{2+}$作用下,凝血酶能激活因子$XIII$成为$XIII_a$,$XIII_a$使纤维蛋白单体变为牢固的不溶性的纤维蛋白多聚体,其交织成网,把血细胞网罗其中形成血凝块,完成内源性凝血过程(图 3-3-2)。

2. 外源性凝血过程　外源性凝血的具体过程是损伤的组织释放出凝血因子$III$(组织凝血激酶),与血浆中的因子$VII$、$Ca^{2+}$形成复合物,激活因子$X$为$X_a$,随后的反应与内源性凝血完全相同(图 3-3-2)。外源性凝血过程简单,时间短。在通常情况下,机体发生的凝血过程,多是内源性凝血和外源性凝血两条途径相互促进、同时进行的。

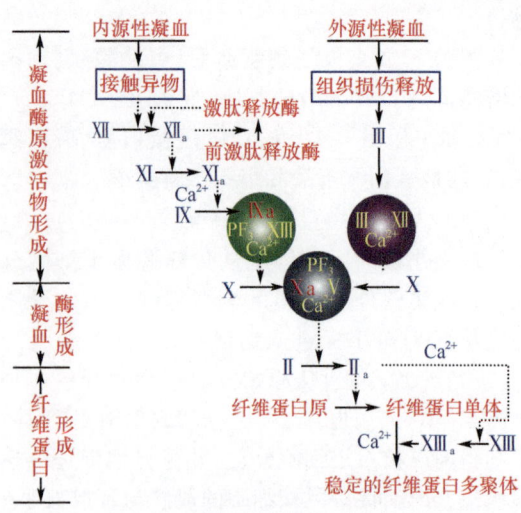

图 3-3-2　凝血过程示意图

（四）体内抗凝血系统

通常血管内的血液能保持流体状态而不发生凝固,在生理止血时,凝血也只限于受损的一小段血管,是因为正常人体内有与凝血系统相对抗的抗凝系统。体内抗凝血系统包括体液抗凝系统和细胞抗凝系统两部分。

1. 体液抗凝系统　主要包括丝氨酸蛋白酶抑制物、蛋白质 C 系统、组织因子途径抑制物、肝素等。

（1）丝氨酸蛋白酶抑制物:主要包括抗凝血酶$III$、肝素辅因子$II$、C1 抑制物、$\alpha_2$ 抗纤溶酶、$\alpha_2$ 巨球蛋白等。其中,抗凝血酶$III$最重要。抗凝血酶$III$由肝细胞和血管内皮细胞分泌,它通过本身分子中的精氨酸残基与 F$II_a$、F$IX_a$、F$X_a$、F$XI_a$、F$XII_a$分子中活性部位的丝氨酸残基结合,从而使这些凝血因子灭活,起抗凝作用。

（2）蛋白质 C 系统:主要包括蛋白质 C(PC)、凝血酶调制素(TM)、蛋白质 S(PS)及蛋白质 C 的抑制物。凝血酶与 TM 形成复合物,可将 PC 活化成激活的蛋白质 C(activated protein C, APC)。APC 以血浆中游离的 PS 为辅因子,可以灭活 F$V_a$ 和 F$VIII_a$,从而控制 F$X_a$ 和凝血酶的形成,起抗凝作用。

（3）组织因子途径抑制物(TFPI):TFPI 主要由血管内皮细胞产生。目前认为 TFPI 是体内主要的生理性抗凝物质,其抗凝机制是:①TFPI 与 F$X_a$ 结合,从而抑制 F$X_a$ 活性;②形成 TF-F$VII_a$-TFPI-F$X_a$ 四合体,从而灭活 TF-F$VII_a$ 复合物。

（4）肝素:主要由肥大细胞和嗜碱性细胞产生,肝、心、肺及肌组织含量丰富,但生理情况下血浆中含量甚微。临床上肝素常用于体内、外抗凝,其抗凝机制主要是:①与抗凝血酶$III$结合,大大增强抗凝血酶$III$的抗凝活性。在正常情况下,抗凝血酶$III$的直接抗凝作用非常慢而弱,不能有效地抑制凝血,但它与肝素结合后,与凝血酶的亲和力增强100倍,其抗凝作用可增加约2000倍。②刺激血管内皮细胞大量释放TFPI和其他抗凝物质,抑制凝血过程。

2. 细胞抗凝系统　肝细胞、单核-吞噬细胞系统可以吞噬凝血因子、组织因子、凝血酶原激合物、可溶性纤维蛋白单体、内毒素及多种促凝物质,从而发挥细胞抗凝作用。

**凝血时间**(clotting time,CT)是指血液离开血管,在体外发生凝固的时间。它与出血时间不同,主要是测定内源性凝血途径中各种凝血因子是否缺乏,功能是否正常,或者是否有抗凝物质增多。用玻璃试管法在室温条件下测定的凝血时间为4～12min。临床上常用的体外抗凝剂有草酸盐和柠檬酸盐。草酸盐如草酸钠、草酸钾、草酸铵等,其溶解后解离的草酸根离子能与血液中的钙离子形成草酸钙沉淀,使$Ca^{2+}$无法参与凝血过程,从而阻止血液凝固。因草酸钙对人体有毒性作用,主要用于生化检验。柠檬酸盐如柠檬酸钠,其溶解后的柠檬酸根与血中钙离子形成难解离的可溶性络合物,使血中钙离子减少,也使$Ca^{2+}$无法参与凝血过程,从而起到抗凝作用。因少量柠檬酸钠进入血液循环不会产生毒性,可用于输血和保存血液。除体内、外抗凝剂外,血液凝固还受接触面、温度等因素的影响。

---
联系实践应用知识 >>>

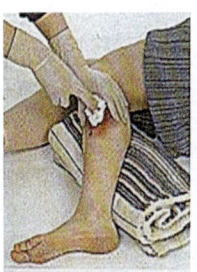

**用温热灭菌纱布填塞伤口止血方法**

——因纱布粗糙面易激活Ⅻ因子,促使血小板黏附和解体,血凝加快。同时,温度升高加速酶促反应。二者共同达到加速血凝和止血的目的。

---

## 三、纤维蛋白溶解与抗纤溶

在凝血系统激活的同时,除了抗凝系统被激活外,纤维蛋白溶解系统也被激活。纤维蛋白溶解系统简称纤溶系统,其作用是使生理止血过程中产生的局部或一过性纤维蛋白凝块随时溶解液化,即纤溶作用,从而防止血栓形成,保证血流通畅;此外,纤溶系统还参与组织修复、血管再生等多种功能。纤溶系统主要包括纤维蛋白溶酶原(简称纤溶酶原,又称血浆素原)、纤溶酶(又称血浆素)、纤溶酶原激活物与纤溶抑制物。纤溶的基本过程分为两个阶段,即纤溶酶原

的激活与纤维蛋白(或纤维蛋白原)的降解(图3-3-3)。

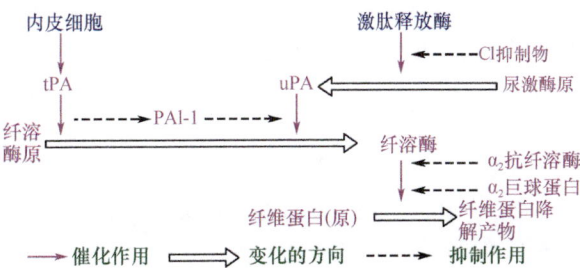

**图3-3-3　纤维蛋白溶解系统激活与抑制示意图**
tPA:组织纤溶酶原激活物;uPA:尿激酶;PAI-1:纤溶酶原激活物抑制剂-1

### (一)纤溶酶原的激活

纤溶酶原主要在肝、骨髓、嗜酸粒细胞与肾脏中合成。正常情况下,血浆中纤溶酶原无活性。只有在激活物的作用下,它才能转变成具有催化活性的纤溶酶。有两条途径可使纤溶酶原激活:一是通过内源性凝血系统的有关凝血因子,如$FXII_a$、$FXI_a$、前激肽释放酶、高分子激肽原、激肽释放酶等使纤溶酶原转变为纤溶酶(内源性激活途径);二是通过来自各种组织和血管内皮细胞合成的组织型纤溶酶原激活物(tPA)和由肾脏合成的尿激酶(uPA),使纤溶酶原转变为纤溶酶(外源性激活途径)。内源性激活途径可使凝血与纤溶相互配合,保持平衡;外源性激活途径可防止血栓形成,在组织修复和愈合中发挥作用。组织型纤溶酶原激活物存在于血液、各种组织和组织液中,主要有以下三类。

1. 血管激活物　由小血管内皮细胞合成。如血管内出现血凝块,血管内皮细胞即释放大量血管激活物入血,并被吸附于血凝块上。

2. 组织激活物　存在于很多种组织细胞中,以子宫、甲状腺和淋巴结等组织中含量最高,肺和卵巢次之。正常时,组织激活物存在于细胞内,当组织受损时释放入血,促使纤溶酶原变为纤溶酶。临床病人实施某些器官手术后常易发生渗血现象、妇女月经血不凝固等,都与器官组织内含有丰富的组织激活物有关。

3. 尿激活物　尿液中含有纤溶酶原激活物,称尿激酶。它由肾脏及泌尿道上皮细胞释放,具有防止纤维蛋白栓塞,保持管腔通畅作用。

### (二)纤维蛋白的降解

纤溶酶是血浆中活性最强的蛋白酶,可将纤维蛋白或纤维蛋白原分子分割成很多可溶性小肽(蛋白质碎片),这些小肽统称为**纤维蛋白降解产物**(FDP),此降解产物一般不再凝固。

## 第四节　血型与输血

人体适量而相对恒定的血量是维持正常血液循

环、新陈代谢以及内环境稳定的重要条件。输血不仅是保障病人血量基本恒定的重要方法,还是治疗某些临床疾病的重要手段。而输血与血型密切相关。

## 一、血　　型

血型(blood group)是血细胞膜上特异抗原的类型。它也存在于一般组织细胞,其细胞表面抗原又称凝集原的特异性,由细胞膜上的一些特异蛋白质、糖蛋白或糖脂所决定,是人体免疫系统识别"自我"或"异己"的标志。

## 二、红细胞血型

根据红细胞血型凝集原的不同,已确认了 ABO、Rh、MNSs 等二十几个独立的血型系统,它们都可产生溶血性输血反应,其中与临床关系密切的是 ABO 血型系统和 Rh 血型系统。

### (一)ABO 血型系统

1. ABO 血型的分型　ABO 血型系统中有 A、B 两种凝集原,区分 ABO 血型的依据是红细胞膜上所含特异性凝集原的种类,根据相关凝集原的种类,ABO 血型系统可分为四种血型。红细胞膜上只含 A 凝集原者称 A 型血,只含 B 凝集原者称 B 型血,同时含 A、B 两种凝集原者称 AB 型血,无 A、B 凝集原者称 O 型血。

在人类血清中含有与 A、B 凝集原相对应的天然凝集素,即抗体。凝集素也有两种,分别称为抗 A 凝集素和抗 B 凝集素。不同血型的人的血清中含有不同的凝集素,但不含有对抗他自身红细胞凝集原的凝集素。在 A 型人的血清中只含有抗 B 凝集素,B 型人的血清中只含有抗 A 凝集素,AB 型人的血清中一般没有抗 A 和抗 B 凝集素,而 O 型人的血清中则含有抗 A 和抗 B 凝集素。H 抗原是形成 A、B 抗原的结构基础,四种血型的红细胞上都含有 H 抗原,但其抗原

性较弱,因此,血清中一般都不含有抗 H 抗体。ABO 血型系统还有亚型,与临床关系密切的是 A 型中的 A₁ 与 A₂ 亚型。ABO 血型系统中的凝集原和凝集素分布情况见表 3-4-1。

表 3-4-1　ABO 血型系统中的凝集原和凝集素

| 血型 | 红细胞上的凝集原 | 血清中的凝集素 |
| --- | --- | --- |
| A 型:A₁ | A+A₁ | 抗 B |
| A₂ | A | 抗 B+抗 A₁ |
| B 型 | B | 抗 A |
| AB 型:A₁B | A+A₁+B | 无 |
| A₂B | A+B | 抗 A₁ |
| O 型 | 无 A,无 B | 抗 A+抗 B |

2. 红细胞凝集　如将血型不相容的两个人的血滴放在玻片上混合时,其中的红细胞即凝集成簇。这种现象称为红细胞凝集(图 3-4-1)。红细胞凝集的本质是抗原-抗体反应,在凝集反应中起抗原作用的是红细胞膜上的凝集原,起抗体作用的是血浆中的凝集素。在补体的作用下,红细胞凝集伴有溶血。当人体输入血型不相容的血液时,在血管内可发生红细胞凝集情况,凝集成簇的红细胞可以堵塞毛细血管,溶血将损害肾小管,同时常伴发过敏反应,其结果可危及生命。

### (二)Rh 血型系统

1940 年 Landsteiner 和 Wiener 用恒河猴红细胞重复注射入家兔体内,引起家兔血清中产生抗恒河猴红细胞的抗体,再用含这种抗体的血清与人的红细胞混合,一部分人的红细胞可被这种血清凝集,表明其红细胞上具有与恒河猴同样的抗原,称为 Rh 阳性血型;另一部分人的红细胞不被这种血清凝集,称为 Rh 阴性血型。这种血型系统即称为 Rh 血型系统。

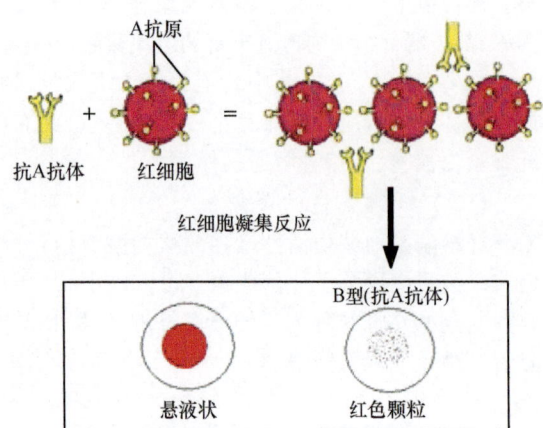

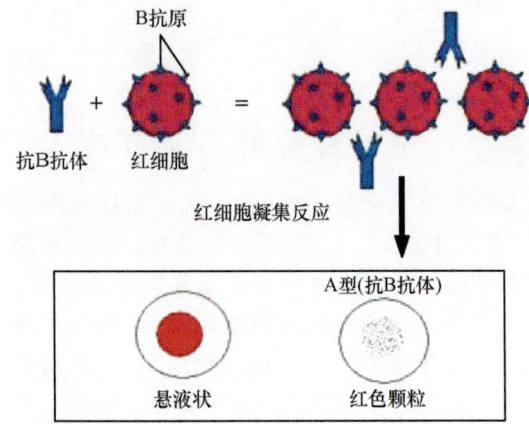

图 3-4-1　红细胞凝集反应

1. Rh 血型系统的抗原与分型　Rh 血型系统是红细胞血型中最复杂的一个系统。已发现 40 多种 Rh 抗原（即 Rh 因子），与临床关系密切的是 D、E、C、c、e 5 种。在 5 种抗原中，D 抗原的抗原性最强，凡红细胞表面有 D 抗原者称为 Rh 阳性，没有 D 抗原者称为 Rh 阴性。据调查统计，在我国汉族和其他大部分民族的人群中 Rh 阳性约为 99%，阴性约为 1%；在一些少数民族中 Rh 阴性的人较多，如苗族约为 12.3%，塔塔尔族约为 15.8%。白种人中约 85% 为 Rh 阳性，15% 为阴性。

2. Rh 血型的特点及其临床意义　其一，Rh 阴性的人，如果第一次接受 Rh 阳性人的输血，由于他们体内没有天然的抗 Rh 抗体，因而不会发生凝集反应。但输血后他们体内将产生原来不存在的抗 Rh 抗体，当他们再次接受 Rh 阳性输血时，就会发生凝集反应而引起严重的后果。其二，Rh 阴性妇女怀孕后，如果胎儿是 Rh 阳性，则 Rh 抗原有可能进入母体；或 Rh 阴性的母体曾接受过 Rh 阳性的血液，产生了抗 Rh 抗体，抗 Rh 抗体是不完全抗体 IgG，其分子较小，能透过胎盘。当抗 Rh 抗体透过胎盘进入胎儿血液时，可使胎儿血液中的红细胞发生凝集反应而溶血，导致胎儿的死亡。因此，Rh 阴性母亲在生育第一胎后，应及时输注特异性抗 Rh 免疫球蛋白，以中和进入母体的 Rh 抗原，防止 Rh 阴性母亲致敏，可预防发生新生儿溶血。

（三）输血的原则

在准备输血时，首先必须鉴定血型，保证供血者与受血者的 ABO 血型相合，并经交叉配血试验，主侧、次侧均不凝集者方可输血。在紧急情况下，找不到同型血液时，则可按献血者的红细胞不被受血者血清所凝集的原则，即主侧不凝集者可允许少量、缓慢地输血。对于在生育年龄的妇女和需要反复输血的病人，还必须使供血者与受血者的 Rh 血型相合，以避免受血者在被致敏后产生抗 Rh 的抗体。

1. ABO 血型的检测　正确测定血型是保证输血安全的基础，在一般输血中 ABO 系统的血型必须相合才能考虑输血。测定 ABO 血型的方法是：在双凹玻片上分别滴上一滴抗 B、一滴抗 A 标准血清，在每一滴血清上再加上一滴待测红细胞悬液，轻轻摇动，使红细胞和血清混匀，观察有无凝集现象。根据发生凝集反应的结果，判断被鉴定人红细胞膜上所含的凝集原，再依含有的凝集原类别确定血型（图 3-4-2）。

2. 交叉配血试验　临床上在输血前，即便是已知为同型血液输血，除了严格查对外，还必须常规地进行**交叉配血试验**（cross-match test）。交叉配血试验的方法是：供血者的红细胞混悬液和受血者的血清相混合称为主侧；受血者的红细胞混悬液和供血者的血

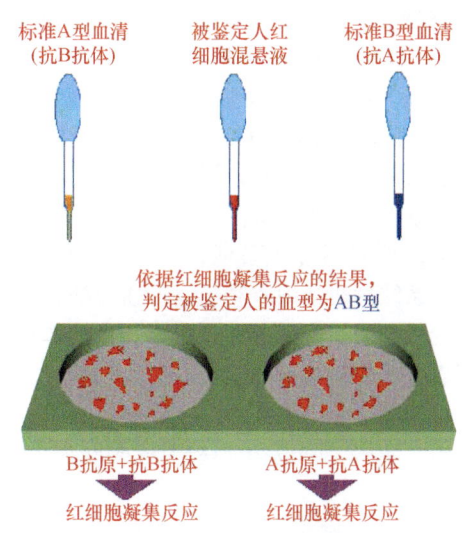

图 3-4-2　AB 型血的鉴定

清相混合则称为次侧。两侧均无凝集反应称为配血相合；主侧有凝集反应，不管次侧结果如何称为配血不合；主侧无凝集反应而次侧发生凝集，称为配血基本相合（图 3-4-3）。配血相合时可以输血；配血不合时绝对不能输血；配血基本相合时，一般不宜进行输血，在紧急情况下必须进行输血时，应坚持一少（<300ml）、二慢、三勤看的原则慎重处理。交叉配血试验既可检验血型，又能发现红细胞或血清中是否存在其他的凝集原或凝集素，可避免由于亚型和血型不同等原因而发生的输血凝集反应。

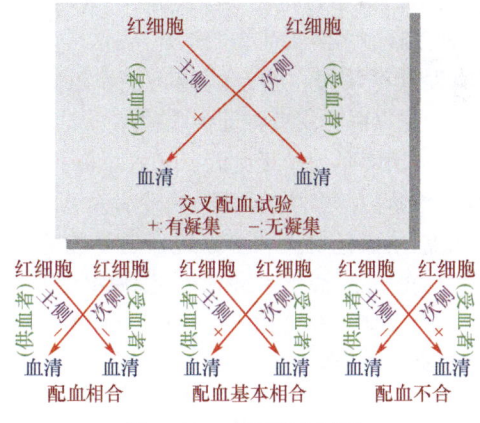

图 3-4-3　交叉配血试验

输血必须用抗凝血液，当无库血而病人又急需输血时或婴幼儿少量输血时，可将供血者的血液抽出后立即输给病人，称为直接静脉输血法。抽血前应在 50ml 注射器中加入 3.8% 枸橼酸钠溶液 5ml，以防止凝血。此外，肝素也有抗凝血作用。

# 第五节　弥散性血管内凝血

凝血与抗凝血功能平衡是机体重要的防御功能

之一,正常机体的凝血、抗凝血、纤溶系统之间保持着动态平衡(图3-5-1)。当机体由于某种原因导致出血时,受损血管痉挛,血小板激活、黏附、聚集于损伤血管的基膜,并先后启动外源性和内源性凝血系统,在局部引起血液凝固,最终形成纤维蛋白凝块而产生止血作用。凝血系统激活的同时,抗凝系统和纤溶系统也被激活。抗凝系统的激活,可防止凝血过程的扩散。纤溶系统的激活则有利于局部血流的再通,以保证血液的供应。这样既可达到局部止血的作用,又可防止凝血过程的扩大,保证正常的血液循环。若凝血与抗凝血功能平衡遭到破坏,临床上将出现血栓形成倾向或出血倾向,甚至发生血栓形成或出血性疾病。

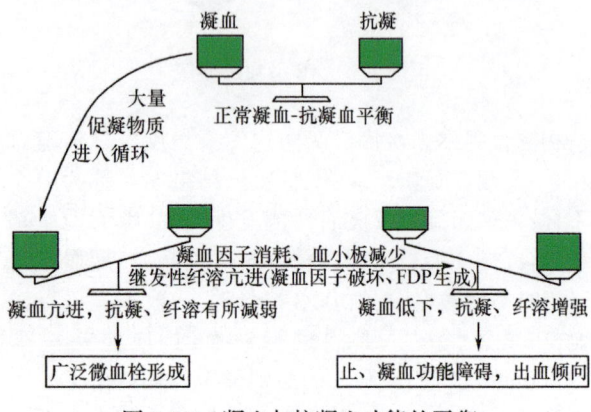

图 3-5-1 凝血与抗凝血功能的平衡

**弥散性血管内凝血**( disseminated intravascular coagulation, DIC)是指机体在某些致病因子的作用下,引起的一种以凝血系统激活为始动环节,以广泛微血栓形成、继发性纤维蛋白溶解功能亢进和相继出现的止、凝血功能障碍为病理特征的临床综合征。大量微血栓的形成消耗了大量凝血因子和血小板,同时引起继发性纤维蛋白溶解功能增强,导致病人出现明显的出血、休克、溶血性贫血和多系统器官功能障碍等临床表现。DIC 可起源于多种疾病,发病率为 0.2‰ ~ 0.5‰,死亡率则达 50% 以上。因此,DIC 是一种危重的临床综合征。

## 一、DIC 的原因和发生机制

### (一) DIC 的原因

凡能使凝血作用增强或纤维蛋白溶解系统活性抑制的各种因素都可引起 DIC,常见于感染性疾病(如细菌、病毒、败血症等)、肿瘤性疾病(如肝癌、白血病、膀胱癌、卵巢癌等)、妇产科疾病(如子宫破裂、胎盘早期剥离、宫内死胎、羊水栓塞等)、创伤及手术(如严重软组织创伤、胰腺等脏器大手术等)。此外,疾病过程中并发的缺氧、酸中毒以及相继激活的纤溶系统、激肽系统、补体系统等也可促进 DIC 的发生、发

展(表 3-5-1)。

表 3-5-1 DIC 常见病因

| 类型 | 主要疾病 |
|---|---|
| 感染性疾病 | 革兰阴性或阳性菌感染、败血症等;病毒性肝炎、流行性出血热、病毒性心肌炎等 |
| 肿瘤性疾病 | 胰腺癌、结肠癌、食管癌、胆囊癌、肝癌、胃癌、白血病、前列腺癌、肾癌、膀胱癌、绒毛膜上皮癌、卵巢癌、子宫颈癌、恶性葡萄胎等 |
| 妇产科疾病 | 流产、妊娠中毒症、子痫及先兆子痫、胎盘早期剥离、羊水栓塞、子宫破裂、宫内死胎、腹腔妊娠、剖宫产手术等 |
| 创伤及手术 | 严重软组织创伤,挤压伤综合征,大面积烧伤,前列腺、肝、脑、肺、胰腺等脏器大手术,器官移植术等 |

### (二) DIC 的发生机制

DIC 的发生是不同病因通过多种机制综合作用的结果。

**1. 组织损伤** 近年研究证明,组织因子是凝血系统激活最重要的生理性启动因子。正常组织和恶性肿瘤组织中均含有大量的组织因子,人体含组织因子最丰富的器官是脑、肺、胎盘及前列腺,其次是肝、脾、肾。因此在严重创伤、大手术、恶性肿瘤、产科意外(羊水栓塞、胎盘早剥、死胎滞留)等情况时,损伤组织中的组织因子大量释放入血,通过激活凝血因子Ⅶ而启动外源性凝血系统,使血液凝固,导致 DIC 形成。

**2. 血管内皮细胞损伤** 严重感染、缺氧、酸中毒、高热、寒冷、抗原抗体复合物等因素都能使血管内皮受损,受损的内皮细胞可释放组织因子(因子Ⅲ),启动外源性凝血系统。同时暴露其下的胶原纤维,胶原纤维和内毒素表面均带有负电荷,当无活性的凝血因子Ⅻ与这些表面带负电荷的物质接触后被激活为Ⅻa,Ⅻa 一方面可启动内源性凝血过程,另一方面Ⅻa 降解产物(Ⅻf)可使前激肽释放酶和凝血因子Ⅻ进一步活化,如此反复循环使内源性凝血系统的反应加速。血管内皮受损时,前列环素(PGI$_2$)释放减少,对抗血栓素 A$_2$(TXA$_2$)的作用减弱,使血小板聚集加强,凝血过程加速。受损的血管内皮产生组织纤溶酶原激活物(tPA)减少,纤溶酶原激活物抑制剂-1(PAI-1)增多,使纤溶活性降低。此外,Ⅻa 和Ⅻf 还可相继激活纤溶系统、激肽系统、补体系统,使凝血、抗凝平衡破坏,进一步促进 DIC 的发生。

**3. 血细胞大量破坏**

(1) 血小板破坏:血小板内含有多种促凝物质,内毒素、免疫复合物、颗粒物质、凝血酶等均可激活血小板,释放血小板第三因子(PF$_3$)。PF$_3$ 与磷脂蛋白相联合,为激活 X 因子和生成凝血酶提供了反应表

面,从而加速凝血过程。血小板激活后,在激肽释放酶存在条件下,还可使Ⅻ因子活化,通过触发内源性凝血系统引起血液凝固。

(2) 红细胞破坏:红细胞内含有红细胞素和二磷酸腺苷(ADP),前者有类似血小板第Ⅲ因子的作用。因此在恶性疟疾、异型输血、溶血性贫血时,红细胞大量破坏,导致过多的红细胞素和 ADP 释放,促进凝血。

(3) 白细胞破坏:在内毒素引起的 DIC 发病中,内毒素对中性粒细胞合成与释放组织因子起促进作用。大量中性粒细胞破坏,释放大量促凝物质(如因子Ⅲ),启动外源性凝血系统,促进 DIC 的发生。

4. 其他促凝物质入血

(1) 被激活的单核/巨噬细胞和白细胞不仅可释放组织因子,在破裂时还能释放溶酶体酶溶解多种凝血因子(如Ⅴ、Ⅷ、Ⅺ等),引起 DIC。

(2) 急性坏死性胰腺炎时,从腺泡释放大量组织因子和胰蛋白酶进入到血液中,直接激活凝血酶原,促使凝血酶大量生成,引起 DIC。

(3) 一些外源性毒素(如某些蜂毒和蛇毒)可直接激活 X 因子及凝血酶原,促使纤维蛋白溶解,并因其具有组织因子样作用而触发外源性凝血系统,引起 DIC。

## 二、促进 DIC 发生发展的因素

### (一) 单核-吞噬细胞系统功能受损

单核-吞噬细胞系统能吞噬及清除循环血液中的凝血酶、纤维蛋白原、凝血酶原激活物、组织凝血激酶、纤溶酶、FDP 以及内毒素等。如果这些物质生成过多,超过了单核-吞噬细胞系统的吞噬能力或者单核-吞噬细胞系统的功能受损(如内毒素作用)或它的功能被抑制(如大量使用糖皮质激素),不能及时清除这些物质时,则易发生 DIC。

### (二) 肝功能严重障碍

肝是既能生成又能灭活某些已被激活的凝血因子、抗凝物质及纤维蛋白溶解物质的场所。因此,肝受损害时,不仅凝血物质(如凝血酶原)、抗凝物质(抗凝血酶Ⅲ)及纤溶物质(如纤溶酶原)生成减少,而且对凝血物质的灭活不足,引起凝血与抗凝血机制紊乱,容易发生 DIC。

1. 合成功能障碍　绝大多数血浆凝血因子(如纤维蛋白原、凝血酶原、凝血因子Ⅴ、Ⅶ、Ⅸ、X等)均在肝脏合成。急、慢性肝功能衰竭时上述凝血因子合成减少。肝脏还能合成血液中一些具有抗凝及促纤溶作用的物质,如抗凝血酶Ⅲ(AT-Ⅲ)及纤溶酶原。当肝功能障碍时,血中 AT-Ⅲ 和纤溶酶原水平下降,使血液凝血活性增高及纤溶活性降低,有助于血栓形

成及 DIC 的发生。

2. 吞噬作用减弱　当肝细胞严重受损(如急性重型肝炎)时,其吞噬作用减弱,导致凝血因子、纤溶酶原激活物等物质在血中蓄积,使体内的凝血和纤溶过程发生严重紊乱。

3. 解毒作用减弱　肝功能障碍时,来自肠道的内毒素、有毒物质及代谢生成的乳酸不能被充分解毒,特别是有些肝硬化病人由于从肠道吸收的内毒素可绕过肝脏直接入血,造成肠源性内毒素血症。内毒素及酸中毒均可损伤内皮细胞,相继激活凝血系统、纤溶系统、激肽系统和补体系统,促进微血栓形成。

### (三) 血液高凝状态

血液高凝状态包括生理性高凝状态和病理性高凝状态,二者都能促进血栓形成。

1. 生理性高凝状态　妊娠三周开始孕妇血液中多种凝血因子(凝血因子Ⅴ、Ⅶ、Ⅸ、X 及Ⅻ等)增多,血小板数目也增多;起抗凝作用及纤溶活性的物质(抗凝血酶Ⅲ、纤溶酶原激活物等)减少;孕妇血中胆固醇、磷脂及甘油三脂均可增高;此外胎盘分泌的雌激素及孕酮可降低某些凝血抑制因子的作用。由于促凝物质增多而抗凝物质减少或作用减弱,使血液呈高凝状态。当发生宫内死胎、胎盘早剥、羊水栓塞等产科意外时,促凝物质释放入血,易于发生 DIC。

2. 病理性高凝状态　因遗传性抗凝血酶Ⅲ及蛋白质 C 缺乏症所致的原发性高凝状态,以及因肾病综合征、白血病、转移的恶性肿瘤和妊娠中毒症引起的继发性高凝状态,均可造成血液凝固性增高而促发 DIC。

### (四) 微循环障碍

微循环障碍(如休克)时,微循环淤血出现的缺氧、酸中毒不仅使毛细血管内皮细胞受损,启动内、外源性凝血过程,而且酸中毒可使凝血因子酶活性升高,血小板聚集性加强,肝素抗凝活性减弱,加之血流缓慢,血液淤滞,均可促进 DIC 的发生。

另外,DIC 的发生发展与纤溶系统功能降低有关。将凝血酶和 6-氨基己酸(EACA,一种纤溶抑制剂)同时应用于实验动物,可使其体内的微血栓长期存在。因此,临床上若应用 EACA 或对羧基苄胺(PAMBA)不当,可过度抑制机体的纤溶功能,容易造成 DIC。

## 三、DIC 的分期和分型

### (一) 分期

根据 DIC 的病理生理特点及发展过程,典型者一般经过三期。

1. 高凝期　由于促凝物质入血而凝血系统被激

活,血液凝固性显著升高,呈高凝状态,导致广泛性的微血栓形成,但部分病人(尤其是急性 DIC 者)临床症状不明显。实验室检查:凝血时间缩短,血小板黏附性增强。

2. 消耗性低凝期  继高凝期之后,由于凝血因子和血小板的大量消耗,使血液转入低凝状态。此时病人常伴有继发性纤维蛋白溶解,病人有程度不一的出血表现。实验室检查:出血时间、凝血时间、凝血酶原时间均延长,血小板计数和纤维蛋白原含量减少。

3. 继发性纤溶亢进期  在凝血酶和凝血因子($XII_a$)的作用下,纤溶系统被激活,大量纤溶酶原变成纤溶酶,继而使纤维蛋白(原)降解为纤维蛋白降解产物(FDP)。由于 FDP 有很强的抗凝作用,病人大多有严重的出血表现。实验室检查:除原有的异常外,还可见反映继发性纤溶功能亢进的指标异常变化,如凝血酶原时间(PT)延长,凝血块或优球蛋白溶解时间缩短及血浆鱼精蛋白副凝试验(3P 试验)阳性等。

(二) 分型

根据 DIC 的原因,发生发展速度及临床表现,常有以下几种分型。

1. 按 DIC 发生快慢分型

(1) 急性型:常见于严重感染(特别是革兰阴性菌感染)、休克、羊水栓塞、异型输血、急性移植物反应等。起病急,可在数小时或 1~2 天发生,病情凶险,进展迅速。病人临床症状明显,主要表现是出血和休克。因病情恶化快,分期不明显,实验室检查结果明显异常。

(2) 慢性型:常见于恶性肿瘤、胶原病、溶血性贫血等。起病缓慢,病程可达数月至数年。临床表现不明显,给诊断带来一定困难,常以某些实验室检查异常或某脏器功能不全为主要表现,有的病例甚至只在尸检中才被发现有慢性 DIC。

(3) 亚急性型:常见于恶性肿瘤转移、宫内死胎等。可在数天到几周内逐渐发生。临床表现介于急性和慢性 DIC 之间。

2. 按 DIC 时机体的代偿情况分型  在 DIC 发生发展过程中,血浆凝血因子和血小板不断消耗,但肝脏和骨髓可通过增加凝血因子和血小板的生成而起到代偿作用。因此可根据凝血物质的消耗和代偿性增多之间的对比关系分型。

(1) 失代偿型:常见于急性或重度 DIC。凝血因子和血小板的消耗超过生成,病人有明显的出血和休克。实验室检查可见血小板计数和纤维蛋白原含量显著减少。

(2) 代偿型:常见于轻度 DIC。凝血因子和血小板的消耗与生成之间基本上保持平衡状态,病人常无

明显临床症状或仅有轻度出血或血栓形成,易被忽视。实验室检查无明显异常,使得临床诊断较困难,并可向失代偿型 DIC 转变。

(3) 过度代偿型:常见于慢性 DIC 或 DIC 恢复期。凝血因子和血小板的生成超过消耗,临床表现不明显。实验室检查可见纤维蛋白原暂时性升高。若病因性质和强度发生改变,则可转变为失代偿型 DIC。

## 四、DIC 的功能代谢变化与临床表现

DIC 发生时可导致机体血液系统、循环系统及多种器官的功能代谢改变,其临床表现复杂多样。但主要表现是出血和微血管中微血栓形成。

(一) 出血

出血常是 DIC 病人最突出的表现(为 70%~80% DIC 病人的初发症状),且形式多样,涉及广泛。如皮肤瘀点瘀斑、紫癜、呕血、黑便、咯血、血尿、牙龈出血、鼻出血及阴道出血等。出血程度不一,严重者多部位大量出血;轻者只有伤口或注射、采血部位渗血不止。导致出血的机制如下。

1. 凝血物质被消耗  在 DIC 的发生、发展过程中,大量血小板和凝血因子被消耗,虽然肝和骨髓代偿性产生增多,但若其消耗过多,代偿不足,则使血液中纤维蛋白原、凝血酶原、V、VIII、X 等凝血因子及血小板明显减少,使凝血过程障碍,引起出血。

2. 继发性纤溶亢进  主要原因是:① XIIf 使前激肽释放酶转变成激肽释放酶;②子宫、前列腺、肺等器官富含纤溶酶原激活物,它们受损时大量纤溶酶原激活物释放入血;③血管内皮细胞受损,也可释放纤溶酶原激活物。激肽释放酶和纤溶酶原激活物可使纤溶酶原转变为纤溶酶,使纤维蛋白降解,导致出血。

3. FDP 的形成  纤维蛋白(原)降解产物(FDP)是纤维蛋白(原)在纤溶酶作用下生成的具有抗凝作用的多肽碎片(X、Y、D、E 等)。FDP 具有以下作用:① FDP 裂解后的碎片 X、Y、D 等可与纤维蛋白单体结合成可溶性复合物,阻止纤维蛋白单体聚合,从而影响不溶性纤维蛋白的形成。Y、E 碎片有抗凝血酶作用。②抑制血小板黏附和聚集。③增加毛细血管壁通透性,促进血浆渗出。故 FDP 的形成是 DIC 出血的一种至关重要的机制。

4. 血管损伤  DIC 的各种原始病因所致的缺氧、酸中毒、细胞因子和自由基等,可损害微小血管管壁,引起出血。

(二) 休克

急性 DIC 时常出现休克,而休克晚期又可促进 DIC 形成,故二者互相影响,互为因果,形成恶性循环。DIC 时产生休克的机制见图 3-5-2。

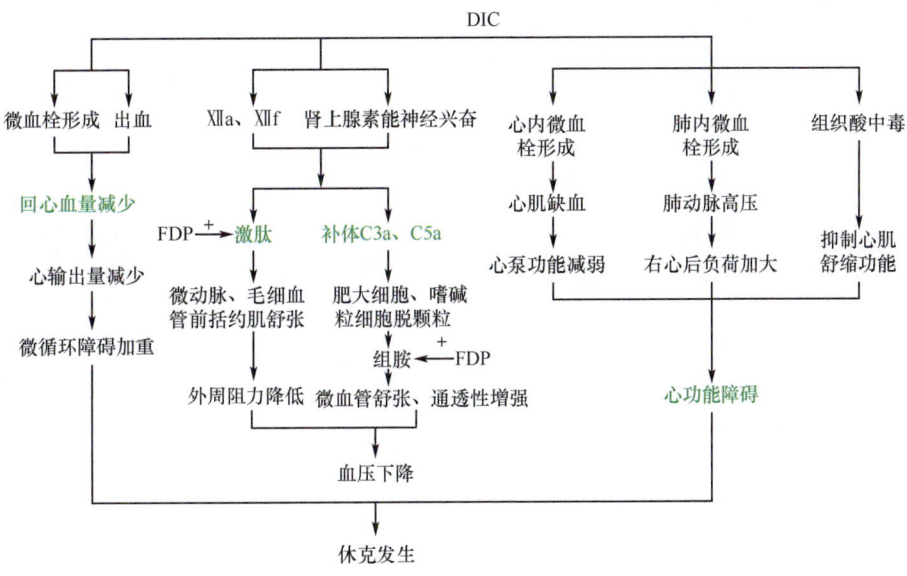

图 3-5-2　DIC 时产生休克的机制

1. 回心血量急剧减少　DIC 时广泛微血栓形成和多部位出血,造成回心血量急剧减少,使心输出量减少,加重微循环障碍,引起休克。

2. 血管舒张物质的释放　$XII_a$、$XII_f$ 及肾上腺素能神经兴奋均可激活激肽和补体系统。激肽能使微动脉和毛细血管前括约肌舒张,使外周阻力显著降低,补体 C3a 和 C5a 使肥大细胞和嗜碱性粒细胞脱颗粒,通过释放组胺引起外周微血管舒张及通透性增强,两者均导致血压降低。同时,FDP 小片段 A、B、C 可增强激肽和组胺的作用,促使休克发生。

3. 心功能障碍　心功能障碍可引起休克,DIC 时心功能障碍的机制有:①心内微血栓形成使心肌缺血而减弱心泵功能;②肺内微血栓形成导致肺动脉高压而加大右心后负荷;③组织酸中毒直接抑制心肌舒缩功能。

（三）多系统器官功能障碍

DIC 时由于受累器官微血管中广泛形成微血栓,阻塞微循环,使器官血液灌流量减少,致使组织缺氧,局灶性变性坏死,严重或持续过久的缺血缺氧可导致受累器官功能障碍。临床表现与 DIC 发生的范围、病程及严重程度密切相关,轻症者造成个别器官部分功能障碍,重症者则可引起多系统器官功能衰竭,甚至死亡。临床上常见多系统器官功能障碍综合表现的形式。

1. 肾　最易受损,可导致双侧肾皮质出血性坏死和急性肾衰竭。病人出现少尿或无尿、血尿、蛋白尿和氮质血症等。

2. 肺　肺血管广泛栓塞可损害呼吸膜,引起肺水肿、肺出血和呼吸困难,严重时导致呼吸衰竭。

3. 脑　脑组织可发生出血、水肿,病人出现神志模糊、嗜睡、昏迷、惊厥等症状。

4. 其他　心受累可致心肌梗死而发生心力衰竭;胃肠道受累可出现呕吐、腹泻、消化道出血等;肝受累可出现黄疸、肝功能衰竭等;肾上腺皮质受累可出现急性肾上腺皮质功能衰竭;垂体受累可出现性腺功能减退。

（四）贫血

DIC 时可伴有一种特殊类型的贫血,即微血管病性溶血性贫血,是微小血管病变引起红细胞破碎而发生的溶血性贫血综合征。外周血涂片中可见呈盔甲形、星形、新月形、不规则形等形态各异的红细胞碎片,统称为裂体细胞(图 3-5-3)。裂体细胞的脆性很大,容易发生溶血。裂体细胞的形成是由于微血栓形成后造成血流受阻,红细胞被挤入内皮细胞间隙发生扭曲、变形,以及纤维蛋白性微血栓沉积于微血管,形

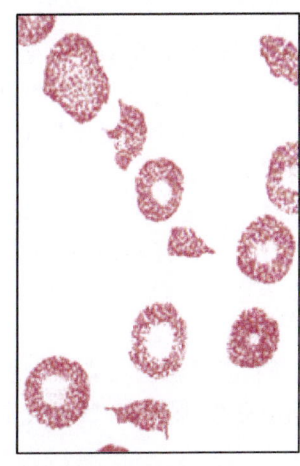

图 3-5-3　微血管病性溶血性贫血血片中的裂体细胞

成纤维蛋白网状物,使红细胞黏附、滞留或挂在纤维蛋白丝上,在血流不断冲击下而破裂形成红细胞碎片(图3-5-4),如在病人血液涂片中观察到上述异常红细胞有助于 DIC 的诊断。

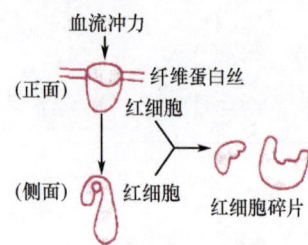

图 3-5-4 红细胞碎片的形成机制

## 五、DIC 的防治原则

### (一)积极防治原发病

积极预防和迅速去除导致 DIC 的病因,是防治 DIC 和提高治愈率的根本措施。如控制感染、抢救休克、清创和取出死胎等。

### (二)治疗原则

1. 改善微循环 对 DIC 病人及时疏通微血栓阻塞的微循环,纠正微循环障碍,增加重要器官的血流灌注。

(1)补充血容量:如使用生理盐水、血浆、全血、低分子右旋糖酐等。

(2)解除血管痉挛:使用钙拮抗剂(如氟桂利嗪)能选择性阻滞血管平滑肌细胞膜 $Ca^{2+}$ 通道,使 $Ca^{2+}$ 内流减少,从而松弛血管平滑肌,扩张血管。此外,特别要防止 α 受体的过度刺激。

(3)抑制血小板黏附和聚集:如应用阿司匹林、双嘧达莫等可抑制血小板黏附和聚集,发挥抗血栓作用。

(4)合理使用溶栓剂:如应用尿激酶可直接激活纤溶酶原,发挥溶栓作用,栓塞症状明显者酌情使用。

(5)合理应用抗凝剂:在 DIC 早期(高凝期和消耗性低凝期)适当应用肝素、抗凝血酶Ⅲ(AT-Ⅲ)及其他新型抗凝剂,及时阻断高凝血状态,阻碍新血栓形成,防止恶性循环发生。

2. 重建凝血与纤溶间的动态平衡 在病情控制、使用肝素治疗后及恢复期,及时应用新鲜全血或血浆、浓缩血小板血浆或凝血因子制剂,力求尽快建立凝血与纤溶之间新的动态平衡。

3. 保护和维持重要器官功能 通过应用人工心肺机、血液透析等办法,保护和维持心、肺、脑、肾等重要器官功能。

(王 清 李 琴 杜 毅 徐 玲 钱洪鑫)

### 重点提示

1. 了解血液组成及血量,掌握血细胞比容概念,了解血浆的成分及血浆蛋白的组成和功能,了解血液的比重、血液的黏度和血浆的 pH,熟悉血浆渗透压的形成及组成,掌握血浆渗透压的作用及其生理意义。

2. 了解造血过程的调节,掌握各种血细胞的数量及生理功能,熟悉红细胞、白细胞、血小板的生理特性,了解各种血细胞的形态、生成、调节及破坏。

3. 熟悉血小板在生理性止血中的作用,掌握血液凝固的基本步骤,熟悉内源性与外源性凝血途径,熟悉抗凝和促凝因素的作用,了解凝血因子、纤维蛋白溶解与抗纤溶。

4. 了解血型概念,掌握 ABO 血型系统的分型依据及测定方法,熟悉红细胞凝集反应,了解 Rh 血型系统。

5. 掌握 DIC 的概念及发生机制,DIC 发生出血、休克、器官功能障碍和贫血的机制。熟悉 DIC 的常见原因,影响 DIC 发生、发展的因素,DIC 的分期和分型。了解 DIC 的防治原则。

## 目标检测

### 一、名词解释

1. 血细胞比容　2. 等渗溶液　3. 红细胞沉降率　4. 红细胞渗透脆性　5. 生理性止血　6. 出血时间　7. 血液凝固　8. 凝血因子　9. 弥散性血管内凝血(DIC)　10. FDP　11. 微血管病性溶血性贫血　12. 血量　13. 血型

### 二、填空题

1. 在成人,体液占体重的_____%。存在于细胞内的体液称_____,约占体重的_____%;存在于细胞外的体液称为_____,约占体重的_____%。血浆占体重的_____%,是_____环境中最活跃的部分,是人体沟通_____环境的重要场所。

2. 当血浆晶体渗透压升高时,红细胞_____;当血浆晶体渗透压降低时,红细胞_____;若红细胞_____,则称为溶血。

3. 血浆晶体渗透压的作用是_____。

4. 血浆胶体渗透压的作用是_____。

5. 血细胞中数量最多的是_____,其正常值男性_____,女性_____。

6. 红细胞中血红蛋白含量的正常值,成年男性为_____,女性为_____。

7. 红细胞的主要生理功能是运输_____和_____,并对_____起缓冲作用。

8. 红细胞生成的原料主要是_____和_____。

9. 促进红细胞成熟的因子有_____和_____。

10. 红细胞的生成主要受_____、_____和_____的调节。

11. 我国健康成人白细胞的正常值为_____,其中

_____细胞最多,白细胞的主要功能是_____。

12. 我国健康成人血小板的正常值为_____,血小板数低于_____时,可出现_____。

13. 血小板的生理特性有_____、_____和_____。

14. 血小板的生理功能有_____、_____和_____。

15. 血清与血浆的区别是血清中缺乏_____和_____。

16. 血液凝固的基本过程分为_____、_____、_____三个步骤。

17. 血液凝固的途径有_____和_____两种。

18. 缺乏_____,会患 A 型血友病。

19. 正常人凝血时间为_____,凝血时间延长常表明_____。

20. 内源性凝血与外源性凝血的主要区别是_____。

21. 人体血液中的抗凝物质主要有_____、_____,其中_____是由肥大细胞合成的。

22. 正常人出血时间为_____,出血时间延长常表明_____。

23. 人体的纤溶系统由_____、_____、_____和_____组成。

24. 在血管内,如果凝血作用大于纤溶,将发生_____,反之就会造成_____。

25. 引起 DIC 的原因主要有_____、_____、_____和_____。

26. 促进 DIC 发生发展的因素有_____、_____和_____。

27. 根据 DIC 病理生理特点和发展过程将其分为_____、_____和_____三期。

28. DIC 按发生快慢分为_____、_____和_____;按代偿情况分为_____、_____和_____。

29. DIC 的临床表现有_____、_____、_____和_____。

30. 防治 DIC 的原则是_____、_____和_____。

31. 正常成人体内血液总量约占体重的_____,若一个人的体重为 60 千克,其血液总量约为_____毫升。

32. 一次失血量达总量的_____以上时,如不及时抢救,可危及生命。

33. 根据红细胞膜上特异凝集原种类将 ABO 血型系统分为_____、_____、_____、_____四种。

34. ABO 血型鉴定方法是用已知的_____加入未知的_____,观察 RBC 是否凝集。

35. 临床上输血前除应做 ABO 血型鉴定外,还应做_____试验,当_____和_____都不凝集时方可安全输血。

36. 凡红细胞膜上含有_____抗原的称 Rh 阳性;否则称_____。我国_____占绝大多数。

**三、单项选择题**

1. 下列溶液中属于等渗溶液的是( )
   A. 0.09% 氯化钠溶液　　B. 2% 氯化钠溶液
   C. 5% 葡萄糖溶液　　　D. 10% 葡萄糖溶液

2. 构成血浆胶体渗透压的主要成分是( )
   A. 球蛋白　　　　　　B. 白蛋白
   C. 纤维蛋白原　　　　D. 血红蛋白

3. 关于血浆渗透压的叙述,错误的是( )
   A. 渗透压的大小取决于溶质颗粒的数目
   B. 水分子从渗透压高处向渗透压低处扩散
   C. 血浆胶体渗透压比晶体渗透压小
   D. 血浆胶体渗透压主要由血浆蛋白形成

4. 影响细胞内外水分正常分布的主要因素是( )
   A. 血浆白蛋白浓度　　B. 血浆球蛋白浓度
   C. 血浆胶体渗透压　　D. 血浆晶体渗透压

5. 调节毛细血管内外水分正常分布的是( )
   A. 血浆胶体渗透压　　B. 血浆晶体渗透压
   C. 血浆 $Na^+$ 浓度　　　D. 红细胞比容

6. 下列血液正常值,错误的是( )
   A. 血浆 pH:7.35 ~ 7.45
   B. 成年女性血红蛋白:110 ~ 150 g/L
   C. 成人白细胞:4 ~ 10 ×$10^{12}$/L
   D. 成人血量:占体重的 7% ~ 8 %

7. 维生素 $B_{12}$ 和叶酸缺乏可导致( )
   A. 红细胞脆性增加　　B. 再生障碍性贫血
   C. 缺铁性贫血　　　　D. 巨幼红细胞性贫血

8. 促红细胞生成素的作用是促进( )
   A. 维生素 $B_{12}$ 的吸收　B. 小肠吸收铁
   C. 血液凝固　　　　　D. 骨髓造血

9. 化脓性细菌感染时,下列何种细胞的百分率增加( )
   A. 中性粒细胞　　　　B. 血小板
   C. 红细胞　　　　　　D. 嗜碱粒细胞

10. 下述血小板的生理功能,错误的是( )
    A. 参与凝血
    B. 使血沉加速
    C. 促进止血
    D. 维持毛细血管内皮的完整性

11. 引起血液凝固的根本变化是( )
    A. 形成了凝血酶原激活物
    B. 纤维蛋白原转变为纤维蛋白
    C. 形成止血栓
    D. 红细胞出现凝集现象

12. 启动内源性凝血和外源性凝血步骤的凝血因子分别是( )
    A. 因子Ⅸ和因子Ⅶ　　B. 因子Ⅹ和因子Ⅴ
    C. 因子Ⅺ和因子Ⅷ　　D. 因子Ⅻ和因子Ⅲ

13. 柠檬酸钠抗凝血的机制是( )
    A. 抑制凝血酶的活性
    B. 去除血浆中的钙离子
    C. 激活纤溶系统
    D. 增强抗凝血酶Ⅲ与凝血酶的亲和力

14. DIC 最主要的病理特征是( )
    A. 凝血物质大量消耗　B. 纤溶亢进
    C. 凝血功能障碍　　　D. 大量微血栓形成

15. 在 DIC 发生明显出血时,下列哪项错误( )
   A. 体内凝血物质减少 B. FDP 没有形成
   C. 激肽系统被激活　D. 血小板聚集功能下降

16. 微血管病性溶血性贫血的发病机制主要与下列哪项因素有关( )
   A. 微血管内皮细胞大量受损
   B. 纤维蛋白丝在微血管腔内形成细网
   C. 血小板的损伤
   D. 小血管内血流淤滞

17. DIC 时产生的贫血属于( )
   A. 再生障碍性贫血　B. 失血性贫血
   C. 缺铁性贫血　　　D. 微血管病性溶血性贫血

18. DIC 凝血功能异常表现为( )
   A. 血液凝固增强
   B. 血液凝固降低
   C. 血液凝固先增强后降低
   D. 血液凝固先降低后增强

19. 纤维蛋白被纤溶酶水解后生成( )
   A. PAF　　　　　　B. 纤维蛋白单体
   C. PF　　　　　　D. FDP

20. 代偿性 DIC 主要表现为( )
   A. 凝血物质生成超过消耗
   B. 凝血物质消耗超过生成
   C. 凝血物质生成与消耗相平衡
   D. 凝血与纤溶程度相平衡

21. 某人红细胞与 B 型血清发生凝集反应,此人血型可能是( )
   A. A 型　　　　　B. A 型和 O 型
   C. B 型和 AB 型　D. A 型和 AB 型

22. 已知供血者为 A 型,交叉配血试验中主侧凝集,次侧不凝集,受血者血型为( )
   A. A 型　　　　　B. B 型
   C. AB 型　　　　D. O 型

23. 某人红细胞上含 D 抗原、血清中含抗 B 凝集素,此人血型是( )
   A. Rh 阳性、B 型　B. Rh 阴性、B 型
   C. Rh 阴性、A 型　D. Rh 阳性、A 型

## 四、问答题

1. 血浆胶体渗透压是如何形成的? 有何生理作用?
2. 根据红细胞的生成和破坏分析可能导致贫血的原因。
3. 为什么正常人血管内的血液不发生凝固而保持流动状态?
4. 简述影响血液凝固的因素。
5. 简述 DIC 的发生机制。
6. 试述肝功能严重障碍病人易诱发 DIC 的原因。
7. 简述 DIC 病人发生出血的机制。
8. 为什么酸中毒的病人容易发生 DIC?
9. 临床上给病人重复输同一供血者的血液时为什么还要做交叉配血试验?

# 第四章　血液循环、心力衰竭与休克

血液在循环系统中按一定方向周而复始地流动称为**血液循环**。血液从左心室射出，经动脉系统到达全身各器官和组织的毛细血管，与组织细胞进行物质交换，然后经静脉系统回到右心房，这一循环途径称为体循环。由体循环回到右心房的血液进入右心室，再由右心室射入肺动脉，通过肺毛细血管与肺泡进行气体交换，再经肺静脉回到左心房。这一循环途径称为肺循环。血液循环的主要功能是物质运输。心是血液循环的动力器官。它以节律性舒缩活动和瓣膜的导向作用，推动血液按一定方向流动。故心类似水泵，主要功能是泵血。

## 第一节　心脏的泵血功能

### 一、心动周期和心率

心房或心室每收缩和舒张一次称为一个**心动周期**（cardiac cycle）或称一次心跳。其时程的长短与心率有关，**心率**是指每分钟心跳的次数。正常成人安静时心率平均为每分钟 75 次，则每一个心动周期平均约 0.8 秒。心率可随年龄、性别、劳动和情绪等因素而变动。一般女性比男性快，幼儿比成人快，老人较慢，运动和情绪激动时可暂时增快，休息和睡眠时较慢。

心房收缩期约为 0.1s，舒张期约为 0.7s；心室收缩期约为 0.3s，舒张期约为 0.5s。一般以心房开始收缩作为一个心动周期的起点，将一次心动周期分为心房收缩期、心室收缩期和全心舒张期三个阶段（图 4-1-1）。心动周期和心率呈反变关系。如果心率增加，心动周期就缩短，收缩期和舒张期均相应缩短，但一般舒张期的缩短更明显。因此，心率增快时心肌的工作时间相对延长，休息时间相对缩短，这对心脏的持久活动是不利的。

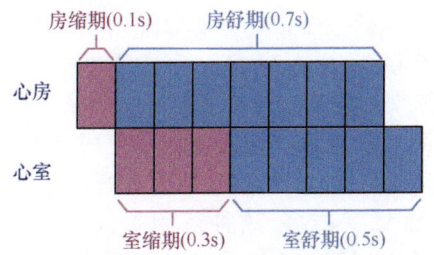

图 4-1-1　心动周期分期示意图

## 二、心脏泵血过程

心脏泵血能按一定方向流动取决于心瓣膜的开闭，而心瓣膜开闭又取决于心瓣膜两侧压力大小；心脏内压力大小取决于心肌的舒缩，特别是心室肌的舒缩活动。故将心脏泵血过程分为房缩充盈期、心室收缩期和心室舒张期（图 4-1-2）。左、右心室的泵血过程相似，而且几乎同时进行。现以左心室为例，说明一个心动周期中心室泵血和充盈的过程。

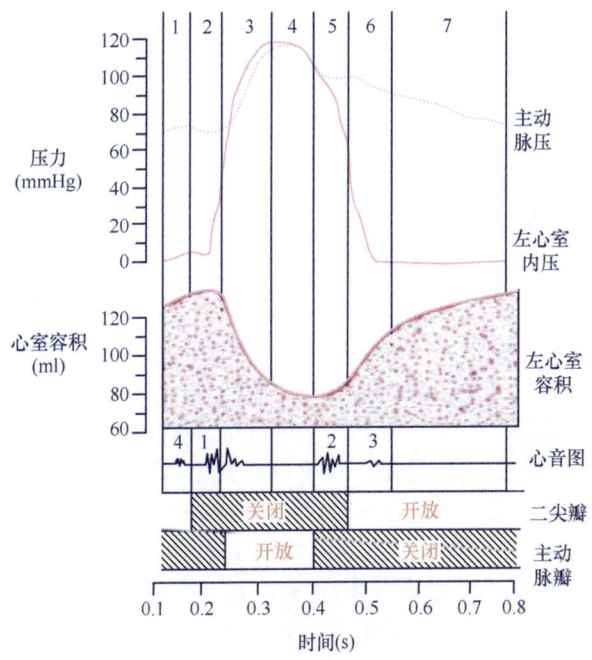

图 4-1-2　心动周期各时相中心脏（左侧）内压力、容积和瓣膜等的变化

1. 心房收缩期；2. 等容收缩期；3. 快速射血期；4. 减慢射血期；5. 等容舒张期；6. 快速充盈期；7. 减慢充盈期

### （一）心室收缩期

1. 等容收缩期　心室开始收缩时，室内压力突然增加，导致房室瓣关闭，并产生第一心音，但此时室内压尚低于主动脉或肺动脉内压力；心肌继续收缩，经过约 0.05s，才使心室内压力增加到足以打开半月瓣的程度。在半月瓣开放前，由于房室瓣和半月瓣均处于关闭状态，心室肌虽然收缩，但并不射血，心室容积不变，故称为等容收缩期。此期持续约 0.05s。这段时间内心室内压急剧升高。

2. 快速射血期　当左室压力升高到略高于主动脉压，即约 80mmHg（右室压力略高于 8mmHg）时，半月瓣即开放，血液被迅速射入动脉内，在此期间心室射出的血量约占整个收缩期射出血量的 70%，心室容积迅速缩小；室内压可因心室肌继续收缩而继续升高，直至最高值，这段时间称为快速射血期，历时约 0.11 秒，相当于整个收缩期的 1/3 左右。此期心室内容积明显减小，是室内容积下降速率最大的时期；而室内压在快速射血期末达到顶点，是心动周期中室内压最高的时刻。

3. 减慢射血期　快速射血期之后，心室收缩力量和室内压开始减小，射血速度减慢，称为减慢射血期。此时室内压虽已略低于大动脉压，但因心室射出的血液具有较大动量，故仍能继续流向动脉，心室容积继续缩小，其射出的血液约占整个心室射血期射出血量的 30%，但所需时间则占整个收缩期的 2/3 左右。由于外周血管的阻力作用，血液的动能在主动脉内转变为压强能，使动脉血压略高于心室内压力。此期持续约 0.15s。

（二）心室舒张期

1. 等容舒张期　收缩期结束后，射血中止，心室开始舒张，使室内压力迅速下降；当室内压刚低于大动脉内压力时，半月瓣即关闭，产生第二心音。在以后大约 0.07s 内，心室继续舒张，但此时室内压仍高于房内压，房室瓣仍关闭。由于此时半月瓣和房室瓣均处于关闭状态，心室容积也无变化，故称为等容舒张期。在该期内，由于心肌舒张，室内压急剧下降。

2. 快速充盈期　等容舒张期末，心室内压力降低到刚低于心房内压力时，房室瓣即开放，心室迅速充盈；房室瓣开放后，心室继续舒张，使室内压更低于房内压，甚至造成负压，这时心房和大静脉内的血液因心室抽吸而快速流入心室，心室容积迅速增大，称为快速充盈期。快速充盈期约占整个舒张期的前 1/3，此期历时约 0.11s。

3. 减慢充盈期　随着心室内血液的充盈，心室与心房、大静脉之间的压力差减小，血液流入心室的速度减慢，这段时期称为减慢充盈期。在减慢充盈期的前半段时间内，仅有少量血液流入心室，此时，大静脉内的血液经心房直接流入心室；但在心室舒张的后 1/3 期间，由于下一心动周期心房的收缩，又注入额外的血液到心室，进入一个新的心动周期。此期约需 0.32 秒。

（三）心房在心脏泵血活动中的作用

在心室舒张期的大部分时间里，心房也处于舒张状态（全心舒张期），此时血液持续不断地从大静脉流入心房，其中大约 75% 的血液由大静脉经心房直接流入心室。在心室减慢充盈期的最后 0.1s 进入心房收缩期。心房开始收缩，作为一个心动周期的开始，心房内压力升高，此时房室瓣处于开放状态，心房将其内的血液进一步挤入心室，其量仅占心室总充盈量的 25%，心房容积缩小。心房收缩结束后即舒张，房内压回降，同时心室开始收缩。

## 三、心泵血功能的评价

心血管疾病已成为威胁人类健康的主要疾病之一，因此，临床非常重视对心功能的评价。目前评价心功能的方法和指标较多，其中，心输出血量的多少是评价心功能最基本的指标。

1. 每搏输出量　一侧心室一次收缩射入动脉的血量，简称**搏出量**（stroke volume），相当于心室舒张末期容量与收缩期末期容量之差，正常成人安静状态下，搏出量为 60~80ml。

2. 每分输出量　一侧心室一分钟内射入动脉的血量，简称**心输出量**（cardiac output）。心输出量 = 搏出量 × 心率。正常成人安静状态下，搏出量为 60~80ml，心率平均每分钟 75 次，则心输出量为 4.5~6.0L，即平均为 5.0L 左右。

3. 心指数　以每平方米体表面积计算的心输出量称为**心指数**（cardiac index），正常值为 $3.0 \sim 3.5 L/(min \cdot m^2)$。在安静和空腹情况下测定的心指数称为静息心指数，是分析比较不同个体心功能的常用指标。10 岁左右的少年静息心指数最高，而随着年龄的增长，其数值逐渐下降。

4. 射血分数　搏出量占心室舒张末期容积的百分比称为**射血分数**（ejection fraction，EF），健康成人为 55%~65%。在心室异常扩大、心室功能减退的病人，心室的每搏输出量可能与正常人没有明显差别，但实际上射血分数已经明显下降。

## 四、影响心泵血功能的因素

心脏泵血功能具体体现为心输出量。而心输出量等于搏出量和心率的乘积，因此凡能影响搏出量和心率的因素都能影响心输出量。搏出量取决于心室肌收缩的强度和速度。心肌和骨骼肌一样，其收缩强度与速度也受前负荷、后负荷和肌肉收缩能力的影响。

1. 前负荷　是指心室肌收缩前所承受的负荷，它决定着心肌的初长度，而心室肌的初长度取决于心室舒张末期充盈量或充盈压。心室舒张末期充盈量是静脉回心血量和心室射血后心室内余血量之和。在一定范围内，前负荷越大，心肌收缩力越强，搏出量和心排血量就增多，这种正相关关系称为 Frank-Starling 心脏定律。不需要神经或者体液因素参与，通过改变心肌初长度而实现对心肌收缩力调节的方式，称为心肌的**异长自身调节**。将后负荷固定不变，随着前负荷的增大，肌张力不断增大，肌张力达到最大值时的前负荷称为最适前负荷，肌肉所处的长度（2.0～2.2μm）称为最适初长度，心肌粗、细肌丝处于最佳重叠状态，心肌细胞兴奋时活化横桥数最多，所产生的收缩强度最大。随着前负荷继续增大，肌张力反而变小，直至下降至0。异长调节的意义是对搏出量进行精细、小幅度的调节，使心室射血量与静脉回心血量保持平衡，以适应静脉回流的变化。

2. 后负荷　心室收缩射血时所承受的后负荷是动脉血压。若其他条件不变，动脉血压升高，后负荷将增大，导致等容收缩期延长，射血期缩短，射血速度减慢，搏出量减少。但在正常情况下，通过心肌的自身调节作用，使搏出量逐渐恢复到原有水平。反之，当其他条件不变，动脉血压降低时，搏出量将增大。临床上可用舒血管药降低动脉血压（即降低后负荷）来改善心脏泵血功能。

3. 心肌收缩能力　是心肌不依赖前、后负荷而改变其力学活动的一种内在特性。这种特性形成的基础主要是心肌细胞兴奋-收缩耦联过程中活化的横桥数量和ATP酶的活性。活化的横桥增多，心肌细胞的收缩能力增强，搏出量即增大，反之则减少。神经、体液、药物等都可通过改变心肌收缩能力来调节心搏出量。如肾上腺素能使心肌收缩力增强，乙酰胆碱则使心肌收缩力减弱。心肌的这种调节方式与前、后负荷均无关，故称为**等长自身调节**。

4. 心率　在一定范围内，心率与心输出量呈正变关系。在心率过快时（如超过170次/min），因心动周期缩短特别是心舒期的缩短，使心室充盈量减少，搏出量和心输出量减少。而心率过慢时（如低于40次/min），因心肌伸展性小，心室充盈达到最适前负荷后，充盈量不再增加，最终因心率过慢，导致搏出量和心输出量减少。

## 五、心 力 储 备

心泵血的量和速度因人体功能状态的变化而随时调整，以适应不同情况下新陈代谢的需要。心输出量随人体代谢需要而提高的能力称为**心力储备**（cardiac reserve）。正常成人静息时心输出量约为5L/min，剧烈运动或重体力劳动时可达25～35L/min。心力储备来自心率变化和搏出量变化两个方面。一般情况下先动用心率储备提高心输出量。搏出量储备有收缩期储备（即心缩期射血量的增加）和舒张期储备（即心舒期充盈量的增加），前者大于后者。

心力储备的意义在于当机体活动增强时，心输出量能相应增加，以满足当时代谢活动的需要。坚持体育锻炼能增加心力储备，其机制可能是通过增强心肌收缩能力、改善心肌血液供应、提高心肌对急性缺氧的耐受力等途径而实现的。

## 六、心 音

在心动周期中心肌收缩、瓣膜关闭、血液流速改变和血流冲击等因素引起的机械振动，形成声音，通过周围组织的传导，用听诊器在胸壁上可以听到，称为**心音**（heart sound）。如用换能器将机械振动转换成电信号，经放大后用记录仪记录下来的图形就是心音图（phonocardiogram，PCG）。

1. 第1心音　音调较低，持续时间较长。发生在心室收缩期，标志着心室收缩开始。于心尖搏动处听得最清楚。由房室瓣关闭、心室收缩时血流冲击房室瓣引起心室振动及心室射出的血液撞击动脉壁引起的振动而产生。可反映心缩力强弱。

2. 第2心音　音调较高，持续时间短。发生在心室舒张早期，标志着心室舒张开始。于胸骨旁第2肋间处听得最清楚。由主动脉瓣和肺动脉瓣迅速关闭、血流冲击大动脉根部及心室内壁振动而形成。可反映主动脉和肺动脉压力的高低。

3. 第3心音　低频低振幅的心音。发生在快速充盈期末。正常人偶尔可听到。因血流速度突然改变造成心室壁和瓣膜振动而产生。

4. 第4心音　又称心房音，正常人偶尔可听到。因心房收缩使血液进入心室引起振动而产生。

心音在临床诊察心脏瓣膜功能方面具有重要意义。例如，听诊第一心音有助于检查房室瓣的功能状况；听诊第二心音则有助于检查动脉瓣的功能状况。当发生心脏瓣膜狭窄或者关闭不全时，均可因发生涡流而产生杂音，是临床上判断这类疾病的重要依据之一。

## 第二节　心脏的生物电现象及生理特性

### 一、心脏的生物电现象

心脏之所以能产生收缩和舒张，且4个腔室协调地工作，共同完成泵血功能，归根结底是以心肌细胞的生物电活动为基础的。与骨骼肌细胞相比，心肌细胞的生物电现象较为复杂，各类心肌细胞的跨膜电位及其形成机制也不尽相同，因此，根据心肌细胞在组织学和电生理学等方面的特点，通常将它们分为**普通心肌细胞**和**特殊心肌细胞**。前者包括心房肌和心室肌，这类细胞具有稳定的静息电位，主要执行收缩功能，故又称工作细胞。后者则组成心脏的特殊传导系统，主要包括窦房结P细胞、房室交界细胞和浦肯野细胞等,这类细胞大多没有稳定的静息电位,并可自动产生节律性兴奋,故称为**自律细胞**。

不同类型的心肌细胞生物电形成的机制和特点不同。其中最显著的特点是:工作细胞的细胞膜上普遍存在慢钙通道,形成复极化过程中的平台期,因而使其复极化过程明显长于其他可兴奋细胞;构成心内特殊传导系统的自律细胞4期膜电位不稳定,形成4期自动去极化的特点,是形成心肌生理特性的重要基础。

现以心室肌细胞、窦房结细胞和浦肯野细胞为例,说明心肌细胞的生物电现象。

**(一)心室肌细胞的跨膜电位及形成机制**

人和哺乳动物心室肌细胞的静息电位约为 $-90mV$,其形成机制与神经细胞、骨骼肌细胞基本相同,主要是由于 $K^+$ 外流形成的 $K^+$ 平衡电位。心室肌细胞的动作电位,特别是复极化过程则有明显的不同,通常将其全过程分为0、1、2、3、4五个时期(图4-2-1)。

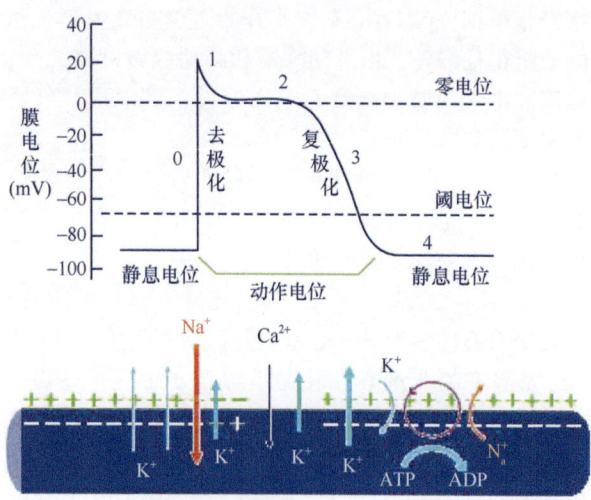

图4-2-1 心室肌细胞跨膜电位及其形成的离子机制

0期(去极化期):在适宜刺激作用下,膜内电位由 $-90mV$ 迅速上升到 $+30mV$ 左右,历时仅 $1\sim3ms$。其形成原因是 $Na^+$ 迅速内流形成的 $Na^+$ 平衡电位。

1期(快速复极化初期):动作电位达到峰值后,出现一快速而短暂的复极化,膜内电位迅速降到0mV左右,称为1期,历时10ms。由 $K^+$ 外流形成。0期和1期构成锋电位。

2期(平台期或缓慢复极化期):膜内电位降到0mV左右时,复极化过程变得非常缓慢,膜电位基本停滞于接近0mV的水平,历时 $100\sim150ms$,在动作电位的曲线上形成坡度很小的平台。其形成是由于膜上的慢钙通道于去极化到 $-40mV$ 时被激活,$Ca^{2+}$ 缓慢持久地内流,抵消了复极化过程中 $K^+$ 外流的作用,因而膜电位处于缓慢下降的状态,使复极化过程明显延长。这是心室肌细胞生物电的主要特征之一。

3期(快速复极末期):平台期后,复极化速度加快,膜内侧电位迅速下降到 $-90mV$,历时 $100\sim150ms$。此时钙通道已失活,$K^+$ 大量外流,使复极化过程快速完成。动作电位全过程历时 $250\sim300ms$。

4期(静息期):3期后,膜内侧电位恢复并稳定于静息电位水平。但膜内外离子的分布尚未恢复,此时钠泵活动增强,泵出 $Na^+$ 而泵入 $K^+$,$Ca^{2+}$ 也主动转运至细胞外。这样,细胞内外离子浓度恢复至原先水平,以保持细胞正常的兴奋性。

同属工作细胞的心房肌细胞,其跨膜电位与心室肌细胞基本相同,不同的是心房肌细胞动作电位的时程较短,仅 $150\sim200ms$,且无明显的复极2期。

**(二)窦房结细胞的跨膜电位及形成机制**

窦房结细胞的生物电与心室肌细胞明显不同(图4-2-2),有以下特点:①动作电位0期去极化速度慢、幅度小,膜内侧电位仅上升到0mV;②无明显的1期和平台期;③3期复极化,膜内电位最低下降到 $-60mV$ 左右,称为最大复极电位;④4期不稳定,由最大复极电位开始自动去极化,当去极化达到阈电位水平($-40mV$)时,即爆发一次新的动作电位。

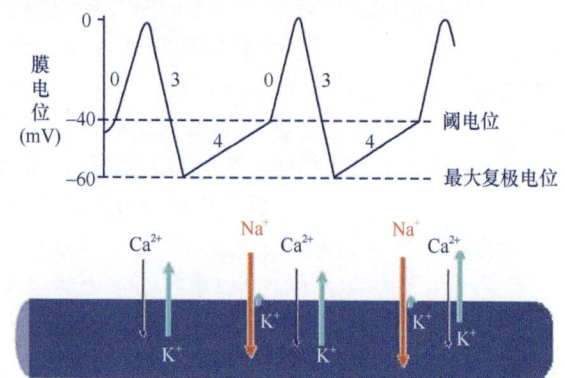

图4-2-2 窦房结细胞跨膜电位示意图

0期:当自动去极化达阈电位水平时,激活膜上慢钙通道,$Ca^{2+}$ 内流引起0期去极化。

3期:钙通道逐渐失活,$Ca^{2+}$ 内流逐渐减少。与此同时,$K^+$ 通道被激活,$K^+$ 开始外流,由于 $Ca^{2+}$ 内流逐渐减少和 $K^+$ 外流逐渐增加,形成了复极化过程。

4期:4期自动去极化的机制较为复杂,有多种机制参与,其中包括 $K^+$ 外流的进行性衰减,即:当膜复极化达 $-40mV$ 时,$K^+$ 通道便逐渐失活,$K^+$ 外流逐渐减少。与此同时,$Na^+$ 内流和 $Ca^{2+}$ 内流逐渐增强,导致膜内电位缓慢上升,因而出现4期自动去极化。

**(三)浦肯野细胞的动作电位**

浦肯野细胞的动作电位与心室肌细胞相似,不同之处在于它4期缓慢自动去极化,其自动去极化速度较其他自律细胞更慢(图4-2-3),主要是膜对 $Na^+$ 通透性随时间进行性增强的结果。

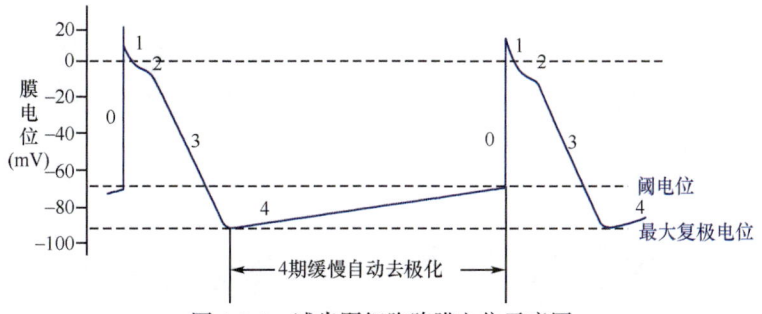

图4-2-3　浦肯野细胞跨膜电位示意图

## 二、心肌的生理特性

心肌具有自律性、兴奋性、传导性、收缩性。其中自律性、兴奋性、传导性是在心肌细胞生物电活动的基础上形成的,属于心肌的电生理特性,而收缩性则属于心肌的机械特性。

### (一) 自动节律性

1. 心脏起搏点　组织、细胞在没有外来刺激作用下,能够自动地发生节律性兴奋的特性,称为自动节律性,简称自律性(autorhythmicity)。具有自律性的组织或细胞称为自律组织或自律细胞。自律性的高低用单位时间(每分)内能自动发生兴奋的次数,即兴奋的频率来衡量。在心内特殊传导系统中,不同部位自律细胞自律性的高低不同。窦房结、房室交界、希氏束和浦肯野纤维的自律性依次为 100 次/min、50 次/min、40 次/min 和 25 次/min。因窦房结细胞自律性最高,心各部按一定顺序接受由窦房结传来的冲动而发生兴奋和收缩,故窦房结是心的正常起搏点。由窦房结控制的心搏节律,称为窦性心律。除窦房结以外的自律细胞称为潜在起搏点。在某些异常情况下,潜在起搏点取代窦房结引发心房或心室的兴奋和收缩时,称为异位起搏点。由异位起搏点控制的心搏节律,称为异位心律。

2. 影响自律性的因素　自律性高低决定于 4 期自动去极化速度以及最大复极电位和阈电位之间的差距(图4-2-4),其中以 4 期自动去极化速度最为重要。4 期自动去极化速度越快、最大复极电位和阈电位之间的差距越小,则自律性越高;反之,则自律性越低。

### (二) 兴奋性

心肌的兴奋性和其他可兴奋细胞一样,也表现为受到刺激后产生动作电位的能力。兴奋性的高低也用刺激的阈值来衡量,阈值大表示兴奋性低,阈值小表示兴奋性高。

1. 兴奋性的周期性变化　心肌细胞发生一次扩布性兴奋后,兴奋性会发生周期性变化(图4-2-5)。

(1) 绝对不应期和有效不应期:从除极相开始到复极达-55mV 这一期间内,无论给予多大的刺激心

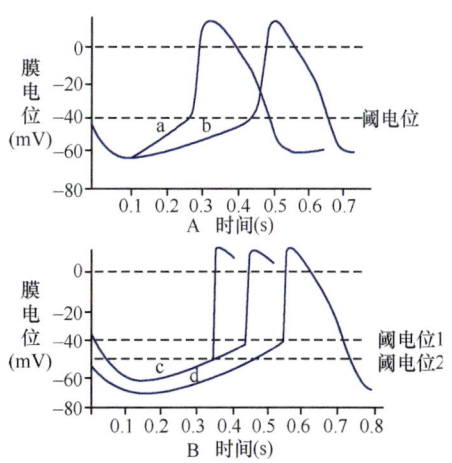

图4-2-4　影响自律性的因素

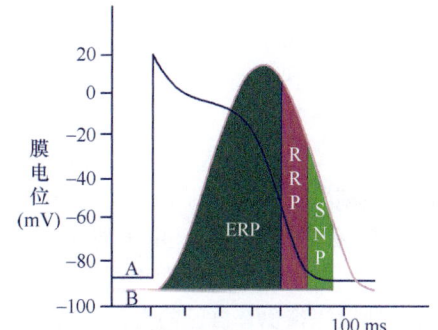

图4-2-5　心室肌动作电位期间兴奋性的变化及其与机械收缩的关系
A:动作电位;B:机械收缩

肌细胞均不产生反应,即此期内兴奋性为零,称为绝对不应期(absolute refractory period,ARP)。从-55mV复极到-60mV 这段时间内,给予强刺激可使膜发生部分除极或局部兴奋,但不能爆发动作电位。因此,从除极开始至复极达到-60mV 这段时间内,给予刺激均不能产生动作电位,称为有效不应期(effective refractory period,ERP)。此期钠通道完全失活或仅有少量刚开始复活,大部分钠通道没有恢复到备用状态。有效不应期特别长(200～300ms),相当于心肌收缩活动的整个收缩期及舒张早期,其意义是保证心肌在收缩期和舒张早期以前不会接受刺激产生第二次兴奋和收缩,即心肌不会发生完全强直收缩,从而保证了心脏

收缩舒张交替进行,使心脏泵血功能得以完成。

（2）相对不应期:从复极-60mV到约-80mV的时期。在此期间内,用大于正常阈值的强刺激才能产生动作电位,故称为相对不应期(relative refractory period,RRP)。此期大部分钠通道已复活,心肌的兴奋性已逐渐恢复,但仍低于正常。

（3）超常期:从复极-80mV到-90mV的时期。在此期间内,用低于正常阈值的刺激就可引起动作电位爆发,表明心肌的兴奋性超过正常,称为超常期(supranormal period,SNP)。此期膜电位靠近阈电位,故所需的刺激阈值小于正常阈值。

2. 影响兴奋性的因素　有静息电位和阈电位之间的差距、钠通道的状态和血钾浓度。静息电位和阈电位之间的差距增大,刺激阈值增大,兴奋性降低,反之则增高。钠通道处于备用状态(即细胞静息状态)时,细胞兴奋性正常;钠通道处于激活状态(即细胞受刺激时),细胞产生兴奋;钠通道处于失活状态(即去极化完毕时),细胞兴奋性为零。高血钾时快反应心肌细胞静息电位(或最大舒张电位)发生除极。急性轻度高钾血症(血钾浓度5～7mmol/L)时,发生轻度除极,与阈电位之间的差距变小,兴奋性升高;重度高钾血症(血钾浓度大于7mmol/L)时,发生明显除极,因引起细胞膜上钠通道失活,兴奋性反而下降;慢性高钾血症时,心肌兴奋性变化不明显。

3. 期前收缩与代偿间歇　正常心脏是按窦房结发出的兴奋进行节律性收缩活动的。如果在心室的有效不应期之后,心肌受到人为的刺激或起自窦房结以外的病理性刺激时,心室可产生一次正常节律以外的兴奋和收缩,称为期外收缩。由于期外收缩发生在下一次窦房结兴奋所产生的正常收缩之前,故又称为期前收缩。期前兴奋也有自己的有效不应期,当紧接在期前收缩后的一次窦房结的兴奋传到心室时,常正好落在期前兴奋的有效不应期内,因而不能引起心室兴奋和收缩。必须等到下次窦房结的兴奋传来,才能发生收缩。所以在一次期前收缩之后,往往有一段较长的心脏舒张期,称为代偿间歇(图4-2-6)。有效不应期特别长是期前收缩和代偿间歇产生的原因。

（三）传导性

心肌细胞具有传导兴奋的能力,称为传导性。

1. 心脏内兴奋传播的途径和特点　因心内特殊传导系统传导兴奋的速度较快,此外,心肌细胞之间存在电阻很小的闰盘,兴奋可以不衰减地从一个细胞直接传到与其相邻的细胞,从而使心肌成为功能上的合胞体。但心房与心室之间有纤维结缔组织环相隔,二者只能按一定顺序先后收缩与舒张。窦房结发出的兴奋,经心房肌及心房优势传导通路传到左右心房。与此同时,窦房结的兴奋也可通过心房肌传到房

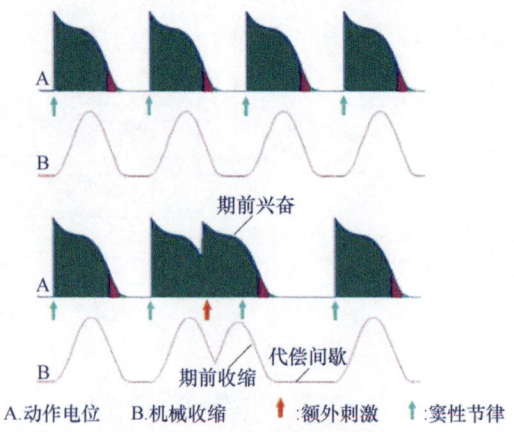

A.动作电位　B.机械收缩　↑额外刺激　↑窦性节律

图4-2-6　期前收缩与代偿间歇

室交界,然后由房室束传到左右束支,最后经浦肯野纤维到达心室肌。

心脏内兴奋传播的特点是不同的心肌细胞具有不同的传导速度。房室交界区传导速度很慢,其中结区仅为0.02m/s,兴奋通过房室交界约需0.1s,称为**房室延搁**。房室延搁使心室在心房收缩完毕后才开始收缩,房室不可能同时收缩,有利于心室充分充盈血液和射血。但房室交界也因此成为传导阻滞的好发部位。心房肌和心室肌的兴奋传导较快,再加上心肌细胞间的闰盘作用,可使整个心房同步兴奋、同步收缩,整个心室同步活动,有利于心脏射血。

2. 影响传导性的因素　心肌细胞的传导速度与心肌细胞直径大小、缝隙连接数量、0期去极化的速度和幅度及邻近部位细胞膜的兴奋性有关。其中,动作电位0期去极化速度和幅度最为主要。直径大、缝隙连接数量多,则传导速度快;反之,则传导速度慢。0期去极化的速度快幅度大,则传导速度快;反之,则传导速度慢。邻近部位细胞膜的兴奋性高,则传导速度快;反之,则传导速度慢。兴奋落在有效不应期内,可发生传导阻滞;落在相对不应期或超常期内,可诱发心律失常。

（四）收缩性

心肌细胞在受到刺激后能缩短其长度的特性,称为收缩性。心肌收缩原理与骨骼肌基本相同。

1. 心肌细胞收缩的特点　与骨骼肌相比,心肌细胞的收缩性有以下特点。

（1）"全或无"式的收缩:如前所述,心室肌细胞的兴奋传导较快,且整个心室可看做是一个功能上的合胞体,因此兴奋几乎同时到达所有心室肌细胞,引起心室肌细胞的同步兴奋和同步收缩,即"全或无"式的收缩。

（2）不发生完全强直收缩:心肌细胞产生一次兴奋后,其有效不应期特别长,相当于整个收缩期和舒张早期。在有效不应期内,无论多么强大的刺激都不会使心肌细胞再次兴奋而产生收缩,因此,心肌细胞不发生完全强直收缩。

（3）依赖外源性钙离子：与骨骼肌相比，心肌细胞的终池不很发达，钙离子储备量较少，因此，心肌收缩依赖于细胞外钙离子的内流。

2. 决定和影响心肌收缩的因素　前文在影响心输出量的因素中已经述及，如前负荷、后负荷和心肌收缩能力等。

## 三、理化因素对心肌生理特性的影响

心肌细胞的生物电和生理特性与细胞外液中各种理化因素密切相关。这些理化因素有温度、酸碱度、肾上腺素、乙酰胆碱、$K^+$、$Ca^{2+}$ 和 $Na^+$ 等。

1. 温度　在一定范围内，温度升高时心率加快，由血温升高刺激窦房结及交感神经-肾上腺髓质系统活动增强所致。一般体温升高 1℃，心率每分钟约加快 18 次；反之，温度下降时心率减慢。

2. 酸碱度　血液 pH 降低时，因 $H^+$ 与 $Ca^{2+}$ 有对抗作用，阻碍 $Ca^{2+}$ 内流，心肌收缩力减弱；pH 增高时，$H^+$ 与 $Ca^{2+}$ 的对抗作用消失，促进 $Ca^{2+}$ 内流，心肌收缩力增强而舒张不完全。

3. 肾上腺素　与心肌细胞膜上的 $\beta_1$ 受体结合，使细胞膜对 $Ca^{2+}$ 通透性增高，对 $K^+$ 通透性降低，兴奋心脏的活动，导致心率加快，心肌收缩力加强。

4. 乙酰胆碱　与心肌细胞膜上的 M 受体结合，使细胞膜对 $K^+$ 通透性增大，抑制心脏的活动，导致心率减慢，心肌收缩力减弱。

5. 血 $K^+$ 浓度

（1）轻度升高时，膜内外 $K^+$ 浓度梯度减小，静息电位与阈电位的差距减小，心肌细胞兴奋性升高。但血 $K^+$ 浓度显著升高时，膜内外 $K^+$ 浓度梯度减小更显著，静息电位绝对值可减小至 −55mv，使 $Na^+$ 通道失活，心肌细胞兴奋性降低或丧失，心脏可停跳于舒张状态。血 $K^+$ 浓度升高使静息电位绝对值减小，导致 0 期 $Na^+$ 内流减少，0 期去极化速度变慢，传导性下降。血 $K^+$ 浓度升高使 $Ca^{2+}$ 内流减少，收缩性降低。血 $K^+$ 浓度升高时膜对 $K^+$ 通透性增高，4 期 $K^+$ 外流增多，4 期自动去极化速度变慢，自律性降低。

（2）血 $K^+$ 浓度降低时膜对 $K^+$ 通透性降低，$K^+$ 外

流减少，使自律性、兴奋性升高而传导性降低，2 期 $Ca^{2+}$ 内流增多而使心肌收缩力增强，随后因心肌代谢障碍而使心肌收缩力减弱。

6. 血钙浓度　显著升高时，$Ca^{2+}$ 内流增加，肌浆 $Ca^{2+}$ 浓度升高，$Ca^{2+}$ 与肌钙蛋白结合数量增多，心肌收缩力增大。细胞外液 $Ca^{2+}$ 浓度过高时，心脏可停搏于收缩状态（钙僵直）。

7. 血钠浓度　血 $Na^+$ 浓度变化对心肌活动影响不大，只是当其发生明显变化时才有作用。血 $Na^+$ 显著升高时，$Na^+$ 内流增多加快，传导性和自律性升高，而 $Ca^{2+}$ 内流减少，心肌细胞胞浆 $Ca^{2+}$ 浓度下降，$Ca^{2+}$ 与肌钙蛋白结合数量减少，心肌收缩力减小；反之，血 $Na^+$ 浓度显著降低时，使传导性和自律性降低，收缩性升高。

## 四、体表心电图

心脏在每一次周期性活动中，都是由窦房结产生兴奋，依次传向心房、心室，引起心房、心室先后发生兴奋。心内兴奋产生和传播时所发生的电变化，可通过组织和体液传至体表。将心电图机的测量电极放置于体表一定位置，即可记录到这些电变化的波形，称为心电图（electrocardiogram，ECG）（图 4-2-7）。

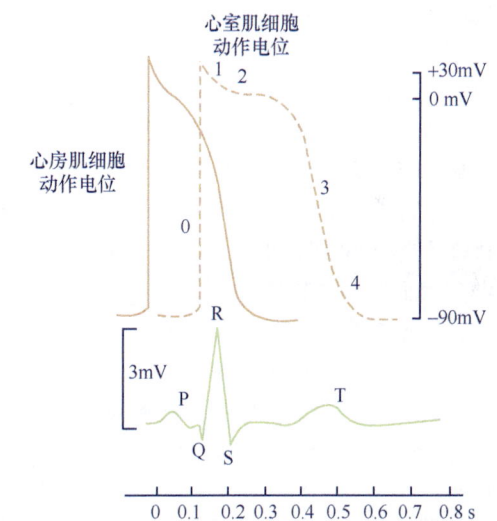

图 4-2-7　心肌细胞电变化曲线与常规心电图的比较示意图

心电图各波、段的含义及正常值见表 4-2-1。

表 4-2-1　心电图各波、段的含义及正常值

| 名称 | 含义 | 幅度（mV） | 时间（s） |
| --- | --- | --- | --- |
| P 波 | 两心房去极化过程的电位变化 | 0.05 ~ 0.25 | 0.08 ~ 0.11 |
| QRS 波群 | 两心室去极化过程的电位变化 | | 0.06 ~ 0.10 |
| T 波 | 两心室复极化过程的电位变化 | 0.1 ~ 0.8 | 0.05 ~ 0.25 |
| PR 段 | 从 P 波结束到 QRS 波群开始，表示兴奋通过房室交界、房室束及浦肯野纤维的时间 | 与基线同 | 0.06 ~ 0.14 |
| PR 间期 | 从 P 波开始到 QRS 波群开始，表示从心房开始兴奋到心室开始兴奋的时间 | | 0.12 ~ 0.20 |
| ST 段 | 从 QRS 波群结束到 T 波开始，表示心室肌全部去极化 | 与基线同 | 0.05 ~ 0.15 |
| QT 间期 | 从 QRS 波群开始到 T 波结束，表示心室肌开始去极化到复极化完成的时间 | | <0.40 |

# 第三节　血管生理

## 一、各类血管的结构和功能特点

血管具有参与形成和维持动脉血压,输送血液和分配器官血流量,以及实现血液与组织细胞间的物质交换的功能。按形态学分类,血管可分为动脉、静脉、和毛细血管,动脉和静脉可进一步分为大、中、小、微动脉和静脉。根据功能不同,血管则可分为以下几类。

1. 弹性储器血管　主动脉等大动脉管壁厚,壁内富含弹性纤维,因而管壁富有弹性与可扩张性。心室射出的血液暂时储存于扩张的大动脉内;而心室射血停止,此时被扩张的大动脉弹性回缩将血液继续推向外周。所以这类血管在功能上称为弹性储器血管。由于其弹性储器作用,一方面,心脏的间断射血变为血管内连续血流;另一方面,心动周期中大幅波动的心室内压可转变为波动较小的血管内血压,即心缩期血管内压不会升得过高,而心舒期血管内血压也不致降得很低。

2. 分配血管　主要为中动脉。功能是将血液输送至组织器官。

3. 阻力血管　小动脉和微动脉口径小,血流速度快,血流阻力很大,故称为阻力血管。阻力血管内平滑肌丰富,在神经和体液调节下,通过平滑肌的舒缩可改变其管径大小,调节血流阻力,因而在控制动脉血压和器官血量中具有重要意义。此外,小静脉和微静脉口径也很小,通常也被视为阻力血管。

4. 交换血管　是指真毛细血管,其数量多,口径小,管壁薄,通透性好,分布广,与组织细胞的接触面积大,血流慢,有利于物质交换。

5. 容量血管　是指静脉,因其数量多,口径大,易扩张,容量大。安静时循环血量的60%～70%储存于静脉内。

6. 短路血管　是指存在于某些血管床内小动脉与小静脉之间的吻合支。短路血管与体温调节有关。

## 二、血流量、血流阻力和血压

1. 血流量和血流速度　单位时间内流过血管某一截面的血量称血流量,也称容积速度,通常以 ml/min 或 L/min 为计量单位。血液在某段管道中的流量($Q$)与该段管道两端的压力差($\triangle P$)成正比,与管道对液体的阻力($R$)成反比。即 $Q=\triangle P/R$。在流量相同的情况下,血流速度与血管横截面积成反比。

2. 血流阻力　血流在血管内流动所遇到的阻力来自血液内部各种成分之间的摩擦和血液与血管壁之间的摩擦。其大小与血管半径($r$)、血液黏滞度

($\eta$)和血管长度($L$)有关。即 $R=8L\eta/\pi r^4$。

3. 血压(blood pressure)　是血管内流动的血液对单位面积血管壁的侧压力(即压强)。在不同血管内分别称为动脉血压、毛细血管血压和静脉血压,不同部位血管内血压大小不同。血压的计量单位是 kPa 或 mmHg(图4-3-1)。

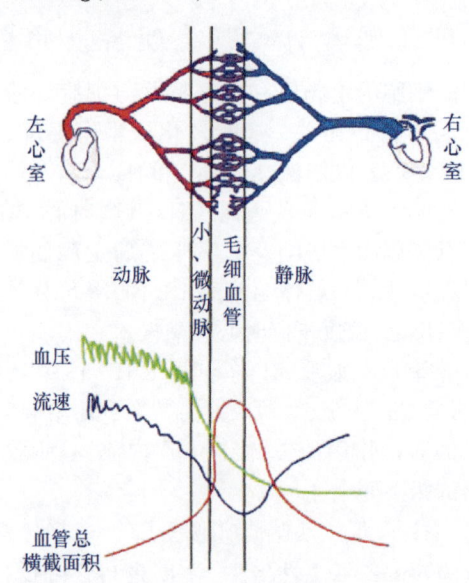

图 4-3-1　各段血管的血压、血流速度和血管总横截面积关系示意图

## 三、动脉血压和动脉脉搏

动脉血压(arterial blood pressure)是动脉内流动的血液对单位面积血管壁的侧压力。一般指主动脉内的血压,由于大动脉内的血压降落很小,通常用测量肱动脉血压代表主动脉血压。在一个心动周期中,动脉血压随心的舒缩活动而发生周期性变化。

(一)动脉血压

1. 动脉血压的正常值

(1)收缩压:心缩期动脉血压上升达最高点的数值,称为收缩压(systolic pressure)。其正常值为90～130mmHg(12.0～17.3kPa)。

(2)舒张压:心舒期动脉血压下降达最低点的数值,称为舒张压(diastolic pressure)。其正常值为60～90mmHg(8.0～12.0kPa)。

(3)脉压:收缩压与舒张压之差称为脉搏压,简称脉压(pulse pressure)。其正常值为30～40mmHg(4.0～5.3kPa)。

(4)平均动脉压:一个心动周期中动脉血压的平均值称平均动脉压。因心舒期比心缩期长,平均动脉压等于舒张压加1/3脉压。

mmHg 与 kPa 的换算关系是:1mmHg≈0.133kPa,1kPa≈7.5mmHg。血压书写格式是:收缩压/舒张压

mmHg,即若收缩压为 110mmHg,舒张压为 70mmHg,则血压为 110/70mmHg。

2. 动脉血压的生理变化

（1）年龄:随着年龄的增长,收缩压和舒张压均有逐渐增高的趋势,但收缩压的升高比舒张压的升高更为显著。儿童血压的计算公式为:收缩压＝80＋年龄×2,舒张压＝收缩压×2/3。

（2）性别:青春期前的男女血压差别不明显,成年男子的血压比女性略高,约 0.65kPa(5mmHg),女性更年期后,血压逐渐升高,与男性差别不多。

（3）昼夜和睡眠:清晨血压最低,然后逐渐升高,至傍晚血压最高。睡眠不佳时可稍升高。

（4）环境:寒冷环境,末梢血管收缩,血压略升高;高温环境,皮肤血管扩张,血压可略下降。

（5）体位:立位血压高于坐位血压,对于长期卧床或使用某些降压药的病人,若由卧位改为立位时,可出现头晕、眩晕、血压下降等体位性低血压的表现。

（6）身体不同部位:一般右上肢高于左上肢1.30～2.60 kPa(10～20mmHg)。下肢血压高于上肢2.60～5.20kPa(20～40mmHg)。

此外,情绪激动、紧张、恐惧、兴奋、剧烈运动、吸烟可使血压升高。饮酒、摄盐过多、药物等对血压也有影响。我国各年龄组的平均血压见表4-3-1。

表 4-3-1　我国各年龄组的平均血压

| 年龄组 | 平均血压 | |
|---|---|---|
| | mmHg | kPa |
| 1 个月 | 80/46 | 10.40/5.98 |
| 3 岁 | 90/60 | 11.70/7.80 |
| 6 岁 | 105/65 | 13.65/8.45 |
| 15 岁 | 112/70 | 14.56/9.10 |
| 20 岁 | 113/72 | 14.65/9.36 |
| 成年人 | 120/80 | 15.60/10.40 |
| 老年人 | 140～160/80～90 | 18.20～20.80/10.40～11.70 |

3. 异常血压

（1）高血压和低血压

1）高血压(hypertension):1999 年 2 月 WHO/ISH(世界卫生组织和国际高血压联盟)制定的高血压标准及中国、美国、欧洲高血压标准比较见表4-3-2。

病人收缩压与舒张压属于不同级别时,按两者中较高的级别分类;病人既往有高血压史,目前正服用抗高血压药,血压虽已低于 140/90 mmHg(18.20/11.70kPa),也诊断为高血压。

2）低血压(hypotension):血压低于 90/60 mmHg(11.70/7.80kPa)称为低血压,常见于大量失血、休克、急性心力衰竭等。

表 4-3-2　世界卫生组织及中国、美国、欧洲高血压标准比较

| 标准制定方 | 项目 | 收缩压(mmHg) | 舒张压(mmHg) |
|---|---|---|---|
| 世界卫生组织 | 理想血压 | <120 | <80 |
| | 正常血压 | <130 | <85 |
| | 正常高值 | 130～139 | 85～89 |
| | 高血压 | ≥140 | ≥90 |
| 中国 | 正常血压 | <120 | <80 |
| | 正常高值 | 120～139 | 80～89 |
| | 高血压 | ≥140 | ≥90 |
| 美国 | 正常血压 | <120 | <80 |
| | 高血压前期 | 120～139 | 80～89 |
| | 高血压 | ≥140 | ≥90 |
| 欧洲 | 理想血压 | <120 | <80 |
| | 正常血压 | 120～129 | 80～84 |
| | 正常高值 | 130～139 | 85～89 |
| | 高血压 | ≥140 | ≥90 |

（2）脉压异常:脉压增大常见于主动脉硬化、主动脉瓣关闭不全、甲状腺功能亢进。脉压减小常见于心包积液、缩窄性心包炎、末梢循环衰竭。

4. 动脉血压相对稳定的生理意义　动脉血压是循环功能的重要指标之一,动脉血压过低或过高都会影响各器官的血液供应和心脏的负担。若动脉血压过低,将引起器官血液供应减少,尤其是脑和心脏等重要器官的供血不足,将导致严重后果。若血压过高,则心脏和血管的负担过重。长期高血压病人往往引起心脏代偿性肥大、心功能不全,甚至导致心力衰竭。血管长期受到高压,血管壁本身发生病理性改变,甚至可导致破裂而引起脑出血等严重后果,所以保持动脉血压近于正常的相对稳定状态是十分重要的。

5. 动脉血压的形成　前提是心血管系统内有充足的血液充盈,两个根本因素是心脏射血和小动脉、微动脉对血流的外周阻力,而大动脉管壁的弹性起着缓冲作用(图4-3-2)。

（1）收缩压的形成:心缩期左心室搏出的血液,由于受到外周阻力的作用,只有约 1/3 流至外周,其余部分暂时储存于富有弹性的主动脉和大动脉内,使主动脉和大动脉扩张,主动脉和大动脉血压上升,形成收缩压。即左心室收缩所释放的能量中,大部分以势能的形式储存于弹性储器血管的管壁中。

（2）舒张压的形成:心舒期心室射血停止,由于弹性储器血管管壁的回缩,把心缩期储存的血液推向外周,使心舒期内血液继续以一定速度向前流动,不会中断,同时动脉血压下降并维持在一定水平,形成舒张压。

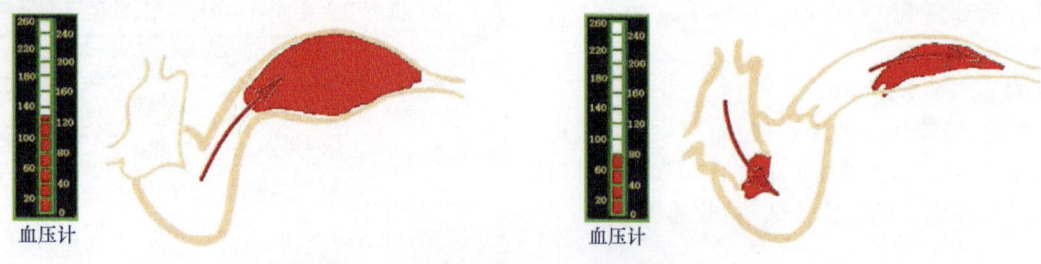

图 4-3-2　大动脉管壁弹性储器作用示意图

在动脉血压形成过程中，大动脉管壁的弹性使收缩压不致过高而舒张压不致过低，同时保持着血液在血管内连续不断地流动。

6. 影响动脉血压的因素　根据动脉血压形成的机制，凡能影响血管充盈、心脏射血、外周阻力和大动脉管壁弹性的因素，都能影响动脉血压。影响动脉血压的因素及其作用见表 4-3-3。

表 4-3-3　影响动脉血压的因素

| 名称 | 收缩压 | 舒张压 | 脉压 | 平均动脉压 |
|---|---|---|---|---|
| 搏出量↑/↓ | ↑↑/↓↓ | ↑/↓ | ↑/↓ | ↑/↓ |
| 心率↑/↓ | ↑/↓ | ↑↑/↓↓ | ↓/↑ | ↑/↓ |
| 外周阻力↑/↓ | ↑/↓ | ↑↑/↓↓ | ↓/↑ | ↑/↓ |
| 大动脉管壁弹性↓ | ↑ | ↓或变化不大 | ↑ | ↑ |
| 循环血量↓或血管容量↑ | ↓↓ | ↓ | ↓ | ↓ |

（1）搏出量：在心率和外周阻力不变的情况下，当左心室收缩力加强，搏出量增加时，在心缩期进入到主动脉和大动脉的血量增多，管壁所受的侧压力增大，收缩压明显升高。由于主动脉和大动脉管壁被扩张的程度大，心舒期其弹性回缩力量也大，推动血液向外周流动的速度加快，因此，到心舒期末，主动脉和大动脉内存留的血量增加并不多，故舒张压虽有所升高，但升高的程度不大，因而脉压增大。反之亦然。临床上左心功能不全时主要表现为收缩压降低，脉压减小。

（2）心率：搏出量和外周阻力不变的情况下，心率增快，心舒期缩短，舒张期间流向外周的血量减少，致使心舒末期主动脉内存留的血量增多，舒张压明显升高。由于动脉血压升高，可使血流速度加快。因此，在心缩期内仍有较多的血液从主动脉流向外周。所以，尽管收缩压也升高，但不如舒张压升高明显，表现为脉压减小。反之亦然。故心率主要影响舒张压。

（3）外周阻力：如心输出量不变而外周阻力增加时，即小动脉和微动脉口径缩小，阻止动脉血液流向外周，使心舒期末主动脉和大动脉内的血量增多，舒

张压明显升高。在心缩期内，由于动脉血压升高使血流速度加快，因此，在心缩期内仍有较多的血液流向外周，故收缩压升高不如舒张压升高明显，因而脉压减小。反之亦然。舒张压的高低主要反映外周阻力的大小，原发性高血压病人大多是由于阻力血管广泛持续收缩或硬化所引起，此时外周阻力增大，动脉血压升高，而舒张压升高较明显。

（4）主动脉和大动脉管壁的弹性：主动脉和大动脉管壁的弹性对动脉血压起缓冲作用，当主动脉和大动脉管壁的弹性降低时，表现为收缩压升高而舒张压不变或稍高，脉压增大。随着年龄的增长，主动脉和大动脉管壁的弹性纤维逐渐减小，而胶原纤维增多，导致血管的弹性降低。阻力血管也具有一定的弹性，其弹性也会随年龄的增长而有所降低，被动扩张能力减小，外周阻力增大，所以舒张压虽也随着年龄的增长而升高，但升高的程度不如收缩压。

（5）循环血量和血管容积：在正常情况下，循环血量和血管容积相适应。如果血管容积不变而循环血量减小（如大失血），或者循环血量不变而血管容积增大（如中毒引起的毛细血管、小静脉扩张），都会使体循环的平均充盈压降低，回心血量减少，心输出量减少，动脉血压降低。

以上讨论是假定其他因素不变，单一因素改变时对动脉血压的影响。实际上，在完整人体内，单一因素的改变而其他因素不变的情况几乎是不存在的。因此，在某些生理或病理情况下动脉血压的变化，往往是各种因素相互作用的综合结果。

（二）动脉脉搏

由于心脏的收缩和舒张，动脉血压也随心脏活动发生周期性变化。在每个心动周期中，动脉内压力和容积的周期性变化所引起的动脉管壁的搏动，称为**动脉脉搏**（arterial pulse）。搏动发生于主动脉起始部，以一定的速度沿动脉管壁向外周传播，其传播速度远较血流的速度为快。用手指能触摸到浅表部位的动脉脉搏，用脉搏描记仪也可以记录到浅表动脉脉搏的波形，称为脉搏图。

1. 动脉脉搏的波形　可因描记方法的不同而有差别，典型的脉搏图包括以下几个组成部分（图 4-3-3）。

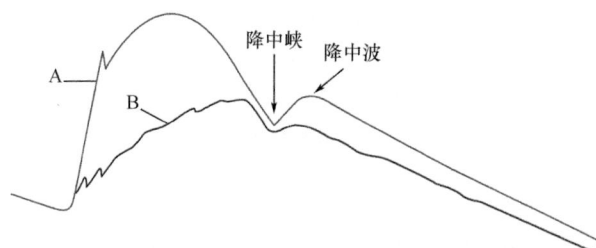

图 4-3-3 正常人（A）和主动脉狭窄病人（B）的主动脉脉搏图

上升支：正常的脉搏波上升支较陡，是由于心室快速射血使动脉内压力迅速上升、管壁突然扩张所致。上升支的斜率和幅度受射血速度、心输出量及射血阻力的影响。如果阻力大，心输出量少，射血速度慢，则上升支的斜率小，幅度低；反之，则上升支的斜率较陡，幅度较大。

下降支：心室的减慢射血期，射入动脉的血量减少，进入动脉内的血量少于从动脉流向末梢的血量，动脉血压逐渐降低，动脉管壁回缩形成脉搏图下降支的前段。心舒期心室停止射血，动脉血压继续下降，形成下降支的其余部分。下降支中的切迹称为降中峡，降中峡的形成是由于心室舒张时室内压下降，主动脉内的血液向心室方向反流所形成。反流的血液使主动脉瓣迅速关闭，并使主动脉的根部容积增大，受到闭合的主动脉瓣的阻挡而产生一个折返波，因而在降中峡之后形成了一个向上的小波，称为降中波。

动脉脉搏图可反映心输出量、外周阻力和动脉管壁的弹性变化，有助于对某些疾病的诊断。例如主动脉瓣狭窄时，由于射血时遇到的阻力大、射血速度慢、搏出量少，动脉脉搏图表现为上升支的斜率小，幅度低（图 4-3-3）。外周阻力增大时，下降支的下降速率较慢，降中峡的位置较高；外周阻力降低时，则下降支的下降速率较快，降中峡的位置较低。主动脉瓣关闭不全时，在心舒期有一部分血液反流入心室，故下降支很陡，降中波不明显或消失，且下降支的改变程度与主动脉瓣关闭不全的程度成比例。

由于血管壁的可扩张性以及阻力血管的作用，动脉的压力波在传播中逐渐衰减，降中波一般在腹主动脉下段已经消失。由于小动脉和微动脉对血流的阻力很大，故在微动脉以后脉搏波动即大大减弱，到毛细血管，脉搏已基本消失。

2. 正常脉搏及生理变化

（1）脉率（pulse rate）：是指每分钟脉搏搏动的次数（频率）。正常情况下脉率与心率一致，即成人在安静状态下脉率为 60～100 次/min。脉率是心率的指示，当脉率微弱时可测心率。脉率可随年龄、性别、运动、情绪等因素而变动。新生儿脉率最快，可达 130 次/min，婴幼儿比成人快，到青春期接近成年人；成年

女性的脉率比男性稍快；情绪激动和运动可暂时增快，剧烈运动时脉率可达 200 次/min；休息、睡眠时脉率较慢。经常参加体育锻炼和体力劳动的人，脉率较慢。

（2）脉律（pulse rhythm）：是指脉搏的节律性。正常脉律表现为脉搏跳动均匀规则，间隔时间相等。

脉搏的速率、节律、强弱和紧张度能反映心脏和血管的功能，故触诊脉搏搏动（切脉）可在一定程度上反映心血管的功能状态。如心率快，脉搏也快；心律失常，脉搏也不规则；收缩压高，脉搏紧张度高；血管内血液充盈度高、脉压大，则脉搏强；动脉管壁弹性降低，脉搏波传播快。切脉还是中医诊断疾病的重要手段之一。如心包填塞时可触到脉搏在吸气时明显减弱或消失的奇脉，主动脉瓣关闭不全时可触到骤起骤落、急促有力的水冲脉等。

3. 异常脉搏

（1）脉率异常：正常成人在安静状态下脉率为 60～100 次/min。

1）心动过速：成人安静时脉率超过 100 次/min，称心动过速。常见于发热、甲状腺功能亢进、心力衰竭、血容量不足等。

2）心动过缓：成人安静时脉率少于 60 次/min，称心动过缓。常见于颅内压增高、房室传导阻滞、甲状腺功能减退等。

3）节律异常：正常人脉律跳动均匀规则，间隔时间相等。如果在心室有效不应期之后受到人工的或窦房结以外的病理性异常刺激，则可发生一次期前兴奋，引起期前收缩。此时，在正常均匀的脉搏后将出现一次提前而较弱的脉搏，其后有一较正常延长的间歇（代偿间歇），称间歇脉。如每隔一个或两个正常搏动后出现一次期前收缩，则前者称二联律，后者称三联律。常见于各种器质性心脏病。

（2）强弱异常

1）洪脉：当心输出量增加，周围动脉阻力较小，动脉充盈度和脉压较大时，则脉搏强大，称洪脉。常见于高热、甲状腺功能亢进、主动脉瓣关闭不全等。

2）细脉或丝脉：当心输出量减少，周围动脉阻力较大，动脉充盈度降低时，则脉搏弱而小，称细脉或丝脉。

（3）动脉管壁弹性异常：动脉硬化时管壁可变硬失去弹性，诊脉时呈条索状或迂曲状。常见于动脉硬化的病人。

## 四、静脉血压和静脉血流

静脉血管是血液回流入心的通道，它易扩张、容量大，被称为容量血管。人体安静时循环血量的 60%～70% 容纳于静脉系统内，故静脉系统在血液储存方面

起重要作用。

（一）静脉血压

静脉血压有中心静脉压和外周静脉压。

1. 中心静脉压  右心房和胸腔内大静脉的血压称为**中心静脉压**（central venous pressure，CVP），其正常值为 $0.49 \sim 1.18kPa（5 \sim 12cmH_2O）$。CVP 主要反映右心室前负荷，后者与血容量、静脉张力和右心功能密切相关，主要用作评估血容量变化和右心功能。CVP 的高低取决于心脏射血能力和静脉回心血量。心脏射血能力强、静脉回心血量少，则中心静脉压低；反之，心脏射血能力弱、静脉回心血量多，则中心静脉压高。因此，在护理工作中常通过观察中心静脉压的高低控制输液的速度和量。CVP 测定常用于急性心力衰竭病人、大量输液或心脏病人输液时、危重病人或体外循环手术时。mmHg 与 $cmH_2O$ 的换算关系是：$1mmHg \approx 1.36cmH_2O$，kPa 与 $cmH_2O$ 的换算关系是：$1kPa \approx 10.23cmH_2O$。

联系实践应用知识 ▶▶▶

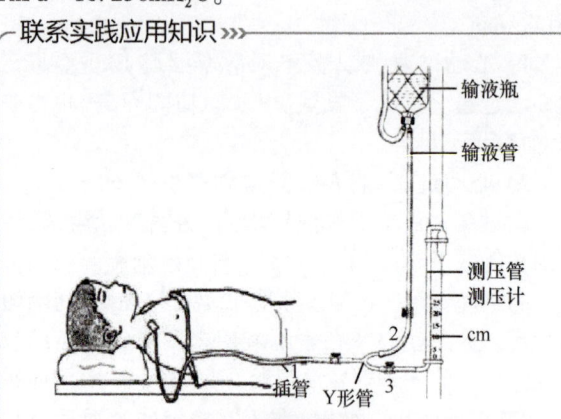

**CVP 与输液的关系**

1. $CVP<5cmH_2O$，血压也低于正常值，表示血容量严重不足，应迅速大量输液补充血容量。

2. $CVP>10cmH_2O$，血压正常，则表示容量血管过度收缩或有心力衰竭的可能，应减慢输液速度或采取其他相应措施（如给予舒血管药）。

3. $CVP>15 \sim 20cmH_2O$，表示有明显心力衰竭，且有发生肺水肿的危险，应暂停输液或严格控制输液速度，并给予速效洋地黄制剂和利尿药或血管扩张剂。

2. 外周静脉压  是（除右心房及胸腔大静脉外的）肢体、器官静脉。外周静脉压的个体差异很大。但同一个体在不同时间内各外周静脉压数值相当稳定。静息平卧时人体各外周静脉平均数值如下：足背静脉压 $15cmH_2O$，门静脉压 $13cmH_2O$，肘静脉压 $10cmH_2O$，颈外静脉压 $10cmH_2O$。通常以人体平卧静息时肘静脉压为代表。当心功能减弱导致中心静脉压升高时，静脉回流速度减慢，血液会滞留于外周静脉内导致外周静脉压升高。因此测量外周静脉血压

也可以作为判断心脏射血功能的指标。

（二）静脉血流及其影响因素

单位时间内的静脉回心血量取决于外周静脉压和中心静脉压的差，以及静脉对血流的阻力，故凡能影响外周静脉压、中心静脉压以及静脉阻力的因素，都能影响静脉回心血量。

1. 体循环平均充盈压  是反映血管系统充盈程度的指标。实验证明，血管系统内血液充盈程度愈高，静脉回心血量也就愈多。当血量增加或容量血管收缩时，体循环平均充盈压升高，静脉回心血量也就增多。反之，血量减少或容量血管舒张时，体循环平均充盈压降低，静脉回心血量减少。

2. 心脏收缩力量  心脏收缩时将血液射入动脉，舒张时则可从静脉抽吸血液。如果心脏收缩力量强，射血时心室排空较完全，在心舒期心室内压就较低，对心房和大静脉内血液的抽吸力量也就较大。右心衰时右心室舒张末期压力增大，血液淤积于右心房及胸腔大静脉内，中心静脉压升高，静脉回心血量减少，静脉系统淤血，表现为颈外静脉怒张，肝充血肿大，下肢水肿等体征；左心衰时左房压及肺静脉压升高，肺循环回左心血量减少，引起肺淤血和肺水肿。

3. 体位改变  跨壁压（transmural pressure）是指血管内血液对管壁的压力和血管外组织对管壁的压力之差。一定的跨壁压是保持血管充盈膨胀的必要条件。与动脉相比，处于同一水平的静脉，其跨壁压值较低，血管外组织对血管的压力易大于静脉压而使静脉发生塌陷，静脉的容积也减小，而跨壁压增大时，静脉就充盈，容积也增大。当人体从卧位转变为立位时，身体低垂部分的静脉因跨壁压增大而扩张，容纳的血量增多，故回心血量减少约 500ml。体位改变对静脉回心血量的影响，在高温环境中更加明显。在高温环境中，皮肤血管舒张，皮肤血管中容纳的血量增多。因此，如果人在高温环境中长时间站立不动，回心血量就会明显减少，导致心排出量减少和脑血供不足，可引起头晕甚至晕厥。长期卧床的病人，静脉管壁的紧张性较低，可扩张性较高，加之腹壁和下肢肌肉的收缩力量减弱，对静脉的挤压作用减小，故由平卧位突然站起来时，身体低垂部位的静脉跨壁压升高，静脉扩张，容纳的血量增多，可因大量血液积滞在下肢，回心血量过少而发生晕厥。

4. 骨骼肌的挤压作用  肌肉收缩时可对肌肉内和肌肉间的静脉发生挤压，使静脉血流加快；另外，静脉内有瓣膜存在，使静脉内的血液只能向心脏方向流动而不能倒流。这样，骨骼肌和静脉瓣膜一起，对静脉回流起着泵的作用，称为"静脉泵"或"肌肉泵"（图4-3-4）。下肢肌肉进行节律性舒缩活动时，肌肉泵的作用就能很好地发挥。当肌肉收缩时，可将静脉内的

血液挤向心脏,当肌肉舒张时,静脉内压力降低,有利于微静脉和毛细血管内的血液流入静脉,使静脉充盈。肌肉泵的这种作用对于在立位情况下降低下肢静脉压和减少血液在下肢静脉内潴留有十分重要的生理意义。跑步时,两下肢肌肉泵每分钟挤出的血液可达数升。在这种情况下,下肢肌肉泵的作功在相当程度上加速了全身的血液循环,对心脏的泵血起辅助作用。

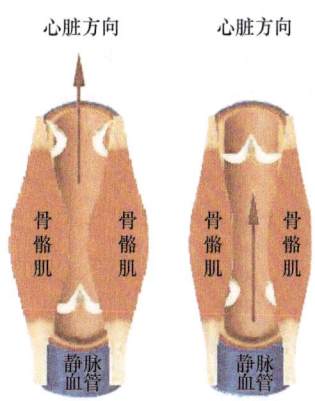

图 4-3-4　肌肉泵

5. 呼吸运动　也能影响静脉回流。在吸气时,胸腔容积加大,胸膜腔负压值进一步增大,使胸腔内的大静脉和右心房更加扩张,压力也进一步降低,因此有利于外周静脉内的血液回流至右心房。由于回心血量增加,心排出量也相应增加。呼气时,胸膜腔负压值减小,由静脉回流入右心房的血量也相应减少。可见,呼吸运动对静脉回流也起着"泵"的作用。应当指出,呼吸运动对肺循环静脉回流的影响和对体循环的影响不同。吸气时,随着肺的扩张,肺部的血管容量增大,能潴留较多的血液,故由肺静脉回流至左心房的血量减少,左心室的输出量也相应减少。呼气时的情况相反。

## 五、微循环及其组成

**微循环**( microcirculation )是指微动脉与微静脉之间微血管中的血液循环。各器官、组织的结构和功能不同,微循环的结构也不同。典型的微循环由微动脉、后微动脉、毛细血管前括约肌、真毛细血管、通血毛细血管、动-静脉吻合支和微静脉等七个部分组成,微循环的血液可通过三条途径由微动脉流向微静脉(图 4-3-5)。微循环的基本功能是进行血液和组织液之间的物质交换。正常情况下,微循环的血流量与组织器官的代谢水平相适应,保证各组织器官的血液灌流量并调节回心血量。如果微循环发生障碍,将会直接影响各器官的生理功能。

(一)微循环的血流通路

微循环的血流通路有直捷通路、迂回通路和动静脉短路。

1. 直捷通路　血液从微动脉经后微动脉和通血毛细血管进入微静脉。该通路经常处于开放状态,其主要功能是使一部分血液迅速通过微循环进入静脉,以保证静脉回心血量。此通路骨骼肌中多见。

2. 迂回通路　血液经微动脉、后微动脉、毛细血管前括约肌和真毛细血管网汇集到微静脉。真毛细血管网具有数量多、管壁薄、血流速度慢等结构特点,是实现血液与组织液之间物质交换的场所,故又称为营养通路。

3. 动-静脉短路　血液从微动脉经动-静脉吻合支直接流入微静脉。此途径皮肤分布较多。一般情况下该通路经常处于关闭状态,对调节体温有一定作用。

(二)微循环血流量的调节

微动脉、后微动脉、毛细血管前括约肌和微静脉的管壁内含有平滑肌,它们的舒缩活动直接影响到微循环的血流量。微循环血流量受前后阻力的影响。微循环的前阻力由微动脉、后微动脉和毛细血管前括约肌形成,微动脉起总闸门作用,控制流入三条通路的血流量。后微动脉和毛细血管前括约肌起分闸门作用,主要控制迂回通路的血流量。微循环的后阻力由微静脉形成,控制三条通路流出的血流量。

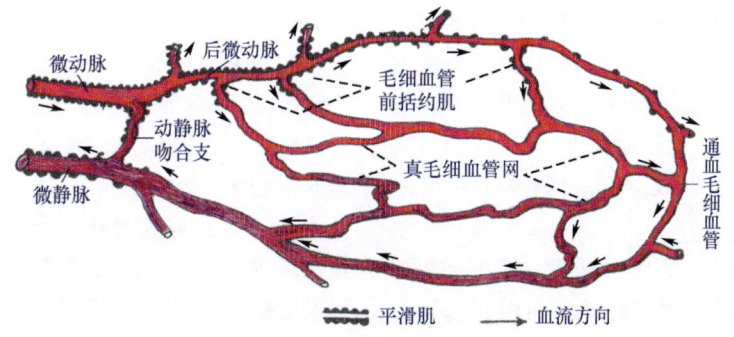

图 4-3-5　微循环模式图

1. 微动脉　微动脉口径决定了微循环的血流量。微动脉平滑肌主要受交感缩血管神经和体内缩血管活性物质(如儿茶酚胺、血管紧张素、加压素)等的影响。当交感神经兴奋以及缩血管活性物质在血中浓度增加时，微动脉收缩，毛细血管前阻力增大，一方面可以提高动脉血压，另一方面却减少微循环的血流量。

2. 后微动脉和毛细血管前括约肌　后微动脉和毛细血管前括约肌的开闭直接影响到真毛细血管的血流量。而该处的血流量对物质交换最为重要。后微动脉和毛细血管前括约肌很少或不受交感缩血管神经的支配，主要受体液因素的调节，它们的舒缩活动取决于儿茶酚胺等缩血管物质与舒血管物质的综合作用。当局部组织代谢增强或血液供给不足时，$PO_2$ 降低、局部代谢产物(如 $CO_2$、$H^+$、腺苷等)堆积和组胺增多时，使后微动脉和毛细血管前括约肌舒张，真毛细血管开放，血流量增加，代谢产物被运走，$O_2$ 的供应改善，$PO_2$ 恢复。此时后微动脉和毛细血管前括约肌处在体液中缩血管物质的影响下，产生收缩，真毛细血管血流量减少，又造成上述的局部代谢产物的堆积，使后微动脉和毛细血管前括约肌舒张，血流量又增加，如此反复，在缩血管物质和局部舒血管物质的交替作用下，使真毛细血管网交替开放，这是微循环对血流量及血流分配所做的自身调节。当某一器官的活动增强，代谢旺盛，代谢产物增多，该器官的血流量增加，其原因就是局部代谢产物发挥的舒血管效应(图 4-3-6)。

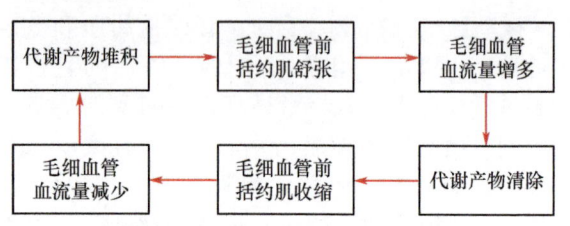

图 4-3-6　微循环血流调节示意图

## 六、组织液与淋巴液的生成和回流

存在于组织细胞间隙内的细胞外液称组织液。绝大部分组织液呈胶冻状，不能流动，因此不会受重力影响流至身体的低垂部分，也不能被抽吸出来。组织液中除蛋白质浓度明显低于血浆外，其他成分与血浆相同。淋巴液来自组织液，经淋巴管系统回流入静脉。

### (一)组织液生成与回流的机制

组织液生成的动力是有效滤过压，其可用下式表示：

有效滤 ＝ (毛细血管血压+组　－ (血浆胶体渗透压+
过压　　织液胶体渗透压)　　　组织液静水压)

其中，前二者是促进液体由毛细血管内向血管外滤过的力量，后二者是将液体从血管外重吸收入毛细血管内的力量。若有效滤过压为正值，即表示有液体被滤过，即有组织液生成；若有效滤过压为负值，则表明有液体被重吸收，即有组织液回流。

根据人体正常情况下组成有效滤过压四个因素的数值，可见在毛细血管动脉端有效滤过压为 10mmHg，液体滤出毛细血管；而在毛细血管静脉端有效滤过压为负值，故发生重吸收。总的说来，流经毛细血管的血浆，有 0.5% ~2% 在毛细血管动脉端以滤过的方式进入组织间隙，其中约90% 在静脉端被重吸收回血液，其余约10% 进入毛细淋巴管，成为淋巴液(图 4-3-7)。

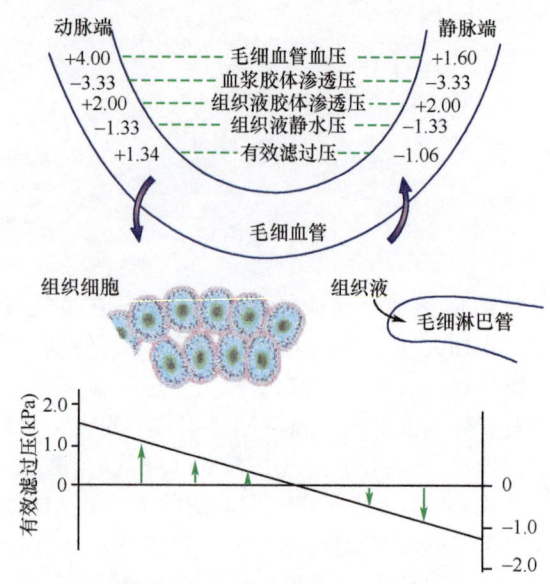

图 4-3-7　组织液生成与回流示意图

### (二)影响组织液生成和回流的因素

正常情况下，组织液的生成与回流维持着动态平衡，是保证血浆与组织液含量相对稳定的重要因素，一旦因某种原因使动态平衡失调，将产生组织液减少(脱水)或组织液过多(水肿)的不良后果。根据组织液生成与回流机制，凡影响有效滤过压和毛细血管壁通透性的各种因素，都可以影响组织液的生成与回流。

1. 毛细血管血压　当毛细血管血压升高而其他因素不变时，有效滤过压升高，组织液生成增多。如局部炎症、右心衰竭、高血压病人等都因毛细血管血压升高而出现水肿。

2. 血浆胶体渗透压　如长期饥饿、肝病使血浆蛋白减少或肾病引起蛋白尿(血浆蛋白丢失过多)，都可使血浆蛋白减少，血浆胶体渗透压降低，有效滤过压增大，组织液生成过多、回流减少而造成组织水肿。

3. 毛细血管壁通透性　正常情况下，血浆蛋白很少漏入组织间隙。在烧伤、变态反应等情况下,毛细血管壁通透性显著升高,部分血浆蛋白进入组织液,可导致水肿。

　　4. 淋巴液回流　约10%组织液要经过淋巴管道回流,因此,如果淋巴回流受阻,如丝虫病、肿瘤压迫等因素,则受阻部位远端组织发生水肿。

　　(三) 淋巴循环
　　组织液进入毛细淋巴管,成为淋巴液(图4-3-8)。淋巴液在淋巴系统内流动,称为淋巴循环。

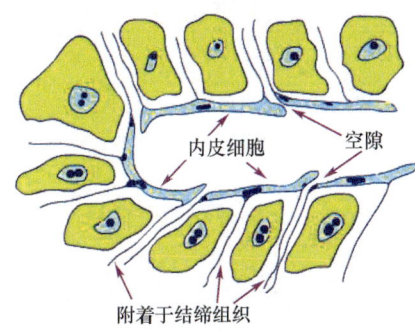

图4-3-8　毛细淋巴管盲端结构示意图

　　1. 淋巴液的生成和回流　正常时,组织液的压力大于毛细血管中淋巴液的压力,组织液顺压力差进入毛细淋巴管形成淋巴液。淋巴液由毛细淋巴管汇入淋巴管,途中经过淋巴结并获得淋巴细胞,最后汇聚成胸导管和右淋巴导管注入静脉。

　　2. 淋巴循环的功能　淋巴循环具有回收蛋白质、运输脂肪及其他营养物质、调节血浆和组织液之间的液体平衡及防御等功能。

　　(1) 回收组织液中的蛋白质:毛细血管动脉端可滤出少量蛋白质,其中包括抗体、蛋白质激素、酶等,它们在细胞间隙与细胞直接接触,发挥免疫和调节代谢等作用。组织液中的蛋白质不能逆浓度差重吸收回毛细血管,却很容易进入毛细淋巴管,每日由淋巴循环运回血液的蛋白质有95~200g,占循环血浆蛋白总量的1/4~1/2。如果主要的淋巴管被阻塞,组织液中蛋白质积聚增多,组织液胶体渗透压不断升高,毛细血管处的液体交换严重障碍,可危及生命。

　　(2) 调节血浆与组织液之间的液体平衡:正常人安静状态下,每小时约有120ml淋巴液流入血循环,一昼夜有2~4L,相当于全身血浆总量。故淋巴循环是组织液回流的一个重要辅助系统。

　　(3) 运输脂肪及其他营养物质:经小肠黏膜吸收的营养物质,特别是脂肪有80%~90%是经小肠绒毛的毛细淋巴管吸收运输,运输脂肪的淋巴液呈白色乳糜状,故肠绒毛的淋巴管又称乳糜管。

　　(4) 防御屏障作用:淋巴液回流途中经过淋巴结并获得淋巴细胞,发挥防御屏障作用。

# 第四节　心血管活动的调节

　　人体在不同的生理状态下,各器官组织的代谢水平不同,对血流量的需要也不同。机体的神经和体液机制可对心脏和各部分血管的活动进行调节,使血流量在各器官之间的分配能适应各器官组织在不同情况下的需要。

## 一、神经调节

　　心肌和血管平滑肌接受自主神经支配(图4-4-1)。机体对心血管活动的神经调节是通过各种心血管反射实现的。

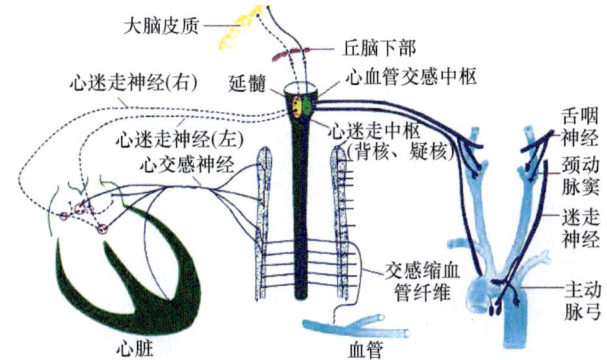

图4-4-1　心、血管的神经支配和心血管中枢

　　(一) 心的神经支配
　　心受心迷走神经和心交感神经双重神经支配。

　　1. 心迷走神经及其作用　心迷走神经的节前纤维起自延髓迷走神经背核和疑核,进入心后在心内神经节换元,节后纤维支配窦房结、心房肌、房室交界、房室束及其分支。心室肌也有少量迷走神经纤维支配。心迷走神经节后纤维末梢释放的递质是乙酰胆碱,后者与心肌细胞膜上 M 型胆碱受体结合,使细胞膜对 $K^+$ 的通透性增大,促进 $K^+$ 外流,抑制心的活动,导致心率减慢、心房肌收缩力减弱、房室传导减慢,心输出量减少,血压下降。阿托品是 M 型胆碱受体阻断剂,能阻断心迷走神经对心的抑制作用。

　　2. 心交感神经及其作用　心交感神经节前纤维起自脊髓第1~5胸段侧角神经元,在星状神经节或颈交感神经节换元,节后纤维组成心上、心中、心下神经,进入心后支配窦房结、心房肌、房室交界、房室束和心室肌。心交感神经节后纤维末梢释放的递质是去甲肾上腺素,它与心肌细胞膜上 β 受体结合,使细胞膜对 $Ca^{2+}$ 通透性增高和对 $K^+$ 通透性降低,兴奋心的活动,导致心率加快、心肌收缩力加强、房室传导加快,心输出量增多,血压上升。普萘洛尔是 β 受体阻断剂,能阻断心交感神经对心的兴奋作用。

（二）血管的神经支配

支配血管平滑肌的神经纤维称为血管运动神经纤维，血管运动神经纤维分为缩血管和舒血管神经纤维两类。

1. 缩血管神经纤维　都属于交感神经，故称为交感缩血管神经纤维，体内绝大多数血管只受交感缩血管纤维单一神经支配。其节前纤维起自脊髓胸腰段侧角，在椎旁或椎前神经节换元。节后纤维支配体内几乎所有的血管平滑肌。但在不同的血管中，其分布密度不同，其中，皮肤血管密度最高，其次为骨骼肌和内脏血管，而在冠状动脉和脑血管中分布密度最低。节后纤维末梢释放去甲肾上腺素，主要与血管平滑肌细胞膜上 α 受体结合，使血管收缩，外周阻力增大，血压升高。该效应可被 α 受体拮抗剂酚妥拉明阻断。

2. 舒血管神经纤维　部分血管接受舒血管神经纤维支配。舒血管神经纤维多为局部性的支配，种类较多。当舒血管神经纤维兴奋时可释放神经递质乙酰胆碱，该递质作用于 M 受体，使其支配的血管舒张。

（三）心血管中枢

心血管中枢分布在脊髓、低位脑干、下丘脑、小脑和大脑皮质等部位。通常认为延髓心血管中枢是起关键作用的基本中枢部位，其腹外侧部存在心交感中枢和缩血管中枢，分别发出神经纤维控制脊髓心交感和交感缩血管神经的节前神经元。延髓的迷走神经背核和疑核存在心迷走中枢，发出心迷走神经的节前纤维。心交感中枢、缩血管中枢和心迷走中枢经常发放一定频率的冲动，通过各自的传出神经调节心和血管的活动，这种现象称为中枢的紧张性活动。

（四）心血管反射

心血管系统的活动时刻随人体的功能状态、活动水平及环境的变化而调整。这种及时的调整是通过各种心血管反射实现的，其意义在于维持人体内环境的相对稳定和适应外环境的各种变化。

1. 压力感受性反射　当动脉血压升高时，可引起颈动脉窦和主动脉弓压力感受性反射，其反射效应是使心率减慢，外周阻力降低，血压回降。

（1）反射弧：压力感受器位于颈动脉窦和主动脉弓血管外膜下（图4-4-2），能感受血管壁的机械牵张刺激。传入神经为窦神经和主动脉神经（后分别并入舌咽神经和迷走神经）。中枢为心交感中枢、缩血管中枢和心迷走中枢。传出神经是心交感神经、交感缩血管纤维和心迷走神经。效应器为心脏和血管。

（2）反射过程：动脉血压升高时，压力感受器兴奋，沿窦神经和主动脉神经传入中枢的冲动增多，使心交感中枢和缩血管中枢紧张性减弱，而心迷走中枢

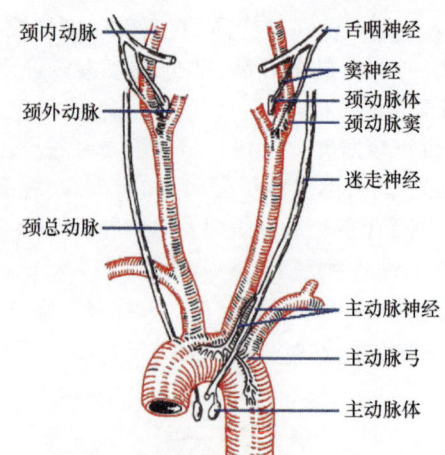

图 4-4-2　颈动脉窦区和主动脉弓区的压力感受器和化学感受器

紧张性加强，导致心交感神经和交感缩血管神经的传出冲动减少，而心迷走神经的传出冲动增多，其效应为心率减慢，心肌收缩力减弱，房室传导减慢，心输出量减少，外周阻力降低，故动脉血压下降。反之，当动脉血压降低时，压力感受器抑制而使传入冲动减少，心交感中枢和缩血管中枢紧张性加强，而心迷走中枢紧张性减弱，于是心率加快，心肌收缩力增强，房室传导加快，心输出量增加，外周阻力增高，血压回升。

（3）生理意义：压力感受性反射平时对心血管活动有明显的调节作用。在心输出量、外周阻力、血量等发生突然变化时，对动脉血压进行快速调节，使其不致发生过大的波动，故又称为稳压反射。由于此反射引起的效应主要是血压下降，所以也称为降压反射。压力感受性反射是一种负反馈调节，其生理意义主要在于保持动脉血压的相对稳定。

窦内压在平均动脉压水平（约 100mmHg）上下变动时，压力感受性反射最敏感，即对血压的缓冲作用最强；当窦内压过高（大于 150mmHg）或者过低（小于 70mmHg）时，压力感受性反射缓冲血压波动的能力明显减弱。

2. 化学感受性反射　在低氧、窒息、失血、动脉血压过低和酸中毒等情况下，可引起颈动脉体和主动脉体化学感受性反射，其反射效应主要是使呼吸加深加快，间接地引起心率加快，心输出量增加，外周阻力增大，血压升高。

（1）化学感受器：在颈总动脉分叉处和主动脉弓下方分别存在有颈动脉体和主动脉体（图4-4-2）。这些小体中有特殊的感受细胞和很细微的神经末梢，共同组成化学感受器，它们有丰富的血液供应。

（2）反射过程：当血液中某些化学成分发生变化时，如 $O_2$ 含量降低、$CO_2$ 含量升高、$H^+$ 浓度升高，都可以刺激这些化学感受器，使它们兴奋，传入冲动也经窦

神经和主动脉神经进入延髓。主要兴奋呼吸中枢,使呼吸加深加快,同时对缩血管中枢也有兴奋作用,使皮肤、内脏和骨骼肌的血管收缩,外周阻力增大,回心血量增多。由于呼吸增强又反射性引起心率加快,心输出量增加,导致动脉血压升高。

(3) 生理意义:在正常情况下,化学感受性反射的作用主要是调节呼吸运动,对心血管活动的调节很少起作用。只有在低氧、窒息、失血、动脉血压过低和酸中毒等情况下,才发挥比较明显的作用。因此,与压力感受性反射不同,化学感受性反射主要是参与机体应急状态时(如大量失血)循环功能的调节,其作用是维持血压,使血液重新分配,保证心、脑等重要器官的血液供应。

3. 心、肺感受性反射　在心房、心室和肺循环大血管存在许多感受器,总称心肺感受器。心房中感受循环血量变化的感受器也称容量感受器。传入神经纤维走行于迷走神经中。引起心肺感受器兴奋的适宜刺激有两大类。一类是机械牵张刺激。当心房、心室或者肺循环血管内压力升高、血容量增大时,心脏和血管壁受到牵张刺激,压力或容量感受器兴奋,引起交感神经紧张性降低、心迷走神经紧张性加强,导致心率减慢,血压降低等一系列变化。此外,还可抑制血管升压素释放,使肾小管和集合管对水的重吸收减少,血容量减少。另一类心肺感受器的刺激是化学物质,如前列腺素、缓激肽等。

## 二、体 液 调 节

心血管活动的体液调节是指血液和组织液中一些化学物质对心肌和血管平滑肌的活动发生影响,并起调节作用。这些体液因素中,有些是通过血液运输,广泛作用于心血管系统;有些则在组织中形成,主要作用于局部血管,对局部组织的血流起调节作用。

(一) 全身性体液调节因素

1. 肾上腺素和去甲肾上腺素　肾上腺素和去甲肾上腺素主要由肾上腺髓质分泌。它们对心脏和血管的作用有许多共同点,但并不完全相同,因为二者对不同的肾上腺素能受体的结合能力不同。肾上腺素主要与心肌细胞上的 $\beta_1$ 受体结合,使心率加快,心肌收缩力加强,心输出量增加,临床上常用作强心药。去甲肾上腺素主要与 $\alpha$ 受体结合,使全身血管广泛收

缩,动脉血压升高,临床上常用作缩血管的升压药。二者对心血管的作用比较见表4-4-1。

2. 肾素-血管紧张素系统　大量失血、血压下降、肾血流量减少时,可刺激肾球旁细胞大量分泌肾素,其进入血液后,使血浆中的血管紧张素原水解,先后形成血管紧张素 Ⅰ、Ⅱ、Ⅲ。其中血管紧张素 Ⅱ 对循环系统的作用最强。血管紧张素 Ⅱ 有如下作用:①使全身小、微动脉收缩,外周阻力增高;使静脉收缩,回心血量增加;②作用于交感神经节后纤维末梢,使递质去甲肾上腺素释放量增多,加强交感神经对心血管的作用;③作用于第四脑室后缘区,使交感缩血管神经元的紧张性加强;④与血管紧张素Ⅲ一起促使肾上腺皮质释放醛固酮,构成肾素-血管紧张素-醛固酮系统。血管紧张素 Ⅱ 总的作用是使血压升高。

3. 血管升压素　在下丘脑合成,合成后运入神经垂体储存,需要时释放入血。在正常情况下,其作用主要是促进肾远曲小管和集合管对水的重吸收,使尿量减少,又称抗利尿激素。当人体大量失血、严重失水时,血管升压素大量释放,与血管平滑肌的相应受体结合,引起血管平滑肌收缩,使血压升高。

4. 血管内皮细胞生成的血管活性物质　近年来证实,血管内皮细胞可以生成和释放若干种血管活性物质,引起血管平滑肌的舒张或收缩。如内皮舒张因子(NO)能使血管舒张,内皮缩血管因子能使血管平滑肌收缩。

5. 心房钠尿肽　是心房肌细胞合成和释放的一类多肽。它可使血管舒张,外周阻力降低,心率减慢,搏出量减少,导致心输出量减少,血压降低。

(二) 局部性体液调节因素

1. 激肽释放酶-激肽系统　激肽可使血管平滑肌舒张和毛细血管通透性增大,但可引起其他平滑肌收缩。循环血液中的激肽参与动脉血压的调节,可引起全身血管舒张,外周阻力减小,出现降压效应。缓激肽能使局部血流量增加,是目前已知最强的舒血管活性物质之一。

2. 组胺　是组氨酸脱羧生成的,广泛存在于各种组织内,特别是皮肤、肺和胃肠道黏膜的肥大细胞中含量最多。当组织受到损伤、发生炎症或过敏反应时,均能引起组胺的释放。组胺具有强烈的舒血管作用,并能使毛细血管和微静脉管壁的通透性增加,导

表4-4-1　肾上腺素和去甲肾上腺素对心血管的作用

| 体液因素 | 心脏 | 血管 |
|---|---|---|
| 肾上腺素 | 主要与心肌细胞上的 $\beta_1$ 受体结合,使心率加快,心收缩力加强,心输出量增加,临床上常用作强心药。 | 使皮肤、肾、胃肠等器官血管收缩,而骨骼肌、肝、冠状血管舒张,对外周阻力影响不大。 |
| 去甲肾上腺素 | 对心的直接作用与肾上腺素相似,使心率加快。但在整体内,由于压力感受性反射作用,使心率减慢。 | 主要与 $\alpha$ 受体结合,使全身血管广泛收缩,动脉血压升高,临床上常用作缩血管的升压药。 |

致血浆漏入组织,形成局部水肿。

3. 前列腺素　是一类活性强、种类多、功能各异的脂肪酸衍生物。前列腺素 E、A、F 能加强心的活动,使心输出量增加。前列腺素 E、A、I 有很强的舒血管作用,而前列腺素 F 可引起血管收缩。

# 第五节　器官循环

器官血流量与进出这一器官的动、静脉血压差成正比,与该器官对血流的阻力成反比。但是,各器官的结构和功能特点各有不同,因此,其血液供应的具体情况和调节机制也有各自的特征。

## 一、冠脉循环

心的工作量很大,又经常处于连续活动状态之中,它所需要的营养物质和氧气完全依靠冠脉循环供给,因此,冠脉循环对心功能极为重要。

(一)冠脉血管的解剖特点

(1)冠状动脉小分支以垂直于心表面的方向穿入心肌,在心肌收缩时容易受到压迫。

(2)侧支循环需要相当长的时间才能建立,当冠状血管突然发生阻塞时,极易导致心肌梗死。

(二)冠脉循环的血流特点

1. 血流量大　心占人体体重的 0.5% 左右,但冠脉血流量在安静状态下占心输出量的 4% ~5%,每分钟约 255ml。

2. 心舒期供血为主　动脉舒张压的高低和心舒期的长短是影响冠脉血流量的重要因素(图 4-5-1)。

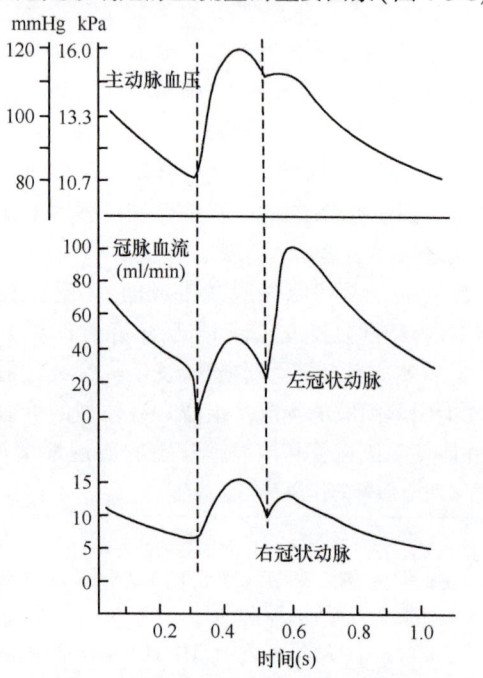

图 4-5-1　心动周期中冠状动脉血流量的变化

3. 动静脉血的氧差大　正常人 100ml 动脉血液中的氧含量平均为 19ml,100ml 静脉血中的氧含量平均为 14ml,动静脉血的氧差为 5ml。而 100ml 动脉血流经心脏后,被摄取和利用的氧近 12ml,静脉血中氧含量仅剩下 7ml 左右,动静脉血的氧差为 12ml。故冠脉循环供血不足时,极易出现心肌缺氧现象。

(三)冠脉循环血流量的调节

1. 心肌代谢水平的影响　冠脉血流量和心肌代谢水平呈正变关系。当心肌代谢增强时,腺苷、$H^+$、$CO_2$、乳酸等代谢产物可使冠状血管舒张,冠脉血流量增多。

2. 神经调节　冠状血管受交感神经和迷走神经支配。交感神经对冠状血管的直接作用是使其收缩,但实际上交感神经兴奋时,冠状血管表现为先收缩后舒张。迷走神经对冠状血管的直接作用是使其舒张,但实际上表现不明显。

3. 激素调节　肾上腺素和去甲肾上腺素使冠脉血流量增加,引起冠脉血管收缩或舒张。甲状腺素增多时,可使冠脉舒张,血流量增大。血管紧张素 II 和大剂量血管升压素可使冠脉血管收缩,血流量减少。

## 二、肺循环

(一)肺循环的特点

1. 血流阻力小、血压低　肺动脉管壁薄、管径粗、分支短,因此可扩张性高,血流阻力小、血压低。

2. 血容量变化大　肺血容量约 450ml,占全身血量 9%。因肺组织和肺血管可扩张性大,肺血容量变化大,用力吸气时约 1000ml,用力呼气时约 200ml。

3. 无组织液生成　肺毛细血管血压约 7mmHg,而血浆胶体渗透压约 25mmHg,有效滤过压为负压,无组织液生成。

(二)肺循环血流量的调节

1. 肺泡气低氧作用的调节　肺泡气氧分压低使肺泡周围微动脉收缩,肺血流阻力升高。肺泡气二氧化碳分压升高时,可加强低氧引起的肺部微动脉收缩。肺泡气低氧作用的调节机制目前尚不十分清楚。

2. 神经调节　交感神经兴奋时,肺血管收缩使肺血流阻力增大;迷走神经兴奋时,肺血管舒张使肺血流阻力减小。

3. 体液调节(血管活性物质的作用)　肾上腺素、去甲肾上腺素、血管紧张素 II、血栓素 $A_2$、前列腺素 $F_{2\alpha}$ 均可使肺循环微动脉收缩。此外,组胺、5-羟色胺可使肺循环静脉收缩。

## 三、脑循环

(一)脑循环的特点

1. 血流量大、耗氧量多　脑血流量约 750ml/min。故脑约占体重的 2%,但血流量却占心输出量的 15% 左右。脑耗氧量约占全身耗氧量的20%。

2. 血流量变化小 脑组织位于颅腔内,且脑组织不可压缩,故脑血管舒缩程度受到相当的限制,使血流量变化小。

3. 血-脑脊液屏障和血-脑屏障 $O_2$、$CO_2$易通过血-脑脊液屏障,$O_2$、$CO_2$、某些麻醉药、乙醇等易通过血-脑屏障。

(二)脑循环血流量的调节

1. 自身调节 当平均动脉血压在60~140mmHg范围内变动时,可通过脑血管的自身调节作用保持脑血流量的相对恒定。即动脉血压升高时使脑动脉收缩,脑血流量不至于增多;动脉血压下降时使脑动脉舒张,脑血流量不至于减少。

2. 代谢调节 脑活动增强时,脑组织因消耗$O_2$增多,同时产生$CO_2$和$H^+$增多,使脑血管舒张,脑血流量因而增加。

3. 神经调节 交感或副交感神经兴奋时,脑血流量没有明显变化。

# 第六节 心力衰竭

心脏在血液循环中起着泵的作用,通过其节律性的收缩和舒张,将血液射入循环并推动血液在血管中周而复始地流动,不断给组织、细胞提供代谢所需的氧气和营养物质并带走各种代谢产物,从而使机体新陈代谢不断进行,生命得以维持。在各种致病因素的作用下心脏的收缩和(或)舒张功能发生障碍,使心输出量绝对或相对下降,即心泵功能减弱,以至不能满足机体代谢需要的病理生理过程或综合征,称为心力衰竭(heart failure)。

心力衰竭属于心功能不全(cardiac insufficiency)的失代偿阶段,因而病人有明显的临床症状和体征;而心功能不全的早期即代偿阶段则可通过各种代偿机制维持循环"稳态",不产生明显的临床症状和体征。

## 一、心力衰竭的病因、诱因及分类

(一)病因

心力衰竭以心脏损害和心脏负荷过重为基本病因(表4-6-1)。

1. 原发性心肌舒缩功能障碍 心肌损害及心肌代谢异常均可使心肌的舒缩功能下降。心肌损害常见于心肌炎、心肌病、心肌梗死(冠心病)、心肌纤维化等,心肌代谢异常常见于维生素$B_1$缺乏、缺血缺氧等情况。

2. 心脏负荷过重 包括心脏前负荷过重和后负荷过重。

(1)前负荷过重:前负荷是指心脏舒张时所承受的负荷,又称为容量负荷。前负荷过重常见于瓣膜反流性疾病如二尖瓣、主动脉瓣关闭不全;心内外分流性疾病如房间隔(室间隔)缺损;全身血容量增多如甲亢、慢性贫血等。

(2)后负荷过重:后负荷是指心脏收缩时所承受的负荷,又称为压力负荷。左心后负荷过重常见于高血压、主动脉瓣狭窄;右心后负荷过重常见于肺动脉高压、肺动脉瓣狭窄、肺栓塞、慢性阻塞性肺疾患等。

(二)诱因

上述基本病因不一定总是导致心力衰竭,据统计临床上约90%心力衰竭的发生都有明显的诱因存在。常见有以下几种。

1. 全身感染 感染可通过多种途径增加心脏负荷,削弱心肌舒缩功能,诱发心力衰竭。感染引起的发热可增加代谢率而加重心脏负荷,还可加快心率,增加心肌耗氧量,缩短心脏舒张期,使心肌供血供氧不足而出现舒缩功能障碍。感染产生的内毒素可直接抑制心肌收缩。呼吸道感染可加重右心负荷,并可通过引起呼吸功能障碍而诱发心力衰竭(肺源性心脏病)。

2. 心律失常 特别快速型心律失常,一方面由于心率加快,使心肌耗氧量增加;另一方面由于舒张期缩短,冠脉血流不足,使心肌缺血缺氧,两者综合作用使心泵功能下降。另外,心律失常还可使房室活动不协调,导致心室充盈不足或心室射血减少而诱发心力衰竭。

3. 酸碱平衡及电解质代谢紊乱 各种原因引起的酸中毒不仅可降低心肌收缩力,还可使毛细血管前括约肌松弛,小静脉张力不变,使回心血量减少,心输

表4-6-1 常见心力衰竭的病因

| 心肌舒缩功能障碍 | | 心肌负荷过重 | |
|---|---|---|---|
| 心肌损害 | 代谢异常 | 容量负荷过重 | 压力负荷过重 |
| 心肌炎 | 维生素$B_1$缺乏 | 动脉瓣、房室瓣关闭不全 | 高血压 |
| 心肌病 | | 房间隔、室间隔缺损 | 主动脉瓣狭窄 |
| 心肌中毒 | 缺血、缺氧 | 甲亢 | 肺动脉高压 |
| 心肌梗死 | | 慢性贫血 | 肺动脉瓣狭窄 |
| 心肌纤维化 | | 动-静脉瘘 | 肺栓塞 |
| | | | 慢性阻塞性肺疾患 |

出量下降而诱发心竭。酸中毒并发高钾血症时,抑制心肌细胞动作电位复极化期 $Ca^{2+}$ 内流,降低心肌收缩性,还可引起心肌传导性降低而导致心律失常,促使心衰发生。

4. 妊娠和分娩　妊娠期血容量增多,使心脏负荷加重;心率加快和心搏出量增大,使心肌耗氧量增加。分娩时宫缩阵痛、精神紧张使交感-肾上腺髓质系统兴奋,一方面使静脉回流增加,心脏前负荷加大;另一方面外周小血管收缩,阻力增加,使左心室后负荷加重,加上心率加快使心肌耗氧量增加和冠脉血流量不足,从而诱发心衰。

此外,过度劳累、紧张、情绪激动、贫血、过多过快输液输血、洋地黄中毒等都可诱发心力衰竭。临床上,针对心力衰竭的病因进行治疗固然重要,若能及时发现并去除诱因,对心衰的控制也具有重要意义。

(三) 分类

1. 按心力衰竭起病及病程发展速度分类

(1) 急性心力衰竭:起病急骤,发展迅速,心输出量在短时间内急剧下降,故机体不能及时充分发挥代偿作用,常发生心源性休克。急性心力衰竭常见于急性心肌梗死、急性弥漫性心肌炎、严重的心律失常等。

(2) 慢性心力衰竭:起病缓慢,病程发展慢,机体有充分的时间发挥代偿机制。在代偿期间,心衰症状可不明显。在疾病后期机体代偿能力下降,于是心衰症状逐渐显露,如出现静脉系统淤血、水肿,心功能进入失代偿期,称慢性充血性心力衰竭。慢性心力衰竭常见于高血压病、肺动脉高压、心瓣膜病等。

2. 按心力衰竭的发病部位分类

(1) 左心衰竭:是心力衰竭中最常见的类型,多见于冠心病、心肌病、高血压病、二尖瓣或主动脉瓣病变等。由于左室受损或负荷过重,导致左室泵血功能下降,引起心输出量减少及肺淤血、肺水肿等变化。

(2) 右心衰竭:常见于肺动脉高压、慢性阻塞性肺疾病、大块肺栓塞、三尖瓣或肺动脉瓣病变等。此时,右心室不能将体循环回流的静脉血充分排至肺循环,引起体循环淤血、静脉压升高、全身性水肿等变化。

(3) 全心衰竭:某些疾病如风湿性心肌炎、严重贫血等可使左、右心同时受累,发生全心衰竭。全心衰竭也可见于心脏病的晚期,由一侧心衰波及另一侧演变而来。临床上同时有左右两侧心衰的表现。

3. 按心力衰竭时心输出量的高低分类

(1) 低输出量性心力衰竭:在静息状态下心输出量低于正常水平。常见于各种心肌病变、冠心病、高血压病、心瓣膜病等引起的心力衰竭。常因组织灌注不足而出现脉搏无力、四肢湿冷、发绀等临床表现。

(2) 高输出量性心力衰竭:此类心衰发生时心输出量虽较心衰发生之前有所降低,但其值仍高于或等于正常水平。造成这类心衰的主要原因是高动力循环状态,即由各种原因引起血容量扩大,静脉回流增加,心脏过度充盈,心输出量相应增加。此时心脏负荷显著增加,供氧相对不足,能量消耗过多,一旦失代偿即发生心衰。常见于甲亢、严重贫血、动-静脉瘘、妊娠、脚气病(严重的维生素 $B_1$ 缺乏症)等。临床上除有淤血、水肿的表现外,还常有脉搏洪大、皮肤温暖等。

4. 按心力衰竭病情严重程度分类

(1) 轻度心力衰竭:由于代偿完全,处于一级心功能状态(在休息或轻体力活动情况下可不出现心衰的症状、体征)或二级心功能状态(体力活动略受限制,一般体力活动时可出现气急、心悸)。

(2) 中度心力衰竭:由于代偿不全,处于心功能三级状态(体力活动明显受限,轻体力活动即出现心衰的症状和体征,休息后可好转)。

(3) 重度心力衰竭:完全失代偿,心功能四级(安静情况下即可出现心衰的临床表现,完全丧失体力活动能力,病情危重)。

## 二、心力衰竭时机体的代偿反应

在心肌受损或心脏负荷过重时,并不能立即引起心输出量减少,因为机体内存在着各种防止心输出量减少的代偿反应。通过代偿反应,心输出量能满足机体代谢需要而暂时不出现心力衰竭的症状和体征者称为完全代偿;心输出量仅能满足机体在安静状态下的需要,已发生轻度心力衰竭者称为不完全代偿;心输出量不能满足机体安静状态下的需要,出现明显的心力衰竭表现者称为失代偿。机体的代偿反应在很大程度上决定心力衰竭是否发生,以及发病的快慢和病情的轻重。一般来说,发生急性心力衰竭时,机体来不及充分动员代偿机制,病人常在短时间内陷入严重心衰状态。而慢性心力衰竭的代偿过程有时可长达数年甚至十数年以上,在此期间病人仍能维持相对正常的生命活动。心力衰竭时机体的代偿反应分为心脏的代偿和心脏以外的代偿。

(一) 心脏的代偿

1. 心率加快　是心脏最易动员的一种快速代偿反应。当心输出量降低时,一方面,心室舒张末期容积增大,致心房及其附近大静脉压力增高,刺激"容量感受器";另一方面,主动脉弓及颈动脉窦的压力降低,刺激"压力感受器",均可反射性地引起交感神经兴奋,迷走神经抑制,使心率加快。心输出量=每搏输出量×心率,故心率加快可一定程度上增加心输出量,对维持动脉压,保证心、脑重要脏器的血液灌注有积极的意义。但心率加快的代偿作用有一定的局限性,如果心率过快(>180 次/分),反而促进心衰的发生。这是因为:①心脏充盈不足,以致搏出量减少;②心脏舒张期缩短,影响冠脉血液灌流,严重时可引起心肌缺血;③心肌耗氧量增加,且心率越快,心肌耗氧量越多。

2. 心脏扩张　心脏在回心血量增多时,由于心室舒张末期容积及压力增加,使心脏扩张,心肌纤维初长度加大。根据 Frank-Starling 关于长度张力相关定律,在一定限度内(肌节长度<2.2μm),心肌纤维初长度与心肌收缩力呈正相关。因此,在各种病因导致心输出量减少,使心室舒张末期压力增加时,心肌纤维初长度加大,收缩力增强,心搏出量增加。这种能使心肌收缩力和搏出量相应增加的心脏扩张称为**紧张源性扩张**。但若心脏过度扩张使肌节长度超过2.2μm,则心肌收缩力反而下降,心搏出量减少。这种心肌纤维拉长不伴有心肌收缩力增强的心脏扩张称为**肌源性扩张**。肌源性扩张已丧失代偿意义。肌节过度拉长是心脏扩张从代偿转向失代偿的关键因素。此外,心脏扩张使心肌耗氧量增加,也是引起失代偿的重要因素。

3. 心肌肥大　是指心肌细胞体积增大,重量增加。当心肌细胞肥大到一定程度,心肌细胞的数量也增多。这是心脏长期负荷过重时逐渐发展而来的一种慢性代偿机制。如长期后负荷(压力负荷)过重,可引起**心肌向心性肥大**,此时心肌纤维呈并联性增生,肌纤维变粗,心室壁厚度增加,心腔无扩大或变小;若长期前负荷(容量负荷)过重,则引起**心肌离心性肥大**,此时心肌纤维呈串联性增生,肌纤维长度增加,心腔明显扩大,心室壁厚度不变或变薄(图 4-6-1)。

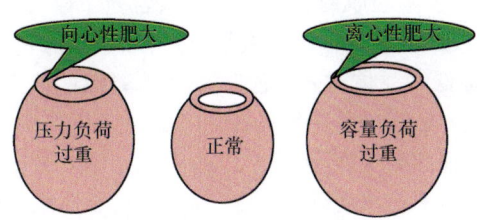

图 4-6-1　心肌向心性肥大和离心性肥大

心肌肥大的发生机制尚不完全清楚,可能是由于长期负荷过大,使心肌代谢增强,细胞内的核糖核酸和蛋白质合成增多所致。心肌肥大不仅可增加心肌的收缩力,有助于维持心输出量,还可降低室壁张力,降低心肌耗氧量,有助于减轻心脏负担。因此,心肌肥大是一种较有效而持久的代偿方式。但肥大的心肌可发生不同程度的缺氧及能量代谢障碍,继而最终发展至心肌细胞坏死,心肌收缩性减弱。故心肌肥大超过一定限度时,可由代偿转为失代偿,促使心力衰竭的发生。

(二) 心脏以外的代偿

1. 血容量增加　心力衰竭时,机体一方面动员心脏本身的代偿机制,另一方面启动肾代偿活动以增加血容量。

(1) 降低肾小球滤过率:心力衰竭时心输出量减少,动脉压下降,直接引起肾血液灌注减少;且动脉压下降可引起交感-肾上腺髓质兴奋,去甲肾上腺素释放增多,肾动脉收缩,进一步引起肾血流量减少,导致肾小球滤过率降低。同时,交感神经兴奋,肾血流量减少促使肾素-血管紧张素-醛固酮系统激活,血管紧张素Ⅱ可引起肾动脉强烈收缩,使肾小球滤过率降低。肾缺血还可导致具有扩管作用的 $PGE_2$ 合成和释放减少,肾血流的减少更为明显,肾小球滤过率进一步降低。因此,肾对水、钠的排出明显减少,从而使机体血容量扩大。

(2) 增加肾小管对水钠的重吸收:心力衰竭时,促进肾小管重吸收水、钠的因素有:①肾内血流重新分布,在交感神经兴奋或血管紧张素Ⅱ作用下,大量血流从皮质肾单位转入近髓肾单位,水钠重吸收增加;②促进水钠重吸收的激素增多。心力衰竭时由于肾素-血管紧张素-醛固酮系统激活,醛固酮合成增多,且在心衰合并肝功能损害时,肝脏对醛固酮的灭活减少,体内醛固酮增多,促进远曲小管和集合管对水的重吸收;③抑制水钠重吸收的激素减少。心力衰竭时心房钠尿肽合成、分泌减少,使肾脏排钠利尿作用降低,引起水钠潴留。

血容量增加,在一定程度上可增加回心血量,提高心输出量。但血容量过度增加又可增加心脏前、后负荷,且心肌耗氧量增加,从而加速心力衰竭的发生。

2. 血液重新分布　心力衰竭时,因交感神经兴奋,儿茶酚胺释放增多,使心、脑以外的血管收缩,血液重新分布,从而保证重要脏器的血液供应。但周围器官的长期供血不足可导致脏器的功能紊乱,同时,外周血管长期收缩,阻力增加可使心脏后负荷增大。

3. 红细胞增多　心力衰竭时由于血流缓慢,机体发生循环性缺氧,刺激肾脏合成促红细胞生成素,骨髓造血功能加强,血液红细胞数和血红蛋白量增多,增强携氧能力。但红细胞过多,可引起血液黏度增大,血流阻力增加,又增加了心脏负担。

4. 组织细胞利用氧的能力增强　心力衰竭时由于心输出量减少,组织供血供氧不足,这种慢性缺氧可使组织细胞内的线粒体数量增多、呼吸酶活性增强,从而使组织利用氧的能力增强。肌肉中的肌红蛋白含量增多,可改善肌肉组织对氧的储存和利用。

总之,通过上述代偿机制,可从一定程度上提高心输出量。但每种代偿机制均有潜在的不良影响,因此,若病因持续作用或存在某些诱因,就会引起失代偿,出现心力衰竭的临床表现。

心肌收缩性减弱 {
心肌结构破坏：缺血、缺氧、中毒、感染→心肌细胞变性、坏死、凋亡→收缩相关蛋白破坏
心肌能量代谢障碍 {
生成障碍：缺血缺氧、心肌过度肥大、维生素 $B_1$ 缺乏→能量生成障碍
利用障碍：心肌过度肥大→肌球蛋白 ATP 酶活性下降→能量利用障碍
}
心肌兴奋-收缩耦联障碍 {
肌浆网摄取、释放 $Ca^{2+}$ 障碍：心肌过度肥大、酸中毒→肌浆网摄取、释放 $Ca^{2+}$ 障碍
胞外 $Ca^{2+}$ 内流障碍：心肌过度肥大、酸中毒、高钾血症→胞外 $Ca^{2+}$ 内流障碍
肌钙蛋白与 $Ca^{2+}$ 结合障碍：酸中毒→肌钙蛋白与 $Ca^{2+}$ 结合障碍
}
}

图 4-6-2 心肌收缩性减弱的机制

# 三、心力衰竭发生的机制

心力衰竭的发生机制至今尚未完全阐明。目前认为，尽管引起心力衰竭的病因多种多样，但各种病因均可通过削弱心肌舒缩功能而引发心衰。因此，心肌舒缩功能障碍是心力衰竭最基本的发病机制。

## （一）心肌收缩性减弱

由于引起心力衰竭的病因不同，导致心肌收缩性减弱的机制也不尽相同（图 4-6-2）。

1. 心肌结构破坏　正常的心肌结构是心脏完成泵功能的物质基础，当心肌缺血缺氧、心肌炎、心肌病等造成大量心肌纤维变性、坏死或凋亡，使心肌细胞收缩相关蛋白破坏时，必然引起心室的收缩性减弱、心脏泵功能下降，最后导致心力衰竭。

2. 心肌能量代谢障碍　心肌收缩是一个主动耗能过程，$Ca^{2+}$ 的转运和肌丝的滑动都需要 ATP。心肌能量代谢过程大致分为三个阶段：能量生成、储存和利用，其中任何环节（特别是能量生成和利用）发生障碍，均可导致心肌收缩性减弱。

（1）能量生成障碍：心脏是绝对需氧器官，其活动所需的能量几乎全部来自物质的有氧氧化。心肌在充分供氧的情况下，可利用游离脂肪酸、乳酸、酮体及葡萄糖等多种供能物质氧化产生 ATP。冠心病、休克、严重贫血、心肌过度肥大时，心肌因缺血、缺氧，产能减少而致收缩性减弱。此外，维生素 $B_1$ 缺乏可导致丙酮酸氧化脱羧障碍，也使 ATP 生成减少。

（2）能量利用障碍：心肌细胞产生的 ATP，经肌球蛋白横桥 ATP 酶水解，由化学能转变为机械能，供心肌收缩做功之用。当心脏负荷过重而引起心肌过度肥大时，其肌球蛋白横桥 ATP 酶活性下降，即使心肌 ATP 含量是正常的，该酶也不能水解利用 ATP，故发生能量利用障碍，引起心肌收缩性减弱。

3. 心肌兴奋-收缩耦联障碍　心肌兴奋是电活动，而收缩是机械活动，将两者耦联在一起的是 $Ca^{2+}$。心肌细胞兴奋去极化时，细胞外的 $Ca^{2+}$ 顺离子浓度差进入细胞内，同时激发肌浆网（终池）释放 $Ca^{2+}$，使细胞内的 $Ca^{2+}$ 浓度升高（$>10^{-5}$mol/L），引起心肌收缩；心肌细胞复极化时，肌浆网（终池膜）上钙泵（ATP酶）被激活，使细胞质中 $Ca^{2+}$ 逆浓度差被摄取到肌浆网中储存；同时，另一部分 $Ca^{2+}$ 从细胞质被转运到细胞外，使心肌细胞质中的 $Ca^{2+}$ 浓度降低（$<10^{-7}$mol/L），故心肌舒张。由此可见，$Ca^{2+}$ 在心肌兴奋-收缩耦联过程中发挥了极为重要的中介作用。因此，任何影响 $Ca^{2+}$ 转运、分布的因素，均可引起心肌兴奋-收缩耦联障碍，导致心肌收缩性减弱。

（1）肌浆网摄取、释放 $Ca^{2+}$ 障碍：心肌细胞兴奋去极化时，胞浆中 $Ca^{2+}$ 浓度的升高主要来自于肌浆网。在过度肥大的心肌细胞中，肌浆网（终池膜）上 ATP 酶活性降低、含量减少，致使心肌在复极化时，肌浆网摄取和储存 $Ca^{2+}$ 不足，故在去极化时，肌浆网向胞浆内释放的 $Ca^{2+}$ 减少。此外，心肌细胞酸中毒时，$Ca^{2+}$ 与肌浆网中钙储存蛋白结合较紧密，不易解离，也使肌浆网释放 $Ca^{2+}$ 减少，胞浆内 $Ca^{2+}$ 浓度降低（$<10^{-5}$mol/L），心肌收缩性因而减弱。

（2）胞外 $Ca^{2+}$ 内流障碍：$Ca^{2+}$ 内流在心肌收缩活动中起重要作用，它不但可直接升高胞内 $Ca^{2+}$ 浓度，还可激发肌浆网释放 $Ca^{2+}$，因此，各种病理情况引起的 $Ca^{2+}$ 内流受阻，均可导致心肌兴奋-收缩耦联障碍。正常情况下，交感神经末梢释放的去甲肾上腺素可与心肌细胞膜上的 β 受体结合，激活腺苷环化酶，使 ATP 转变为 cAMP，后者促使膜上的钙通道开放，使 $Ca^{2+}$ 内流。心肌过度肥大时，心肌肌膜 β 受体密度相对减少，加上心肌内去甲肾上腺素含量下降（消耗增多，合成减少），$Ca^{2+}$ 内流受阻。心肌细胞酸中毒时，$H^+$ 可降低 β 受体对去甲肾上腺素的敏感性，使 $Ca^{2+}$ 内流受阻。心肌细胞膜转运 $K^+$ 与 $Ca^{2+}$ 有竞争作用，因此在高钾血症时 $K^+$ 可阻止 $Ca^{2+}$ 的内流。以上情况均造成胞浆内 $Ca^{2+}$ 浓度降低（$<10^{-5}$mol/L），心肌收缩性因而减弱。

（3）肌钙蛋白与 $Ca^{2+}$ 结合障碍：心肌从兴奋的电活动转变为收缩的机械活动，关键在于 $Ca^{2+}$ 与肌钙蛋白的结合。二者的结合不仅取决于细胞内的 $Ca^{2+}$ 浓度，同时还取决于 $Ca^{2+}$ 与肌钙蛋白的亲和力。当心肌细胞内产生酸中毒时，$H^+$ 浓度升高，而 $H^+$ 与肌钙蛋白的亲和力比 $Ca^{2+}$ 强许多倍，故 $H^+$ 浓度升高可竞争性地抑制肌钙蛋白与 $Ca^{2+}$ 结合，使心肌兴奋-收缩耦联发生障碍。

## （二）心室舒张功能障碍

心室的舒张功能是保证血液回流入心脏的基本因素，如果没有正常的舒张功能，心室就没有足够的

血液充盈,心输出量必然减少。据统计,临床上约有30%的心力衰竭是由心室舒张功能障碍所致。其发生的具体机制如下。

1. Ca$^{2+}$复位延缓　前已述及,心肌细胞复极时,胞浆中的 Ca$^{2+}$ 浓度迅速降至小于 $10^{-7}$mol/L,才能促使心室舒张。在 ATP 供应不足(心肌缺血、严重贫血等)的情况下,舒张时肌膜上的钙 ATP 酶不能迅速将胞浆内 Ca$^{2+}$ 向胞外排出,肌浆网(终池膜)上钙泵(ATP 酶)不能将胞浆中的 Ca$^{2+}$ 重摄入终池内。二者均使细胞内 Ca$^{2+}$ 浓度过高($>10^{-7}$mol/L),则 Ca$^{2+}$ 与肌钙蛋白不能分离,心肌无法充分舒张。

2. 肌球-肌动蛋白复合体解离障碍　心肌正常舒张不但要求 Ca$^{2+}$ 从肌钙蛋白上解离下来,而且还要肌球-肌动蛋白复合体及时解离,使肌动蛋白恢复原有构型,其"横桥结合位点"重新被原肌球蛋白掩盖,细肌丝才能向外滑行,恢复到收缩前的位置。这是一个主动耗能过程,ATP 充足时肌球-肌动蛋白复合体才能解离。因此,任何原因造成心肌能量缺乏都可导致心肌舒张功能障碍而引发心衰。

3. 心室顺应性降低　心室顺应性是指心室在单位压力变化下所引起的容积改变,其倒数即为心室僵硬度。当心肌肥大引起室壁增厚、心肌炎性细胞浸润、水肿、间质增生以及心肌纤维化时,均可引起心室顺应性降低(或僵硬度增加)。由于心室顺应性下降,使心室的扩张充盈受限,导致心输出量减少;心输出量减少又使心室舒张末期容积扩大,心室压力增加,静脉压随之上升,从而影响血液回流,出现静脉淤血和水肿。因此,心室顺应性下降可诱发或加重心衰。

此外,在心包炎、心包填塞时,心肌本身舒张顺应性虽可正常,但由于心包腔压力增大压迫心脏,也可导致舒张受限。

(三) 心脏各部舒缩活动的不协调性

心脏在正常情况下,左-右心之间、房-室之间及心脏各区域的舒缩活动处于高度协调的工作状态,这是保证心功能稳定的重要因素。收缩功能不协调,可减少心室的射血量;舒张功能不协调,可影响心室的舒张充盈,二者都可引起心输出量下降,导致心力衰竭。破坏心脏舒缩活动协调性最常见的原因是各种类型的心律失常。各种引起心力衰竭的病因如心肌炎、心肌梗死、高血压病、严重贫血、甲亢等,其病变区和非病变区的心肌在兴奋性、自律性、传导性、收缩性方面都有巨大差异,在此基础上发生心律失常,使心脏各部分舒缩活动在时间和空间上产生不协调,最终导致心力衰竭。心力衰竭的发生机制见图4-6-3。

总之,心力衰竭的发生机制颇为复杂,可认为是多种机制共同作用的结果。由于产生心力衰竭的病因不同,上述机制在心力衰竭发生发展中所起的作用不同,

也不尽相同,应根据疾病的具体情况综合分析。

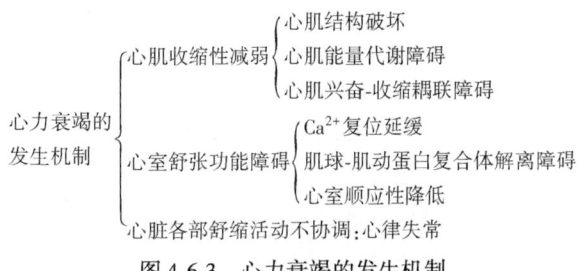

图 4-6-3　心力衰竭的发生机制

## 四、心力衰竭时机体的机能代谢改变

从血流动力学角度来看,心力衰竭时机体的机能代谢改变主要表现为肺循环充血、体循环淤血和心输出量不足三个方面。

(一) 肺循环充血

当左心衰竭时,左室收缩功能减弱、负荷过重或顺应性降低,引起左室舒张末期压力上升,并带动左房压升高,肺静脉回流障碍,最终肺循环毛细血管静压升高,造成肺循环充血,并为肺水肿的发生奠定了基础。肺循环充血的主要表现为呼吸困难和肺水肿。

1. 呼吸困难　是病人主观上有空气不足或呼吸费力的感觉,客观上表现为呼吸频率、深度和节律的改变。临床上常根据呼吸困难的程度不同将其分为劳力性呼吸困难、端坐呼吸、夜间阵发性呼吸困难三种形式。

(1) 劳力性呼吸困难:是病人在体力活动时发生的呼吸困难,休息后可缓解或消失。这常是左心衰竭的早期表现,随着病情加重,休息时也出现呼吸困难。劳力性呼吸困难的原因是:①体力活动时机体需氧增加,但衰竭的左心不能提供与之相适应的心输出量,机体缺氧加剧,CO$_2$ 潴留,刺激呼吸中枢产生"气急"的症状,病人感觉空气不足;②体力活动时心率加快,舒张期缩短,一方面左室充盈减少而加重肺淤血,另一方面导致冠脉灌注不足,加剧心肌缺氧,心肌收缩力降低;③体力活动时循环速度加快,回心血量增多,加重肺淤血,肺顺应性降低,病人感觉呼吸费力。

(2) 端坐呼吸:心衰病人平卧时因呼吸困难加重而被迫采取端坐或半卧体位以减轻呼吸困难的状态称为端坐呼吸(orthopnea)。出现端坐呼吸提示心衰已引起明显的肺循环充血。端坐呼吸减轻呼吸困难的原因是:①端坐时部分血液由于重力作用转移到身体的下垂部位,使肺淤血减轻;②端坐时膈肌位置相对下移,胸腔容积增大,肺活量增加,通气改善,缺氧状况有所减轻;③端坐时可减少身体下半部水肿液的吸收,回心血量减少,肺淤血减轻。

(3) 夜间阵发性呼吸困难:病人夜间入睡后因突感气闷被惊醒,在端坐咳喘后缓解,称为夜间阵发性

呼吸困难。病人发作时频繁咳嗽,可咳出泡沫样痰,若伴有哮鸣音,则称为心源性哮喘。夜间阵发性呼吸困难是左心衰竭的典型表现。其发生机制是:①病人平卧位可加重肺淤血(前已述及);②入睡后交感神经兴奋性降低而迷走神经兴奋性增高,使支气管平滑肌痉挛,气道阻力加大;③入睡后中枢神经系统处于相对抑制状态,呼吸浅慢,只有当肺淤血使 $PaO_2$ 下降到一定程度时,才刺激呼吸中枢,使通气增强,呼吸加深加快,病人也随之被惊醒并感到气促。

2. 肺水肿　是急性左心衰竭最严重的表现,其发生机制是:①左心衰竭发展到一定程度时,肺毛细血管静压急剧上升;②左心衰竭病人输液不当,导致肺血容量急剧增加,也使肺毛细血管静压上升;③肺淤血严重时可致肺泡通气和换气功能障碍,动脉 $PaO_2$ 下降,缺氧使肺泡壁毛细血管通透性增加,血浆渗入肺泡,形成肺水肿。

(二) 体循环淤血

慢性右心衰竭或全心衰竭时,静脉回流障碍,致体循环严重淤血,表现为体循环静脉系统过度充盈,压力增高,内脏器官充血、水肿。具体可出现以下改变。

1. 颈静脉怒张　是右心衰竭的早期表现。由于体循环静脉压升高,病人坐位或半坐位时可见颈外静脉极度扩张,并常有搏动。若压迫病人肝脏可见颈静脉怒张更加显著,称为肝颈静脉反流征阳性。造成体循环静脉淤血的原因是:①水钠潴留、血容量扩大;②右房压升高,静脉回流受阻。

2. 肝肿大和肝功能异常　右心衰竭时肝大者占95%～99%,是右心衰竭的早期表现之一。右心衰竭时右房压升高,静脉系统淤血,肝静脉压随即上升而导致肝大。肿大的肝脏因肝包膜受牵拉可引起疼痛,触摸时可有明显压痛。长期肝脏淤血可引起肝细胞缺氧、变性、坏死,导致肝功能异常,或出现肝小叶纤维化,造成心源性肝硬化,肝功能将进一步恶化。

3. 水肿　是全心衰竭,特别是右心衰竭的主要表现之一,又称为心源性水肿。多出现在身体的下垂部位,随病情加重,甚至出现腹水、胸水。其发生机制主要是水钠潴留及毛细血管静压升高。

4. 胃肠淤血　常因静脉压力升高致胃肠壁血液回流障碍引起。表现为消化不良、食欲不振、恶心、呕吐和腹泻等。

此外,心力衰竭时还可引起电解质及酸碱平衡紊乱,如低钠血症、低钾血症和代谢性酸中毒。低钠血症多为稀释性低钠血症,常因水潴留大于钠潴留所致。低钾血症与醛固酮分泌增加和长期使用排钾利尿剂有关。代谢性酸中毒主要因组织器官血液灌流量不足和低氧血症所致。

(三) 心输出量不足

心力衰竭时最具特征性的血流动力学变化是心输出量绝对或相对减少。早期由于各种代偿机制的存在,心输出量尚可维持在正常或接近正常水平,但心脏储备功能已经下降。如果致病因素持续存在致心肌损伤继续加重,心脏负荷继续增加,最终会导致失代偿,心输出量明显下降,出现外周组织血液灌注不足的症状与体征,严重时可发生心源性休克。

1. 皮肤苍白或发绀　由于心输出量减少,加上交感神经兴奋,皮肤血管收缩,因而皮肤的血液灌注减少,表现为皮肤苍白,皮温降低,出冷汗等。严重者由于血流速度下降,循环时间延长,组织摄氧过多,使静脉血氧含量下降,病人肢端皮肤还可呈现斑片状或网状青紫。若病人同时还有肺循环淤血,影响肺换气功能,则血氧含量进一步下降,青紫加重。

2. 疲乏无力、失眠、嗜睡　心力衰竭时身体各部肌肉供血减少,能量代谢水平降低,不能为肌肉活动提供充足的能量,表现为疲乏无力。轻度心力衰竭时,由于各种代偿机制,尚能保证重要脏器特别是脑的血液灌流,但随着病情加重,代偿失调后,脑血流量下降,导致中枢神经系统缺血缺氧,发生能量代谢障碍、酸中毒、脑细胞水肿等变化,病人出现头痛、失眠、烦躁不安、眩晕等症状,严重者嗜睡甚至昏迷。

3. 尿量减少　心力衰竭时,由于心输出量下降,加上交感神经兴奋使肾动脉收缩,使肾血流灌注减少,肾小球滤过率下降,同时肾小管重吸收功能加强,尿量减少。尿量在一定程度上可反映心功能状况,心功能改善时,尿量增加。

4. 心源性休克　轻度心力衰竭时由于机体的代偿反应,动脉血压可维持正常。在急性、严重心力衰竭时,由于心输出量急剧减少,动脉血压随之下降,组织的灌流量显著减少,机体进入休克状态,称为心源性休克。

上述三组变化在不同类型的心力衰竭中表现有所差别,临床上常常是三组变化的不同组合。如左心衰竭常表现为心输出量减少及肺循环充血;右心衰竭表现为心输出量减少及体循环淤血;全心衰竭则三大变化均可出现。心力衰竭的三大主征见图4-6-4。

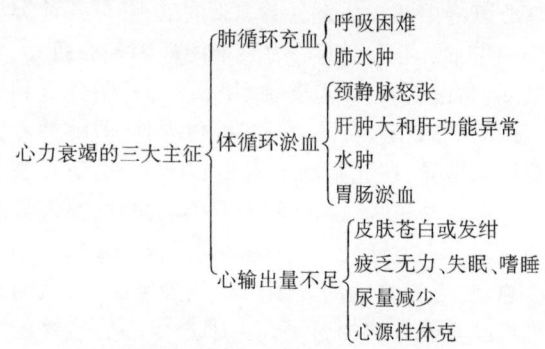

图 4-6-4　心力衰竭的三大主征

## 五、心力衰竭的防治原则

### （一）防治基本病因，消除诱因

积极采用药物或手术治疗的方法，有效的根治或控制引起心力衰竭的原发病。同时，及时消除各种诱因，对心力衰竭的控制也有积极的作用。

### （二）改善心脏舒缩功能

1. 增强心肌收缩功能　主要适用于因收缩性减弱而导致的心力衰竭。可选用各类强心药物（如洋地黄类），增强心肌的收缩性。

2. 改善心肌舒张功能　主要用于舒张不全引起的心力衰竭。常用有钙拮抗剂（如维拉帕米、硝苯地平等）、β受体阻滞剂（如普萘洛尔）、硝酸酯类（如硝酸甘油）等。

### （三）减轻心脏前、后负荷

1. 调整心脏前负荷　适度的前负荷是维持心功能稳态的条件之一。前负荷过高，可加剧心力衰竭（前已述及），前负荷过低则会导致心输出量下降。心力衰竭时，前负荷过高可采用静脉扩张剂（如硝酸甘油），减少回心血量；前负荷过低，则应在严密监测中心静脉压和肺毛细血管楔压（反映左室充盈压的指标）的情况下，适当补充血容量。

2. 降低心脏后负荷　常用有动脉扩张剂（肼苯达嗪），血管紧张素转换酶抑制剂（ACEI）、钙拮抗剂（见上述）等，可降低周围阻力，减轻心脏后负荷。

### （四）其他措施

如适当使用利尿剂，增加水钠的排出，从而控制水肿并降低血容量；适当控制钠盐的摄入，可减少水钠潴留；及时纠正酸碱平衡、电解质紊乱等措施，均有助于心衰的治疗和控制。

# 第七节　休　克

休克（shock）是由各种原因引起的急性循环功能障碍，使组织血液灌流量严重不足，发生进行性低氧血症，导致细胞的形态、代谢及重要器官功能严重障碍的全身性病理过程。休克的主要临床表现有血压降低、脉搏细速、静脉塌陷、面色苍白、皮肤湿冷、尿量减少、表情淡漠、反应迟钝，甚至昏迷。病情常迅速恶化，如不及时抢救，组织器官将发生不可逆性损害而危及病人生命。

## 一、休克的原因与分类

### （一）休克的原因

引起休克的原因很多，常见的有大出血、体液大量丧失、大面积烧伤、严重创伤、严重感染、过敏、强烈神经刺激、严重心脏病变和大血管病变（大动脉瘤、大动脉炎、主动脉缩窄）等。

### （二）休克的分类

1. 按原因分类

（1）失血性休克：由外伤、消化道溃疡、食道静脉曲张破裂、宫外孕及产后大出血等疾病引起的急性大失血所致。此型休克的发生取决于血量丢失的速度和程度。一般来讲，15分钟内失血少于全身总血量的10%时，机体可通过代偿使血压和组织血液灌流量保持基本正常；若迅速失血超过机体总血量的20%左右时，即可引起休克；超过总血量50%可迅速导致死亡。

（2）失液性休克：由剧烈呕吐、腹泻、肠梗阻、大汗淋漓导致失液所致。因大量体液丢失可引起血容量和有效循环血量锐减。

（3）烧伤性休克：大面积烧伤病人早期出现低血容量（烧伤面大量血浆渗出所致）和疼痛，晚期可继发感染，均可引起休克。

（4）创伤性休克：严重创伤时可出现失血和疼痛，二者均可引起休克。

（5）感染性休克：见于严重的细菌、病毒、真菌、螺旋体等感染。最常见的是革兰阴性菌感染引起的休克。由于细菌内毒素在这种休克发生中起重要作用，故又称内毒素休克或败血症休克。

（6）过敏性休克：过敏体质者注射某些药物（如青霉素）、血清制剂（如破伤风抗毒素）或疫苗（如狂犬疫苗）时发生Ⅰ型变态反应，引起肥大细胞释放大量组胺和缓激肽，导致血管舒张、血管床容积增大，毛细血管壁通透性增加，从而引起休克。

（7）神经源性休克：剧烈疼痛、高位脊髓麻醉或损伤时血管运动中枢先兴奋后抑制，致血管先收缩后扩张。血管收缩使组织血液灌流量减少，组织缺血缺氧，酸性产物堆积，组胺释放增加，加重血管扩张，回心血量减少，引起休克。

（8）心源性休克：大面积心肌梗死、急性心肌炎、严重心律失常时，引起心输出量急剧减少，致组织血液灌流量严重不足而出现休克。

2. 按起始环节分类　尽管引起休克的原因很多，但都是通过血容量减少、血管床容积增大和心输出量急剧下降这三个起始环节，使有效循环血量锐减，最终都导致组织灌流量减少。因此，组织灌流量减少是休克发生的共同基础（图4-7-1）。

（1）低血容量性休克：由血容量急剧减少引起的休克称为低血容量性休克。见于失血、失液、烧伤和创伤等。血容量急剧减少使静脉回流不足，心输出量减少，血压下降，减压反射受抑制，引起交感神经兴奋，外周血管收缩，组织灌流量进一步减少，从而发生休

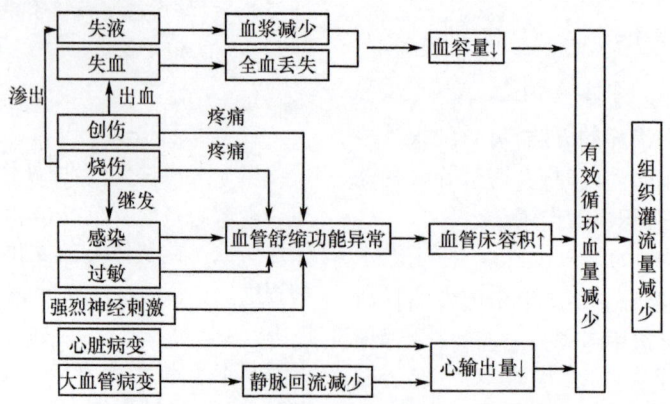

图 4-7-1 休克发生的原因、起始环节和共同基础

克。低血容量性休克可出现"三低一高"的临床表现，即中心静脉压（CVP）、心输出量（CO）、动脉血压（BP）降低，而总外周阻力（TPR）增高。

（2）血管源性休克：由血管床容积增大引起的休克称为血管源性休克。见于感染性、过敏性和神经源性休克等。由于组织长期缺血、缺氧、酸中毒和组胺及一氧化氮等活性物质的释放，造成小血管特别是腹腔内脏的小血管舒张，血管床容积扩大，大量血液淤滞在舒张的小血管内，使有效循环血量锐减，从而引起休克。

（3）心源性休克：由心输出量急剧下降引起的休克称为心源性休克。见于心肌源性和非心肌源性病变。心肌源性病变见于大面积心肌梗死、急性心肌炎、严重心律失常等。非心肌源性病变见于急性心脏压塞、心脏射血受阻（如肺动脉高压、主动脉缩窄等）。二者最终均导致心输出量减少，而心输出量减少又引起外周血管舒缩失调，从而引起休克。

3. 按血流动力学特点分类 血流动力学特点表现为心输出量与外周阻力的关系。

（1）低排高阻型休克：临床最为常见。血流动力学特点是心输出量降低，总外周阻力增高。血压降低可不明显，但脉压明显缩小。由于皮肤血管收缩，血流量减少，使皮肤温度降低，又称为"冷休克"。见于低血容量性、心源性和大多数感染性休克。

（2）高排低阻型休克：血流动力学特点是心输出量增高，总外周阻力降低。血压稍低，脉压可增大。由于皮肤血管扩张，血流量增多，使皮肤温度升高，又称为"暖休克"。见于部分感染性休克。

（3）低排低阻型休克：血流动力学特点是心输出量降低，总外周阻力也降低，故血压降低明显，实际上是各型休克失代偿的表现。

## 二、休克的分期与发生机制

根据血流动力学和微循环变化规律，一般可将休克大致分为以下三期。

（一）微循环缺血缺氧期（代偿期）

1. 微循环变化的特征 本期微循环变化是以小血管痉挛性收缩为主，又称微循环痉挛期，相当于临床的休克早期，其灌流特点是"少灌少流、灌少于流"。原因是：①微动脉、后微动脉、毛细血管前括约肌和微静脉收缩，毛细血管前、后阻力尤其是前阻力增加；②大量真毛细血管关闭，血液通过直捷通路和动-静脉短路回流，使组织灌流量减少，导致组织缺血、缺氧（图4-7-2）。

2. 微循环变化的机制

（1）交感-肾上腺髓质系统兴奋：交感-肾上腺髓质系统兴奋，儿茶酚胺大量释放，皮肤、腹腔内脏、肾等的小血管、微血管和毛细血管前括约肌收缩（α受体效应），毛细血管前、后阻力尤其是前阻力增加，微循环灌流急剧减少；而动-静脉吻合支扩张（β受体效应），使微循环非营养性血流增加，营养性血流减少，组织发生严重的缺血缺氧。

（2）肾素-血管紧张素-醛固酮系统激活：交感神经兴奋、儿茶酚胺增多及血容量减少均可引起肾缺血，导致肾素-血管紧张素-醛固酮系统激活，血管紧张素Ⅱ增多，使血管强烈收缩。

（3）其他体液因子：血栓素、心肌抑制因子、内皮素、加压素等缩血管物质生成、释放增多，促使小血管和微血管收缩。

3. 微循环变化的代偿意义

（1）血液重新分布：皮肤、内脏及肾的血管对儿茶酚胺敏感性较高，血管收缩强烈，血液灌流量锐减；而心、脑血管收缩反应不明显，相反，肾上腺素作用于冠状动脉的β受体，使冠状动脉扩张；平均动脉压在60～140mmHg范围内，脑血管的自我调节使脑灌流量稳定在一定水平。不同组织微血管反应的不均一性，使有限的血液资源得到重新分布，起到"移缓济急"作用，以保障主要生命器官心、脑的血液供应。

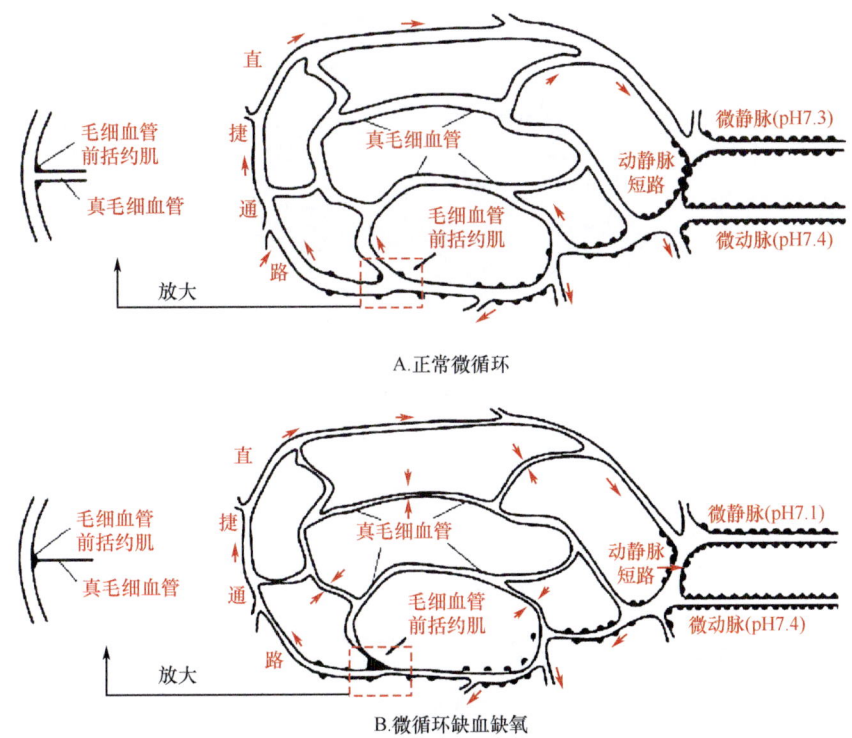

图 4-7-2　休克早期微循环变化示意图

（2）回心血量增加：静脉系统属于容量血管，可容纳总血量的 60% ~ 70%。儿茶酚胺等缩血管物质的大量释放，引起容量血管收缩，使回心血量增多，起到"自身输血"作用。此外，由于微动脉、后微动脉和毛细血管前括约肌对儿茶酚胺的敏感性比微静脉更高，收缩更明显，使毛细血管前阻力大于后阻力，导致毛细血管内静水压下降，促使组织液回流进入血管，起到"自身输液"作用。

（3）动脉血压维持正常：交感-肾上腺髓质系统兴奋，心肌收缩力增强，外周阻力加大，使血压（特别是平均动脉压）还能维持在正常范围。

4. 主要临床表现　该期病人在临床上表现为脸色苍白、四肢冰凉、出冷汗；脉搏细速、脉压减少；尿量减少；烦躁不安（图 4-7-3）。该期血压可骤降（如大失血），也可略降，甚至正常（代偿），但是脉压可有明显减少，所以血压下降并不是判断早期休克的指标。

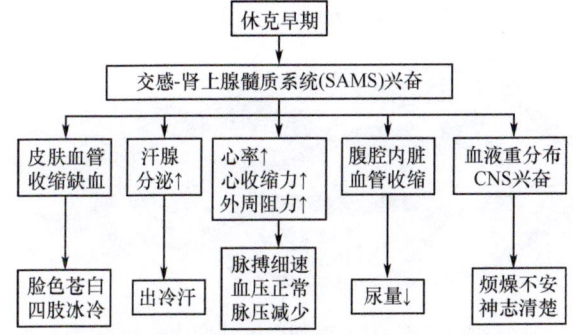

图 4-7-3　休克早期主要临床表现的发生机制

该期为休克的可逆期，应尽早消除休克的病因，及时补充血容量，恢复循环血量，防止向休克期发展。否则，病情可继续发展到休克期。

（二）微循环淤血缺氧期（可逆性失代偿期）

1. 微循环变化的特征　此期微循环变化是淤血，又称微循环扩张期，相当于临床的休克期，其灌流特点是"灌而少流、灌多于流"。原因是：①微动脉、后微动脉、毛细血管前括约肌扩张，微静脉对儿茶酚胺的反应性也降低，毛细血管后阻力大于前阻力；②毛细血管开放数目增多，组织血液灌注大于回流，微血管壁通透性升高，血浆外渗，血液浓缩，黏滞性升高，血流缓慢或淤滞，导致组织淤血、缺氧（图 4-7-4）。

2. 微循环变化的机制

（1）酸性物质增多：微循环持续缺血使组织缺氧而发生乳酸性酸中毒。酸中毒导致血管平滑肌对儿茶酚胺的反应性降低，引起微血管舒张。

（2）局部扩血管代谢产物增多：酸中毒刺激肥大细胞释放组胺增多，ATP 的分解产物腺苷堆积，激肽类物质生成增多等，引起小血管扩张和毛细血管壁通透性升高。

（3）血液黏滞性增高：毛细血管壁通透性升高，血浆外渗，血液浓缩，致血液黏滞性增高；白细胞贴壁嵌塞，血流受阻。二者均使血流缓慢、淤滞。

（4）内毒素的作用：病原微生物（特别是革兰阴性菌）感染引起内毒素血症时，内毒素可激活巨噬细胞，促进一氧化氮（NO）生成增多，引起微血管扩张。

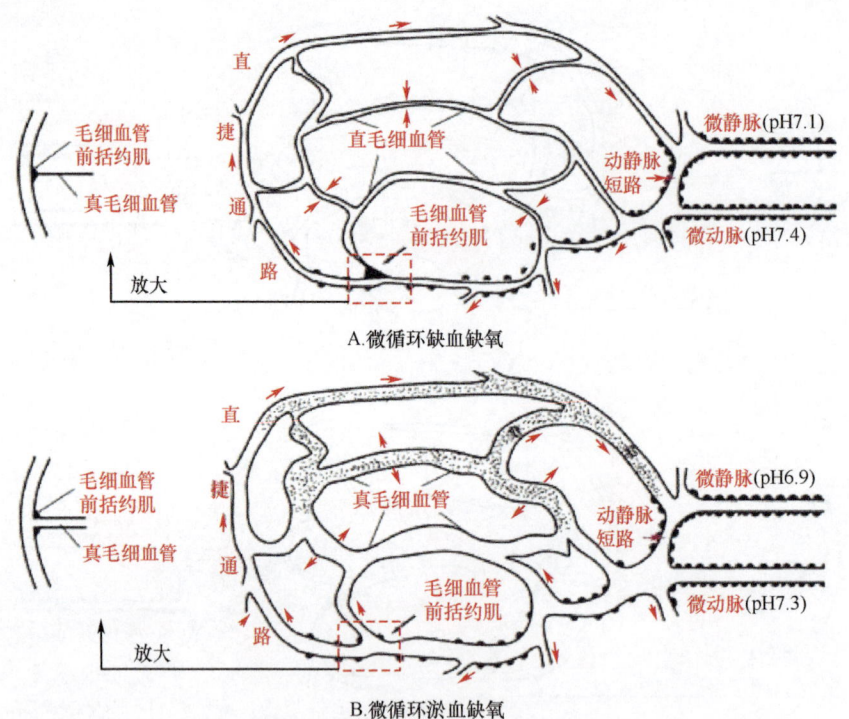

图 4-7-4 休克期微循环变化示意图

**3. 微循环改变的后果** 休克期微血管反应性降低,丧失参与重要生命器官血流调节的能力,机体由代偿向失代偿发展。

(1)"自身输血"、"自身输液"停止:静脉系统容量血管扩张,"自身输血"停止。血流淤滞,毛细血管内静水压升高,毛细血管壁通透性升高致血浆外渗,"自身输液"停止。

(2)"移缓济急"丧失:皮肤、内脏及肾的血管扩张,"移缓济急"丧失,心、脑供血严重不足。

(3)恶性循环形成:由于血管床大量开放,血液淤滞,导致有效循环血量锐减,回心血量减少,心输出量和血压进行性下降,使得交感-肾上腺髓质系统更加兴奋,血液灌流量进一步下降,组织缺氧更趋严重,形成恶性循环。

**4. 主要临床表现** 该期病人的主要临床表现是神志淡漠,意识模糊,甚至昏迷;血压进行性下降,可低于7kPa,脉搏频细,脉压缩小,心搏无力;少尿,甚至无尿;皮肤出现发绀、花斑(图4-7-5)。

该期机体由代偿向失代偿发展,及早积极救治,如继续扩充血容量、纠正酸中毒、选用血管活性药物等措施,解除微循环淤血,疏通微循环,可使病情逆转。否则,休克将进一步恶化,转入休克晚期。

**(三)微循环衰竭期(休克难治期)**

**1. 微循环变化的特征** 此期微循环变化的特点是发生弥散性血管内凝血(DIC),又称 DIC 期,相当于临床的休克晚期,其灌流特点是"不灌不流、血流停

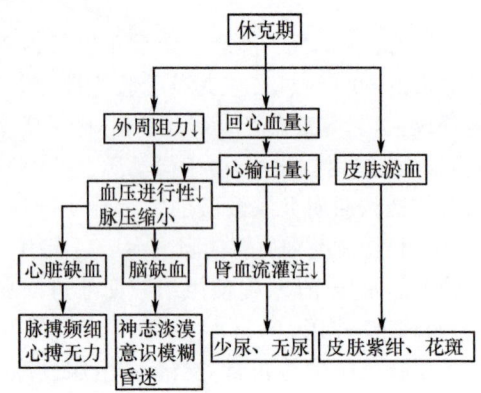

图 4-7-5 休克期主要临床表现的发生机制

止"状态。原因是:①微动脉、后微动脉、毛细血管前括约肌及微静脉麻痹扩张,对血管活性物质失去反应;②血流更加缓慢甚至停止,血液进一步浓缩,血细胞聚集,纤维蛋白原含量增多,血液处于高凝状态,酸中毒加重,可能诱发 DIC。上述两点使病情恶化,出现微循环衰竭(图4-7-6)。

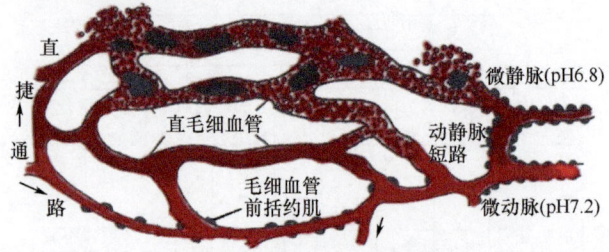

图 4-7-6 休克晚期微循环变化示意图

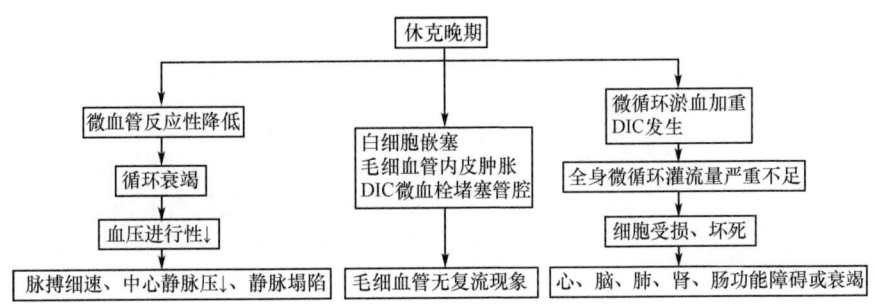

图 4-7-7　休克晚期主要临床表现的发生机制

2. 微循环变化的机制　此期微循环变化的特点是可能出现 DIC,其发生机制如下。

(1) 血液流变学改变:休克晚期血流更加缓慢甚至停止,血液进一步浓缩,血液黏滞性升高,血细胞聚集,纤维蛋白原含量增多,血液处于高凝状态,极易导致 DIC。

(2) 组织损伤:由严重烧伤、创伤等原因引起的休克,由于组织受损释放出大量组织因子,从而激活外源性凝血系统导致 DIC。

(3) 血管内皮细胞受损:微循环的变化使缺血缺氧和酸中毒加重,血管内皮细胞受损,激活凝血系统,导致 DIC 发生。

(4) 血细胞破坏:异型输血导致休克时,红细胞大量破坏,释放红细胞素和 ADP,促进 DIC 发生。

(5) 促凝物质释放:休克时体内生成大量促凝物质,如血小板活化因子、$TXA_2$ 等,可促进血小板聚集,加速 DIC 形成。

(6) 单核-吞噬细胞系统功能和肝功能受损:休克时单核-吞噬细胞系统功能和肝功能受损,机体清除毒物的能力降低,易发生内毒素血症,促进 DIC 发生。

3. 微循环改变的后果　休克一旦并发 DIC,病情将迅速恶化,给治疗造成极大困难。

(1) 加重微循环障碍:广泛微血栓形成和继发纤溶均使回心血量更加减少,循环血量进一步下降。

(2) 加重微血管舒缩功能紊乱:DIC 发生时产生的激肽、补体、组胺和 FDP 等物质,可使微血管扩张,管壁通透性增强。

(3) 多器官衰竭:微血栓形成加重组织缺血缺氧和酸中毒,导致细胞受损和重要器官如心、脑、肾功能障碍,甚至发生"不可逆性"损伤,最终出现多器官衰竭。

值得注意的是,DIC 的发生虽可使休克晚期的病情更加复杂严重,但 DIC 并不是休克晚期的必然结果。因为 DIC 发生与否及其发生早晚与引起休克的原因直接相关。例如,失血性休克较少发生 DIC,而严重创伤性休克、感染性休克和烧伤性休克的发生率较高,出现较早。

4. 主要临床表现　病人出现血压进行性下降、脉搏细速、中心静脉压降低、静脉塌陷等循环衰竭表现。即使大量输血补液致血压回升,有时仍不能恢复毛细血管血流,出现毛细血管无复流现象。重要生命器官如心、脑、肺、肾、肠等出现功能障碍或衰竭(图 4-7-7)。

## 三、休克时机体细胞及器官功能的变化

(一) 细胞的变化

1. 代谢障碍

(1) 能量代谢障碍:休克时组织缺血缺氧,细胞有氧氧化障碍,ATP 生成减少,使细胞膜 $Na^+$-$K^+$ATP 酶活性降低,$Na^+$、$K^+$ 转运失灵,细胞内 $Na^+$ 增多,细胞外 $K^+$ 增多,导致细胞水肿和高钾血症。

(2) 酸碱平衡紊乱:休克时组织缺血缺氧,糖酵解过程增强,乳酸生成增多,而此时因肝缺血缺氧,乳酸不能被利用。加之肾泌尿功能障碍,排酸保碱功能降低,可引起代谢性酸中毒。酸中毒又进一步加重微循环障碍和抑制心肌收缩,是休克恶化的重要因素。

2. 细胞损伤　细胞损伤是各组织器官功能障碍的共同机制,既可由休克原因如内毒素等直接引起,也可继发于微循环障碍。细胞损伤包括细胞膜、线粒体、溶酶体损伤(图 4-7-8)。

(1) 细胞膜损伤:细胞膜是休克时最早发生损伤的部位。缺氧、酸中毒、ATP 减少及溶酶体酶释放等因素都会导致细胞膜损伤,出现离子泵功能障碍,水、$Na^+$、$Ca^{2+}$ 内流,细胞水肿,细胞外 $K^+$ 增多,跨膜电位明显下降。

(2) 线粒体损伤:休克早期线粒体仅发生功能损害,ATP 合成减少,使细胞能量生成不足以致功能障碍。休克晚期线粒体形态发生改变,出现肿胀、嵴消失,最后崩解破坏。线粒体损伤后,造成氧化磷酸化障碍,ATP 生成进一步减少,导致细胞死亡。

(3) 溶酶体损伤:缺氧、酸中毒使溶酶体膜稳定性降低,膜破裂释放出溶酶体酶,其主要危害是引起

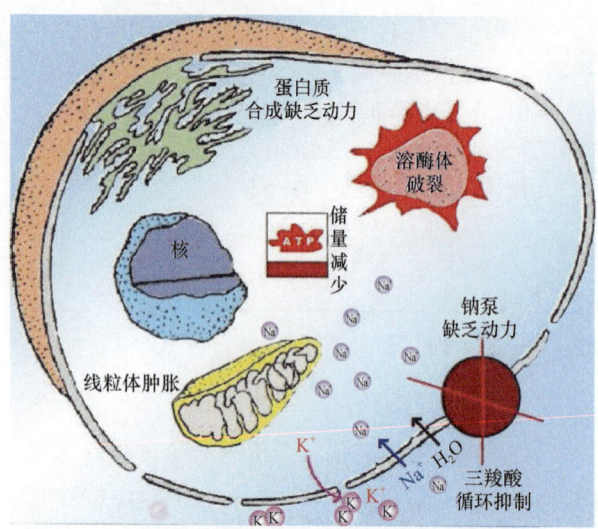

图 4-7-8 休克时细胞损伤示意图

细胞自溶,激活激肽系统,刺激肥大细胞释放组胺,促进休克的发生发展。

（二）器官功能的变化

休克时细胞代谢障碍和损伤,势必导致组织器官尤其是肾、肺、心、脑等重要器官功能障碍或衰竭,成为休克难治的重要因素,也是休克病人死亡的常见原因。

1. 急性肾衰竭 休克时,肾是最易受损伤的器官之一。各种类型休克常伴发急性肾衰竭称为休克肾(shock kidney)。临床表现为少尿、氮质血症、高钾及代谢性酸中毒,是休克病人死亡的主要原因。休克初期,由于肾小动脉收缩,肾血流量减少,因而肾小球滤过率锐减;同时由于肾缺血使醛固酮和抗利尿激素分泌增加,以致肾小管对钠、水的重吸收增强,表现为功能性肾衰竭,是可逆性的,如能及时治疗,使休克逆转,肾功能可恢复正常。如休克持续时间较长,可因肾严重缺血而发生急性肾小管坏死,导致急性器质性肾衰竭,使休克进一步恶化,甚至危及病人生命。

临床上,常以尿量的变化作为判断内脏微循环灌流量状况的重要指标之一,如果尿量每小时少于20ml,提示微循环灌流不足。因此,在休克监护过程中,仔细观察尿量的变化是十分重要的。

2. 急性呼吸衰竭 休克晚期常发生急性呼吸衰竭,是一种急性呼吸窘迫综合征(ARDS)。肺的主要病理变化是淤血、水肿、血栓形成、出血、肺不张、肺泡腔透明膜形成等,称为休克肺。休克肺的发生主要因氧自由基、致炎性细胞因子(TNF、IL-2 等)及多种血管活性物质(组胺、5-HT、缓激肽等)的作用,使肺泡-毛细血管膜受损,引起通透性增高所致。临床表现为急性进行性呼吸困难和低氧血症,最终因急性呼吸衰竭而死亡。休克病人中约有 1/3 死于休克肺,应予以

高度重视。

3. 心功能障碍 除心源性休克外,休克早期心功能因代偿可无明显变化。休克发展到严重阶段时可导致急性心力衰竭:①血压下降和心率过快使冠状动脉灌流量减少,心肌缺血缺氧;②交感神经兴奋使心率加快、心肌收缩力加强,心肌耗氧量增加,加重心肌缺氧;③酸中毒引起心肌兴奋-收缩耦联障碍,使心肌收缩力下降;④重度高钾血症时,心肌兴奋性、传导性、自律性和收缩性均下降;⑤心肌抑制因子使心肌收缩力减弱;⑥心肌内 DIC 形成,使心肌变性、坏死。

4. 脑功能障碍 休克早期由于代偿作用脑功能一般没有明显变化。休克进一步发展,血压进行性降低或脑内 DIC 形成,引起脑组织明显缺血缺氧,并伴有酸中毒,重者可发生脑水肿,引起颅内压升高,病人表现为神志淡漠、意识模糊,甚至昏迷。若出现脑疝,可压迫生命中枢,导致病人死亡。

5. 胃肠道及肝功能障碍 在休克发展的不同时期,胃肠道因缺血和 DIC 形成易发生功能障碍。胃肠黏膜因缺血易发生溃疡、坏死,DIC 形成引起胃肠道出血,胃肠黏膜屏障功能减弱致肠源性内毒素吸收量增加,促进休克的发展。肝缺血、淤血致肝功能障碍,一方面,肝脏的解毒能力降低,促进内毒素血症的发生;另一方面,肝功能障碍可引起或加重物质代谢紊乱,特别是加剧乳酸酸中毒。

6. 多器官功能衰竭(MOF) 是指在严重感染、失血、创伤或休克过程中,同时或相继出现两个或两个以上器官功能衰竭。休克晚期常并发 MOF。MOF 是休克致死的重要原因,而且衰竭的器官越多,死亡率也越高。MOF 的发病机制甚为复杂,可能是多因素综合作用的结果。休克时,多系统器官严重缺血缺氧,以及内毒素、炎症细胞激活和炎症介质如补体、氧自由基、蛋白水解酶、花生四烯酸代谢产物、TNF、IL-1、血小板活化因子等,对 MOF 的发生起关键作用。休克复苏后,也可能发生 MOF,其发生与缺血组织恢复血液灌流后产生大量氧自由基而引起的组织细胞损伤有关。

# 四、休克的防治原则

（一）积极预防

休克是临床上常见的、发展迅速的危重症之一,可由多种原因引起。及早预防和治疗引起休克的原发病,例如控制感染;外伤病人及时止血、止痛;失血或失液过多者及时输血或输液,补充血容量;使用青霉素前做皮肤过敏试验等,都可减少休克的发生率。

（二）及时抢救

休克一旦发生，应当争分夺秒，及时抢救，以防止病情进一步发展。在抢救过程中，除采取相应措施以消除能促进和加重休克的因素外，应着重改善微循环，并防止细胞损伤，纠正酸碱平衡紊乱，保护重要器官的功能。

1. 改善微循环、提高组织血液灌流量 休克时组织微循环血液灌流量严重不足是各型休克循环功能变化的共同特性，也是导致细胞损伤、各重要生命器官功能障碍的根本原因。因此，在治疗休克时应首先改善和恢复微循环灌流，提高组织血液灌流量。

（1）补充血容量：各种原因引起的休克均不同程度存在血容量绝对或相对不足，使有效循环血量减少，最终导致组织微循环血液灌流量严重不足。除心源性休克外，补充血容量是提高心输出量、改善组织灌流的根本措施。临床上补液应遵循"需多少，补多少"原则，并强调"及时和尽早"。在实际补液过程中，补液量一般宜多于失液量（因存在微循环淤血、血浆外渗等变化），即充分扩容。但充分扩容不等于超量补液，若输液过多、过快会导致肺水肿。可根据静脉充盈程度、尿量、脉搏、血压等指标的变化，动态地观察、判断补液量的多少。如果有条件，应监测中心静脉压（反映进入右心的血量和功能）和肺动脉楔压（反映进入左心的血量和功能），更好地指导输液。

（2）纠正酸中毒：代谢性酸中毒是休克过程中主要的酸碱平衡紊乱。酸中毒能加重微循环障碍而促进 DIC，抑制心肌收缩性，降低溶酶体膜稳定性，引起高钾血症等。临床上在应用血管活性药物之前，应根据酸中毒程度及时补碱纠酸，以免影响心肌收缩力和血管活性药物的疗效。

（3）合理应用血管活性药物：适当选用血管活性药物有利于改善组织微循环血液灌流量。应用原则如下：①血管活性药物必须在血容量充分补充和纠正酸中毒的前提下应用；②休克早期宜应用扩血管药物；③休克晚期宜应用缩血管药物；④扩血管药与缩血管药联合应用，可以取长补短，有利于改善微循环。

2. 改善细胞代谢、防治细胞损伤 保护细胞、改善细胞代谢是防治休克的重要措施。主要措施包括：①补充能量物质如葡萄糖和胰岛素、能量合剂等，以改善细胞代谢和提供必需的能源物质；②使用糖皮质激素、$PGE_2$ 等以稳定溶酶体膜，防止细胞受损；③使用 SOD、谷胱甘肽过氧化物酶、维生素 C 等自由基清除剂，避免细胞损伤。

3. 防治器官功能衰竭 休克时，如果出现器官功能衰竭，除采取上述治疗措施外，还应针对不同的器官衰竭尽早采取相应的治疗措施。如出现急性肾衰竭，应利尿、透析；出现休克肺，应正压给氧；出现急性心力衰竭，应强心、利尿。改善和恢复器官功能，防止发生 MOF。

（王 清 李 琴 杜 毅 徐 玲 钱洪鑫）

## 重点提示

1. 掌握心动周期和心率的概念，掌握心率的正常值及生理变动，熟悉心动周期中心腔内压力、瓣膜活动、血流方向、心室容积等变化及其关系，掌握影响心输出量的因素，熟悉第 1 及第 2 心音的特点、形成原因、标志和意义。

2. 掌握心室肌细胞动作电位的波形特点和形成原理，熟悉自律细胞和非自律细胞的不同点，掌握心肌生理特性及其影响因素，掌握心脏正常起搏点，了解理化因素对心脏活动的主要影响，了解正常体表心电图基本波形及其代表的意义。

3. 掌握动脉血压概念、正常值、生理变动和相对稳定的意义，熟悉动脉血压的形成及影响因素，了解脉搏概念、脉搏图及其生理意义，掌握中心静脉压概念、正常值及其意义，熟悉影响静脉回心血量的因素，掌握微循环的概念、血流通路及其意义，熟悉影响微循环血流量的因素，掌握组织液的生成及其影响因素，了解淋巴循环及其意义。

4. 掌握心血管活动的调节中枢、神经支配及其作用，熟悉压力感受性反射和化学感受性反射的基本过程及意义，掌握肾上腺素和去甲肾上腺素对心血管活动的调节作用，熟悉血管紧张素的生理作用，了解局部性体液调节因素的作用。

5. 熟悉冠脉循环的血流特点，了解肺循环的血流特点，了解脑循环的血流特点。

6. 掌握心力衰竭概念，熟悉心力衰竭的病因和诱因，了解心力衰竭的分类，熟悉心力衰竭时机体的代偿反应（特别是心脏的代偿作用及不利影响），熟悉心力衰竭发生的机制，掌握心力衰竭时机体的功能代谢变化，了解心力衰竭的防治原则。

7. 掌握休克的概念，了解休克的原因及分类，掌握休克各期微循环变化的特征及相应的临床表现，熟悉休克的发生机制，熟悉休克时机体细胞形态代谢和器官功能变化，了解休克的防治原则。

## 目标检测

**一、名词解释**

1. 心动周期 2. 心率 3. 每搏输出量 4. 心输出量 5. 心指数 6. 射血分数 7. 心力储备 8. 自动节律性 9. 窦性心律 10. 异位心律 11. 期前收缩 12. 代偿性间歇 13. 血压 14. 收缩压 15. 舒张压 16. 动脉脉搏 17. 中心静脉压 18. 微循环 19. 有效滤过压 20. 心力衰竭 21. 心脏紧张源性扩张 22. 心脏肌源性扩张

23. 向心性肥大　24. 离心性肥大　25. 端坐呼吸　26. 心源性哮喘　27. 休克　28. 低血容量性休克　29. 冷休克　30. 暖休克　31. 自身输液　32. 自身输血　33. 休克肺　34. 休克肾　35. 多器官功能障碍综合征

**二、填空题**

1. 心动周期的长短与心率的快慢成_____关系。心率加快时，_____会缩短，而以_____缩短更明显。
2. 心室肌前负荷指的是_____，后负荷指的是_____。在一定范围内增加前负荷，心肌的收缩力_____。在前负荷和心肌收缩力不变的条件下，后负荷增加，则_____开放推迟，_____期延长，_____期缩短，_____减少。
3. 评价心脏输出血量的指标有_____、_____、_____和_____。
4. 影响心脏泵血功能的因素有_____、_____、_____和_____。
5. 心力储备来自_____储备和_____储备两个方面。
6. 第一心音的特点是_____、_____，是_____的标志，第二心音的特点是_____、_____，是_____的标志。
7. 按电生理特性将心肌细胞分为_____、_____、_____、_____四种类型。
8. 心脏工作细胞的动作电位分为_____、_____、_____、_____、_____五期，其中_____期是其主要的特征。
9. 心脏的自律性来源于心脏内_____系统中的_____细胞，其动作电位具有_____的特点。
10. 心肌的生理特性包括_____、_____、_____和_____。
11. 影响心肌自律性的因素有_____、_____。
12. 心肌兴奋性周期性变化包括_____、_____、_____三个时期。
13. 影响心肌兴奋性的因素有_____、_____、_____。
14. 心脏兴奋传导速度最快的部位是_____，最慢的部位是_____。
15. 影响心肌传导性的因素有_____、_____。
16. 心肌收缩性的特点有_____、_____和_____。
17. 心电图纸的一纵小格表示电压为_____；一横小格表示时间为_____。
18. 正常心电图中 P 波反映_____；QRS 波反映_____；T 波反映_____；P-R 间期代表_____。
19. 我国成人安静时收缩压_____，舒张压_____，脉压_____。
20. 形成动脉血压的前提是_____，根本因素是_____和_____。
21. 大动脉管壁的弹性降低时，收缩压_____，舒张压_____，脉压_____。
22. 中心静脉压是指_____内的压力，其正常值范围是_____。它的高低取决于_____和_____两个因素。

23. 影响静脉回流的因素有_____、_____、_____和_____。
24. 微循环的血流通路有_____、_____和_____三条。
25. 微循环的基本功能是_____和_____。
26. 微循环总闸门是指_____，分闸门是指_____，后闸门是指_____。
27. 当微动脉舒张时，可使毛细血管血压_____，组织液生成_____。
28. 组织液生成的有效滤过压＝_____。
29. 心脏的神经支配有_____和_____。体内绝大多数血管只接受_____的支配。
30. 调节心血管活动的基本中枢在_____，包括_____、_____和_____。
31. 调节动脉血压最重要的反射是_____，其作用是_____。
32. 按心力衰竭发生部位分类有_____、_____和_____；按其发生速度分类有_____和_____。
33. 按心力衰竭时心输出量多少，心瓣膜病、高血压病所致的心力衰竭属_____心力衰竭；甲亢、严重贫血所致的心力衰竭属_____心力衰竭。
34. 心力衰竭发生前心脏代偿反应表现为_____、_____和_____。
35. 心力衰竭的发病机制是_____、_____和_____。
36. 心肌收缩性减弱的主要机制是_____、_____和_____。
37. 心力衰竭时心脏泵血功能降低，表现为心力储备_____；心输出量_____；射血分数_____。
38. 中心静脉压（CVP）反映_____的压力，右心衰竭时 CVP_____。
39. 左心衰竭时可导致_____循环淤血，主要临床表现是_____；右心衰竭时可导致_____循环淤血，主要临床表现是_____。
40. 左心衰竭时可出现_____、_____和_____三种表现形式的呼吸困难。
41. 感染性休克常伴有败血症，故又称_____休克；在革兰阴性细菌引起的休克中，内毒素起重要作用，故又称_____性休克或_____性休克。
42. 高动力型休克时，因外周阻力降低，皮肤血管扩张，血流量增多，故又称_____休克，见于_____。
43. 微循环是指_____和_____之间的血液循环。由_____个部分组成。微循环的灌流情况主要是受_____调节。
44. 休克发生的始动环节是_____、_____、_____。
45. 根据休克发生过程中血流动力学和微循环变化规律，一般可将休克发展过程分为_____期、_____期、_____期。
46. 休克早期微循环的血管持续_____，口径明显变小，毛细血管前、后阻力均增加，尤以_____阻力增加更明显,因此出现微循环_____。

47. 休克晚期微血管平滑肌麻痹,对任何血管活性药物均无反应,所以又称微循环_____期。由于该期微循环中形成微血栓,故又称_____期。

48. 在休克的基础上发生的多器官功能障碍综合征中最常累及的器官是_____。

**三、单项选择题**

1. 在心脏的等容收缩期中,心房、心室和动脉的压力关系是(　　)
   A. 房内压>室内压>动脉压
   B. 房内压<室内压<动脉压
   C. 房内压<室内压>动脉压
   D. 房内压>室内压<动脉压

2. 心动周期中,动脉瓣关闭的时间是(　　)
   A. 等容收缩期初　　　B. 射血期初
   C. 心室舒张期初　　　D. 心室充盈期初

3. 心动周期中,心室血液充盈主要是由于(　　)
   A. 心房收缩的挤压作用　B. 骨骼肌的挤压作用
   C. 心室舒张的抽吸作用　D. 胸内负压的促进作用

4. 对心输出量影响不大的因素是(　　)
   A. 心肌收缩力　　　　B. 大动脉管壁弹性
   C. 心率　　　　　　　D. 心室舒张末期充盈量

5. 当心率超过180次/分时,心输出量将减少,这是由于(　　)
   A. 心室舒张期缩短,等容舒张期缩短
   B. 心室舒张期缩短,充盈期缩短
   C. 心室收缩期缩短,等容收缩期缩短
   D. 心室收缩期缩短,射血期缩短

6. 等容收缩期与等容舒张期中不同的是(　　)
   A. 房室瓣开闭状态　　B. 心室内压
   C. 半月瓣开闭状态　　D. 心内血流状态

7. 搏出量占_____的百分数称射血分数(　　)
   A. 回心血量　　　　　B. 每分心输出量
   C. 心室舒张末期容积　D. 心脏收缩末期容积

8. 心室肌细胞不具有(　　)
   A. 自律性　　　　　　B. 兴奋性
   C. 传导性　　　　　　D. 收缩性

9. 与神经纤维相比,心室肌细胞动作电位的主要特征是(　　)
   A. 去极化时间短　　　B. 复极过程分为四期
   C. 有4期自动去极化　D. 复极缓慢,有平台期

10. 心脏中无自律性的部位是(　　)
    A. 心房肌和心室肌　　B. 房室结
    C. 房室束　　　　　　D. 浦肯野纤维

11. 窦房结为正常心脏起搏点的主要原因是(　　)
    A. 位于心脏上部　　　B. 动作电位没有2期
    C. 0期去极化速度慢　D. 4期自动去极速度最快

12. 心脏中传导最快和最慢的部位分别是(　　)
    A. 心室肌和房室束　　B. 浦肯野纤维和结区
    C. 心室肌和房室结　　D. 浦肯野纤维和心房肌

13. 心肌细胞兴奋性与神经、肌肉不同的是(　　)
    A. 有周期性变化　　　B. 有相对不应期
    C. 有效不应期特别长　D. 无超常期

14. 心肌细胞自律性产生的基础是(　　)
    A. 4期自动去极化　　B. 0期去极化的速度快
    C. 复极速度缓慢　　　D. 有效不应期长

15. 下列属于快反应自律细胞的是(　　)
    A. 心房肌细胞　　　　B. 心室肌细胞
    C. 窦房结细胞　　　　D. 浦肯野细胞

16. 期前收缩之后出现代偿性间歇的原因是窦房结(　　)
    A. 正常兴奋落在期前兴奋的有效不应期中
    B. 少发放一次节律性兴奋
    C. 节律性兴奋延迟发放
    D. 自律性暂时降低

17. 外周阻力的大小主要取决于(　　)
    A. 小动脉和微动脉口径
    B. 大动脉弹性
    C. 血液黏滞度
    D. 毛细血管壁的通透性

18. 在人体的各类血管中,血流速度最快和最慢的血管分别是(　　)
    A. 主动脉和腔静脉　　B. 小动脉和小静脉
    C. 主动脉和毛细血管　D. 大动脉和大静脉

19. 动脉血压形成的前提条件是(　　)
    A. 心输出量　　　　　B. 循环血量和血管容积相适应
    C. 外周阻力　　　　　D. 大动脉管壁弹性

20. 动脉血压保持相对恒定的意义是(　　)
    A. 保持血管充盈
    B. 保持足够的静脉回流
    C. 防止血管硬化和破裂
    D. 保证组织器官的血液供应

21. 大动脉管壁弹性减退可导致(　　)
    A. 收缩压升高、舒张压降低
    B. 收缩压降低、舒张压升高
    C. 收缩压、舒张压均升高
    D. 收缩压、舒张压均降低

22. 人由平卧突然站立时常感头昏眼黑,这是由于(　　)
    A. 外周阻力降低,动脉血压降低
    B. 静脉回流不足,动脉血压降低
    C. 心功能降低,心输出量减少
    D. 动脉血压突然升高

23. 病人中心静脉压升高,表明病人有(　　)
    A. 左心功能衰竭　　　B. 右心功能衰竭
    C. 全心功能衰竭　　　D. 静脉回流不足

24. 微循环的最主要功能是(　　)
    A. 调节回心血量　　　B. 调节血压
    C. 进行物质交换　　　D. 调节体温

25. 肌肉运动时,该肌肉血流量增加的主要原因是(　　)
    A. 交感缩血管纤维紧张性降低
    B. 动脉压升高

C. 局部代谢产物增多

D. 心输出量增大

26. 正常情况下支配全身血管,调节血管口径和动脉血压的主要传出神经是( )

A. 交感缩血管纤维

B. 副交感舒血管纤维

C. 交感缩血管及交感舒血管纤维

D. 交感缩血管纤维及副交感舒血管纤维

27. 颈动脉窦、主动脉弓压力感受器反射的生理意义是( )

A. 升高动脉血压

B. 降低动脉血压

C. 调节呼吸频率和深度

D. 保持动脉血压相对稳定

28. 肾上腺素对心血管作用的叙述,错误的是( )

A. 与 $\beta_1$ 受体结合后,使心跳加快加强

B. 使皮肤血管和内脏血管舒张

C. 使冠状血管和骨骼肌血管舒张

D. 使收缩压、舒张压均升高

29. 影响冠脉血流量的主要因素是( )

A. 主动脉血压高低

B. 血液黏滞度大小

C. 心舒期长短和舒张压高低

D. 心缩期长短和收缩压高低

30. 下列哪一项符合心力衰竭的概念( )

A. 心肌收缩力减弱,心输出量减少

B. 心肌舒张障碍,心室顺应性降低

C. 心泵功能障碍,心输出量减少,不能满足机体代谢需要

D. 心肌供能不足,收缩性减弱,不能满足心肌代谢需要

31. 充血性心力衰竭是指( )

A. 容量负荷过重所致的急性心力衰竭

B. 压力负荷过重所致的急性心力衰竭

C. 伴有静脉系统淤血的慢性心力衰竭

D. 伴有动脉系统缺血的慢性心力衰竭

32. 关于高输出量性心力衰竭的叙述下列错误的是( )

A. 心输出量较心力衰竭前有所降低

B. 心输出量可稍高于正常水平

C. 心输出量可满足机体代谢的需要

D. 主要原因是高动力循环状态

33. 下列哪种情况可导致低输出量性心力衰竭( )

A. 甲亢          B. 心肌炎

C. 严重贫血      D. 动-静脉瘘

34. 下列哪种情况可导致高输出量性心力衰竭( )

A. 高血压病      B. 冠心病

C. 心瓣膜病      D. 维生素 $B_1$ 缺乏症

35. 下列哪种情况可导致左心室后负荷过重( )

A. 心肌炎        B. 高血压

C. 肺动脉高压    D. 主动脉瓣关闭不全

36. 下列哪种情况可导致左心室前负荷过重( )

A. 二尖瓣狭窄    B. 主动脉瓣狭窄

C. 主动脉瓣关闭不全 D. 肺动脉高压

37. 下列哪种情况可导致右心室后负荷过重( )

A. 高血压        B. 主动脉瓣狭窄

C. 肺动脉高压    D. 二尖瓣关闭不全

38. 下列原因可导致心脏压力负荷过重,但应除外( )

A. 主动脉瓣狭窄  B. 肺动脉瓣狭窄

C. 二尖瓣关闭不全 D. 高血压

39. 下列哪项原因不会导致心脏容量负荷增加( )

A. 二尖瓣关闭不全 B. 主动脉瓣关闭不全

C. 室间隔缺损    D. 肺动脉高压

40. 高血压引起的心力衰竭是由于( )

A. 心肌结构破坏  B. 心脏后负荷过重

C. 心脏前负荷过重 D. 循环速度加快

41. 下列哪项不是左心室衰竭的原因( )

A. 高血压病      B. 冠心病

C. 二尖瓣狭窄    D. 二尖瓣关闭不全

42. 心脏能迅速动员的最早代偿方式是( )

A. 心率加快      B. 心脏扩张

C. 心肌肥大      D. 心肌收缩力加强

43. 下列哪项对心脏功能无代偿意义( )

A. 心率加快      B. 紧张源性扩张

C. 肌源性扩张    D. 心肌肥大

44. 在心脏代偿反应中,较经济、持久的代偿方式是( )

A. 心率加快      B. 心肌肥大

C. 紧张源性扩张  D. 肌源性扩张

45. 心肌向心性肥大的主要原因是( )

A. 心肌能量代谢障碍

B. 心肌结构受损

C. 心肌压力负荷长期增加

D. 心肌容量负荷长期增加

46. 心肌离心性肥大的主要原因是( )

A. 心肌压力负荷长期增加

B. 心肌容量负荷长期增加

C. 心肌兴奋-收缩耦联障碍

D. 心肌能量代谢障碍

47. 心力衰竭的发病机制主要是( )

A. 心肌收缩性减弱  B. 心室舒张功能障碍

C. 心室顺应性降低  D. 心室各部舒缩活动不协调

48. 左心衰竭的主要表现是( )

A. 血压下降      B. 下肢水肿

C. 呼吸困难      D. 胃肠淤血

49. 左心衰竭发生呼吸困难的主要机制是( )

A. 心肌缺血缺氧  B. 肺淤血水肿

C. 回心血量减少  D. 肺动脉高压

50. 右心衰竭的临床表现不包括( )

A. 下肢水肿      B. 肝淤血肿大

C. 食欲不振      D. 心源性哮喘

51. 左心衰竭病人最近出现右心衰竭,会表现出( )

A. 肺淤血,水肿加重,体循环淤血减轻

B. 肺淤血,水肿减轻,出现体循环淤血

C. 肺淤血及体循环淤血均加重

D. 肺淤血及体循环淤血均减轻

52. 心力衰竭最早出现的改变是(　　)

　　A. 心力储备降低　　　B. 心输出量降低

　　C. 心脏指数降低　　　D. 射血分数降低

53. 下列哪项指标能够反映左心室前负荷变化(　　)

　　A. 肺动脉楔压　　　B. 中心静脉压

　　C. 主动脉压　　　　D. 肺总阻力

54. 下列哪种情况最常出现中心静脉压升高(　　)

　　A. 左心衰竭　　　　B. 右心衰竭

　　C. 心源性休克　　　D. 高血压

55. 下列哪项是心力衰竭的诱因(　　)

　　A. 心律失常　　　　B. 心肌梗死

　　C. 心肌炎　　　　　D. 心脏前负荷过重

56. 机体快速失血超过总血量多少可引起低血容性休克(　　)

　　A. 5%　　　　　　　B. 10%

　　C. 15%　　　　　　D. 20%

57. 有关低动力型休克的描述下述错误的是(　　)

　　A. 心输出量降低

　　B. 外周阻力升高

　　C. 常见于低血容性休克

　　D. 皮肤温度升高

58. 高排低阻型休克可见于(　　)

　　A. 失血性休克　　　B. 感染性休克

　　C. 烧伤性休克　　　D. 过敏性休克

59. 休克早期微循环开放的血管主要是(　　)

　　A. 微动脉　　　　　B. 后微动脉

　　C. 动-静脉吻合支　　D. 微静脉

60. 休克早期交感-肾上腺髓质系统是(　　)

　　A. 强烈兴奋　　　　B. 强烈抑制

　　C. 先兴奋后衰竭　　D. 先兴奋后抑制

61. 休克代偿期微循环灌流的特点是(　　)

　　A. 少灌少流、灌多于流

　　B. 少灌少流、灌少于流

　　C. 少灌多流、灌少于流

　　D. 多灌多流、灌多于流

62. 休克早期血细胞比容降低的机制是(　　)

　　A. 血液重新分配　　B. 输液过多

　　C. 组织液反流入血　D. 输血过多

63. 休克早期可出现血管扩张的部位是(　　)

　　A. 胃肠　　　　　　B. 肾脏

　　C. 骨骼肌　　　　　D. 心脏

64. 休克早期微循环变化的特点是(　　)

　　A. 毛细血管前阻力↑、后阻力↑↑、口径↓

　　B. 毛细血管前阻力↑↑、后阻力↑、口径↓

　　C. 毛细血管前阻力↑↑、后阻力↑、口径↑

　　D. 毛细血管前阻力↓、后阻力↑、口径↑

65. 休克早期病人不会出现(　　)

　　A. 少尿　　　　　　B. 血压下降

　　C. 脉搏细速　　　　D. 面色苍白

66. 休克期微循环后阻力明显增加的主要原因是(　　)

　　A. 血小板聚集　　　B. 红细胞聚集

　　C. 白细胞贴壁　　　D. 血液黏度增加

67. 休克期血压进行性下降的主要原因是(　　)

　　A. 微循环障碍,回心血量严重不足

　　B. 血液中儿茶酚胺浓度进行性下降

　　C. 交感神经先兴奋后转为抑制

　　D. 外周小动脉紧张度进行性降低

68. 休克的微循环淤血期组织灌流的特点是(　　)

　　A. 多灌多流、灌少于流

　　B. 多灌多流、灌多于流

　　C. 少灌少流、灌少于流

　　D. 灌而少流、灌多于流

69. 休克期微循环变化的特点是(　　)

　　A. 毛细血管前阻力↑、后阻力↓、口径↑

　　B. 毛细血管前阻力↓、后阻力↑、口径↑

　　C. 毛细血管前阻力↑、后阻力↑↑、口径↑

　　D. 毛细血管前阻力↑、后阻力↑↑、口径↑

70. 休克时血液的血细胞比容变化规律是(　　)

　　A. 先降低后正常　　B. 先升高后降低

　　C. 先降低后升高　　D. 先正常后降低

71. 休克晚期并发 DIC 时组织灌流的特点是(　　)

　　A. 不灌不流　　　　B. 少灌少流

　　C. 少灌多流　　　　D. 多灌多流

72. 临床上使用糖皮质激素治疗休克的主要机制是(　　)

　　A. 增强心肌收缩力　B. 稳定细胞膜

　　C. 纠正代谢性碱中毒　D. 改善微循环

73. 休克时最常引起的酸碱紊乱是(　　)

　　A. 呼吸性碱中毒

　　B. 呼吸性酸中毒

　　C. AG 增高型代谢性酸中毒

　　D. 代谢性碱中毒

74. 休克时引起各器官功能障碍的病理学基础是(　　)

　　A. 细胞水肿　　　　B. 细胞损伤

　　C. 线粒体肿胀　　　D. 溶酶体破坏

75. 休克早期产生的肾衰竭是(　　)

　　A. 肾前性肾衰竭

　　B. 非少尿型肾衰竭

　　C. 肾后性肾衰竭

　　D. 肾性肾衰竭

76. 给休克病人补液的原则是(　　)

　　A. 严格控制补液量　B. 补液宁多勿少

　　C. 失多少补多少　　D. 需多少补多少

77. 多器官功能障碍综合征最主要的病因是(　　)

　　A. 严重感染　　　　B. 严重创伤

　　C. 严重休克　　　　D. 缺血-再灌注损伤

四、问答题

1. 简述心脏的泵血过程。

2. 影响心输出量的因素有哪些？它们对心输出量有何影响？

3. 输液过多过快对人体有何影响？为什么？

4. 心肌兴奋性周期性变化的特点是什么？有何意义？

5. 心脏兴奋传导的正常顺序是什么？

6. 说明房室延搁及其意义。

7. 影响动脉血压的因素有哪些？它们对动脉血压有何影响？

8. 动脉血压的稳定有何生理意义？

9. 促进体循环静脉血液回流的因素有哪些？

10. 简述微循环血流量的调节机制。

11. 组织液是如何生成的？哪些因素影响组织液的生成和回流？

12. 叙述支配心血管的神经、释放的递质、作用的受体及对心血管的作用。

13. 正常时，人体动脉血压为何能维持相对稳定？

14. 实验中夹闭一侧颈总动脉，血压有何变化？为什么？

15. 比较肾上腺素和去甲肾上腺素对心血管的作用。

16. 冠脉循环有何特点？根据其特点，如何增加冠脉血流量？

17. 简述心功能不全时心脏的代偿反应。

18. 过度肥大的心肌由代偿转为衰竭的机制是什么？

19. 心力衰竭发病机制中，为什么会导致心肌收缩性减弱？

20. 心力衰竭时引起机体功能、代谢变化和临床表现的病理生理基础是什么？

21. 左心衰竭病人为什么出现夜间阵发性呼吸困难？

22. 动脉血压降低是否可作为判断休克发生的指标？为什么？

23. 休克早期机体有哪些代偿措施？

24. 休克早期微循环有哪些变化？为什么有这些改变？

25. 休克期微循环有哪些变化？为什么会产生这些改变？

26. 休克晚期为什么在微循环中形成 DIC？

27. 休克晚期病人为什么难治？

28. 休克时机体的细胞有哪些损伤性变化？为什么会引起这些变化？

29. 在休克治疗过程中为什么强调纠正酸中毒？

30. 感染性休克病人病情缓解后，再次出现进行性呼吸困难、无尿和血压下降等危急状况，应考虑何种可能？为什么？

# 第五章　呼吸、缺氧与呼吸衰竭

人体在新陈代谢过程中，需要不断地消耗氧，并产生二氧化碳。氧要从空气中摄取，二氧化碳则需排出体外。呼吸功能是通过呼吸和血液循环两个系统相互配合而完成的。

机体与外界环境之间的气体交换过程，称为**呼吸**（respiration）。整个呼吸过程可分为4个既相互衔接又同步进行的阶段，即肺通气、肺换气、气体在血液中的运输、组织换气（图5-1）。肺通气和肺换气合称为外呼吸或肺呼吸，组织换气又称为内呼吸。通常所称的呼吸是指外呼吸。呼吸是维持人体生命活动所必需的最基本生理活动之一。任一环节发生障碍，均可引起组织缺氧和二氧化碳蓄积，导致内环境紊乱，从而影响新陈代谢的正常进行，严重时将危及生命。

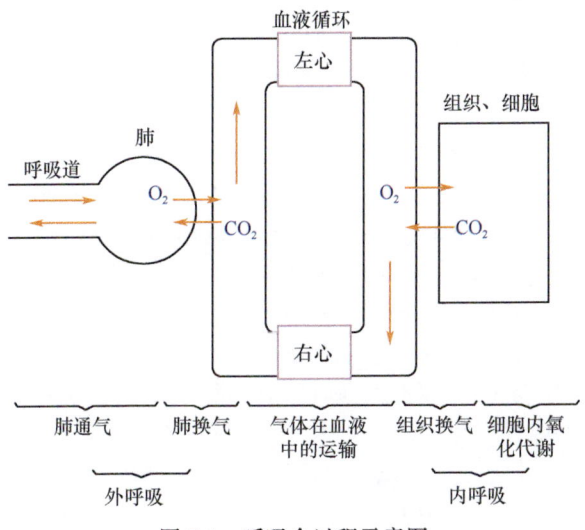

图5-1　呼吸全过程示意图

# 第一节　肺　通　气

肺与外界环境之间的气体交换过程，称为**肺通气**。肺通气功能由肺通气的动力克服肺通气的阻力而实现。

## 一、肺通气的动力

肺本身无主动扩张和回缩的能力，其容积的大小完全依赖于胸廓容积的改变而变化。胸廓由脊柱、肋骨、胸骨和肋间肌等构成，是一弹性体，在呼吸肌的作用下扩大与缩小。胸廓扩大，则肺容积增大，肺内压下降，气体进肺；胸廓缩小，则肺容积减小，肺内压升高，气体出肺。呼吸运动是肺通气的原动力，肺内压与大气压之间的压力差是肺通气的直接动力，胸膜腔负压能保证肺处于扩张状态并随胸廓的运动而张缩，是使原动力转化为直接动力的关键。

### （一）呼吸运动

呼吸肌收缩和舒张引起胸廓节律地扩大与缩小，称为**呼吸运动**，简称呼吸。参与呼吸运动的肌肉统称为呼吸肌。凡是使胸廓扩大，产生吸气运动的肌肉称为吸气肌，主要有膈和肋间外肌。凡是使胸廓缩小，产生呼气运动的肌肉称为呼气肌，主要有肋间内肌和腹壁肌群。用力呼吸时才参与呼吸运动的肌肉称为呼吸辅助肌，主要有斜角肌、胸锁乳突肌、胸肌、背肌等。呼吸运动包括吸气运动和呼气运动。平静吸气时，膈收缩，穹隆部下降，胸腔上下径增大，同时肋间外肌收缩，肋骨和胸骨上举，肋弓稍外展，胸腔前后径和左右径均增大，导致胸腔容积和肺容积增大，肺内压下降并低于大气压时，实现吸气。平静呼气时，膈舒张，穹隆部上移，胸腔上下径减小，同时肋间外肌舒张，肋骨和胸骨下降，胸腔前后径和左右径均减小，导致胸腔容积和肺容积缩小，肺内压升高并高于大气压时，实现呼气。

按呼吸运动深度分为平静呼吸和用力呼吸。平静呼吸时，吸气是主动过程，呼气是被动过程；用力呼吸时，吸气和呼气都是主动过程。按引起呼吸运动的主要肌群不同分为腹式呼吸、胸式呼吸和混合式呼吸。以膈肌的舒缩为主的呼吸运动称为**腹式呼吸**，而以肋间外肌舒缩为主的呼吸运动称为**胸式呼吸**。正常成人安静时表现为混合式呼吸，胸部疾病病人（如胸膜炎病人）以腹式呼吸为主，孕妇或腹部疾病病人（如腹腔肿瘤、腹腔积水、腹膜炎等病人）以胸式呼吸为主。

1. 正常呼吸　正常成人在安静状态下呼吸频率为12～18次/min，节律规则，均匀无声且不费力。男性及儿童以腹式呼吸为主，女性以胸式呼吸为主。呼吸可因年龄、性别、活动、情绪等不同而出现生理变化。年龄越小，呼吸频率越快；女性比男性稍快；剧烈运动和强烈情绪变化时呼吸加快，休息和睡眠时呼吸减慢；血压升高时呼吸减慢变弱，血压降低时呼吸加快加强；环境温度升高或海拔增加，可使呼吸加深加快。一般体温每升高1℃,呼吸频率增加3~4次/min。

2. 异常呼吸

(1)频率异常:①呼吸过速:呼吸频率超过24次/min,称呼吸增快,也称气促。常见于发热、疼痛、甲状腺功能亢进等;②呼吸过缓:呼吸频率低于10次/min,称呼吸减慢。常见于颅脑疾病、巴比妥类药物中毒等。

(2)深度异常:深而规则的大呼吸称深度呼吸,常见于糖尿病酮症酸中毒和尿毒症酸中毒等。浅而不规则的呼吸称浅快呼吸,常见于呼吸肌麻痹、胸肺疾患、休克病人,也可见于濒死病人。

(3)节律异常:①潮式呼吸:是呼吸由浅慢到深快,再由深快到浅慢,经过一段时间后,又重复此周期性变化,像潮水涨退一样周而复始地进行。常见于脑炎、脑膜炎、颅内压增高等中枢神经系统疾病及巴比妥类药物中毒;②间断呼吸:表现为有规律的呼吸几次后,突然停止呼吸,间歇一个短时间后又开始呼吸,如此反复交替进行。

(4)声音异常:①蝉鸣样呼吸:当出现喉头水肿、喉头异物时,声带附近阻塞,使空气吸入发生困难,病人吸气时可产生一种高音调的似蝉鸣样音响;②鼾声呼吸:如气管或支气管内有较多的分泌物积蓄,病人呼吸时可发出一种粗大的鼾声,常见于昏迷、神经系统疾病等。

(5)呼吸困难:病人主观上感到空气不足,客观上表现为呼吸费力,出现发绀、鼻翼翕动等症状和体征,造成频率、深度、节律的异常。①吸气性呼吸困难:其特点是吸气费力,吸气时间延长,常见于气管阻塞、气管异物、喉头水肿等;②呼气性呼吸困难:其特点是呼气费力,呼气时间延长,常见于支气管哮喘、阻塞性肺气肿;③混合性呼吸困难:其特点是吸气、呼气均费力,呼吸频率增加,常见于重症肺炎、广泛性肺纤维化、大片肺不张、大量胸腔积液等。

(二)呼吸时肺内压和胸膜腔内压的变化

肺泡内的压力称为肺内压。在呼吸运动过程中,肺内压随胸腔容积的变化而改变。平静吸气初,肺内压比大气压低0.133~0.266kPa(1~2mmHg),气体入肺。平静呼气初,肺内压比大气压高0.133~0.266kPa(1~2mmHg),气体出肺。吸气末和呼气末,肺内压与大气压相等。肺内压变化的大小与呼吸运动的深浅、缓急和呼吸道通畅程度有关(图5-1-1)。

在呼吸运动过程中,肺内压的周期性变化及其与大气压之间的压力差是肺通气的直接动力,根据这一原理,临床上常采用人工呼吸抢救呼吸停止的病人。常用的人工呼吸方法有两类:负压呼吸法,即人工地使胸廓有节律的扩大与缩小,使肺扩张与回缩,肺内

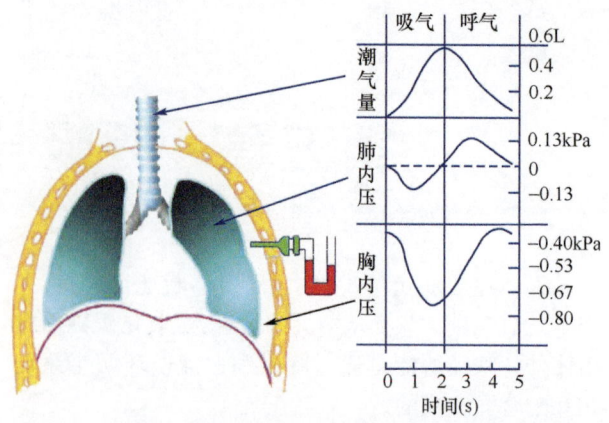

图5-1-1 吸气和呼气时肺内压、胸膜腔内压及呼吸气容积的变化过程(右)和胸膜腔内压的直接测量(左)示意图

压降低与升高,实现肺通气。如提臂压胸法、压背法等。正压呼吸法,即利用高压向肺内输入气体,使肺内压增高,迫使肺扩张,然后停止输气,让肺自然回缩,实现呼气。如口对口呼吸法、人工呼吸机等。在实施人工呼吸时,必须注意清除呼吸道的异物和痰液等,保持呼吸道通畅,否则将无效。

胸膜腔内的压力称为**胸膜腔内压**(intrapleural pressure)。它是通过施加在胸膜脏层上两种方向相反的力,即促使肺泡扩张的肺内压和促使肺泡缩小的肺回缩力而形成,即:

胸膜腔内压=肺内压-肺回缩力

而吸气末和呼气末肺内压与大气压相等,因而:

胸膜腔内压=大气压-肺回缩力

若设大气压为零,胸膜腔内压即为负值,即由肺回缩力决定,其值可用连接检压计的针头刺入胸膜腔内直接测定。胸膜腔负压随呼吸过程的变化而变化。平静吸气时,肺扩大,肺回缩力增大,胸膜腔负压增大,吸气末为-1.33~-0.665kPa(-10~-5mmHg)。平静呼气时,肺缩小,肺回缩力减小,胸膜腔负压减小,呼气末为-0.665~-0.339kPa(-5~-3mmHg)。

胸膜腔内压有重要的生理意义:①可使肺总是处于扩张状态而不至于萎陷,使肺能随胸廓的扩大而扩张。如果胸膜破裂,与大气相通,空气将立即进入胸膜腔而形成**气胸**。发生气胸时,将造成肺不张。②促进静脉血和淋巴液回流。

## 二、肺通气的阻力

气体在进出肺的过程中,会遇到各种阻止其流动的力,统称为肺通气阻力。肺通气的阻力有弹性阻力和非弹性阻力两种,正常情况下,弹性阻力约占总通气阻力的70%。

(一)弹性阻力

弹性阻力是弹性物体受到外力作用时所产生的

一种对抗变形的回位力。肺和胸廓都是弹性物体,呼吸的总弹性阻力即由肺弹性阻力和胸廓弹性阻力组成。

1. 肺弹性阻力　来自两个方面:一是来自肺泡液-气界面的表面张力,约占肺弹性阻力的 2/3;二是来自肺弹性纤维和胶原纤维的弹性回缩力,约占肺弹性阻力的 1/3。肺弹性阻力对吸气起阻力作用,对呼气起动力作用。

(1) 肺泡表面张力:肺泡内表面覆盖着来自血浆的薄层液体,与肺泡内气体形成液-气界面,沿肺泡半球状曲面切线方向拉紧液面,构成合力向心的回缩力,称为**表面张力**。肺泡表面张力使肺泡趋向于缩小,是肺泡扩张的阻力。

根据 Laplace 定律,肺泡回缩压($P$)与表面张力($T$)成正比,而与肺泡半径($r$)成反比,即:$P = 2T/r$。若无肺泡表面活性物质存在,大小肺泡表面张力就相同,则小肺泡回缩压(回缩力)大于大肺泡回缩压(回缩力),气体将从小肺泡不断流入大肺泡,结果使大肺泡膨胀,小肺泡萎缩(图5-1-2)。

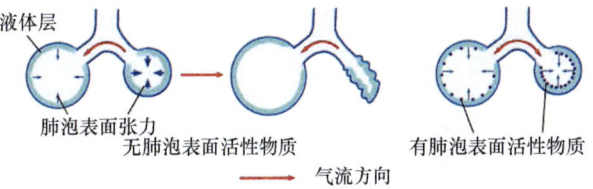

液体层
肺泡表面张力
无肺泡表面活性物质　有肺泡表面活性物质
气流方向

图 5-1-2　肺泡表面张力和肺泡表面活性物质作用示意图

这种情况在正常人是不会出现的。原因是在正常人体内有由肺泡Ⅱ型细胞合成和释放的**肺泡表面活性物质**,它是一种复杂的脂蛋白混合物,主要成分是二棕榈酰卵磷脂,以单分子层形式排列在肺泡液层表面,作用是降低肺泡表面张力,且大肺泡表面活性物质分布密度小,表面张力大,从而防止肺泡过度扩张而破裂;小肺泡表面活性物质分布密度大,表面张力小,从而防止肺泡塌陷,最终使大小肺泡容积相对稳定。肺泡表面活性物质的生理功能是:①减小吸气阻力,有利于肺扩张;②防止肺泡内液体积聚而出现肺水肿;③稳定大小肺泡容积。当肺泡表面活性物质缺乏时(如早产儿),可发生肺不张和肺水肿,吸气阻力增大,呼气阻力减小,导致呼吸困难,特别是吸气困难。

(2) 肺弹性回缩力:肺组织含弹性纤维,具有弹性回缩力。在一定范围内,肺被扩张得愈大,肺弹性回缩力也愈大,即弹性阻力愈大,成为构成肺弹性阻力的重要因素之一。肺气肿时,弹性纤维被破坏,弹性阻力减小,呼气阻力增大,致使呼气后肺内存留的气体量增大,导致肺通气效率降低,严重时可出现呼吸困难,特别是呼气困难。

2. 胸廓弹性阻力　胸廓是一个双向弹性体,当胸廓处于自然位置(平静吸气末,肺容量约为肺总量的 67%)时,胸廓回位力等于零;胸廓小于自然位置(平静呼气末,肺容量小于肺总量的 67%)时,胸廓回位力向外,是吸气的动力,呼气的阻力;当胸廓大于自然位置(深吸气状态,肺容量大于肺总量的 67%)时,胸廓回位力向内,是吸气的阻力,呼气的动力。临床上因胸廓弹性阻力增大而使肺通气障碍的情况较少见,主要引起吸气困难。

肺和胸廓的弹性阻力可以用顺应性来衡量。**顺应性**是指在外力作用下,弹性体扩张的难易程度。容易扩张则顺应性大,不易扩张则顺应性小。因此,顺应性与弹性阻力成反比。在某些病理情况下,如肺充血、肺水肿、肺纤维化、肺不张等,弹性阻力增大,肺顺应性减小,肺不易扩张,可致吸气困难;而肺气肿时,因弹性组织被破坏,弹性阻力减小,肺顺应性增大,但肺回缩力减小,可致呼气困难。

(二) 非弹性阻力

非弹性阻力包括惯性阻力、黏滞阻力和呼吸道阻力。呼吸道阻力即气道阻力,占非弹性阻力的 80%~90%,是临床上通气障碍最常见的病因。

气道阻力的影响因素主要有呼吸道口径、气流速度和气流形式。呼吸道口径小、气流速度快、气流呈涡流时,气道阻力大;呼吸道口径大、气流速度慢、气流呈层流时,气道阻力小。呼吸道口径是影响气道阻力最重要的因素,其中大气道(气道口径>2mm)是产生气道阻力的主要部位。但当小气道(气道口径<2mm)平滑肌收缩时,小气道阻力则成为气道阻力的重要成分。呼吸道平滑肌的舒缩受神经和体液因素的影响,迷走神经兴奋及组胺、5-羟色胺、缓激肽可引起呼吸道平滑肌收缩,气道阻力增大;交感神经兴奋及儿茶酚胺可引起呼吸道平滑肌舒张,气道阻力减小。故临床上常用拟肾上腺素药物来解除支气管哮喘病人的呼吸困难。

## 三、肺通气功能的评价

呼吸运动的最终目的是实现肺通气,而肺通气是呼吸的一个重要环节,通过测定肺容量和肺通气量,对肺通气功能做出客观评价。

1. 基本肺容积　包括潮气量、补吸气量、补呼气量和余气量四种,互不重叠。除余气量外,其他三种均可用肺量计测定(图5-1-3)。

(1) 潮气量:平静呼吸时每次吸入或呼出的气量称为潮气量。正常成人平静呼吸时为 0.4~0.6L,平均约为 0.5L。

(2) 补吸气量:平静吸气末再尽力吸气所能增加的吸入气量,称为补吸气量或吸气储备量。正常成人

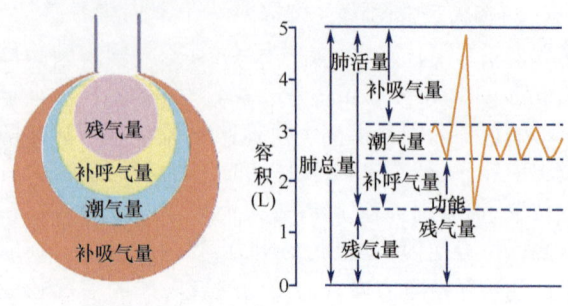

图 5-1-3 肺容量的组成示意图

为 1.5~2.0L。

(3) 补呼气量：平静呼气末再尽力呼气所能增加的呼出气量，称补呼气量或呼气储备量。正常成人为 0.9~1.2L。

(4) 余气量：最大呼气后肺内仍残留不能呼出的气量，称为余气量或残气量。正常成人为 1.0~1.5L。

2. 肺容量　是指肺容纳气体的量，可随呼吸深度发生变化。包括深吸气量、功能残气量、肺活量、用力呼气量和肺总量五种。

(1) 深吸气量：补吸气量与潮气量之和称为深吸气量，它是反映肺最大通气潜力的一个指标之一。深吸气量大，表示吸气储备能力大。胸廓、胸膜、肺组织病变可降低此值。

(2) 功能残气量：补呼气量与残气量之和称为功能残气量，正常成人约为 2.5L。其生理意义是缓冲呼吸过程中肺泡气氧和二氧化碳分压的过度变化，利于气体交换。肺弹性回缩力降低（如肺气肿）时，功能残气量增大；肺纤维化、肺弹性阻力增大的病人，功能残气量减小。

(3) 肺活量：在做一次最深吸气后，尽力呼气，呼出的最大气量称为肺活量（vital capacity, VC），是潮气量、补吸气量和补呼气量三者之和。正常成人男子平均约为 3.5L，女子约为 2.5L。肺活量反映一次呼吸的最大通气能力，是肺静态通气功能的一项重要指标。但因个体差异较大，只宜作自身比较。

(4) 用力呼气量：用力呼气量是在一次最深吸气后用力尽快呼气，计算第 1s、2s、3s 末呼出气量占其肺活量的百分数，也称为时间肺活量。正常成人第 1s、2s、3s 末呼出的气量分别为其肺活量的 83%、96%、99%，其中第 1s 用力呼气量最有意义。用力呼气量是一种动态指标，它不仅能反映肺活量的大小，还能反映呼吸阻力的变化。肺弹性降低或阻塞性呼吸系统疾病时，用力呼气量可显著降低。

(5) 肺总量：肺容纳的最大气体量称为肺总量，成年男子平均约为 5.0L，女子约为 3.5L。肺总量由潮气量、补吸气量、补呼气量及余气量组成。

(二) 肺通气量

肺通气量是指单位时间内吸入或呼出肺的气体总量，包括每分通气量和肺泡通气量。

1. 每分通气量　是指每分钟内吸入或呼出肺的气体量，即：每分通气量=潮气量×呼吸频率，健康成人为 6.0~9.0L。

最大随意通气量是指最大限度地做深而快的呼吸，每分钟吸入或呼出的气量。是评价一个人能进行多大运动量的一项重要指标。健康成人为 70.0~120.0L。

通气储量百分比是最大随意通气量与每分平静通气量之差值占最大随意通气量的百分数，它反映通气功能的储备能力。正常人在 93% 以上，若小于 70%，则通气储备功能不良。

2. 肺泡通气量　指每分钟吸入肺泡的新鲜空气量，又称有效通气量。肺泡通气量=（潮气量−无效腔气量）×呼吸频率。

无效腔是指从鼻到肺泡无气体交换功能的管腔，包括解剖无效腔和肺泡无效腔两部分。解剖无效腔是从鼻到终末细支气管的通道，正常成人约恒定为 0.15L。肺泡无效腔是未能与血液发生气体交换的肺泡容积，健康成人平卧时，肺泡无效腔接近于零。

由于解剖无效腔的容积是个常数，肺泡通气量主要受潮气量和呼吸频率的影响。由表 5-1-1 可知，深而慢的呼吸比浅而快的呼吸通气效率高。

表 5-1-1　不同呼吸形式时通气量（ml/min）

| 呼吸形式 | 每分通气量 | 肺泡通气量 |
| --- | --- | --- |
| 平静呼吸 | 500×12=6000 | (500−150)×12=4200 |
| 浅快呼吸 | 250×24=6000 | (250−150)×24=2400 |
| 深慢呼吸 | 1000×6=6000 | (1000−150)×6=5100 |

# 第二节　呼吸气体的交换

呼吸气体的交换包括肺泡与肺毛细血管血液之间，以及血液与组织细胞之间的 $O_2$ 和 $CO_2$ 的交换，即肺换气和组织换气。

## 一、气体交换的原理

根据物理学原则，各种气体无论是处于气体状态，还是溶解于液体之中，气体分子总是由压力高处向压力低处移动，直至两处压力相等为止，这一过程称为扩散。气体扩散的动力是两处气体分子间的压力差。呼吸气体在人体内的交换过程也遵循这一原则。

在混合气体的总压力中，某种气体所占有的压力，

表5-2-1 海平面空气、肺泡气、血液及组织中各种气体的分压 kPa(mmHg)

| | $PO_2$ | $PCO_2$ | $PN_2$ | $H_2O$ | 合计 |
|---|---|---|---|---|---|
| 空气 | 21.2(159.0) | 0.04(0.3) | 79.6(597.0) | 0.5(3.7) | 101.3(760) |
| 肺泡气 | 13.9(104) | 5.3(40) | 75.8(569) | 6.3(47) | 101.3(760) |
| 动脉血 | 13.3(100) | 5.3(40) | 76.4(573) | 6.3(47) | 101.3(760) |
| 静脉血 | 5.3(40) | 6.1(46) | 76.4(573) | 6.3(47) | 94.1(706) |
| 组织 | 4.0(30) | 6.7(50) | 76.4(573) | 6.3(47) | 93.4(700) |

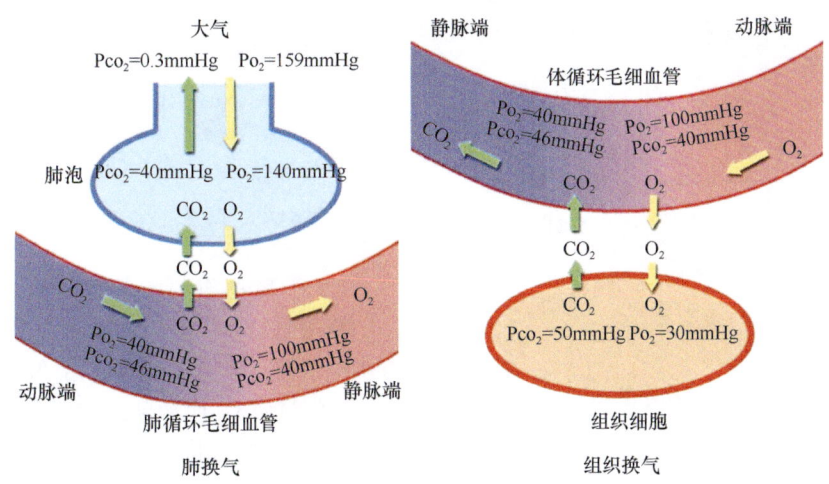

图5-2-1 肺换气和组织换气示意图

图中数字代表气体分压,单位是 mmHg

称为该气体的**分压**(表 5-2-1),而气体的分压差是指两个区域之间某气体分压的差值。气体的分压值与该气体在混合气体中所占体积分数成正比。即:

气体分压=总压力×该气体的容积百分比

如海平面空气总压力约为 101.3kPa(760mmHg),其中 $O_2$ 的体积分数为 20.9%,则空气中氧分压($PO_2$)为 101.3kPa×20.9% = 21.2kPa(159mmHg)。混合气体中各组成气体分子的扩散只与该气体的分压差有关,与总压力和其他气体的分压差无关。液体中气体的分压来自溶解的气体分子从液体中逸出的力,即张力。

气体扩散速率($D$)与气体分压差($\Delta P$)、气体溶解度($S$)、温度($T$)及气体扩散面积($A$)成正比,与气体分子量($MW$)的平方根及气体扩散距离($d$)成反比。在温度及气体扩散面积相同的情况下,$O_2$ 的分压差比 $CO_2$ 大 10 倍,$CO_2$ 的溶解度比 $O_2$ 大 24 倍,而 $CO_2$ 分子量的平方根值比 $O_2$ 大 1.17 倍,因此,$CO_2$ 的扩散速率比 $O_2$ 大 2 倍。故临床上缺 $O_2$ 比 $CO_2$ 潴留更为常见,呼吸困难的病人常先出现缺 $O_2$。综上所述,气体扩散速率与上述各因素的关系是:

$$D \propto \Delta P \cdot T \cdot A \cdot S / [d \cdot (\sqrt{MW})]$$

## 二、气体交换的过程

肺动脉的静脉血流经肺毛细血管时,在分压差的推动下,$O_2$ 由肺泡扩散入血液,$CO_2$ 由静脉血扩散入肺泡,完成**肺换气**(图 5-2-1)。结果使静脉血变成含 $O_2$ 较多、$CO_2$ 较少的动脉血。肺换气仅需 0.3 秒即可完成。

当动脉血流经组织毛细血管时,在分压差的推动下,$O_2$ 由血液扩散入组织细胞,$CO_2$ 则从组织细胞扩散入血液,完成**组织换气**。结果使动脉血变成含 $O_2$ 较少、$CO_2$ 较多的静脉血。

总之,当血液流经肺时不断摄取 $O_2$,并排出 $CO_2$;而流经组织时则不断释放出 $O_2$,并带走 $CO_2$。这就是气体交换的全过程。

## 三、影响气体交换的因素

肺换气受气体扩散速率、呼吸膜面积和厚度、肺通气/血流比值的影响,组织换气还受组织细胞代谢及血液供应情况的影响。

(一)影响肺换气的因素

1. 气体扩散速率 气体扩散速率越快,肺换气量越多;气体扩散速率越慢,肺换气量越少。

2. 呼吸膜 指的是肺泡腔与肺毛细血管腔之间的膜,它由六层结构组成,即含有表面活性物质的液体层、肺泡上皮细胞层、肺泡上皮基膜层、肺泡与毛细血管之间的间质、毛细血管基膜层、毛细血管内皮细胞层(图5-2-2)。正常呼吸膜非常薄,平均厚度不足1μm。病理情况下,任何使呼吸膜增厚或扩散距离增加的疾病,都会降低扩散速率,减少扩散量,如肺纤维化、肺水肿等。运动时由于血流加速,缩短了气体在肺部的交换时间,这时呼吸膜的厚度和扩散距离的改变显得更重要。

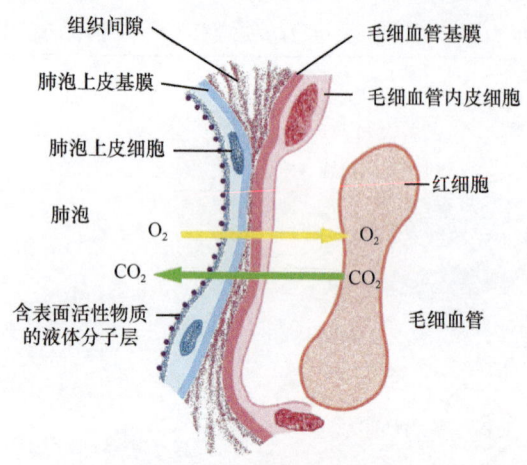

图5-2-2 呼吸膜结构示意图

　　平静呼吸时,可供气体交换的呼吸膜面积仅约40m²,用力呼吸时可达70m²。说明呼吸膜有相当大的面积储备。运动时,因肺毛细血管开放数量和开放程度的增加,扩散面积也大大增加。肺不张、肺实变、肺气肿或肺毛细血管关闭和阻塞均使呼吸膜扩散面积减小,肺换气量减少。总之呼吸膜良好的通透性及广大的面积,保证了肺泡与血液间能迅速地进行气体交换。

　　3. **肺通气/血流比值**(简称 $V/Q$ 比值) 是指每分钟肺泡通气量与肺血流量之间的比值。正常成人 $V/Q = 4.2/5.0 = 0.84$。此时肺泡通气量与肺血流量配合适当,气体交换效率高,静脉血流经肺毛细血管时,将全部变为动脉血。正常人 $V/Q$ 比值为0.84是就整个肺而言的理论值。而肺整体 $V/Q$ 比值正常,并不表明肺内各部分的 $V/Q$ 比值都正常。实际上,肺各部分肺泡通气量和肺毛细血管血流量是不均匀的(表5-2-2),肺上区的肺泡通气量和肺泡血流量均较肺下区少,尤以肺泡血流量减少更为显著。

**表5-2-2　人体直立时肺上、肺下区的肺泡通气量与血流量**

| | 肺泡通气量($V$)(L/min) | 肺泡血流量($Q$)(L/min) | $V/Q$ 比值 |
|---|---|---|---|
| 肺上区 | 0.24 | 0.07 | 3.4 |
| 肺下区 | 0.82 | 1.29 | 0.63 |

　　(1) $V/Q$ 比值增大:说明肺通气过度或肺血流量不足,多见于部分肺泡血流量减少(图5-2-3)。如部分肺血管栓塞,使相对过多的肺泡气不能与血液充分交换,导致肺泡无效腔增大,尽管此时肺通气正常,气

体交换效率也会降低。

　　(2) $V/Q$ 比值减小:说明肺通气不足或肺血流量过多,多见于部分肺泡通气不良(图5-2-3)。如支气管痉挛时,使相对过多的血流量流经通气不良的肺泡,不能充分进行气体交换,形成了功能性动-静脉短路,此时虽然肺血流量正常,但实际进行气体交换的血量减少,换气效率也降低。

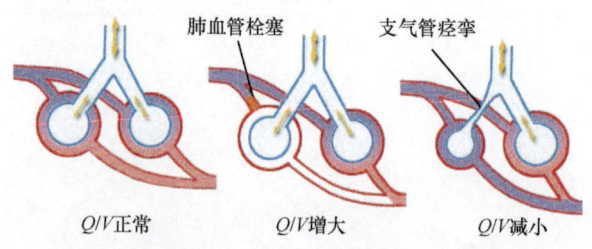

图5-2-3　肺通气/血流比值及其变化示意图

　　(二)影响组织换气的因素

　　影响组织换气的因素主要是组织细胞代谢及血液供应情况。当组织细胞代谢活动增强时,$O_2$ 耗量、$CO_2$ 产生量增多,使动脉血与组织间的 $O_2$ 及 $CO_2$ 分压差增大,气体交换增多,同时组织代谢产生的酸性产物,使毛细血管大量开放,血流量增多,也有利于气体交换。此外,组织细胞与有血流的毛细血管间距离增大,换气将减少。

# 第三节　气体在血液中的运输

　　气体在血液中的运输,是实现肺换气和组织换气的重要中间环节。$O_2$ 和 $CO_2$ 在血液中有物理溶解和化学结合两种运输形式(表5-3-1)。溶解的和化学结合的气体总是处于动态平衡之中。物理溶解运输的气体量尽管很少,但却是实现化学结合所必需的中间步骤。

## 一、氧的运输

　　$O_2$ 在血浆中溶解的量极少,约占血液 $O_2$ 总含量的1.5%。扩散入血液的 $O_2$ 绝大部分(98.5%)进入红细胞与血红蛋白结合而运输。

　　(一)氧与血红蛋白的结合

　　$O_2$ 能与红细胞中的血红蛋白(Hb)结合,形成氧合血红蛋白($HbO_2$)。氧合与氧化不同,其特点是既能迅速结合,也能迅速解离。而结合和解离取决于血液中 $PaO_2$ 的高低。

$$Hb + O_2 \underset{PaO_2 \text{低(组织)}}{\overset{PaO_2 \text{高(肺)}}{\rightleftharpoons}} HbO_2$$

　　氧合血红蛋白呈鲜红色,去氧血红蛋白呈暗红色,当每升血液中去氧血红蛋白含量达到50g以上时,

**表 5-3-1 血液 $O_2$ 和 $CO_2$ 的含量 mmol/L（ml/L 血液）**

| | $O_2$ | | | $CO_2$ | | |
|---|---|---|---|---|---|---|
| | 物理溶解 | 化学结合 | 合计 | 物理溶解 | 化学结合 | 合计 |
| 动脉血 | 0.1(3.0) | 8.9(200.0) | 9.0(203.0) | 1.1(25.0) | 20.7(464.0) | 21.8(489.0) |
| 静脉血 | 0.04(1.0) | 6.8(152.0) | 6.8(153.0) | 1.3(29.0) | 22.4(500.0) | 23.7(529.0) |

在口唇、甲床等毛细血管丰富的表浅部位出现青紫色，称为发绀。发绀一般表示人体缺氧，但严重贫血病人、CO 中毒者有缺氧无发绀，某些红细胞增多者无缺氧有发绀。

（二）血氧饱和度

通常用血氧饱和度表示血液含氧的多少。每升血液中血红蛋白所能结合的最大 $O_2$ 量，称为血氧容量也称**氧容量**，氧容量受 Hb 浓度的影响。每升血液的实际含 $O_2$ 量，称为**氧含量**，氧含量主要受 $PaO_2$ 的影响。氧含量占氧容量的百分数，称为血氧饱和度，简称**氧饱和度**。

血氧饱和度 =（氧含量/氧容量）×100%

氧解离曲线是表示氧分压与血氧饱和度关系的曲线，简称氧离曲线（图 5-3-1）。在一定范围内，血氧饱和度与氧分压呈正相关，但并非完全的线性关系，而是呈近似 S 形的曲线。可分为上、中、下三段。

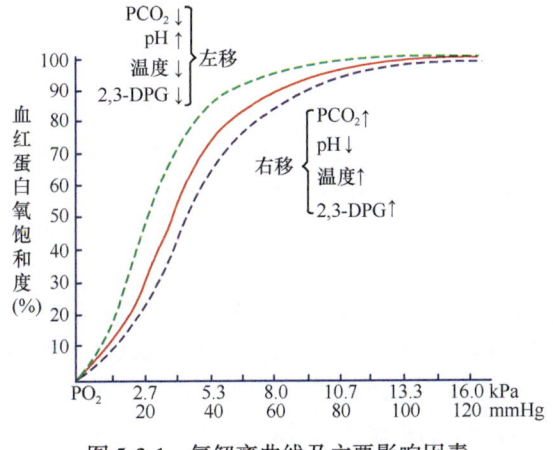

图 5-3-1 氧解离曲线及主要影响因素

1. 氧离曲线的上段 相当于 $PaO_2$ 为 7.98 ~ 13.3kPa（60 ~ 100mmHg），即 $PaO_2$ 较高的水平，可以认为是 Hb 与 $O_2$ 结合的部分。这段曲线较平坦，表明 $PaO_2$ 的变化对 Hb 氧饱和度影响不大。例如，$PaO_2$ 为 13.3kPa（100mmHg）时，Hb 氧饱和度为 97.4%，血 $O_2$ 含量约为 19.4ml；如将吸入气 $PO_2$ 提高到 19.95kPa（150mmHg），Hb 氧饱和度为 100%，只增加了 2.6%。反之，如使 $PO_2$ 下降到 9.31kPa（70mmHg），Hb 氧饱和度为 94%，只降低了 3.4%。因此，即使吸入气或肺泡气 $PO_2$ 有所下降，如在高原、高空或某些呼吸系统疾病时，只要 $PaO_2$ 不低于 7.98kPa（60mmHg），Hb 氧饱和度仍能保持在 90% 以上，血液仍可携带足够量的 $O_2$，不致发生明显的低氧血症。

2. 氧离曲线的中段 该段曲线较陡，相当于 $PaO_2$ 为 5.32 ~ 7.98kPa（40 ~ 60mmHg），是 $HbO_2$ 释放 $O_2$ 的部分。$PaO_2$ 为 5.32kPa（40mmHg），相当于混合静脉血的 $PO_2$，此时 Hb 氧饱和度约为 75%，血 $O_2$ 含量约 14.4ml%，也即是每 100ml 血液流过组织时释放了 $5mlO_2$。血液流经组织时释放出的 $O_2$ 容积所占动脉血 $O_2$ 含量的百分数称为 $O_2$ 的利用系数，安静时为 25% 左右。以心输出量 5L 计算，安静状态下人体每分耗 $O_2$ 量约为 250ml。

3. 氧离曲线的下段 相当于 $PaO_2$ 为 2 ~ 5.32 kPa（15 ~ 40mmHg），也是 $HbO_2$ 与 $O_2$ 解离的部分，是曲线坡度最陡的一段，意即 $PaO_2$ 稍降，$HbO_2$ 就可大大下降。在组织活动加强时，$PaO_2$ 可降至 2kPa（15mmHg），$HbO_2$ 进一步解离，Hb 氧饱和度降至更低的水平，血氧含量仅约 4.4ml%，这样每 100ml 血液能供给组织 15ml $O_2$，$O_2$ 的利用系数提高到 75%，是安静时的 3 倍。可见该段曲线代表 $O_2$ 储备，能满足组织活动增强时的需要。

氧离曲线受 $PaCO_2$、pH、温度、2,3-二磷酸甘油酸（2,3-DPG）的影响。血液中 $PaCO_2$↑、pH↓、温度↑、2,3-DPG↑，使氧离曲线右移，血红蛋白与 $O_2$ 的亲和力降低，血氧饱和度下降，有利于 $O_2$ 的释放。血液中 $PaCO_2$↓、pH↑、温度↓、2,3-DPG↓，使氧离曲线左移，血红蛋白与 $O_2$ 的亲和力增加，血氧饱和度升高，$HbO_2$ 形成增多。

# 二、二氧化碳的运输

每升静脉血液中溶解的 $CO_2$ 仅占血液 $CO_2$ 总量的 5%，其余 95% 以结合形式运输。其中碳酸氢盐形式占 $CO_2$ 运输总量的 88%，氨基甲酸血红蛋白形式占 $CO_2$ 运输总量的 7%。

（一）碳酸氢盐形式

组织细胞生成的 $CO_2$ 扩散入血浆，溶解于血浆的 $CO_2$ 迅速扩散入红细胞。红细胞中含有较高浓度的碳酸酐酶，在碳酸酐酶的催化作用下，$CO_2$ 与 $H_2O$ 结合形成 $H_2CO_3$，$H_2CO_3$ 又迅速解离成 $H^+$ 和 $HCO_3^-$。小部分 $HCO_3^-$ 与红细胞内的 $K^+$ 结合成 $KHCO_3$，大部分

扩散入血浆与 $Na^+$ 结合生成 $NaHCO_3$，同时血浆中 $Cl^-$ 向细胞内转移，通过氯转移保持红细胞内外电荷的平衡。$H_2CO_3$ 解离出的 $H^+$ 不能伴随 $HCO_3^-$ 外移，在红细胞内与 $HbO_2$ 结合，形成 $HHb$，同时释放出 $O_2$。碳酸氢盐形成是可逆反应。

（二）氨基甲酸血红蛋白形式

进入红细胞中的 $CO_2$ 直接与 $Hb$ 的氨基结合，形成氨基甲酸血红蛋白（$HbNHCOOH$），又称碳酸血红蛋白。

$$CO_2 + HbNH_2 \xrightleftharpoons[PaCO_2 低（肺）]{PaCO_2 高（组织）} HbNHCOOH$$

# 第四节 呼吸运动的调节

呼吸运动是由呼吸肌舒缩活动完成的一种节律性运动。当体内外环境因素变化引起人体代谢水平发生改变时，呼吸节律自动随之改变，从而使肺通气量与人体代谢水平相适应。呼吸节律的形成及其与人体代谢水平的适应，都通过神经系统的调节而实现。

## 一、呼吸的中枢调控

**呼吸中枢**是指中枢神经系统内与呼吸运动产生和调节有关的神经细胞群，广泛分布于各级中枢中。

（一）呼吸中枢

在动物实验中观察到，在延髓和脊髓之间（A 平面）横断，动物的呼吸运动立即停止，并不再恢复；在中脑和脑桥之间（B 平面）横断，仅保留下位脑干（延髓与脑桥）与脊髓联系，呼吸节律无明显变化；在脑桥上、中部之间（C 平面）横断，动物的呼吸变深变慢；在脑桥与延髓之间（D 平面）横断，动物出现喘息样呼吸（图 5-4-1）。说明脊髓只是联系脊髓以上脑区与呼吸肌之间的中继站，延髓能产生一定节律的呼吸运动，下位脑干是产生正常呼吸节律的部位。

1. 延髓呼吸中枢  延髓是管理呼吸活动的基本中枢，其内有控制呼吸运动的吸气神经元和呼气神经元，经与脊髓中的相应神经元联系后，支配膈肌、肋间外肌、肋间内肌和腹壁肌的运动。

2. 脑桥呼吸中枢  脑桥内呼吸神经元相对集中于臂旁内侧核及其外侧，主要为吸气-呼气神经元，它们与延髓呼吸神经元之间有广泛的双向联系。脑桥中调整延髓呼吸神经元活动的结构称为呼吸调整中枢，其主要作用是抑制吸气，使吸气及时向呼气转化，从而维持正常的呼吸节律。

3. 高位脑  呼吸还受脑桥以上部位的影响，如大脑皮质、边缘系统、下丘脑等。大脑皮质可以随意控制呼吸，发动说、唱等动作，在一定限度内可以随意屏气或加强加快呼吸。大脑皮层对呼吸的调节系统

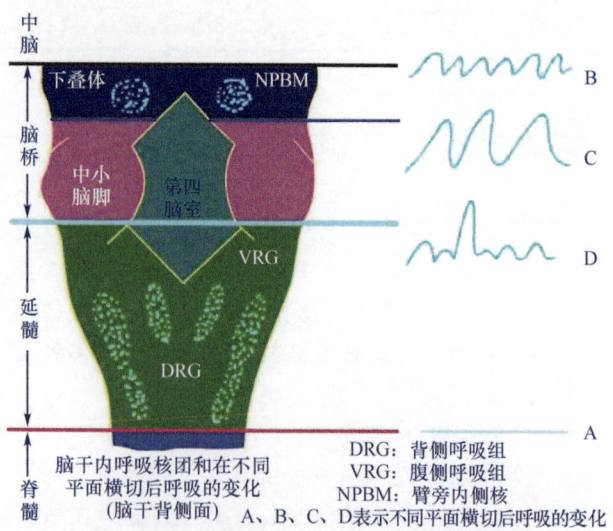

脑干内呼吸核团和在不同
平面横切后呼吸的变化
（脑干背侧面）

DRG：背侧呼吸组
VRG：腹侧呼吸组
NPBM：臂旁内侧核
A、B、C、D 表示不同平面横切后呼吸的变化

图 5-4-1  脑干内呼吸核团和在不同平面横切后呼吸的变化（脑干背侧面）

是随意呼吸调节系统，下位脑干的呼吸调节系统是自主节律呼吸调节系统。这两个系统的下行通路是分开的。临床上有时可以观察到自主呼吸和随意呼吸分离的现象。例如，在脊髓前外侧索下行的自主呼吸通路受损后，自主节律呼吸甚至停止，但病人仍可进行随意呼吸。病人靠随意呼吸或人工呼吸来维持肺通气，如未进行人工呼吸，一旦病人入睡，可能发生呼吸停止。

（二）呼吸节律的形成

关于呼吸节律形成机制，局部神经元回路反馈控制假说认为，在延髓有一个中枢吸气活动发生器（背侧呼吸组）和由多种呼吸神经元构成的吸气切断机制。当中枢吸气活动发生器自发地兴奋时，其冲动沿轴突传出至脊髓吸气运动神经元，引起吸气动作。与此同时，发生器的兴奋通过三条途径使吸气切断机制兴奋，即：①加强脑桥呼吸调整中枢的活动；②增加肺牵张感受器传入冲动；③直接兴奋吸气切断机制。当吸气切断机制被激活后，以负反馈形式，终止中枢吸气活动发生器的活动，从而使吸气转为呼气。

## 二、呼吸的反射性调节

中枢神经系统接受各种感受器的传入冲动，实现对呼吸运动调节的过程，称为呼吸的反射性调节。主要包括机械和化学两类感受器的反射性调节。

（一）机械感受器反射

1. 肺牵张反射  肺扩张或缩小而引起呼吸的反射性变化，称**肺牵张反射**，也称黑-伯反射。

肺牵张反射包括肺扩张引起吸气抑制和肺缩小引起吸气两种反射。感受器是对机械牵拉刺激敏感的牵张感受器，位于从气管到细支气管的平滑肌内，对牵拉刺激敏感，阈值低、适应慢。

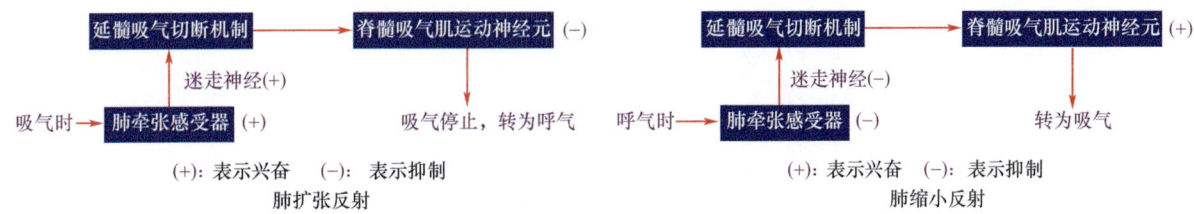

图 5-4-2　肺扩张反射和肺缩小反射示意图

（1）肺扩张反射（图 5-4-2）：人的肺扩张反射最弱，正常成年人在潮气量超过 800ml 时才会引起该反射。肺扩张反射是对呼吸中枢活动的负反馈调节，其生理意义是阻止吸气过深过长，加速吸气向呼气转换，并与脑桥呼吸调整中枢一起共同调节着呼吸的频率和深度。在平静呼吸时，肺扩张反射不参与呼吸调节。但在某些病理情况下，如肺炎、肺充血、肺水肿及肺栓塞等，由于肺的顺应性降低，病人需进行用力吸气，此时会过度牵拉牵张感受器，引起肺扩张反射，使呼吸变得浅而快。

（2）肺缩小反射（图 5-4-2）：肺缩小反射只在肺过度缩小时才发生，对防止呼气过度和肺不张有一定作用，而在平静呼吸的调节中意义不大。

2. 呼吸肌的本体感受器反射　由呼吸肌本体感受器传入冲动引起的反射性呼吸变化，称为呼吸肌本体感受器反射。当呼吸肌受牵张时，肌梭受刺激而兴奋，冲动经背根传入脊髓中枢，反射性地引起受牵张的呼吸肌收缩，使呼吸增强。平静呼吸时这一反射不明显，运动或呼吸阻力增大时，肌梭受到较强的刺激，可反射性地引起呼吸肌收缩加强。因此，呼吸肌本体感受器反射参与呼吸运动的调节，其意义在于随着呼吸肌负荷的增加而相应地加强呼吸运动，在克服气道阻力上起重要作用。

（二）化学感受器反射

动脉血或脑脊液中的 $PaCO_2$、$PaO_2$ 和 $H^+$ 浓度的变化，通过化学感受器，反射性地改变呼吸运动的过程，称为化学感受器反射。此反射经常发挥作用，对调节和维持血液 $PaCO_2$、$PaO_2$ 和 $H^+$ 水平有十分重要的作用。

1. 化学感受器　参与呼吸运动调节的化学感受器按所在部位的不同分为外周化学感受器和中枢化学感受器。外周化学感受器指的是颈动脉体和主动脉体，它们能感受血液中 $PaCO_2$、$PaO_2$ 和 $H^+$ 浓度的变化。中枢化学感受器位于延髓腹外侧浅表部位，对脑脊液和局部组织间液的 $H^+$ 浓度改变极为敏感，而对动脉血 $PaO_2$ 的变化不敏感。

2. $PaCO_2$、$PaO_2$ 和 $H^+$ 浓度对呼吸的影响

（1）$CO_2$：是呼吸的生理性刺激物，是调节呼吸最重要的体液因素。血液中维持一定浓度的 $CO_2$，是进行正常呼吸活动的重要条件。如过度通气，可发生呼吸暂停。适当增加吸入气中 $CO_2$ 浓度，$PaCO_2$ 升高，使呼吸增强。但血液中 $PaCO_2$ 过高，可抑制呼吸。$CO_2$ 通过刺激中枢化学感受器和外周化学感受器兴奋呼吸，而以前者为主。由于血液中的 $CO_2$ 能迅速通过血脑屏障，与 $H_2O$ 结合成 $H_2CO_3$，继而解离出 $H^+$，因此，血中 $PaCO_2$ 升高是通过 $H^+$ 的作用使中枢化学感受器兴奋，反射性引起呼吸加强。

（2）低 $O_2$：对呼吸中枢的直接作用是抑制，并随低 $O_2$ 程度加重而加强；另一方面，低 $O_2$ 通过外周化学感受器途径兴奋呼吸。在轻、中度低 $O_2$ 情况下，即 $PaO_2$ 降低到 8.0kPa（60mmHg）以下时，来自外周化学感受器的传入冲动对呼吸的兴奋作用，在一定程度上能抵消低 $O_2$ 对呼吸中枢的抑制作用，使呼吸中枢兴奋，呼吸加强，通气量增加，纠正低 $O_2$。但严重低 $O_2$ 时，来自外周化学感受器的兴奋作用不足以抵消低 $O_2$ 对呼吸中枢的抑制作用，导致呼吸抑制。

**联系实践应用知识>>>**

**严重肺气肿或肺心病病人为什么不能持续、大量吸入纯 $O_2$？**

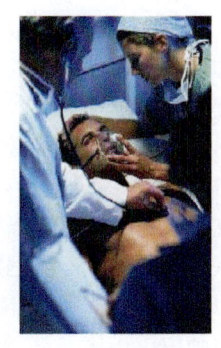

——因为严重肺气肿或肺心病病人有肺换气功能障碍，导致血液长期处于低 $O_2$ 或 $CO_2$ 潴留状态。中枢化学感受器对 $CO_2$ 的刺激很快发生适应，而外周化学感受器对低 $O_2$ 刺激的耐受性强。此时，低 $O_2$ 对外周化学感受器的刺激成为维持病人呼吸中枢兴奋的主要因素。若持续、大量吸入纯 $O_2$，将会解除低 $O_2$ 对呼吸的刺激作用，出现呼吸减弱甚至引起呼吸停止。应给予持续、低流量吸氧，这样做既一定程度纠正了缺氧，又维持了呼吸。

（3）$H^+$：当血液中 $H^+$ 浓度升高时，血浆 pH 减小，呼吸加强，肺通气量增大；反之，则 pH 增大，呼吸抑制，肺通气量减少。虽然中枢化学感受器对 $H^+$ 的敏感性较高，约为外周化学感受器的 25 倍，但由于 $H^+$ 不易通过血-脑屏障。因此，血液中 $H^+$ 对呼吸的影响是通过外周化学感受器而实现的。

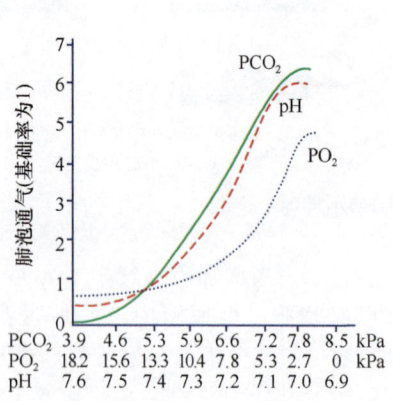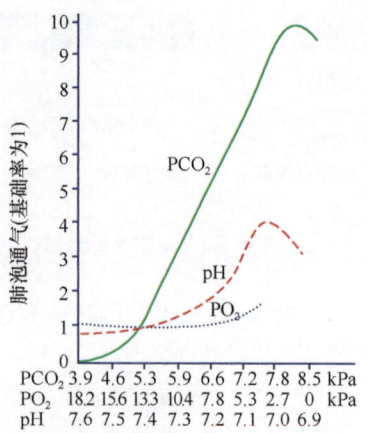

**图 5-4-3  动脉血 $PCO_2$、$PO_2$ 和 pH 对肺泡通气率的影响**
左图：固定两个因素，改变其中一个因素；右图：不固定其他因素，改变其中一个因素

当血液中 $PaCO_2$ 升高、$PaO_2$ 降低和 $H^+$ 浓度升高时，分别都有兴奋呼吸的作用，尤以 $PaCO_2$ 兴奋作用显著。在整体情况下，三个因素同时存在，结果对呼吸的刺激作用既可因相互总和而加大，也可因相互抵消而减弱。例如，当血液 $PaCO_2$ 增高时，血液 $H^+$ 浓度也会增多，两者共同作用使兴奋呼吸的作用大大增强；当血中 $H^+$ 浓度增加时，呼吸增强，肺通气量增大，$CO_2$ 排出增多，血中 $PaCO_2$ 下降，从而抵消一部分 $H^+$ 兴奋呼吸的作用；血液 $PaO_2$ 降低时，也可因肺通气量增加，使 $CO_2$ 排出过多，结果血中 $PaCO_2$ 和 $H^+$ 浓度降低，使低 $O_2$ 对呼吸的兴奋作用大为减弱（图 5-4-3）。

### （三）防御性呼吸反射

呼吸道黏膜受刺激时，引起的一些对人体有保护作用的呼吸反射，称为防御性呼吸反射，主要有咳嗽反射和喷嚏反射。

咳嗽反射是最常见的防御性呼吸反射，是一系列协调、有序的反射性效应。其感受器位于喉、气管和支气管的黏膜内。当感受器受到物理、化学性刺激而兴奋时，传入冲动经迷走神经传入延髓呼吸中枢，反射性地引起深吸气，随即紧闭声门，呼气肌强烈收缩，使肺内压迅速升高，然后突然打开声门，由于气压差极大，气体以极高的速度从肺内冲出，将呼吸道内的异物或分泌物清除。正常咳嗽反射对呼吸道有清洁作用，但剧烈或频繁的咳嗽对人体不利。

喷嚏反射也是一种防御性呼吸反射。其感受器位于鼻黏膜内。当鼻黏膜内的感受器受到刺激而兴奋时，传入冲动经三叉神经传入中枢，反射性引起腭垂（悬雍垂）下降，舌压向软腭，声门不关闭，产生爆发性呼气，使高压气体由鼻腔急促射出，将鼻腔中的刺激物清除。

## 三、特殊环境对呼吸的影响

### （一）低气压环境对呼吸的影响

大气压可随海拔高度的改变而改变。海拔高度愈高，空气密度愈小，大气压力愈低，组成空气的各种气体分压（如 $O_2$ 和 $N_2$）也按比例愈来愈低。海拔高度在 3000m 以下时，肺泡气 $PO_2$ 仍在 8.0kPa（60mmHg）以上，血氧饱和度降低不大（在 90% 以上），人体低 $O_2$ 不明显。但在 5500m 高度，大气压仅为海平面的 1/2（50.7kPa），肺泡气 $PO_2$ 降低到 5.1kPa（38mmHg），血氧饱和度显著降低，人体可出现严重低 $O_2$。一般人对急性低 $O_2$ 所能耐受的最低 $PaO_2$ 为 4.7～5.3kPa（36～40mmHg），低于此值，仅靠吸入空气将会失去知觉，必须吸入纯 $O_2$ 才能生存。机体对环境逐渐适应的过程称为习服。当正常人体处于高海拔、低 $O_2$ 环境时，通过习服能提高对低 $O_2$ 的耐受力。同时体内促红细胞生成素生成增加，血液运输 $O_2$ 的能力增强；红细胞内 2,3-二磷酸甘油酸增多，有利于 $O_2$ 向组织扩散。

### （二）高气压环境对呼吸的影响

高气压是潜水作业时遇到的特殊情况。在高气压下，气体的密度增加，呼吸阻力增大，尤其是呼气阻力明显增加。每分通气量减少，肺泡通气量并不减少，甚至有所增加。血液中呈物理溶解的气体量增加，溶解的 $O_2$ 已够组织利用，但若吸入高压 $O_2$ 时间过长，可造成对人体的损害，发生氧中毒。此外，在高气压下呼吸，血液和组织中氮分压升高，大量溶解于脂肪中，产生氮麻醉，出现一系列神经活动障碍。因此，潜水员潜入深水作业时，必须呼吸专门配制的氦氧混合气体，严格遵守减压规程，使氮逐渐顺利地从体内排出，避免减压病发生。

## 四、周期性呼吸

周期性呼吸是异常呼吸型之一，表现为呼吸加强加快与减弱减慢交替出现。最常见的有陈-施呼吸和比奥（Biot）呼吸。

（一）陈-施呼吸（潮式呼吸）

陈-施呼吸（Cheyne-Stokes respiration）的特点是呼吸逐渐增强增快又逐渐减弱减慢与呼吸暂停交替出现，每个周期45s到3min。

当前认为陈-施呼吸产生的基本机制是因为某种原因呼吸受到刺激，肺通气量增加，呼出过多的$CO_2$，肺泡气$PCO_2$下降，肺部血液$PaCO_2$也下降，片刻之后，这种低$PaCO_2$血液到达脑部，呼吸因缺少$CO_2$的刺激而开始受到抑制，变慢变浅甚至停止。呼吸的抑制又使肺部血液$PaCO_2$升高，$PaCO_2$升高了的血液随后到达脑，又开始刺激呼吸，呼吸又复变快变深，再次使$PaCO_2$下降，呼吸再受抑制。上述过程周而复始，周期性进行，产生陈-施呼吸。陈-施呼吸主要出现于二种情况下：①肺-脑循环时延长（如心力衰竭），此时脑$PaCO_2$将升高，增强了对呼吸的刺激，触发了陈-施呼吸；②呼吸中枢反馈增益增加。反馈增益是指一定程度的$PaCO_2$或pH变化所引起的通气变化，通气变化大，则增益大。低$O_2$或某种脑干损伤可出现增益增大，导致陈-施呼吸。

（二）Biot呼吸

其特点是一次或多次强呼吸后，继以长时间呼吸停止，之后又出现第二次这样的呼吸。周期持续时间变化较大，短的仅10s，长的可达1min。Biot呼吸见于脑损伤、脑脊液的压力升高、脑膜炎等疾病时，常是死亡前出现的危急症状。发生的原因尚不清楚，可能是疾病已侵及延髓，损害了呼吸中枢。

# 第五节 缺 氧

氧是维持生命活动所必需的物质。因组织细胞供氧减少或利用氧障碍导致机体细胞和功能发生异常变化的病理过程称为**缺氧**。缺氧是临床上许多疾病的共同表现，也是导致病人死亡的重要原因。成年人需氧量约为250ml/min，而体内储存的氧量极有限，仅有约1.5L。一旦呼吸和心跳停止，5min内氧即可消耗完。临床上常用血氧指标反映组织细胞供氧和耗氧的变化。

## 一、常用血氧指标及其意义

机体对氧的摄取和利用是一个复杂的生物学过程。血氧指标可以反映组织的供氧量和耗氧量，不同类型的缺氧其血氧变化具有不同的特点。因此，熟悉血氧指标及其意义是十分必要的。

1. 血氧分压（$PO_2$） 是物理溶解于血浆的氧分子所产生的张力。正常动脉血氧分压（$PaO_2$）约为13.3kPa（100mmHg），静脉血氧分压（$PvO_2$）约为5.33kPa（40mmHg），$PaO_2$高低主要取决于吸入气体的氧分压和外呼吸功能，同时，也是氧向组织弥散的动力因素；而$PvO_2$则反映内呼吸功能的状态。

2. 血氧容量（$CO_2max$） $CO_2max$是指$PaO_2$为19.95kPa（150mmHg）、$PaCO_2$为5.32kPa（40mmHg）和38℃条件下，100ml血液中血红蛋白（Hb）所能结合的最大氧量。$CO_2max$高低取决于Hb质和量，反映血液携氧的能力。正常血氧容量约为20ml/dl。

3. 血氧含量（$CO_2$） $CO_2$是指100ml血液的实际带氧量，包括血浆中物理溶解的氧和与Hb化学结合的氧。物理溶解的氧仅有0.3ml/dl，故血氧含量主要是指100ml血液中Hb结合的氧量。正常动脉血氧含量（$CaO_2$）约为19ml/dl；静脉血氧含量（$CvO_2$）约为14ml/dl。$CO_2$主要取决于氧分压和Hb的质及量。

4. 氧饱和度（$SO_2$） $SO_2$是指Hb结合氧的百分数。$SO_2$=氧含量/氧容量×100%。正常$SaO_2$为93%~98%；$SvO_2$为70%~75%。此值主要受$PO_2$影响，两者之间的关系可用氧解离曲线表示（图5-3-1）。

5. 动-静脉氧差（$A-VdO_2$） $A-VdO_2=CaO_2-CvO_2$。差值的变化主要反映组织从单位容积血液内摄取氧的多少和组织对氧利用的能力。正常值为5ml/dl。当血液流经组织的速度明显减慢时，组织从血液摄取的氧可增多，回流的静脉血中氧含量减少，$A-VdO_2$增大；反之，组织利用氧的能力明显降低、Hb与氧的亲和力异常增强等使回流的静脉血中氧含量增高，$A-VdO_2$减小。Hb含量减少也可以引起$A-VdO_2$减小。

## 二、缺氧的类型、原因及发病机制

外界氧被吸入肺泡、弥散入血，与血红蛋白结合，由血液运输到全身，最后被组织细胞摄取、利用，其中的任何一个环节发生障碍都可引起缺氧。根据缺氧发生的原因和血氧变化特点，一般可分为以下四种类型（图5-5-1）。

（一）低张性缺氧

由动脉血氧分压降低致组织供氧不足而引起的缺氧称为**低张性缺氧**，又称乏氧性缺氧。因使动脉血氧含量明显减少，又称低张性低氧血症。

1. 原因与机制

（1）吸入气氧分压过低：多见于海拔3000m以上高原或高空环境，通风不良的矿井、坑道作业，吸入含氧低的混合气体（如惰性气体、吸入麻醉药）。因吸入气$PO_2$过低，使进入肺泡进行气体交换的氧不足，致$PaO_2$降低，血液向组织弥散氧的速度减慢，以致供应组织细胞的氧不足而造成缺氧。该原因引起的缺氧又称为大气性缺氧。

（2）外呼吸功能障碍：外呼吸包括肺通气和肺换

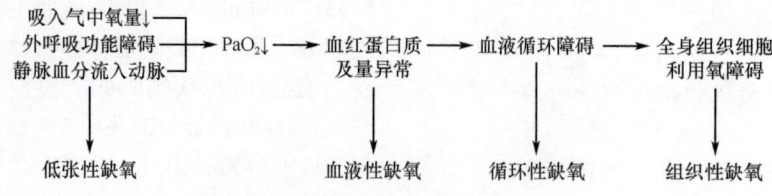

图 5-5-1 缺氧发生的原因和类型

气。肺通气功能障碍可引起肺泡气 $PO_2$ 降低,肺换气功能障碍使经肺泡扩散到血液中的氧减少。二者均致 $PaO_2$ 降低,如上述出现组织细胞缺氧。该原因引起的缺氧又称为呼吸性缺氧。

(3) 静脉血分流入动脉:某些先天性心脏病(如法洛四联症),因室间隔缺损伴肺动脉狭窄或肺动脉高压,右心压力高于左心,未经肺换气的静脉血可直接掺入左心动脉血中,导致 $PaO_2$ 降低而引起缺氧。

2. 血气变化的特点 此型缺氧发生时 $PaO_2$ 降低,并导致 $CaO_2$ 和 $SaO_2$ 降低。因 Hb 无质和量的异常变化,$CO_2max$ 正常。动-静脉氧差减小或变化不大。通常 100ml 血液流经组织时约有 5ml 氧被利用,即 $A-VdO_2$ 约为 5ml/dl。氧从血液向组织弥散的动力是二者之间的氧分压差。低张性缺氧时,$PaO_2$ 明显降低和 $CaO_2$ 明显减少,使氧的弥散速度减慢,同量血液弥散给组织的氧量减少,最终导致 $A-VdO_2$ 减小和组织缺氧。如果是慢性缺氧,组织利用氧的能力代偿性增加,$A-VdO_2$ 变化也可不明显。

正常毛细血管中脱氧 Hb 平均浓度为 26g/L。低张性缺氧时,动脉血与静脉血的氧合 Hb 浓度均降低,毛细血管中氧合 Hb 必然减少,即脱氧 Hb 浓度增加。当毛细血管中脱氧 Hb 平均浓度增加至 50g/L 时,可使皮肤黏膜出现青紫色,称为发绀。

(二) 血液性缺氧

由血红蛋白量或质改变致血液携氧能力降低而引起的缺氧称为**血液性缺氧**。因氧分压正常,又称等张性缺氧。

1. 原因与机制

(1) 贫血:严重贫血时血红蛋白含量减少,血液携氧量降低致组织细胞供氧不足,又称为贫血性缺氧。

(2) 一氧化碳(CO)中毒:CO 是煤气、汽油等燃烧不完全时产生的一种窒息性气体。CO 可与 Hb 结合成为碳氧血红蛋白(HbCO)。CO 与 Hb 的亲和力比 $O_2$ 与 Hb 的亲和力大 210 倍。当吸入气中含有 0.1% CO 时,血液中的 Hb 可有 50% 转为 HbCO,从而使大量 Hb 失去携氧功能。此外,CO 还能抑制红细胞内糖酵解,使 2,3-DPG 生成减少,氧解离曲线左移,$HbO_2$ 不易释放出结合的氧,从而造成组织细胞严重缺氧。

(3) 高铁血红蛋白血症:正常 Hb 中的铁为二价铁,在亚硝酸盐、过氯酸盐、磺胺等中毒时,可将 Hb 中二价铁氧化成三价铁,形成高铁血红蛋白,失去携氧能力。不新鲜的蔬菜或腌渍的咸菜含有较多的硝酸盐,若食入过多,在胃肠道细菌作用下还原成亚硝酸盐,经肠道黏膜吸收后,引起肠源性高铁血红蛋白血症,病人皮肤、黏膜(如口唇)呈现青灰色,称为肠源性发绀。在生理状态下,血液中也有少量的高铁 Hb 不断形成,但可以通过体内还原剂如 NADH、维生素 C、还原型谷胱甘肽等还原为 $Fe^{2+}$,使正常血液中高铁 Hb 含量限于 Hb 总量的 1% ~2%。

(4) Hb 与氧的亲和力异常增加:见于输入大量库存血液、碱性液体及某些血红蛋白病。库存血液的红细胞内 2,3-DPG 含量低,使氧离曲线左移,$HbO_2$ 不易释放出结合的氧,引起缺氧。

2. 血氧变化的特点 由于外呼吸功能正常,$PaO_2$、$SaO_2$ 正常,但因 Hb 数量减少或性质改变,使 $CO_2$ max 降低,导致 $CaO_2$ 减少。血液流经毛细血管时,因血中 $HbO_2$ 总量不足和 $PaO_2$ 下降较快,使氧弥散动力和速度也很快降低,故 $A-VdO_2$ 低于正常。

严重贫血时皮肤、黏膜颜色较为苍白,CO 中毒呈樱桃红色,高铁血红蛋白血症呈咖啡色或青紫色,Hb 与氧的亲和力异常增加病人皮肤、黏膜无发绀。

(三) 循环性缺氧

由组织血流量减少致组织供氧不足引起的缺氧称为**循环性缺氧**,又称低动力性缺氧。

1. 原因与机制

(1) 全身性血液循环障碍:见于心力衰竭、休克等。因心输出量减少造成全身组织供血不足,出现全身性缺血性缺氧。因静脉回流受阻致全身广泛的毛细血管床淤血,出现全身性淤血性缺氧。

(2) 局部性血液循环障碍:动脉血栓形成、动脉炎、动脉粥样硬化可造成动脉阻塞或狭窄,引起局部器官和组织供血不足,出现局部性缺血性缺氧。静脉栓塞、静脉炎可引起局部器官和组织静脉回流障碍,出现局部性淤血性缺氧。

2. 血氧变化的特点 $PaO_2$、$CO_2$max、$CaO_2$ 及 $SaO_2$ 一般均是正常的。由于血流缓慢,血液流经毛细血管的时间延长,组织摄取的氧增多,故 $A-VdO_2$ 增大。但是单位时间内弥散到组织、细胞的氧量减少,还是引起组织缺氧。局部性血液循环障碍造成的缺氧,其血氧变化可以基本正常。

由于毛细血管中脱氧 Hb 可超过 50g/L，出现皮肤、黏膜发绀。

（四）组织性缺氧

由组织细胞利用氧障碍引起的缺氧称为**组织性缺氧**。

1. 原因与机制

（1）组织中毒：某些毒物（氰化物、硫化物、砷化物等）可抑制或破坏氧化还原酶系统，使生物氧化障碍。各种氰化物的氰离子（$CN^-$）可迅速与氧化型细胞色素氧化酶的三价铁结合为氰化高铁细胞色素氧化酶，使之不能被还原为还原型细胞色素氧化酶，以致呼吸链中断，组织不能利用氧。0.06g 的 HCN 即可使人致死。大量吸入 HCN，2~3 分钟即可使呼吸停止。

（2）维生素缺乏：维生素 $B_1$、维生素 $B_2$、维生素 PP 等是机体能量代谢中辅酶的辅助因子，严重缺乏时可抑制细胞生物氧化，导致氧的利用障碍。

（3）细胞损伤：强辐射、细菌毒素、尿毒症等均可以抑制线粒体呼吸功能或造成线粒体损伤，导致 ATP 生成减少和细胞生物氧化障碍，引起氧的利用障碍。

2. 血氧变化的特点　$PaO_2$、$CO_2 max$、$CaO_2$ 及 $SaO_2$ 一般均正常。由于组织细胞利用氧障碍（内呼吸障碍），$CvO_2$ 增高，$A-VdO_2$ 小于正常。病人的皮肤、黏膜颜色因毛细血管内氧合 Hb 的量高于正常，故常呈现鲜红色或玫瑰红色。

缺氧虽分四种类型，但临床上常出现两种或两种以上的混合性缺氧。如感染性休克，既有循环性缺氧又有内毒素引起的组织性缺氧。各型缺氧的比较见表5-5-1。

## 三、缺氧时机体细胞和功能的变化

缺氧时机体细胞和功能的变化因缺氧原因、速度、程度和病人的反应性而不同。轻度缺氧以激发机体的代偿反应为主，而重度缺氧则可造成细胞代谢和功能障碍、甚至结构破坏。急性缺氧时机体往往来不及充分发挥代偿作用，以损伤表现为主；而慢性缺氧时机体的代偿反应和缺氧的损伤作用并存。代谢率高或活动增加者对缺氧的耐受性差；而低温和适度锻炼可增强机体对缺氧的耐受性。

（一）机体细胞的变化

1. 代偿性反应

（1）能量代谢变化：$PaO_2$ 降低时，线粒体有氧代谢发生障碍，ATP 生成减少，而无氧酵解过程加强，一定程度补偿细胞的能量不足。线粒体生物氧化还原酶活性增强、含量增多，细胞利用氧的能力增强。

（2）形态结构变化：慢性缺氧时细胞内线粒体数量和膜的表面积增加，细胞利用氧的能力增强。骨骼肌内肌红蛋白增加，肌红蛋白与氧的亲和力高于血红蛋白与氧的亲和力，有利于氧的储存和释放。

2. 损伤性变化　缺氧是造成细胞损伤的最常见原因。

（1）细胞膜损伤：细胞膜电位降低、细胞内 ATP 生成减少，使细胞膜上钠泵和钙泵转运失灵，出现钠内流、钾外流、钙内流和细胞水肿等一系列改变。

（2）线粒体损伤：严重缺氧可抑制线粒体呼吸功能和氧化磷酸化过程，使 ATP 生成进一步减少，出现线粒体肿胀、嵴断裂崩解等。

（3）溶酶体损伤：缺氧引起的酸中毒和胞浆内钙增加使磷脂酶活性增高，致溶酶体膜的磷脂被分解，膜通透性增高，溶酶体肿胀、破裂、释出大量溶酶体酶，引起细胞自溶。溶酶体酶进入血液循环可破坏多种组织，造成广泛的细胞损伤。

（二）机体功能的变化

1. 呼吸系统的变化

（1）代偿性反应：轻度缺氧（$PaO_2 < 8.0kPa$）时，刺激颈动脉体和主动脉体化学感受器，引起呼吸中枢兴奋，表现为呼吸运动加强，肺通气量增加。如果同时伴有高碳酸血症和 $H^+$ 浓度增加，则呼吸增强更为明显。肺通气量增加的意义在于：①呼吸深快可把原来未参与换气的肺泡调动起来，以增大呼吸面积，提高氧的弥散，使动脉血氧饱和度增加；②呼吸深快使更多的新鲜空气进入肺泡，置换肺泡内原有的氮气和水蒸气，从而提高肺泡气氧分压，降低二氧化碳分压；③呼吸深快时胸廓运动幅度增大，胸腔负压增加，回心血量增多，促使肺血流量和心输出量增加，有利于气体在肺内的交换和氧在血液内运输。

（2）损伤性变化：严重缺氧（$PaO_2 < 4.0kPa$）或伴有严重高碳酸血症（$PaCO_2 > 10.7kPa$），可抑制呼吸中枢，导致呼吸衰竭。

2. 循环系统的变化

（1）代偿性反应

1）心输出量增加：缺氧初期心输出量增加，可提

**表 5-5-1　各型缺氧的比较**

| 缺氧类型 | 动脉血氧分压 | 动脉血氧容量 | 动脉血氧含量 | 动脉血氧饱和度 | 动-静脉氧差 | 皮肤黏膜颜色 |
| --- | --- | --- | --- | --- | --- | --- |
| 低张性缺氧 | 降低 | 正常 | 降低 | 降低 | 降低 | 发绀 |
| 血液性缺氧 | 正常 | 降低 | 降低 | 正常 | 降低 | 苍白、樱桃红色、咖啡色 |
| 循环性缺氧 | 正常 | 正常 | 正常 | 正常 | 升高 | 发绀 |
| 组织性缺氧 | 正常 | 正常 | 正常 | 正常 | 降低 | 鲜红色、玫瑰红色 |

高组织的供氧量。心输出量增加的原因有心率加快、心肌收缩力加强、静脉回流增加等。$PaO_2$ 降低使颈动脉体及主动脉体化学感受器兴奋,通过反射作用引起心跳加快;缺氧引起过度通气,刺激肺牵张感受器,反射性抑制迷走神经,使心率加快;交感神经兴奋使心率加快、心收缩力增强;缺氧伴血管扩张、血压下降时,通过压力感受器作用使心率加快。缺氧致呼吸加强,使静脉回流增加。

2)肺血管收缩:急性缺氧可使肺血管收缩,以维持通气和血流比相适应。缺氧引起的交感神经兴奋,作用于肺血管 α 受体而引起血管收缩;缺氧可使肺组织内巨噬细胞、血细胞、血管内皮细胞等释放收缩肺血管的物质,如白三烯(LTs)、血栓素 $A_2$(TXA$_2$)、内皮素(ET)等;缺氧使肺血管平滑肌细胞膜对 $Na^+$、$Ca^{2+}$ 的通透性增高,$Na^+$、$Ca^{2+}$ 内流增加,导致肌细胞兴奋性与收缩性增高。

3)血流重新分布:缺氧时心和脑供血量增多,而皮肤、内脏、骨骼肌和肾的组织血流量减少。缺氧导致局部代谢产物如腺苷、前列环素($PGI_2$)、$H^+$ 等增多,使冠状血管和脑血管扩张,故心和脑供血量增多。

4)组织毛细血管密度增加:缺氧可使脑、心和骨骼肌的毛细血管密度增加,毛细血管与组织细胞的接触面积增多,有利于氧向细胞内弥散。

(2)损伤性变化

1)心输出量减少:缺氧引起的酸中毒、心肌抑制因子形成,均可直接抑制心肌,使心肌收缩力降低,心输出量减少,加重组织缺氧。

2)心律失常:严重缺氧可兴奋迷走神经,引起窦性心动过缓。缺氧还使细胞内外离子分布异常,心肌细胞内 $K^+$ 减少、$Na^+$ 增加,静息膜电位降低,心肌兴奋性和自律性增高,传导性降低,易发生异位心律和传导阻滞。缺氧严重时可发生心室纤颤。心律失常诱发心衰,使心输出量进一步减少,加重组织缺氧。

3)肺动脉高压:慢性缺氧使肺血管持续收缩,肺循环阻力增加,导致肺动脉高压,加大右心后负荷,若发生右心衰竭或全心衰竭,使心输出量减少,加重组织缺氧。

3. 血液系统的变化

(1)代偿性反应

1)红细胞和血红蛋白增多:慢性缺氧时促红细胞生成素释放增多,刺激骨髓,促进红细胞生成和血红蛋白含量增多。红细胞数和血红蛋白增多,携氧能力增强,有利于氧向组织弥散。

2)红细胞内2,3-二磷酸甘油酸增加:缺氧时,红细胞内 2,3-DPG 增加,导致氧离曲线右移,即血红蛋白与氧的亲和力降低,易于将结合的氧释出供组织利用。

(2)损伤性变化

1)红细胞过多,使血液黏滞度增加,阻力增大,心脏后负荷增大,若发生心衰,使缺氧加重。

2)红细胞内过多的 2,3-DPG 可妨碍血红蛋白与氧结合,使 $CaO_2$ 过低,供氧严重不足。

4. 中枢神经系统的变化  中枢神经系统尤其是大脑皮质是对缺氧最为敏感的器官,因为脑对氧的需求非常高。脑重量仅为体重的 2%,而脑血流占心输出量15%;脑所需能量主要来自葡萄糖氧化,脑耗氧量占总耗氧量23%,而脑内葡萄糖和氧的储备很少。所以,脑对缺氧十分敏感。临床上脑完全缺氧 5 ~ 8min 后可发生不可逆的损伤。缺氧直接损害中枢神经系统的功能。轻度缺氧($PaO_2 < 8.0kPa$)时因脑血管扩张、血流量增加,可暂不出现中枢神经系统功能的异常变化。但急性缺氧时,机体来不及代偿或代偿作用丧失,使脑血管收缩、血流量减少,病人因脑缺氧出现头痛、情绪激动、运动不协调和思维力、记忆力、判断力降低或丧失,严重者可出现烦躁不安、惊厥、昏迷,甚至死亡。慢性缺氧时精神神经症状比较缓和,表现有注意力不集中、易疲劳、嗜睡及精神抑郁等。

缺氧引起中枢神经系统功能障碍与脑水肿和脑细胞损伤有关,其发生机制主要有:①脑细胞缺氧致 ATP 生成不足,细胞膜钠泵功能障碍,细胞内钠水潴留,出现脑细胞水肿;②缺氧致脑血管扩张,脑血流量增加,脑毛细血管压升高,组织液生成增多,出现间质性脑水肿;③缺氧致代谢性酸中毒,使脑毛细血管壁通透性增高,液体渗出,加重间质性脑水肿;④脑水肿使颅内压升高,颅内压升高又可压迫脑血管,加重脑缺血和脑缺氧,形成恶性循环,造成脑细胞损伤。

# 四、缺氧的防治原则

## (一)消除病因

缺氧的治疗首先是消除引起缺氧的原因。如远离通风不良的环境、改善肺通气和换气功能;输血纠正贫血、应用维生素 C 和亚甲蓝等还原剂促进高铁血红蛋白还原;扩容改善微循环以增加组织供血量;补充维生素 $B_1$,促进细胞对氧的利用等。

## (二)吸氧

吸氧是治疗缺氧的基本方法,对各种类型的缺氧均有一定疗效,但因缺氧的类型不同,氧疗的效果有较大差异。氧疗对低张性缺氧的效果最好,因为病人的 $PaO_2$ 及 $SaO_2$ 明显低于正常,吸氧可增高肺泡气氧分压,使 $PaO_2$ 及 $SaO_2$ 增高,血氧含量增多,对组织的供氧增加。由静脉血分流入动脉引起的低张性缺氧,因分流的血液未经过肺泡而直接掺入动脉血,故吸氧对改善缺氧的作用较小。血液性缺氧、循环性缺氧和组织性缺氧者 $PaO_2$ 和 $SaO_2$ 正常,因 $SaO_2$ 已达95% 左右,吸氧虽然可明显提高 $PaO_2$,而 $SaO_2$ 的增加却很有限,但吸氧可增加血浆内溶解的氧,从而提高 $CaO_2$。

吸氧不当导致的严重后果是氧中毒。氧中毒是吸入氧气分压过高（0.5 个大气压以上）时因对机体细胞的毒性作用而引起的临床综合征。氧中毒常由吸入高压氧引起，但在常压下吸氧浓度超过 60%，时间超过 24~48h 亦可出现氧中毒。氧分压过高，活性氧产生增加。一般认为氧中毒时细胞受损与活性氧的毒性作用有关。氧中毒有肺型与脑型两种。肺型氧中毒是指吸入一个大气压左右的氧 8 小时以后，出现胸骨后疼痛、咳嗽、呼吸困难、$PaO_2$ 下降。肺组织出现充血、水肿、炎细胞浸润、出血和肺不张等病变；脑型氧中毒是指吸入 2~3 个大气压以上的氧，短时间内即出现恶心、呕吐、抽搐、晕厥等神经症状，严重者可昏迷、死亡。

吸氧应注意的原则有：①肺通气功能障碍所致的缺氧因常伴有二氧化碳潴留，吸氧宜低浓度（30% $O_2$）、低流量（1~2L/min），使 $PaO_2$ 上升至 8kPa 即可，以保持轻度缺氧对呼吸中枢的刺激。②CO 中毒时应吸入纯氧，在有条件的地方，可在高压氧舱内进行治疗。吸入 2~3 个大气压的纯氧可使血液内溶解的氧明显增加，从而改善对组织的供氧。另一方面，高压氧有利于 $O_2$ 取代 HbCO 中的 CO 分子，加速 HbCO 的解离，恢复 Hb 运输氧的生理功能，故效果显著。③防止发生氧中毒：吸氧时应严格控制氧压和使用时间。常压下吸入 40% 的氧是安全的，吸入纯氧不应超过 8~12 小时，而采用高压氧吸入时更应严格控制氧压和使用时间。

# 第六节　呼吸衰竭

肺借外呼吸功能不断给机体提供 $O_2$，并排出 $CO_2$，以维持机体血气平衡和内环境稳定。正常呼吸时血气表现是：$PaO_2$ 平均为 100mmHg，$PaCO_2$ 平均为 40mmHg。呼吸衰竭（respiratory failure）是指外呼吸功能严重障碍，导致 $PaO_2$ 降低（<60mmHg）或伴 $PaCO_2$ 增高（>50mmHg），进而引发机体代谢和功能紊乱的病理过程。

呼吸衰竭必定有 $PaO_2$ 降低，根据 $PaCO_2$ 是否升高，可将呼吸衰竭分为低氧血症型（Ⅰ型，仅 $PaO_2$ 降低）和高碳酸血症型（Ⅱ型，$PaO_2$ 降低、$PaCO_2$ 升高）；根据主要发病机制不同，分为通气性和换气性呼吸衰竭；根据原发病变部位不同，可分为中枢性和外周性呼吸衰竭；根据发生的速度快慢，可分为急性和慢性呼吸衰竭。

## 一、病因和发病机制

外呼吸包括肺通气和肺换气。肺通气和（或）肺换气功能严重障碍时即引起呼吸衰竭。

### （一）肺通气功能障碍

在呼吸运动的过程中，因为有无效腔的存在，并不是每次吸入的空气都能到达肺泡进行气体交换。因此，通常所说的肺通气功能应以肺泡通气量（正常成人安静时约为 4.2L/min）为标准来判断。任何因素导致肺通气障碍，使肺泡通气不足，即可发生呼吸衰竭。

1. 肺通气障碍的类型与原因

（1）限制性通气不足：吸气时肺泡的扩张受限引起的肺泡通气不足称限制性通气不足。其发生的原因和机理主要有①呼吸肌活动障碍：中枢或周围神经的器质性病变，如脑外伤、脑血管意外、脑炎、脊髓灰质炎、多发性神经炎等；由过量镇静药、麻醉药、安眠药所引起的呼吸中枢抑制；呼吸肌本身的收缩功能障碍，如由长时间呼吸困难和呼吸运动增强所引起的呼吸肌疲劳，由营养不良所致呼吸肌萎缩，由低钾血症、缺氧、酸中毒引起的呼吸肌无力等，均致呼吸肌活动障碍。②胸廓顺应性降低：严重胸廓畸形、胸膜纤维化等可限制胸廓扩张，胸廓顺应性降低。③肺顺应性降低：严重的肺纤维化或肺泡表面活性物质减少可降低肺的顺应性。④胸腔积液和气胸：胸腔大量积液和张力性气胸压迫肺，使肺扩张受限。

（2）阻塞性通气不足：由气道狭窄或阻塞引起的通气障碍称为阻塞性通气不足。气道阻力是通气过程中主要的非弹性阻力，呼气时略高于吸气时。其大小与气道内径、长度和形态、气流速度和形式（层流或涡流）等多种因素有关，其中影响最大的是气道内径。管壁痉挛、肿胀或纤维化，管腔被黏液、渗出物、异物等阻塞，肺组织弹性降低以致对气道管壁的牵引力减弱等，均可使气道内径变窄或不规则而增加气道阻力，从而引起阻塞性通气不足。生理情况下气道阻力 80% 以上来自直径大于 2mm 的气管和支气管，不足 20% 来自直径小于 2mm 的外周小气道。因此，气道阻塞可分为中央性和外周性。①中央性气道阻塞：指气管分叉处以上的气道阻塞。若阻塞位于胸外（如声带麻痹、炎症、水肿等），吸气时气道内压小于大气压，使气道阻塞加重，呼气时气道内压大于大气压，气道阻塞减轻，故病人表现为明显的吸气性呼吸困难；若阻塞位于胸内，吸气时气道内压大于胸膜腔内压，阻塞减轻，呼气时胸膜腔内压升高压迫气道，使气道阻塞加重，故病人表现为呼气性呼吸困难（图 5-6-1）。②外周性气道阻塞：是指内径小于 2mm 的细支气管的阻塞。细支气管管壁薄，无软骨支撑，又与周围的肺泡结构紧密相连，因此吸气与呼气时，随着胸膜腔内压的改变，内径也随之扩大和缩小。吸气时胸膜腔内压降低，肺泡扩张，细支气管受周围弹性组织牵拉，其内径变大；呼气时则相反，内径变窄。慢性阻塞性肺疾患主要侵犯小气道，使管壁变厚和顺应性降低，且管腔可被分泌物堵塞，肺泡壁被破坏还使其对细支气管的牵引力下降，因此小气道阻力大大增加，病人主要表现为呼气性呼吸困难。

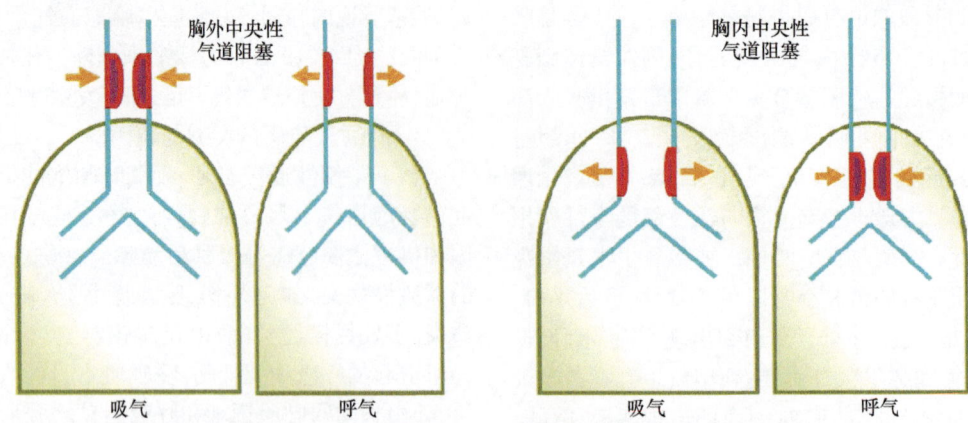

图 5-6-1　中央性气道阻塞吸气和呼气时气道阻力的变化

2. 肺通气不足时的血气变化　限制性和阻塞性通气不足使肺泡气氧分压($PO_2$)下降和肺泡气二氧化碳分压($PCO_2$)升高,因而流经肺泡毛细血管的血液不能充分动脉化,必然导致动脉血氧分压($PaO_2$)下降,二氧化碳分压($PaCO_2$)升高,进而发生Ⅱ型呼吸衰竭。

（二）肺换气功能障碍

肺换气功能障碍主要包括弥散障碍、肺泡通气与血流比例失调及解剖分流增加。

1. 弥散障碍　由呼吸膜面积减少、厚度增加和弥散时间缩短引起的气体交换障碍称为**弥散障碍**。肺泡气与肺泡毛细血管血液之间的气体交换是一个物理弥散过程。气体弥散速度取决于呼吸膜两侧的气体分压差、气体的分子量和溶解度以及呼吸膜的面积与厚度。此外,气体弥散量还取决于血液与呼吸膜接触的时间。

（1）弥散障碍的原因：①呼吸膜面积减少：正常成人呼吸膜面积约70m²,静息状态下,参与气体交换的面积为35～40m²,运动时增大。由于储备量大,只有当呼吸膜面积减少一半以上时,才可引起气体交换量的显著减少,导致换气功能障碍。呼吸膜面积减少见于肺实变、肺不张、肺叶切除等。②呼吸膜厚度增加：呼吸膜厚度平均不到1μm,气体交换很快。当肺水肿、肺泡透明膜形成、肺纤维化及肺泡毛细血管扩张时,可因弥散距离增宽致气体弥散速度减慢。

（2）弥散障碍时的血气变化：如仅有弥散障碍而无通气障碍,则只会引起$PaO_2$降低,不会使$PaCO_2$增高,即发生Ⅰ型呼衰。因为$CO_2$分子量虽然比$O_2$大,但其在水中的溶解度比$O_2$大,故$CO_2$弥散速度比$O_2$快。故在$O_2$弥散受阻时,$CO_2$仍能保持足够的排出而不会造成$CO_2$在体内的蓄积,甚至还可因缺氧反射性地引起呼吸加深加快,使$CO_2$排出增多而出现$PaCO_2$降低。

2. 肺泡通气与血流比例失调　流经肺泡的血液能否获得足够的$O_2$和充分排出$CO_2$,使血液动脉化,还取决于肺泡通气量与血流量的比例。如肺的总通气量和总血流量正常,但肺通气或(和)血流不均匀,造成部分肺泡通气与血流比例失调,也可引起换气功能障碍,导致呼吸衰竭。这是肺部疾患引起呼吸衰竭最常见和最重要的机制。正常成人在静息状态下,肺泡通气量($V$)约为4.2L/min,肺血流量($Q$)约为5L/min,两者比率($V/Q$)约为0.84。肺疾患时,肺内各部分的通气与血流比例严重失调,导致换气功能障碍。

（1）肺泡通气与血流比例失调的类型和原因。①功能性分流：当部分肺泡通气不足(如慢性支气管炎、支气管哮喘、肺气肿、肺水肿等)而血流并不相应减少,肺内一部分血液流经通气不足的肺泡时,使$V/Q$显著降低,以致流经这部分肺泡的静脉血未经充分动脉化便掺入动脉血内。这种情况类似动静脉短路,故称**功能性分流**,又称静脉血掺杂。正常成人由于肺内通气分布不均匀而形成的功能性分流(主要位于肺底部)仅占肺总血流量的3%,不会造成换气障碍;而肺疾患尤其是慢性阻塞性肺病引起的功能性分流可占肺血流量的30%～50%,从而严重影响换气功能。②无效腔样通气：某些肺疾患如肺动脉栓塞、DIC、肺动脉炎、肺血管收缩等,患部肺泡虽能通气,但肺泡血流灌注减少,$V/Q$显著大于正常,此时肺泡血流虽能完全动脉化,但肺泡通气不能被充分利用,称为**无效腔样通气**。正常成人的生理无效腔(主要位于肺尖部)约占潮气量的30%,病时无效腔可显著增多,当无效腔通气量占潮气量的比值高达60%～70%时,就会导致呼吸衰竭(图5-6-2)。

（2）肺泡通气与血流比例失调时的血气变化。无论是功能性分流增加,还是无效腔样通气增加,均可导致$PaO_2$正常,而$PaCO_2$可正常或降低,严重病例也可升高。这是因为$PaO_2$降低可反射性地引起呼吸运动增强,健肺代偿通气,使总通气量增加,$CO_2$排出增多,$PaCO_2$正常,通气很强时$PaCO_2$甚至低于正常。但当病变肺组织广泛而严重,健肺组织代偿通气不足,则会因严重的气体交换障碍而致$CO_2$潴留,$PaCO_2$升高。

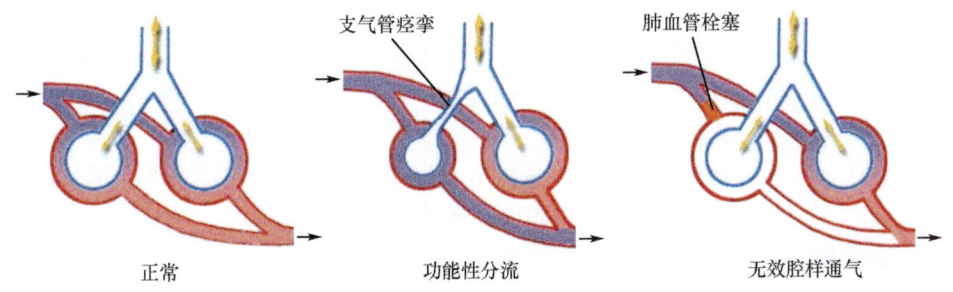

图 5-6-2 肺泡通气与血流比例失调模式图

正常　　　功能性分流　　　无效腔样通气

3. 解剖分流增加　生理情况下,肺内也存在解剖分流,即一部分静脉血经支气管静脉和极少的肺内动-静脉交通支直接流入肺静脉。这些解剖分流的血流量很少,占心输出量的 2% ~3%,不会影响动脉血氧分压和二氧化碳分压。支气管扩张症可伴有支气管血管扩张和肺内动-静脉短路开放,使解剖分流量增加,静脉血掺杂异常增多,PaO₂ 降低而导致呼吸衰竭。解剖分流的血液完全未经气体交换过程,称为真性分流。在肺实变和肺不张时,病变肺泡完全失去通气功能,但仍有血流,流经的血液完全未进行气体交换而掺入动脉血,类似解剖分流。吸入纯氧可有效地提高功能性分流的 PaO₂,而对真性分流则无明显作用,用这种方法可对二者进行鉴别。

在呼吸衰竭的发生机制中,往往是多个因素同时存在或相继发生作用。因此,对具体疾病引起的呼吸衰竭机制应进行综合分析。如休克肺时,出现呼衰的机制有肺不张引起的病理性解剖分流、微血栓形成和肺血管收缩引起的无效腔样通气、肺水肿引起的弥散功能障碍等。

## 二、呼吸衰竭时机体代谢和功能变化

呼吸衰竭所造成的低氧血症和高碳酸血症可影响全身各系统的代谢和机能,首先是引起一系列代偿反应,以改善组织供氧,调节酸碱平衡,从而改变组织器官的功能、代谢以适应新的内环境。呼吸衰竭严重时,如机体代偿不全,即可出现严重的代谢功能紊乱。

(一) 酸碱平衡及电解质紊乱

Ⅰ型和Ⅱ型呼吸衰竭时均有低氧血症,因此均可引起代谢性酸中毒。Ⅱ型呼吸衰竭时低氧血症和高碳酸血症并存,因此可有代谢性酸中毒和呼吸性酸中毒。某些呼衰病人(如急性呼吸窘迫综合征,ARDS)由于代偿性呼吸加深加快,可出现代谢性酸中毒和呼吸性碱中毒。若给呼衰病人应用人工呼吸机、过量利尿剂或 NaHCO₃ 等,可引起医源性代谢性碱中毒。一般而言,呼衰时常发生混合性酸碱平衡紊乱。

1. 代谢性酸中毒　严重缺氧使乳酸等无氧代谢产物增多,可引起代谢性酸中毒。此外,呼衰时可能出现功能性肾功能不全,肾小管排酸保碱功能降低,

以及引起呼衰的原发病或病理过程,如感染、休克等均可导致代谢性酸中毒。此时血液电解质主要的变化是:①高血钾:因酸中毒可使细胞内 K⁺ 外移及肾小管排 K⁺ 减少,血 K⁺ 升高;②高血氯:代谢性酸中毒时,由于 HCO₃⁻ 降低,使肾排 Cl⁻ 减少,血 Cl⁻ 升高。

2. 呼吸性酸中毒　Ⅱ型呼衰时大量 CO₂ 潴留可引起呼吸性酸中毒,此时可有高血钾和低血氯。高血钾的原因见上。低血氯的原因是:①高碳酸血症使红细胞中 HCO₃⁻ 生成增多,与细胞外 Cl⁻ 交换使 Cl⁻ 转移入细胞内,血 Cl⁻ 降低;②酸中毒时肾小管上皮细胞产生 NH₃ 增多及 NaHCO₃ 重吸收增多,使尿中 NH₄Cl 和 NaCl 排出增加,血 Cl⁻ 降低。当代谢性酸中毒合并呼吸性酸中毒时,血 Cl⁻ 可正常。

3. 呼吸性碱中毒　Ⅰ型呼衰时缺氧引起肺过度通气,CO₂ 排出过多,可发生呼吸性碱中毒。病人可出现低血钾和高血氯。

(二) 呼吸系统的变化

缺氧既可通过刺激颈动脉体和主动脉体化学感受器反射性兴奋呼吸中枢,使呼吸加强;又能直接抑制呼吸中枢,使呼吸减弱。呼衰致 PaO₂<60mmHg(轻度缺氧)时,反射性兴奋呼吸作用大于直接抑制呼吸作用,使肺通气增强;呼衰致 PaO₂<30mmHg(重度缺氧)时,直接抑制呼吸作用大于反射性兴奋呼吸作用,使呼吸减弱甚至抑制。PaCO₂ 升高主要作用于中枢化学感受器,使呼吸中枢兴奋,引起呼吸加深加快。但当 PaCO₂>80mmHg 时,反而抑制呼吸中枢,此时呼吸运动主要靠缺氧对颈动脉体和主动脉体化学感受器的刺激来维持。此时,氧疗只能吸入 30% 的氧,以免缺氧完全纠正后反而出现呼吸抑制,加重高碳酸血症而使病情更加恶化。

呼衰病人呼吸运动的变化还与引起呼衰的原发病有关。如中枢性呼衰时呼吸浅而慢,可出现潮式呼吸、间歇呼吸、抽泣样呼吸、叹息样呼吸等呼吸节律紊乱。由肺顺应性降低引起限制性通气不足导致的呼衰病人,常出现浅而快的呼吸。阻塞性通气障碍引起的呼衰时呼吸运动加深,常因阻塞部位不同,分别表现为吸气性或呼气性呼吸困难。

### （三）循环系统的变化

一定程度的 $PaO_2$ 降低和 $PaCO_2$ 升高，可兴奋心血管中枢，使心脏收缩力增强，心率加快，外周血管收缩，加上呼吸运动增强使静脉回流增加，导致心输出量增加，同时心、脑血管扩张。机体的这种代偿反应有助于改善重要脏器如心、脑的血液供应。严重的缺氧和二氧化碳潴留则可直接抑制心血管中枢和心脏活动，扩张血管，导致血压下降、心肌收缩力减弱、心律失常等严重后果。

呼吸衰竭可累及心脏，主要引起右心肥大与衰竭，即肺源性心脏病。其发病机制主要是：①肺动脉高压形成：缺氧直接使肺血管平滑肌收缩；$PaCO_2$ 升高致 $H^+$ 过多，加强缺氧引起的肺血管收缩；肺小动脉管壁增厚、管腔狭窄等使肺循环阻力增高；缺氧引起继发性红细胞增多，血液黏稠度增加，血流阻力增高；缺氧使醛固酮增加，水、钠潴留致血容量增多。②心肌受损：肺动脉压持续增高，超过右心室负荷，发生右心衰竭；缺氧、高碳酸血症、乳酸堆积等使心肌功能受损；酸碱平衡失调、电解质紊乱等引起心律失常，促进心衰发生。

### （四）中枢神经系统的变化

中枢神经系统对缺氧最敏感。轻度缺氧时，可出现智力和视力轻度减退。如 $PaO_2$ 低于 50mmHg 时，出现一系列神经精神症状，如头痛、不安、定向与记忆障碍、精神错乱、嗜睡，以致惊厥和昏迷。$CO_2$ 潴留使 $PaCO_2$ 超过 80mmHg 时，可引起头痛、头晕、烦躁不安、言语不清、扑翼样震颤、精神错乱、嗜睡、抽搐、呼吸抑制等，称 $CO_2$ 麻醉。由呼吸衰竭引起的脑功能障碍称为**肺性脑病**。Ⅱ型呼吸衰竭病人肺性脑病的发病机制如下。

1. 缺氧和酸中毒对脑血管的作用 缺氧和酸中毒均可使脑血管扩张而发生充血。严重的还能损伤血管内皮细胞使血管通透性增加，引起脑间质水肿。脑充血、水肿使颅内压增高，压迫脑血管，进而加重脑缺氧，形成恶性循环，严重者致脑疝形成。此外，血管内皮细胞受损还可引起血管内凝血，这也是肺性脑病的发病因素之一。

2. 缺氧和酸中毒对脑细胞的作用 正常情况下，血液中 $HCO_3^-$ 不易透过血脑屏障进入脑脊液，故脑脊液的缓冲作用较弱。缺氧和酸中毒使脑脊液 $H^+$ 浓度增加，影响脑细胞代谢，产生的抑制性代谢产物（如 $\gamma$-氨基丁酸）增加，导致中枢抑制。此外，缺氧还可使脑细胞内溶酶体膜稳定性降低，释放出水解酶，促使脑细胞变性和坏死。

### （五）肾功能变化

呼吸衰竭时，缺氧和高碳酸血症可反射性地引起肾小动脉收缩，肾血流量减少，肾小球滤过率降低，病人尿液中可出现蛋白、红细胞、白细胞及管型等，严重者可发生急性肾衰竭，出现少尿、氮质血症和代谢性酸中毒。此时，肾结构往往并无明显变化，为功能性肾衰竭。若外呼吸功能好转，肾功能即可恢复正常。若病人同时合并有心力衰竭、DIC 或休克，则肾功能障碍更严重。

### （六）胃肠变化

严重缺氧可使胃壁血管收缩，导致胃黏膜屏障作用减弱，二氧化碳潴留使胃酸分泌增加，加之部分病人还可合并 DIC、休克等，故呼吸衰竭时可出现胃肠黏膜糜烂、坏死、出血与溃疡等。

## 三、呼吸衰竭的防治原则

### （一）积极治疗原发病及去除诱因

呼吸衰竭由各种呼吸系统疾病发展而来，应针对原发病进行治疗。此外，在呼吸系统疾病的基础上若发生呼吸道感染，可诱发呼吸衰竭，应积极预防，如及时抗感染治疗。

### （二）提高 $PaO_2$

呼吸衰竭时必然有 $PaO_2$ 降低，应尽快将 $PaO_2$ 提高到 50mmHg 以上。Ⅰ型呼吸衰竭只有缺氧而无二氧化碳潴留，可吸入较高浓度的氧（一般不超过50%）。Ⅱ型呼吸衰竭不仅有缺氧，还伴有二氧化碳潴留，给氧应谨慎，一般宜吸入较低浓度的氧（30% 左右），并控制流速（1～2L/min），可采取鼻导管给氧，使 $PaO_2$ 上升到 50～60mmHg 即可。

### （三）降低 $PaCO_2$

$PaCO_2$ 增高是由肺通气总量减少所致，应通过增加肺泡通气量降低 $PaCO_2$。

1. 保持呼吸道通畅 取出气道内异物，用体位引流或行气管插管以清除分泌物，用平喘药扩张支气管以解除支气管痉挛，用抗生素治疗气道炎症。

2. 增强呼吸动力 原发于呼吸中枢抑制所致的呼衰可适当给予呼吸中枢兴奋剂（如尼可刹米），使呼吸加深加快，有效提高肺泡通气量。

3. 人工辅助通气 采取人工呼吸既可维持必需的肺通气量，同时也使呼吸肌得以休息，可有效缓解呼吸肌疲劳。

4. 补充营养 慢性呼衰病人由于呼吸困难影响进食量，加上胃肠消化及吸收功能差，常有营养不良，导致体重和膈肌重量减轻，膈肌萎缩使收缩无力，更易发生呼吸肌疲劳。故除呼吸肌休息外，还应补充营养以改善呼吸肌收缩功能。

### （四）改善内环境及重要器官的功能

如纠正酸碱平衡和电解质紊乱，并针对呼吸衰竭引起的心（肺源性心脏病）、脑（肺性脑病）、肾、胃肠道等病变采取相应的综合治疗措施。

（王　清　李　琴　杜　毅　徐　玲　钱洪鑫）

### 📖 重点提示

1. 掌握呼吸的概念、环节和意义，掌握肺通气的概念及肺通气的机制，熟悉胸膜腔内压的概念、形成及意义，熟悉肺泡表面活性物质的作用，了解肺通气功能的评价。

2. 了解气体交换的动力及原理，了解影响气体扩散速率的因素，熟悉肺换气和组织换气过程，掌握影响肺换气和组织换气的因素。

3. 掌握 $O_2$ 在血液中运输的形式，掌握氧容量、氧含量、血氧饱和度概念，熟悉氧解离曲线及其影响因素，掌握 $CO_2$ 在血液中运输的形式。

4. 掌握呼吸基本中枢及呼吸调整中枢的部位和作用，了解呼吸节律的形成机制，熟悉机械感受器反射，掌握化学感受器反射，了解防御性呼吸反射，了解特殊环境对呼吸的影响。

5. 掌握缺氧、低张性缺氧、血液性缺氧、循环性缺氧、组织性缺氧等概念，熟悉血氧指标及其意义，了解缺氧的原因和类型，掌握各型缺氧的发生机制及血氧变化特点，熟悉缺氧对机体机能及细胞的影响，了解缺氧的防治原则。

6. 掌握呼吸衰竭概念，了解呼衰的分型，掌握呼衰发生的病因和发病机制，熟悉呼衰时机体的变化，了解呼衰的防治原则。

## 目标检测

### 一、名词解释

1. 呼吸　2. 肺通气　3. 肺换气　4. 胸内负压　5. 肺的顺应性　6. 肺活量　7. 肺泡通气量　8. 通气/血流比值　9. 血氧容量　10. 血氧含量　11. 血氧饱和度　12. 呼吸中枢　13. 缺氧　14. 发绀　15. 低张性缺氧　16. 循环性缺氧　17. 组织性缺氧　18. 血液性缺氧　19. 氧中毒　20. 呼吸衰竭　21. 限制性通气不足　22. 阻塞性通气不足　23. 功能性分流　24. 无效腔样通气　25. 肺性脑病

### 二、填空题

1. 呼吸包括_____、_____、_____和_____四个环节。呼吸的生理意义是_____。

2. 肺通气的原动力是_____，直接动力是_____。

3. 肺通气的阻力有_____和_____两种。

4. 肺的回缩力主要是由_____和_____构成的，其中以_____为主。

5. 肺泡表面活性物质是由_____分泌的，其化学本质属于_____，具有_____的作用。

6. 胸廓和肺扩张的难易可用_____表示，_____越大，则表示_____越小。

7. 肺活量 = _____。

8. 肺泡通气量 = _____，从通气效率看，深而慢的呼吸较浅而快的呼吸通气效率_____。

9. 气体交换的动力是_____。

10. 呼吸膜面积_____、呼吸膜厚度_____和通气/血流比值_____或_____时，肺换气效率均降低。

11. 当血中还原血红蛋白含量超过 50g /L 时，皮肤、黏膜等呈现_____，称为_____。

12. 血液中 $PCO_2$ 升高，pH 减小，温度升高，使氧离曲线_____。

13. 氧运输的主要形式是_____，二氧化碳运输的主要形式是_____。

14. 呼吸运动的基本中枢在_____，呼吸调整中枢在_____。

15. _____缺氧、pH_____时，呼吸增强。

16. 低张性缺氧的原因有_____、_____和_____。

17. 氧饱和度是指_____。正常时动脉血氧饱和度为_____，静脉血氧饱和度为_____。

18. 血液性缺氧所致的组织供氧不足主要与_____有关，它的血氧变化特点为 $PaO_2$ 和 $SaO_2$_____、_____和_____降低，A-VdO_2_____。

19. 缺氧时循环系统产生的代偿性反应为_____、_____、_____与_____。

20. 组织性缺氧是指因_____所致的一种缺氧，它通常起因于_____、_____、_____和_____。

21. 缺氧导致肺源性心脏病的机制可能与_____、_____及_____等环节有关。

22. 组织细胞对缺氧的代偿性反应有_____、_____、_____与_____。

23. 氧中毒可分为_____和_____两种类型。

24. Ⅰ型呼吸衰竭 $PaO_2$ 低于_____ mmHg；Ⅱ型呼吸衰竭 $PaO_2$ 低于_____ mmHg，$PaCO_2$ 高于_____ mmHg。

25. 呼吸衰竭的发生机制是由于_____功能障碍和_____功能障碍。

26. 限制性通气不足常见原因有_____、_____、_____和_____。

27. 中央气道胸外段阻塞，吸气时气道阻塞_____，呼气时气道阻塞_____，故病人表现为性_____呼吸困难。

28. 中央气道胸内段阻塞，吸气时气道阻塞_____，呼气时气道阻塞_____，故病人表现为_____性呼吸困难。

29. 很多因素可影响气道阻力，其中最主要的是_____。

30. 胸廓和肺扩张的难易程度通常以_____表示，它是_____的倒数。

31. 弥散障碍主要是由于_____或_____引起的气体交换障碍。

32. $CO_2$ 弥散速度比 $O_2$ 大_____倍，因此，弥散障碍引起的呼衰病人通常只有_____降低，没有_____升高。

33. 正常人肺泡通气/血流比值为_____，功能性分流时二者比值_____，无效腔样通气时二者比值_____。

34. ARDS 病人通常属于_____型呼吸衰竭,但严重通气障碍者,也可发生_____型呼吸衰竭。

35. Ⅰ型呼吸衰竭病人氧疗时可吸入_____浓度的氧,而Ⅱ型呼吸衰竭病人氧疗时应_____、_____持续给氧。

## 三、单项选择题

1. 肺通气的原动力是( )
   A. 呼吸肌舒缩运动  B. 气体分压差
   C. 肺内压与大气压之差 D. 肺回缩力

2. 平静呼吸与用力呼吸的共同点是( )
   A. 吸气是主动的  B. 呼气是主动的
   C. 以腹式呼吸为主  D. 有辅助呼吸肌参与

3. 吸气之末,肺内压( )
   A. 等于大气压  B. 高于大气压
   C. 低于大气压  D. 低于胸膜腔内压

4. 吸气末与呼气末相比较( )
   A. 胸膜腔内压相等  B. 肺内压相等
   C. 肺回缩力相等  D. 胸廓弹性阻力相等

5. 胸内负压形成的主要原因是( )
   A. 肺回缩力  B. 呼吸道阻力
   C. 胸廓弹性阻力  D. 呼吸肌舒缩

6. 肺泡的回缩力来自( )
   A. 胸内负压
   B. 肺泡表面张力和肺的弹力纤维
   C. 大气对胸廓的压力
   D. 肺泡表面活性物质的作用

7. 平静呼气之末,肺的容量相当于( )
   A. 补呼气量  B. 余气量
   C. 功能余气量  D. 肺的总容量

8. 肺的有效通气量是指( )
   A. 肺活量  B. 时间肺活量
   C. 每分通气量  D. 每分肺泡通气量

9. 呼吸频率增一倍,潮气量减一倍,则( )
   A. 肺通气量减少,肺泡通气量不变
   B. 肺通气量不变,肺泡通气量减少
   C. 肺通气量不变,肺泡通气量增多
   D. 肺通气量和肺泡通气量均减少

10. 正常呼吸节律的形成依赖于( )
    A. 延髓和脑桥的活动
    B. 中脑与脑桥的活动
    C. 下丘脑与延髓的活动
    D. 大脑皮层的活动

11. 正常情况下,维持呼吸中枢兴奋的有效刺激是( )
    A. 化学感受器的传入冲动
    B. 一定范围的 pH 值
    C. 一定浓度的 $CO_2$
    D. 一定程度的缺 $O_2$

12. $CO_2$ 对呼吸的调节作用主要是通过( )
    A. 直接刺激呼吸中枢

B. 刺激中枢化学感受器
C. 直接刺激呼吸肌
D. 刺激外周化学感受器

13. 关于肺泡表面活性物质的论述,错的是( )
    A. 降低肺泡表面张力
    B. 降低胸廓和肺的顺应性
    C. 防止肺水肿
    D. 维持大小肺泡的稳定性

14. 关于肺通气阻力的论述,错误的是( )
    A. 肺通气阻力以弹性阻力为主
    B. 肺的回缩力主要来自肺泡表面张力
    C. 弹性阻力与胸廓和肺的顺应性成正比
    D. 气道阻力与气道口径的四次方成反比

15. 下列因素中,能使呼吸加深加快的是( )
    A. 剪断迷走神经  B. 严重缺氧
    C. 升高血液 pH  D. 增加吸入的 $CO_2$

16. 动-静脉血氧含量差的正常值为( )
    A. 3ml/dl  B. 4ml/dl
    C. 5ml/dl  D. 6ml/dl

17. 血氧变化特点为 $CO_2$max 正常,$PaO_2$、$CaO_2$ 和 $SaO_2$ 均降低,A-Vd$O_2$ 减少应是( )
    A. 低张性缺氧  B. 血液性缺氧
    C. 循环性缺氧  D. 组织性缺氧

18. 血液性缺氧最常见的原因是( )
    A. 一氧化碳中毒  B. 贫血
    C. 高铁 Hb 血症  D. 大量输入库存血

19. 除 A-Vd$O_2$ 增大外,其他血氧指标 $PaO_2$、$SO_2$、$CaO_2$、$CaO_2$max 均正常的一种缺氧应为( )
    A. 循环性缺氧  B. 组织性缺氧
    C. 贫血性缺氧  D. 低张性缺氧

20. 除 A-Vd$O_2$ 减小外,$PaO_2$、$SO_2$、$CaO_2$、$CO_2$max 等血氧指标均正常的一种缺氧,应为( )
    A. 低张性缺氧  B. 组织性缺氧
    C. 血液性缺氧  D. 循环性缺氧

21. 对缺氧最为敏感的器官是( )
    A. 心  B. 肺
    C. 肾  D. 脑

22. 氧合血红蛋白解离曲线右移主要起因于( )
    A. RBC 内 pH 增高
    B. RBC 内温度增高
    C. RBC 内 2,3-DPG 增高
    D. RBC 内 $CO_2$ 减少

23. 急性缺氧时机体最重要的代偿反应是( )
    A. 毛细血管增生  B. RBC 增多
    C. 肌红蛋白增多  D. 肺通气增多

24. 能迅速与氧化型细胞色素氧化酶的 $Fe^{3+}$ 结合,造成呼吸链中断,组织用氧严重障碍的毒物是( )
    A. 鱼藤酮  B. 巴比妥
    C. 硫化物  D. 氰化物

25. 导致机体对缺氧耐受性降低的原因是( )

A. 基础代谢降低　　　B. 耗氧量增多
C. 心功能储备增多　　D. RBC 数增多

26. 氧疗效果最好的是(　　)
　　A. 贫血性缺氧　　　B. 组织性缺氧
　　C. 低张性缺氧　　　D. 循环性缺氧

27. 一氧化碳中毒病人皮肤黏膜的颜色常呈(　　)
　　A. 咖啡色　　　　　B. 玫瑰红色
　　C. 苍白色　　　　　D. 樱桃红色

28. 慢性缺氧引起中枢神经系统功能障碍的临床表现为(　　)
　　A. 头痛　　　　　　B. 情绪激动
　　C. 记忆力下降　　　D. 精神抑郁

29. 肺型氧中毒起因于持续吸入了(　　)
　　A. 一个大气压的 $O_2$　B. 两个大气压的 $O_2$
　　C. 三个大气压的 $O_2$　D. 四个大气压的 $O_2$

30. 呼吸衰竭通常是由下列哪项功能严重障碍引起(　　)
　　A. 外呼吸功能　　　B. 内呼吸功能
　　C. 血液携氧功能　　D. 生物氧化功能

31. 任何呼吸衰竭均可出现(　　)
　　A. $PaO_2$ ↓　　　　B. $PaCO_2$ ↑
　　C. $PaO_2$ ↓，$PaCO_2$ ↑　D. $PaO_2$ ↓，$PaCO_2$ ↓

32. Ⅱ型呼吸衰竭的特点是(　　)
　　A. $PaO_2$ ↓　　　　B. $PaCO_2$ ↑
　　C. $PaO_2$ ↓，$PaCO_2$ ↑　D. $PaO_2$ ↑，$PaCO_2$ ↑

33. 严重低钾血症的病人发生呼吸衰竭的机制主要是(　　)
　　A. 限制性通气不足　B. 阻塞性通气不足
　　C. 弥散障碍　　　　D. 无效腔样通气

34. 呼吸中枢受损的病人发生呼吸衰竭的机制主要是(　　)
　　A. 限制性通气不足　B. 阻塞性通气不足
　　C. 肺的顺应性降低　D. 功能性分流

35. 某喉头水肿病人出现呼吸衰竭是由于(　　)
　　A. 肺泡扩张受限制　B. 中央气道阻塞
　　C. 外周气道阻塞　　D. 气体弥散障碍

36. 下列哪项不是阻塞性通气不足的原因(　　)
　　A. 呼吸道异物　　　B. 肺水肿
　　C. 支气管哮喘　　　D. 喉头水肿

37. 限制性通气不足的原因不包括(　　)
　　A. 呼吸中枢受损　　B. 呼吸肌运动障碍
　　C. 低钾血症　　　　D. 呼吸道狭窄

38. Ⅱ型肺泡上皮受损可以引起(　　)
　　A. 肺泡顺应性降低　B. 肺泡稳定性增加
　　C. 肺泡表面张力降低　D. 肺泡壁毛细血管通透性减弱

39. 影响气道阻力最主要的因素是(　　)
　　A. 气道长度　　　　B. 气道内径
　　C. 气道形态　　　　D. 气流速度

40. 肺通气功能障碍所致呼吸衰竭血气特点是(　　)
　　A. $PaO_2$ ↓　　　　B. $PaCO_2$ ↑
　　C. $PaCO_2$ ↓　　　D. $PaO_2$ ↓，$PaCO_2$ ↑

41. 弥散功能障碍所致呼吸衰竭血气特点是(　　)
　　A. $PaO_2$ ↓　　　　B. $PaCO_2$ ↑
　　C. $PaO_2$ ↓，$PaCO_2$ ↑　D. $PaO_2$ ↓，$PaCO_2$ ↓

42. 功能性分流是由于(　　)
　　A. 部分肺泡通气不足　B. 部分肺泡血流不足
　　C. 肺顺应性降低　　D. 限制性通气不足

43. 无效腔样通气是由于(　　)
　　A. 部分肺泡血流减少而通气正常
　　B. 部分肺泡通气减少而血流正常
　　C. 通气/血流比值降低
　　D. 动-静脉短路

44. 肺小动脉栓塞主要导致(　　)
　　A. 弥散障碍　　　　B. 静脉血掺杂
　　C. 无效腔样通气　　D. 通气障碍

45. 当 $PaCO_2$ 超过多少时可抑制呼吸中枢(　　)
　　A. 30mmHg　　　　　B. 40mmHg
　　C. 80mmHg　　　　　D. 60mmHg

46. 中央气道胸外段阻塞,主要表现为(　　)
　　A. 吸气性呼吸困难　B. 呼气性呼吸困难
　　C. 吸气、呼气均困难　D. 呼吸节律紊乱

47. 呼气性呼吸困难主要见于(　　)
　　A. 中央气道胸外段阻塞
　　B. 外周气道阻塞
　　C. 呼吸中枢受损
　　D. 胸廓和肺顺应性降低

48. 呼吸衰竭导致肺源性心脏病的主要机制是(　　)
　　A. 肺动脉高压　　　B. 心肌缺血缺氧
　　C. 心肌细胞凋亡过度　D. 严重心律失常

49. 某危重病人呼吸逐渐加强,又逐渐减弱,直至暂停,周而复始,这种呼吸是(　　)
　　A. 间歇呼吸　　　　B. 潮式呼吸
　　C. 抽泣样呼吸　　　D. 叹气样呼吸

50. 目前认为肺性脑病的主要发生机制是(　　)
　　A. $CO_2$ 潴留　　　　B. 代谢性酸中毒
　　C. 严重缺氧　　　　D. 电解质紊乱

51. Ⅱ型呼吸衰竭病人输氧的原则是(　　)
　　A. 快速输入高浓度氧
　　B. 间断给低浓度氧
　　C. 高流量高浓度间断给氧
　　D. 低流量低浓度持续给氧

四、问答题

1. 胸内负压是如何形成的? 有何生理意义?

2. 何谓肺换气? 说明影响肺换气的因素。

3. $CO_2$ 吸入增多时,呼吸有何改变? 为什么?

4. 增大无效腔气量时,呼吸有何变化? 阐明机理。

5. 缺氧为何导致肺血管收缩?

6. 慢性缺氧造成红细胞增多的机制是什么?

7. 简述血液性缺氧的常见原因。

8. 试述缺氧性细胞损伤。

9. 低张性缺氧时呼吸系统会出现什么变化?

# 第六章 消化和吸收、肝功能衰竭

人体进行正常的生命活动,不仅要通过呼吸从外界获得足够的氧气,还必须摄取营养物质,以满足组织细胞更新及完成各种生命活动物质和能量的需要。营养物质来自食物,包括蛋白质、脂肪、糖类、维生素、水和无机盐。

消化系统的主要功能是对食物进行消化和吸收,此外还有内分泌功能和防御功能。消化和吸收是两个既密切联系又相辅相成的过程。食物在消化管内变成可以被吸收的小分子物质的过程称为消化(digestion)。食物消化的方式有两种,即机械性消化和化学性消化。机械性消化是指通过消化管肌肉的运动,将食物磨碎,与消化液充分混合,并向消化管远端推送的过程。化学性消化是指在消化酶的作用下,将食物中的大分子物质分解成可以被吸收的小分子物质的过程。消化后的小分子物质以及水、无机盐和维生素通过消化管黏膜进入血液和淋巴循环的过程称为吸收(absorption)。消化和吸收是两个既密切联系又相辅相成的过程。

在整个消化道中,除口、咽、食管上端和肛门外括约肌是骨骼肌外,其余部分都是由平滑肌组成的。消化道通过这些肌肉的舒缩活动,完成对食物的机械性消化,并推动食物的前进;消化道的运动对食物的化学性消化和吸收也有促进作用。

消化道平滑肌的一般特性有:①兴奋性较低、收缩缓慢:消化道平滑肌的兴奋性比骨骼肌低。收缩的潜伏期、收缩期和舒张期所占的时间比骨骼肌长得多,而且变异很大。②自动节律性:消化道平滑肌在离体后,置于适宜的环境内,仍能进行良好的节律性运动,但其收缩很缓慢,节律性远不如心肌规则。③紧张性:消化道平滑肌经常保持在一种微弱的持续收缩状态,即具有一定的紧张性。消化道各部分,如胃、肠等之所以能保持一定的形状和位置,同平滑肌的紧张性存在重要的关系。紧张性还使消化道管腔内经常保持着一定的基础压力。平滑肌的各种收缩活动是在紧张性基础上发生的。④伸展性:消化道平滑肌能适应实际需要而作很大的伸展。作为中空的容纳器官来说,这一特性具有重要生理意义,使消化道有可能容纳好几倍于自己原体积的食物。⑤对机械牵张、温度和化学刺激敏感:消化道平滑肌对电刺激

较不敏感,但对于牵张、温度和化学刺激则特别敏感,轻微的刺激常可引起强烈的收缩。消化道平滑肌的这一特性是与它所处的生理环境分不开的,消化道内容物对平滑肌的牵张、温度和化学刺激是引起内容物推进或排空的自然刺激因素。

消化道平滑肌电活动的形式要比骨骼肌复杂得多,其电生理变化大致可分为三种,即静息电位、慢波电位和动作电位(图6-1)。①静息电位:消化道平滑肌的静息电位很不稳定,波动较大,其实测值为−60～−50mV,静息电位主要由$K^+$的平衡电位形成,但$Na^+$、$Cl^-$、$Ca^{2+}$以及钠泵活动也参与了静息电位的产生。②慢波电位:消化道的平滑肌细胞可产生节律性的自发性去极化。以静息电位为基础的这种周期性波动,由于其发生频率较慢而被称为慢波电位,又称基本电节律(basal electric rhythm,BER)(图6-1)。消化道不同部位的慢波频率不同,人类胃的慢波频率为3次/min,十二指肠为12次/min,回肠末端为8～9次/min。慢波的波幅为10～15mV,持续时间由几秒至十几秒。在通常情况下,慢波起源于消化道的纵行肌,以电紧张形式扩布到环行肌。它们是胃肠慢波活动的起搏器和传导者。神经和体液因素不参与慢波的产生,但可影响和改变其电位活动。③动作电位:锋电位上升慢、幅度低、持续时间长;不受钠通道阻断剂影响,但可被$Ca^{2+}$通道阻断剂所阻断,表明它的产生主要依赖$Ca^{2+}$内流;复极化与骨骼肌相同,都是$K^+$外流形成的。

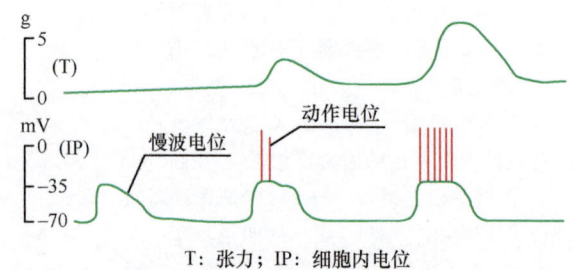

T:张力;IP:细胞内电位

图6-1 消化道平滑肌的电活动

慢波、动作电位和肌肉收缩的关系可简要归纳为:平滑肌的收缩是继动作电位之后产生的,而动作电位则是在慢波去极化的基础上发生的。因此,慢波电位本身虽不能引起平滑肌的收缩,但却被认为是平滑肌的起步电位,是平滑肌收缩节律的控制波。

表 6-1 各种消化液的分泌量、pH 和主要的消化酶

| 消化液 | 分泌量(L/d) | pH | 主要消化酶 |
|---|---|---|---|
| 唾液 | 1.0~1.5 | 6.6~7.1 | 唾液淀粉酶 |
| 胃液 | 1.5~2.5 | 0.9~1.5 | 胃蛋白酶 |
| 胰液 | 1.0~2.0 | 7.8~8.4 | 胰淀粉酶、胰脂肪酶、胰蛋白酶、糜蛋白酶 |
| 胆汁 | 0.8~1.0 | 6.8~7.4 | 无消化酶 |
| 小肠液 | 1.0~3.0 | 7.6~8.0 | 肠激酶 |
| 大肠液 | 0.6~0.8 | 8.3~8.4 | 少量二肽酶、淀粉酶 |

在消化管附近有唾液腺、肝和胰腺,在消化管黏膜内还有许多散在的腺体,它们向消化管内分泌各种消化液,包括唾液、胃液、胆汁、胰液、小肠液和大肠液。成人每日分泌消化液的总量为 6~8L,其主要成分是水、无机盐和各种有机物,特别是各种消化酶,由它们完成对食物的化学性消化。各种消化液的分泌量、pH 和主要的消化酶见表 6-1。

消化液的主要作用有稀释并溶解食物,改变消化管腔内的 pH,水解食物中的大分子营养物质,保护消化管黏膜等。

# 第一节 口腔内消化

消化过程是从口腔开始的。食物在口腔内停留的时间很短,一般是 15~20 秒。食物在口腔内经过咀嚼、吞咽及唾液的作用变成食团,为在胃肠内进一步消化创造了条件,并可反射性引起胃、肠活动增强和消化液分泌增加。

## 一、唾 液

人的口腔内有三对大的唾液腺,分别是腮腺、颌下腺和舌下腺,还有无数散在的小唾液腺。唾液就是由这些大小唾液腺分泌的混合液。腮腺是由浆液细胞组成的,分泌稀的唾液,颌下腺和舌下腺是混合腺,其腺泡由浆液细胞和黏液细胞组成。

### (一) 唾液的性质和成分

唾液为无色无味近于中性(pH 6.6~7.1)的低渗液体。唾液中水分约占 99%。有机物主要为黏蛋白,还有球蛋白、氨基酸、尿素、尿酸、唾液淀粉酶和溶菌酶等。唾液中的无机物有钠、钾、钙、硫氰酸盐、氯、氨等。此外,唾液中还有一定量的气体,如氧、氮和二氧化碳。

### (二) 唾液的作用

唾液可以湿润与溶解食物,以引起味觉并易于吞咽;唾液还可清洁和保护口腔,它可清除口腔中的残余食物,当有害物质进入口腔时,它可冲淡、中和这些物质,并将它们从口腔黏膜上洗掉,唾液中的溶菌酶还有杀菌作用;在人和少数哺乳动物如兔、鼠等的唾液中,含有唾液淀粉酶(狗、猫、马等的唾液中无此酶),它可使淀粉分解成为麦芽糖。唾液淀粉酶发挥作用的最适 pH 在中性范围内,唾液中的氯和硫氰酸盐对此酶有激活作用。食物进入胃后,唾液淀粉酶还可继续使用一段时间,直至胃内容物 pH 约变为 4.5 为止。

### (三) 唾液分泌的调节

唾液分泌完全依赖于神经调节,唾液分泌的初级中枢在延髓,其高级中枢分布于下丘脑和大脑皮质等处。人在进食时,食物的形状、颜色、气味,以及进食的环境,都能形成条件反射,引起唾液分泌。"望梅止渴"就是日常生活中条件反射性唾液分泌的一个例子。成年人的唾液分泌,通常由条件反射和非条件反射完成。

## 二、咀嚼和吞咽

### (一) 咀嚼

咀嚼是通过咀嚼肌协调而有序的收缩使下颌向上颌方向反复运动完成的反射动作,它受意识控制。咀嚼可将大块的食物切割、磨碎;咀嚼加上舌的搅拌,使食物与唾液充分混合,形成食团,便于吞咽,且有利于化学性消化的进行;咀嚼可反射性地引起消化管下段的运动和消化腺的分泌,为食物的进一步消化准备有利条件。

### (二) 吞咽

吞咽是将口腔内的食团通过咽部和食管推送到胃的过程。吞咽不是一个随意活动,而是一种复杂的连续的反射动作。吞咽反射的中枢位于延髓。婴幼儿由于神经系统尚未发育成熟,吞咽反射不够灵敏,易使食物等误入气管。吞咽一般分为三个连续的阶段。

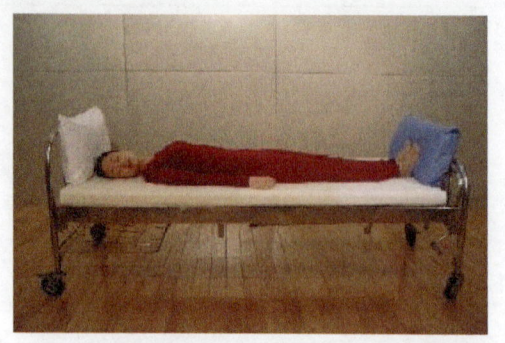

**全身麻醉昏迷病人为什么要采用去枕仰卧位?**

——因为全身麻醉或昏迷病人的吞咽反射发生了障碍,食物及上呼吸道的分泌物易误入气管,使呼吸道变得狭窄或完全堵塞,肺通气量和肺换气量减少,引起窒息和肺部并发症。采用去枕仰卧位可防止上述情况发生。

1. 由口腔到咽 是在大脑皮质控制下,依靠舌的运动,将食团由舌背推至咽部。

2. 由咽到食管上端 由于食团刺激咽部感受器,引起一系列反射活动,软腭上举,咽后壁向前突出封闭咽与鼻腔的通路,喉头上举并向前紧贴会厌,封闭咽与气管的通路,呼吸暂停,食管括约肌舒张,食团被挤入食管。

3. 由食管到胃 食团进入食管后,通过食管的蠕动把食团送入胃内。蠕动是消化管平滑肌共有的一种运动形式,是一种向前推进的波形运动,表现为食团上端平滑肌收缩,下端平滑肌舒张(图6-1-1),食团被挤入舒张部分,由于蠕动波依次下行,食团不断下移被推送入胃。

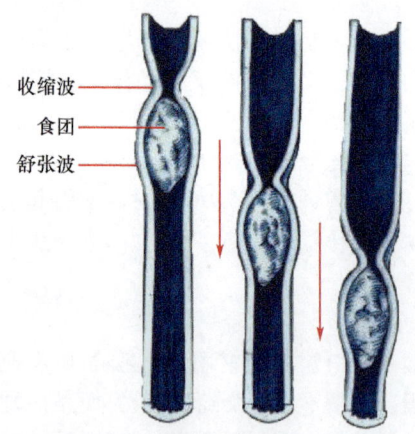

收缩波
食团
舒张波

图 6-1-1 食管蠕动示意图

在食管末端有一长2~4cm的高压区,尽管此处并不存在解剖上的括约肌,但在生理上起到类似括约肌的作用,故称为**食管下括约肌**。在正常情况下,当食管蠕动开始时,食管下括约肌受迷走神经调节而降低其张力,以便食物通过;食物入胃后,其张力增加,以防止胃内容物逆流入食管。当此处压力异常升高时,可发生吞咽困难,临床上称为贲门失弛缓症。

## 三、口腔卫生

口腔是病原微生物侵入人体的主要途径之一。口腔的温度、湿度和食物残渣均是微生物生长繁殖的适宜条件。正常人的口腔内经常存有大量致病菌和非致病菌。机体抵抗力正常,加之饮水、进食、刷牙和漱口等活动,可对细菌起到一定的减少或清除作用,因此很少发病。当患病时,如高热、昏迷、手术后或口腔疾患等由于机体抵抗力降低,饮水、进食、刷牙减少,使细菌在口腔内大量迅速繁殖创造了条件,常可引起口臭,甚至引起口腔的局部炎症、溃疡和其他并发症,影响食欲及消化功能,还可影响人与人之间的正常交往。

口腔中寄居的微生物密度和种类为全身最密集的部位之一。口腔微生物包括细菌、真菌和病毒。此外,口腔中还发现原虫。口腔微生物可在口腔软组织和硬组织表面定植。在口腔各部位软组织中,以舌面和龈沟处细菌数量最大。牙面微生物在特定微环境内生存,微生物及其代谢产物在牙面构成黏性细菌团块,称牙菌斑。唾液中的微生物来自口腔各部位的组织,主要是舌面。

# 第二节 胃内消化

胃是消化管中最膨大的部分,成人的胃一般可容纳1~2L食物,食物在胃中通过机械消化被进一步磨碎,并与胃液混合,成为食糜;通过化学消化,食物中的蛋白质被初步分解,然后,胃内容物将逐步、分批地排入十二指肠。因此,胃的主要功能是暂时储存食物,并对食物进行初步消化。

## 一、胃 液

### (一)胃液的性质、成分和作用

胃液主要由胃腺分泌。胃腺包括贲门腺、泌酸腺及幽门腺。纯净的胃液是无色的酸性液体,pH为0.9~1.5。胃液中除水外,主要成分有盐酸、胃蛋白酶原、内因子和黏液。

1. 盐酸 由泌酸腺中的壁细胞分泌。其作用主要有:①激活胃蛋白酶原,同时为胃蛋白酶发挥作用提供适宜的酸性环境;②使食物中的蛋白质变性易于分解;③杀菌;④盐酸进入小肠后,促进胰液、胆汁和小肠液的分泌;⑤有利于小肠对铁和钙的吸收。胃酸分泌过少或缺乏时,细菌易在胃内生长,产生腹胀、腹泻等消化不良症状;胃酸分泌过多,会侵蚀胃和十二指肠黏膜,可诱发胃和十二指肠溃疡。

2. 胃蛋白酶原　由泌酸腺的主细胞合成和分泌,在盐酸的作用下转变成有活性的胃蛋白酶。胃蛋白酶将食物中的蛋白质水解为胨、胨、少量多肽和氨基酸。胃蛋白酶只有在酸性较强的环境中才能发挥作用,其最适 pH 为 2。随着 pH 的升高,胃蛋白酶的活性即降低,当 pH 升至 6 以上时,此酶即发生不可逆的变性。

3. 内因子　由泌酸腺中壁细胞分泌。其作用是:保护维生素 $B_{12}$ 免受小肠内蛋白水解酶的破坏并促进维生素 $B_{12}$ 的吸收。机体缺乏内因子(如萎缩性胃炎病人行胃大部切除术),或体内产生抗内因子抗体时,发生维生素 $B_{12}$ 吸收障碍,引起巨幼红细胞性贫血。

4. 黏液　胃的黏液是由表面上皮细胞、泌酸腺的黏液颈细胞,贲门腺和幽门腺共同分泌的,其主要成分为糖蛋白。由于糖蛋白的结构特点,黏液具有较高的黏滞性和形成凝胶的特性。在正常人,黏液覆盖在胃黏膜的表面,形成一个厚约 $500\mu m$ 的凝胶层,它具有润滑作用,可减少粗糙食物对胃黏膜的机械性损伤。

(二) 胃的自身保护作用

胃黏膜处于高酸和胃蛋白酶的环境中,然而,正常人的胃黏膜不会被破坏,原因就在于胃具有自身保护作用。

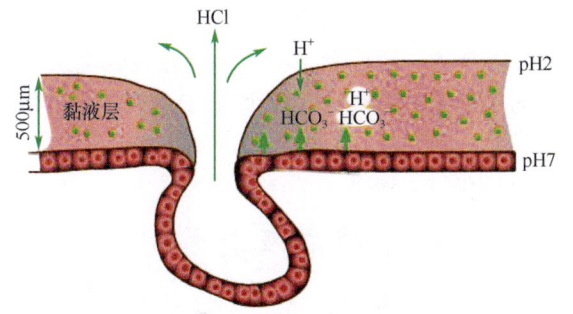

图 6-2-1　胃黏液-碳酸氢盐屏障模式图

1. 黏液-碳酸氢盐屏障　胃黏液的黏稠度为水的 $30 \sim 260$ 倍,$H^+$ 和 $HCO_3^-$ 等离子在黏液层内的扩散速度明显减慢,因此,在胃腔内的 $H^+$ 向黏液凝胶深层弥散过程中,它不断地与从黏液层下面的上皮细胞分泌并向表面扩散的 $HCO_3^-$ 遭遇,两种离子在黏液层内发生中和。用 pH 测量电极测得,在胃黏液层存在一个 pH 梯度,黏液层靠近胃腔面的一侧呈酸性,pH 约为 2,而靠近上皮细胞的一侧约为 7。因此,由黏液和碳酸氢盐共同构筑的黏液-碳酸氢盐屏障(图 6-2-1),能有效地阻挡 $H^+$ 的逆向弥散,保护了胃黏膜免受 $H^+$ 的侵蚀;黏液深层的中性 pH 环境还使胃蛋白酶丧失了分解蛋白质的作用。

2. 胃黏膜屏障　由胃黏膜上皮细胞的腔面膜和细胞间的紧密连接构成胃腔与胃黏膜上皮细胞之间的一道生理屏障,称为胃黏膜屏障。这个屏障能防止 $H^+$ 由胃腔扩散入黏膜内,又能防止钠离子从黏膜向胃腔扩散,从而使胃黏膜免遭 $H^+$ 逆向扩散的侵害。

3. 胃黏膜的细胞保护作用　胃黏膜上皮细胞能合成和释放前列腺素、生长抑素、胰多肽等物质。而这些物质可防止胃溃疡的发生,也能加速溃疡的愈合,从而起到保护胃黏膜的作用。

长期服用阿司匹林、吲哚美辛,强酸、强碱、大量酒精、缺氧、精神因素等,可破坏胃的保护屏障,引起胃黏膜损伤。而硫糖铝等药物则能与胃黏膜粘蛋白络合,并有抗酸作用。

(三) 胃液分泌的调节

胃液分泌受许多因素的影响,其中有的起兴奋性作用,有的则起抑制性作用。进食是胃液分泌的自然刺激物,它通过神经和体液因素调节胃液的分泌。

1. 刺激胃酸分泌的内源性物质

(1) 乙酰胆碱:大部分支配胃的副交感神经节后纤维末梢释放乙酰胆碱。乙酰胆碱直接作用于壁细胞膜上的胆碱能受体,引起盐酸分泌增加。乙酰胆碱的作用可被胆碱能受体阻断剂(如阿托品)阻断。

(2) 胃泌素:胃泌素主要由胃窦黏膜内的 G 细胞分泌。十二指肠和空肠上段黏膜内也有少量 G 细胞。胃泌素释放后主要通过血液循环作用于壁细胞,刺激其分泌盐酸。

(3) 组胺:胃的泌酸区黏膜内含有大量的组胺。产生组胺的细胞是存在于固有膜中的肥大细胞。正常情况下,胃黏膜恒定地释放少量组胺,通过局部弥散到达邻近的壁细胞,刺激其分泌。壁细胞上的组胺受体为 Ⅱ 型受体($H_2$ 受体),用甲氰咪呱(cimetidine)及其相类似的药物可以阻断组胺与壁细胞的结合,从而减少胃酸分泌。

2. 消化期的胃液分泌　当进食后,整个消化道几乎同时进入分泌状态。为便于叙述,可人为地分为头期、胃期和肠期。

(1) 头期:是指刺激因素作用于头部感受器(眼、耳、鼻、口腔、咽、食管等)引起的胃酸分泌。这是由于进食动作引起的条件反射和非条件反射两种分泌。条件反射包括:食物的形象刺激视觉,气味刺激嗅觉,声音刺激听觉。而非条件反射包括咀嚼和吞咽食物时刺激口腔、咽、食管等处的化学和机械感受器引起的反应。引起头期分泌的视觉反射初级中枢在延髓,高级中枢分布于下丘脑、边缘叶和大脑皮质。

头期泌酸效应主要由迷走神经介导,迷走神经兴奋后,一方面通过末梢神经释放乙酰胆碱直接引起腺体细胞分泌,另一方面引起胃窦黏膜内的 G 细胞释放胃泌素,胃泌素经血液循环再刺激胃腺分泌。假饲能引起头期分泌,切断迷走神经可消除头期泌酸效应。由此可见头期胃液分泌是神经-体液调节。

（2）胃期:指刺激因素作用于胃感受器引起的胃液分泌。胃期刺激的途径有三条:①扩张刺激胃底、胃体部的感受器,引起胃腺分泌。它是通过迷走-迷走神经长反射和壁内神经丛的短反射产生的。②扩张刺激胃幽门部,通过壁内神经丛,作用于 G 细胞,引起胃泌素释放。③食物的化学成分直接作用于 G 细胞,引起胃泌素的释放。能刺激 G 细胞的物质有咖啡、乙醇、钙离子及蛋白质的消化产物。

（3）肠期:指食物在小肠内引起胃液分泌的情况。这个现象 20 世纪初即被发现。这种分泌的调节机制是通过体液完成的,因为切断胃的迷走神经不能消除肠期的泌酸效应。"肠泌酸素"可能是重要的因子之一。三期相比,头期胃蛋白酶分泌最多,胃期和头期的泌酸度相当,肠期胃液分泌量较小。

3. 胃液分泌的抑制性调节　在进食过程中除促进胃液分泌的机制外,还存在各种抑制性因素的调节,实际表现的胃液分泌正是兴奋和抑制性因素共同作用的结果。在消化期内,抑制胃液分泌的因素除精神、情绪因素外,主要为盐酸、脂肪和高渗溶液三种。

## 二、胃的运动

食物在胃内的机械消化是通过胃的运动实现的。在非消化期间,胃并无明显的运动,只是在进食后的消化期,胃的运动才变得明显起来。

（一）胃运动的形式

1. 紧张性收缩　胃壁平滑肌经常处于一定程度的收缩状态,称紧张性收缩。胃紧张性收缩对于维持胃的形态和位置具有重要意义。

2. 容受性舒张　当食物刺激了口、咽、食管等处的感受器,通过迷走神经反射性地引起胃底和胃体平滑肌舒张,胃容积增大,称为胃的容受性舒张。容受性舒张使胃腔容量由空腹时的 50ml 增加到进食后的 1.5L,它适应于大量食物的涌入,而胃内压力变化并不大,从而使胃更好地完成容受和储存食物的功能,其生理意义是显然的。

3. 蠕动　食物入胃约 5min 后,胃即开始蠕动。蠕动是从胃的中部开始,有节律地向幽门方向进行。在人,胃蠕动波的频率约每分钟 3 次,并需 1 分钟左右到达幽门。胃蠕动的生理意义是搅拌食物,使食物充分与胃液混合;研磨固体食物;将食糜从胃体向幽门方向推进。

（二）胃排空

食物由胃排入十二指肠的过程称胃排空。胃排空的速度与食物的物理性状和化学组成有关。一般流体食物比固态食物排空快;三种主要营养物质中,糖类最快,蛋白质次之,脂肪最慢。一餐混合性食物完全排空需 4 ~ 6 小时。

（三）呕吐

呕吐是将胃及肠内容物经口腔强力驱出的动作。呕吐是一种保护性反射动作,它可将胃肠内的有害物质排出,但持续性剧烈呕吐可导致水、电解质和酸碱平衡紊乱。呕吐中枢位于延髓外侧网状结构的背外侧缘,作用于舌根、咽部、胃、肠、胆总管、泌尿生殖器官等处的多种刺激都可兴奋相应的感受器,冲动传至呕吐中枢,呕吐中枢的活动再经相应的传出神经,引起十二指肠和空肠上段收缩增强,胃和食管下段舒张,与此同时,膈肌和腹肌猛烈收缩,挤压胃内容物经过食管而进入口腔。有时因十二指肠内容物也倒流入胃,呕吐物中可混有胆汁和小肠液。脑水肿、脑肿瘤等造成的颅内压增高也可直接刺激呕吐中枢引起呕吐。中枢性催吐药阿扑吗啡,是通过兴奋呕吐中枢附近的一个特殊的化学感受野,通过它进而使呕吐中枢兴奋。晕车、晕船和航空病是由旋转摆动刺激了前庭器官引起的。

# 第三节　小肠内消化

小肠内消化是整个消化过程中最重要的阶段。食糜在小肠内一般停留 3 ~ 8 小时,将受到进入小肠内多种消化液(胰液、胆汁和小肠液)的化学消化和小肠运动的机械消化,使营养物质彻底分解,成为可以被吸收的小分子物质。

## 一、胰液及其作用

（一）胰液的性质、成分和作用

胰液由胰腺腺泡和小导管的管壁上皮细胞分泌,经胰腺导管排入十二指肠。胰液是一种无色的碱性液体,pH 为 7.8 ~ 8.4。胰液中除含大量水分外,还含有无机物和有机物。

1. 碳酸氢盐　中和胃酸,使小肠黏膜免受强酸侵蚀,同时为小肠多种消化酶发挥作用提供适宜的碱性环境。

2. 胰淀粉酶　最适 pH 为 6.7 ~ 7.0。其作用为水解淀粉为麦芽糖。

3. 胰脂肪酶　可分解甘油三酯为脂肪酸、甘油一酯和甘油。它的最适 pH 为 7.5 ~ 8.5。目前认为,胰脂肪酶只有在胰腺分泌的另一种小分子蛋白质——辅脂酶存在条件下才能发挥作用。胰脂肪酶与辅脂酶在甘油三酯的表面形成一种高亲和度的复合物,牢固地附着在脂肪颗粒表面,防止胆盐把脂肪酶从脂肪表面置换下来。因此,辅脂酶的作用可比喻为附着在甘油三酯表面的"锚"。

4. 胰蛋白酶和糜蛋白酶 胰液进入十二指肠后,胰蛋白酶原被肠液中的肠致活酶激活成为具有活性的胰蛋白酶。酸和胰蛋白酶也能使胰蛋白酶原活化。糜蛋白酶原则由胰蛋白酶激活为糜蛋白酶。胰蛋白酶和糜蛋白酶都能分解蛋白质,两者作用相似,能将蛋白质水解成朊和胨,同时作用时可将蛋白质分解成小分子多肽和氨基酸。

由于胰液中含有水解三大营养物质的消化酶,因而是所有消化液中最重要的一种。临床和实验均证明,当胰液分泌障碍时,即使其他消化腺的分泌都正常,食物中的脂肪和蛋白质仍不能完全消化,从而也影响吸收,但糖的消化和吸收一般不受影响。

胰液经胰管、十二指肠乳头和 Oddi 括约肌排泄至十二指肠,参与食物的消化。如果胰管堵塞或有消化酶和消化液分泌的急剧增多,就有可能使消化酶和消化液"消化"胰腺本身,导致急性胰腺炎。急性胰腺炎的常见病因有:①酗酒和暴饮暴食。酗酒和暴饮暴食可刺激胰腺分泌大量的消化酶和消化液,还可引起十二指肠乳头水肿和 Oddi 括约肌痉挛,导致消化酶和消化液的排泄不通畅,进而引起急性胰腺炎;②胆道结石。胆道分泌的胆汁也是经过十二指肠乳头排泄至十二指肠,在 70% ~ 80% 的正常人,胰管和胆总管在进入十二指肠前有一个共同通道。因此,如果胆结石病人的结石在这个与胰液排泄的共同通道中引起堵塞时也可导致急性胰腺炎。

(二)胰液分泌的调节

在非消化期,胰液几乎是不分泌或很少分泌的。进食开始后,胰液分泌即开始。所以,食物是兴奋胰腺的自然因素。进食时胰液受神经和体液双重控制,但以体液调节为主。

1. 神经调节 食物的形象、气味、食物对口腔、食管、胃和小肠的刺激,都可通过神经反射(包括条件反射和非条件反射)引起胰液分泌。反射的传出神经主要是迷走神经。切断迷走神经,或注射阿托品阻断迷走神经的作用,都可显著地减少胰液分泌。迷走神经可通过其末梢释放乙酰胆碱直接作用于胰腺,也可通过引起胃泌素的释放,间接地引起胰腺分泌。迷走神经主要作用于胰腺的腺泡细胞,对导管细胞的作用较弱,因此,迷走神经兴奋引起胰液分泌的特点是:水分和碳酸氢盐含量很少,而酶的含量却很丰富。

2. 体液调节 调节胰液分泌的体液因素主要有促胰液素和胆囊收缩素(也称促胰酶素)两种。

(1)促胰液素:食糜进入小肠后,食糜中的盐酸、蛋白质分解产物和脂酸钠可刺激小肠上段黏膜 S 细胞释放促胰液素。促胰液素主要作用于胰腺小导管的上皮细胞,使其分泌大量的水分和碳酸氢盐,因而使胰液的分泌量大为增加,但酶的含量却很低。

(2)胆囊收缩素:是小肠黏膜 I 细胞释放的一种肽类激素,引起胆囊收缩素释放的因素由强至弱为蛋白质分解产物、脂酸钠、盐酸、脂肪。胆囊收缩素主要促进胰液中各种酶的分泌,因而也称促胰酶素;它的另一重要作用是促进胆囊强烈收缩,排出胆汁;胆囊收缩素对胰腺组织还有营养作用,能促进胰组织蛋白质和核糖核酸的合成。

促胰液素和胆囊收缩素之间具有协同作用,即一个激素可加强另一个激素的作用。此外,迷走神经对促胰液素的作用也有加强作用,例如,阻断迷走神经后,促胰液素引起的胰液分泌量将大大减少。激素之间,以及激素与神经之间的相互加强作用,对进餐时胰液的大量分泌具有重要意义。

# 二、胆汁及其作用

(一)肝脏的功能

人体肝脏重约 1250g 左右,是最大的消化腺,具有许多重要的功能。

1. 解毒功能 有毒物质(包括药物)绝大部分在肝脏里被处理后变得无毒或低毒。如衰老红细胞崩解产生的胆红素(非结合胆红素)对机体有毒性作用,正常情况下在肝脏解毒(转变成结合胆红素),最后以尿胆原形式随粪便和尿液排出(图 6-3-1)。各种原因导致肝细胞受损时,肝解毒功能减退,肝脏不能将非结合胆红素完全转化为结合胆红素;同时肝内胆管受压引起排泄障碍,结合胆红素不能完全排到肠道而随粪尿排出,致使血液的胆红素浓度高于 $2 \sim 3mg/dl$,临床表现为黄疸。肝解毒功能减退时不仅使体内有毒物质蓄积,造成器官损害,还会进一步加重肝脏损害。因此,即使使用保肝的药物也要慎重选择。

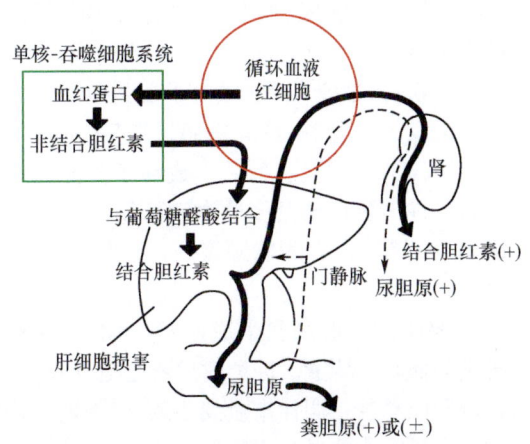

图 6-3-1 肝脏对胆红素的解毒作用示意图

2. 代谢功能 肝脏是人体主要的代谢器官,除了糖、蛋白质、脂类、维生素以外,激素也要在肝脏进行灭活。

(1) 糖:肝脏是维持血糖浓度相对稳定的重要器官。食物中的淀粉经消化后产生的葡萄糖自肠道吸收进入门静脉再进入肝脏,肝细胞迅速摄取葡萄糖,并合成肝糖原储存起来,因而肝静脉血液中保持着较低的血糖浓度。相反,在空腹时,循环血糖浓度下降,肝糖原即迅速分解为6-磷酸葡萄糖,并在葡萄糖-6-磷酸酶催化下,生成葡萄糖补充血糖。所以,肝脏有较强的糖原合成、储存和分解能力。肝脏还含有一些酶,能催化某些非糖物质,如生糖氨基酸、乳酸等转化成糖原或葡萄糖,即糖的异生。

(2) 蛋白质:食物中的蛋白质经消化后产生的氨基酸自肠道吸收进入门静脉再进入肝脏,肝脏利用氨基酸合成肝细胞自身的结构蛋白质,还能合成多种血浆蛋白质,如白蛋白、纤维蛋白原、凝血酶原等,其中合成量最多的是白蛋白。白蛋白在维持血浆渗透压上起重要作用。肝脏合成的许多凝血因子和纤维蛋白原等,在血液凝固功能上起重要作用。肝内有十分丰富的氨基酸代谢酶,因此,氨基酸的转氨基、脱氨基、转甲基及脱羧基作用以及个别氨基酸特异的代谢过程均在肝内旺盛地进行。鸟氨酸循环合成尿素也是肝脏的一种特异性功能。

(3) 脂类:肝脏在脂类的消化、吸收、分解、合成及运输等代谢过程中均起重要作用。肝脏是合成胆固醇、甘油三酯和磷脂最重要的器官。肝分解甘油三酯和脂肪酸的能力很强,参与脂肪酸的 $\beta$ 氧化,并且进行酮体合成。

(4) 维生素:肝脏在维生素代谢中起重要作用。肝脏能储存多种维生素,如维生素 A、维生素 B、维生素 D、维生素 E、维生素 K 及维生素 $B_{12}$ 等。胡萝卜素转变成维生素 A,维生素 $D_3$ 在 C25 位上羟化,维生素 PP 合成 $NAD^+$ 和 $NADP^+$,维生素 $B_1$ 合成 TPP 等过程均在肝内进行。

(5) 激素:激素的灭活主要在肝脏进行。血浆中的类固醇激素进入肝脏,被肝细胞摄取后,进行一系列转化反应,改变了活性,最后生成易于排泄的代谢终末产物。许多蛋白质及多肽激素灭活和氨基酸衍生的激素(如肾上腺素、甲状腺素等)分解代谢也主要在肝脏进行。

3. 分泌胆汁 肝细胞生成胆汁,由肝内和肝外胆管排出并储存在胆囊。进食时胆囊会自动收缩,通过胆囊管和胆总管把胆汁排泄到小肠,以帮助食物消化吸收。如果肝内或肝外胆管发生堵塞,胆汁不能外排而蓄积在血液里,出现黄疸。

4. 造血、储血和调节循环血量功能 新生儿的肝脏有造血功能,长大后不再造血。由于血液通过两根血管(门静脉和肝动脉)流入肝脏,同时经过另一根血管(肝静脉)流出肝脏,因此肝脏的血流量很大,肝脏的血容量相应也很大。例如,发生消化道大出血时,血液容量急剧下降,肝可以供出一部分血液来为其他器官所用。

5. 免疫防御功能 除解毒及破坏外来有害物质功能外,肝脏的库普弗细胞可以吞噬和消化外来物质,尤其是颗粒性抗原物质,或者经过肝脏初步处理后交给其他免疫细胞进一步清除。另外,肝脏本身的淋巴细胞及进入肝脏的血液或其他淋巴组织的淋巴细胞,共同参与炎症反应。

6. 肝脏再生功能 实际上是一种代偿性增生,是肝脏对受损细胞的修复和代偿反应。肝脏的再生功能极强大,切除 70% ~80% 肝脏的动物,经过 4 ~8 周修复,剩余的肝脏最终能再生至原来的肝脏重量。肝脏再生具有鲜明的特点:①受到损害的肝组织剩余肝细胞表现为增生,而不是细胞代偿性肥大;②肝脏的再生过程受到严密调控,一旦达到与自身相适应的理想体积,肝细胞的复制将受到抑制;③在肝脏恢复因损伤而丢失的肝细胞同时,能够继续维持肝细胞的特异性功能,如产生急性时相反应物质等而保持机体的自身稳定。

(二) 胆汁

胆汁是由肝细胞分泌的。在消化期,胆汁经肝管、胆总管直接排入十二指肠;在非消化期,胆汁经胆囊管进入胆囊储存,待需要时再排入十二指肠。刚从肝细胞分泌出来的胆汁称肝胆汁,储存于胆囊内的胆汁称胆囊胆汁。

1. 胆汁的性质、成分和作用 胆汁是较黏稠且味苦的液体,肝胆汁为金黄色,pH 为 7.4。胆囊胆汁因被浓缩颜色变深,又因碳酸氢盐被吸收而呈弱酸性,pH 为 6.8。胆汁的成分较为复杂,除水外,有机成分主要有胆盐、胆色素、胆固醇、卵磷脂等。无机成分为钠、钾、钙、碳酸氢盐等。胆色素是胆汁的主要成分之一,是血红蛋白的分解产物,由血红蛋白在血红素加氧酶作用下,先生成胆绿素,继续还原成胆红素。因此,胆色素由胆红素(呈红褐色)和胆绿素(呈青绿色)组成。由于两者的含量比例和浓度的不同而使胆汁呈现各种颜色。人的胆汁几乎只含有前者,通常是黄褐至红褐色。

胆汁的作用主要由胆盐承担,有以下几个方面。①促进脂肪消化:胆汁中的胆盐、胆固醇和卵磷脂等都可作为乳化剂,降低脂肪的表面张力,使脂肪乳化成微滴,分散在肠腔内,这样便增加了胰脂肪酶的作用面积,使其分解脂肪的作用加速。②促进脂肪和脂

表 6-3-1　各种营养物质的化学消化

| 营养物质 | 消化部位 | 消化酶 | 消化产物 |
| --- | --- | --- | --- |
| 蛋白质 | 胃、小肠 | 胃蛋白酶 | |
| | | 胰蛋白酶、糜蛋白酶 | 胨、腖、多肽、氨基酸 |
| 多肽 | 小肠黏膜纹状缘 | 多肽酶 | 二肽、三肽 |
| 二肽和三肽 | 小肠上皮细胞内 | 二肽酶、三肽酶 | 氨基酸 |
| 淀粉 | 口腔、小肠 | 唾液淀粉酶、胰淀粉酶 | 麦芽糖 |
| 双糖 | 小肠黏膜纹状缘 | 麦芽糖酶、蔗糖酶 | 葡萄糖 |
| 甘油三酯 | 小肠 | 胰脂肪酶 | 甘油、脂肪酸、甘油一酯 |

溶性维生素的吸收;胆盐因其分子结构的特点,当达到一定浓度后,可聚合成微胶粒。肠腔中脂肪的分解产物,如脂肪酸、甘油一酯等均可掺入到微胶粒中,形成水溶性复合物(混合微胶粒)。因此,胆盐便成了不溶于水的脂肪水解产物到达肠黏膜表面所必需的运载工具,对于脂肪消化产物的吸收具有重要意义。另外胆汁通过促进脂肪分解产物的吸收,对脂溶性维生素(维生素 A、D、E、K)的吸收也有促进作用。③中和胃酸及促进胆汁自身分泌:胆汁在十二指肠中可以中和一部分胃酸,另外胆盐在小肠内吸收后还是促进胆汁自身分泌的一个体液因素。

正常情况下,胆汁中的胆盐、胆固醇和卵磷脂的适当比例是维持胆固醇成溶解状态的必要条件。当胆固醇分泌过多,或胆盐、卵磷脂合成减少时,胆固醇就容易沉积下来,形成胆结石。

2. 胆汁分泌的调节　人体通过神经和体液两种途径来控制胆汁的分泌和排泄。

(1)神经调节:肝脏和胆道受到内脏神经的交感神经和迷走神经支配,刺激交感神经可抑制胆囊的收缩,并使奥狄氏括约肌收缩。而刺激迷走神经可使肝细胞增加胆汁的分泌,并使胆囊收缩、括约肌松弛。进食之后,迷走神经产生兴奋,就能使胆汁大量流入十二指肠。

(2)体液调节:上段小肠的黏膜在胃酸、脂肪和蛋白质作用下,能产生胆囊收缩素和促胰液素两种激素,这两种激素通过血液循环可以作用于肝脏和胆道。胆囊收缩素会引起胆囊的强烈收缩和括约肌的扩张。促胰激素则有刺激肝细胞分泌胆汁的作用。在这两种激素的共同作用下,胆汁就大量排至肠内。

## 三、小肠液及其作用

### (一)小肠液的性质、成分和作用

小肠液是由小肠黏膜中的小肠腺所分泌。呈弱碱性,pH 值为 8 ~ 9。成人每日分泌量为 1 ~ 3L。小肠液边分泌边吸收,这种液体的交流为小肠内营养物质的吸收提供了媒介。

小肠液中除水和电解质外,还含有黏液、免疫蛋白和两种酶:肠激酶(能激活胰蛋白酶原,见前文)和小肠淀粉酶。过去认为小肠液中还含有其他各种消化酶,但现已证明,其他各种消化酶并非小肠腺的分泌物,而是存在于小肠黏膜上皮细胞内。它们是分解多肽为氨基酸的几种肽酶以及分解双糖为单糖的几种单糖酶。当营养物质被吸收入上皮细胞内以后,这些消化酶继续对营养物质进行消化。随着绒毛顶端的上皮细胞脱落,这些消化酶则进入小肠液中。

小肠液的作用主要有:①消化食物,即肠激酶和肠淀粉酶的作用;②保护作用,弱碱性的黏液能保护肠黏膜免受机械性损伤和胃酸的侵蚀,免疫蛋白能抵抗进入肠腔的有害抗原。

### (二)小肠液分泌的调节

食物的消化产物对肠黏膜局部的机械和化学刺激,都可引起小肠液的分泌。局部刺激可能是通过肠壁内神经丛的局部反射完成。迷走神经或副交感神经拟似药可引起小肠液大量分泌,其作用可被阿托品阻断。胃泌素、促胰液素、胆囊收缩素和血管活性肠肽等胃肠激素,都有刺激小肠腺分泌的作用。

表 6-3-1 为各种营养物质的化学消化。

## 四、小肠的运动

### (一)小肠运动的形式与意义

小肠的运动功能是继续研磨食物,使食糜与小肠内消化液混合,并与肠黏膜广泛接触,以利于营养物质的吸收,同时推进食糜从小肠上段向下段移动。

1. 紧张性收缩　是小肠其他运动形式的基础,当小肠紧张性降低时,肠壁给予小肠内容物的压力小,食糜与消化液混合不充分,食糜的推进也慢。反之,当小肠紧张性升高时,食糜与消化液混合充分而加快,食糜的推进也快。

2. 分节运动　是一种以环行肌为主的节律性收缩和舒张运动,主要发生在食糜所在的一段肠管上。进食后,有食糜的肠管上若干处的环行肌同时收缩,将肠管内的食糜分割成若干节段。随后,原来收缩处舒张,原来舒张处收缩,使原来每个节段的食糜分为两半,相邻的两半又合拢来形成若干新的节段,如此反复进行(图6-3-2)。分节运动的意义在于使食糜与消化液充分混合,并增加食糜与肠壁的接触,为消化和吸收创造有利条件。此外,分节运动还能挤压肠壁,有助于血液和淋巴回流。

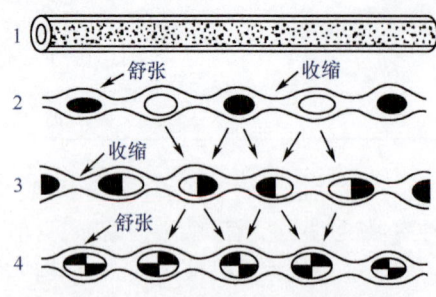

图6-3-2 小肠的分节运动模式图

3. 蠕动 小肠的蠕动通常重叠在节律性分节运动之上,两者经常并存。蠕动的意义在于使分节运动作用后的食糜向前推进,到达一个新肠段,再开始分节运动。小肠蠕动的速度很慢,为1~2cm/s,每个蠕动波只把食糜推进一段短距离(数厘米)后即消失。此外,小肠还有一种传播速度很快,传播距离较远的蠕动,称为蠕动冲。它可把食糜从小肠始端一直推送到小肠末端。有时还可达大肠,其速度为2~25cm/s。在十二指肠与回肠末端常常出现与蠕动方向相反的逆蠕动。食糜可以在这两段内来回移动,有利于食糜的充分消化和吸收。

(二)回盲括约肌的功能

回肠末端与盲肠交界处的环行肌显著加厚,起着括约肌的作用,称为回盲括约肌。回盲括约肌在平时保持轻度收缩状态,其内压力约比结肠内压力高2.67kPa(20mmHg)。

对盲肠黏膜的机械刺激或充胀刺激可通过肠肌局部反射,引起括约肌收缩,从而阻止回肠内容物向盲肠排放。进食时,当食物进入胃时,可通过胃-回肠反射引起回肠蠕动,在蠕动波到达回肠末端最后数厘米时,括约肌便舒张,这样,当蠕动波到达时,大约有4ml食糜由回肠被驱入结肠。此外,胃幽门部释放的胃泌素也能引起括约肌内的压力下降。

总之,回盲括约肌的主要功能是防止回肠内容物过快地进入大肠,延长食糜在小肠内停留的时间,因此有利于小肠内容物的完全消化和吸收。此外,回盲括约肌还具有阻止大肠内容物向回肠倒流的作用。

# 第四节 大肠的功能

大肠没有重要的消化活动,其主要功能是储存食物残渣,吸收部分水及无机盐,形成并排出粪便。

## 一、大肠液及其作用

大肠液由大肠腺和大肠黏膜杯状细胞分泌。其主要成分为黏液和碳酸氢盐,还有少量的二肽酶和淀粉酶。大肠液的主要作用是润滑粪便,保护肠黏膜免受机械性损伤。

大肠内有大量的细菌,是随食物和空气进入消化管的。大肠内的环境极适合细菌的生长、繁殖。大肠内的细菌能对肠内容物中的一些成分进行分解。消化不良及便秘时,其中一些有毒物质产生和吸收增多,严重时可危害人体。在一般情况下,由于吸收较少,经肝解毒后,对人体无明显不良影响。大肠内细菌能利用肠内较简单物质合成维生素B族及维生素K。

## 二、大肠的运动与排便

大肠运动缓慢,对刺激的反应也较迟钝。大肠的运动形式主要有袋状往返运动、多袋推进运动、蠕动和集团蠕动,主要作用是推进肠内容物。

进入大肠的内容物中部分水分、无机盐和维生素被吸收,未被消化的食物残渣经过细菌的发酵和腐败作用形成粪便。粪便主要储存于结肠下部,人的直肠内通常没有粪便。当肠的蠕动将粪便推入直肠时,可引起排便反射。

(一)排便反射

当粪便由肠的蠕动推送入直肠,对直肠壁机械感受器产生的刺激达到一定强度后,冲动沿盆神经和腹下神经中的传入纤维传至脊髓腰骶部的初级排便中枢,进而上传至丘脑和大脑皮质,引起便意和排便反射。如果条件不许可,大脑皮质将发出抑制性冲动,暂时终止排便反射;如果条件许可,大脑皮质将发出兴奋性冲动,增强初级排便中枢的兴奋,传出冲动沿盆神经的传出纤维,使降结肠、乙状结肠和直肠收缩,肛门内括约肌舒张,与此同时,阴部神经传出的冲动减少,肛门外括约肌舒张,粪便即被排出体外。排便反射反射弧及反射过程见图6-4-1。

(二)影响排便的因素及排尿异常

影响排便的因素有很多,凡能影响排便反射过程的因素均可影响排便。

正常人的直肠对粪便的压力刺激具有一定的阈值,当达到此阈值时,便会引起便意而排便。如果经常有意地抑制排便,会使直肠对粪便的压力刺激逐渐失去正常的敏感性,阈值升高,使粪便在直肠内停留时间过长,水分被吸收过多而变得干硬,不易排出,造成便秘。经常便秘可引起痔、肛裂等疾病。大脑皮质

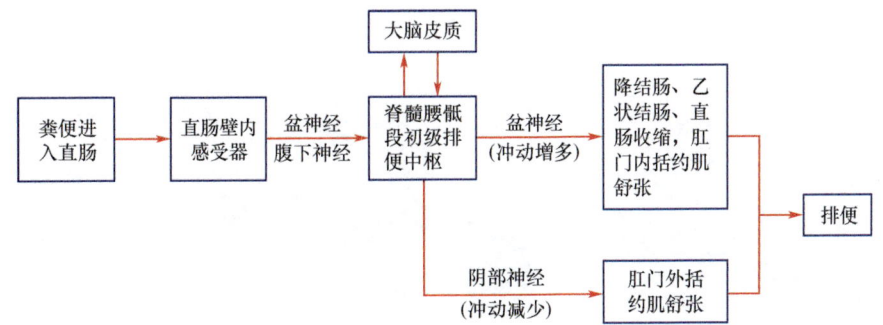

图6-4-1　排便反射反射弧及反射过程

的高级排便中枢对骶髓初级排便中枢有兴奋和抑制双重作用,如果排便的初级中枢与大脑皮质失去联系(如脊髓横断伤),便不能随意抑制排便,出现便失禁。如果骶髓的初级排便中枢或排便反射弧的其他环节受损,则排便反射不能进行,出现便潴留。

## 三、食物中纤维素对肠功能的影响

近年来,对于食物中纤维素对肠功能和肠疾病发生的影响,引起了医学界极大的重视。事实证明,适当增加纤维素的摄取有增进健康并预防便秘、痔、结肠癌等疾病的作用。食物中纤维素对胃肠功能的影响主要有以下几个方面:①大部分多糖纤维能与水结合而形成凝胶,从而限制了水的吸收,并使肠内容物容积膨胀加大;②纤维素多能刺激肠运动,缩短粪便在肠内停留时间和增加粪便容积;③纤维素可降低食物中热量的比率,减少含能物质的摄取,从而有助于减轻肥胖。

## 第五节　吸　　收

消化管内的吸收是指食物的成分或其消化后的产物通过上皮细胞进入血液和淋巴的过程。消化过程是吸收的重要前提。消化管不同部位的吸收能力和吸收速度是不同的,这主要取决于各部分消化管的组织结构,以及食物在各部位被消化的程度和停留的时间。在口腔和食管内,食物实际上是不被吸收的。在胃内,食物的吸收也很少,胃可吸收酒精和少量水分。小肠是吸收的主要部位,一般认为,糖类、蛋白质和脂肪的消化产物大部分是在十二指肠和空肠吸收的,回肠有其独特的功能,即主动吸收胆盐和维生素$B_{12}$(图6-5-1)。对于大部分营养成分,当它到达回肠时,通常已吸收完毕,因此回肠主要是吸收功能的储备。小肠内容物进入大肠时已经不含多少可被吸收的物质了。大肠主要吸收水分和盐类,一般认为,结肠可吸收进入其内的80%的水、90%的$Na^+$和$Cl^-$。

因为小肠的吸收面积大(皱褶、绒毛、微绒毛等结

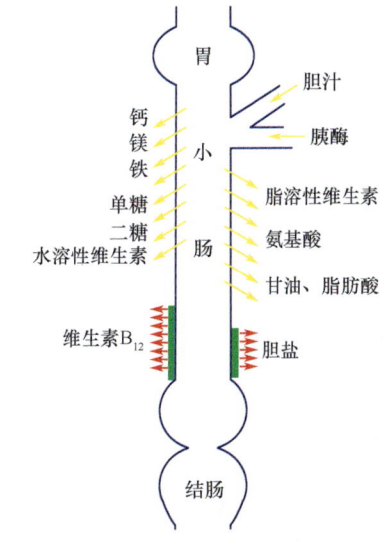

图6-5-1　各种营养物质在小肠吸收示意图

构),食物在小肠内已被充分消化成可以吸收的小分子物质,食物在小肠内停留时间长(3~8小时),小肠黏膜绒毛内有丰富的毛细血管和淋巴管等,使小肠成为食物吸收的主要部位(图6-5-2)。吸收功能对于维持人体正常生命活动十分重要。食物通过小肠后,消化和吸收过程基本完成。

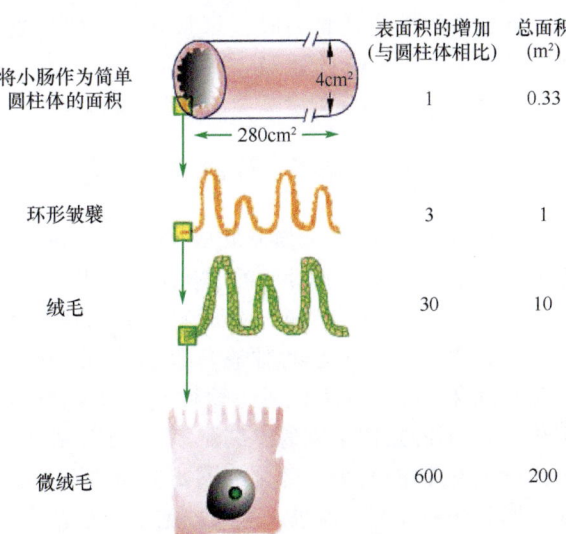

图6-5-2　小肠黏膜面积增大示意图

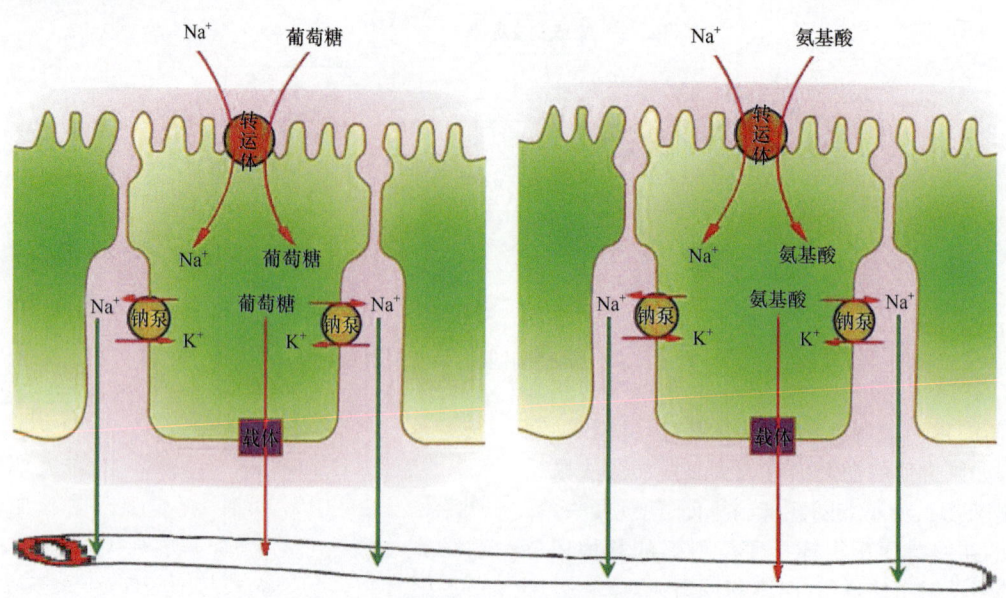

图 6-5-3　葡萄糖、氨基酸、Na⁺吸收示意图

## 一、糖的吸收

糖必须分解成单糖才能吸收,吸收的途径是血液。肠腔内的单糖主要是葡萄糖。葡萄糖的吸收属继发性主动转运(图6-5-3)。肠黏膜上皮细胞膜上有钠泵,腔面膜上还有可与 Na⁺ 和葡萄糖结合的转运体。钠泵运转造成细胞膜外即肠腔液中 Na⁺ 的高势能,当 Na⁺ 通过与转运体结合顺浓度差进入细胞时,由此释放的能量可用于葡萄糖分子逆浓度差进入细胞。随后,葡萄糖再以易化扩散的方式扩散到细胞外,然后进入血液。用抑制钠泵的毒毛花苷,或用能与 Na⁺ 竞争转运体蛋白的 K⁺,均能抑制糖的主动转运。

## 二、蛋白质的吸收

蛋白质的消化产物一般以氨基酸形式被吸收。吸收部位主要在小肠上段,吸收途径是血液。吸收过程与葡萄糖相似,也属继发性主动转运(图6-5-3)。

## 三、脂肪和胆固醇的吸收

脂肪消化产物中的长链脂肪酸、甘油一酯和胆固醇等不溶于水,必须与胆汁中的胆盐结合成水溶性混合微胶粒,然后透过肠黏膜上皮细胞表面的静水层到达细胞的微绒毛。在这里,甘油一酯、脂肪酸和胆固醇又从混合微胶粒中释出,透过微绒毛的细胞膜进入上皮细胞,而胆盐因不能通过细胞膜,一部分留在肠腔内继续发挥作用,另一部分在回肠主动转运入血。长链脂肪酸和甘油一酯进入上皮细胞后重新合成甘油三酯。胆固醇则在细胞内酯化形成胆固醇酯,二者

再与细胞内生成的载脂蛋白一起构成乳糜微粒,它以出胞方式进入细胞间隙,再进入淋巴(图6-5-4)。

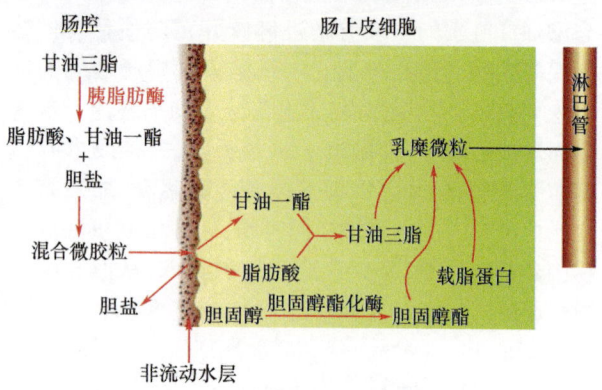

图 6-5-4　脂肪在小肠内消化和吸收的主要方式

中、短链甘油三酯水解产生的脂肪酸和甘油一酯,在小肠上皮细胞中不再变化,它们是水溶性的,可以直接进入门脉而不入淋巴。由于膳食的动、植物油中含有 15 个以上碳原子的长链脂肪酸很多,所以脂肪的吸收途径以淋巴为主。

## 四、无机盐的吸收

钠和负离子的吸收与钠泵活动有关(图6-5-3)。钙通过主动转运被吸收,食物中的钙只有小部分被吸收,大部分随粪便排出体外,钙只有离子状态才能被吸收,影响钙吸收的因素很多,酸性环境有利于钙的吸收,维生素 D、脂肪酸能促进钙的吸收,而凡能使钙沉淀的因素(如磷酸盐)都能阻止钙的吸收。人体对铁的吸收与人体对铁的需要有关,铁必须被还原成亚铁才能被吸收,维生素 C 和酸性环境都促进铁的吸收,而酸性降低、植酸、草酸、磷酸可阻止铁的吸收。

## 五、水的吸收

水的吸收量可达 8 L/d。细胞膜和细胞间紧密连接对水的通透性都很大,水的吸收是被动的,各种溶质,特别是氯化钠吸收后产生的渗透压梯度是水吸收的主要动力。水经跨细胞方式和旁细胞方式吸收后进入血液(图 6-5-5)。

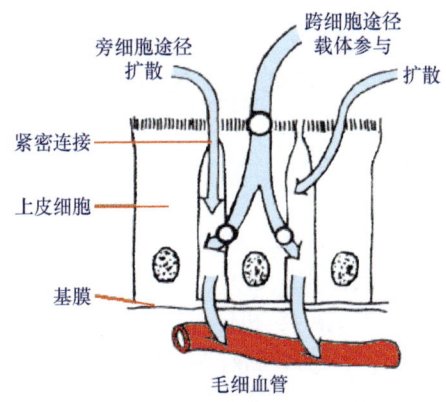

图 6-5-5　水吸收示意图

## 六、维生素的吸收

水溶性维生素主要以扩散的方式在小肠上段被吸收,但维生素 $B_{12}$ 必须与内因子结合形成水溶性复合物才能在回肠被吸收。脂溶性维生素 A、D、E、K 与脂肪的吸收机制相同。

# 第六节　消化器官活动的调节

消化系统各器官的功能活动能相互配合,并根据人体不同功能状态发生适应性变化,以及与其他系统功能活动协调一致,都是在神经和体液因素的调节下实现的。

## 一、神经调节

(一)消化器官的神经支配及其作用

支配消化器官的神经有外来的自主神经和位于消化管壁内的壁内神经丛。

1. 自主神经及其作用　自主神经包括交感神经和副交感神经(图 6-6-1)。二者对同一器官的调节表现为既相互拮抗,又相互协调,但以副交感神经作用占优势。

(1)交感神经:起自脊髓胸腰段侧角细胞,在相应的神经节换神经元后,其节后纤维支配唾液腺、胃、小肠、结肠、肝、胆囊和胰腺。交感神经兴奋时,节后纤维末梢释放去甲肾上腺素,引起消化管运动减弱,消化液分泌减少。但对胆总管括约肌,回盲括约肌与

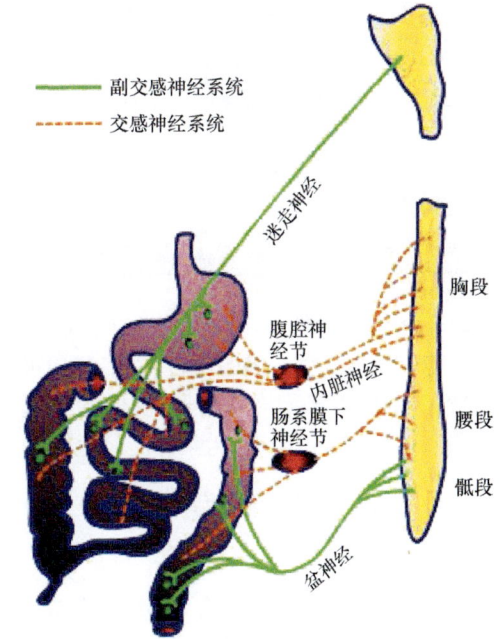

图 6-6-1　支配消化器官的自主神经

肛门内括约肌产生收缩作用。

(2)副交感神经:支配消化器官的副交感神经有迷走神经、盆神经和第Ⅶ、Ⅸ对脑神经中的副交感纤维。副交感神经兴奋时,大多数节后纤维释放乙酰胆碱,使消化管运动增强,消化液的分泌增多,胆囊收缩,括约肌舒张,胆汁排放。

2. 壁内神经丛及其作用　壁内神经丛包括黏膜下神经丛和肌间神经丛(图 6-6-2)。壁内神经丛含有感觉神经元、中间神经元和运动神经元,还有进入消化管壁的交感神经和副交感神经纤维。它们把胃肠壁的各种感受器及效应器联系在一起,形成了一个相对独立的局部反射系统,在胃肠调节中具有重要作用。正常情况下,壁内神经丛的活动受外来神经的调节。

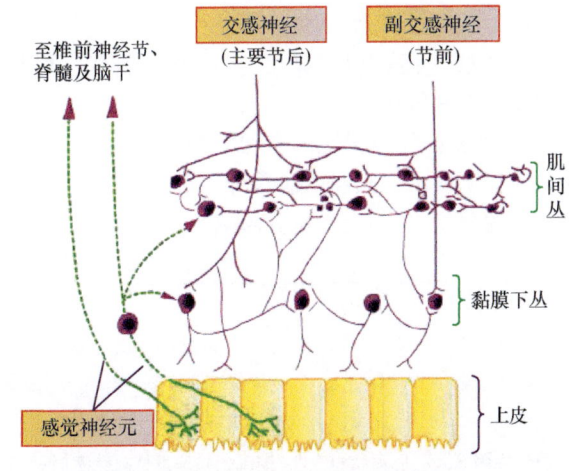

图 6-6-2　支配消化器官的壁内神经丛

(二)消化器官活动的反射性调节

食物直接刺激消化管壁的机械感受器和化学感受

**表 6-6-1  三种胃肠激素分泌的部位及细胞、引起释放的因素和主要生理作用**

| 激素名称 | 分泌的部位及细胞 | 引起释放的主要因素 | 主要生理作用 |
|---|---|---|---|
| 促胃液素 | 胃窦、十二指肠 G 细胞 | 迷走神经兴奋、蛋白质分解产物 | 促进胃液(以胃酸为主)、胰液、胆汁分泌,加强胃肠和胆囊收缩,促进消化道黏膜生长 |
| 促胰液素 | 小肠上部 S 细胞 | 盐酸、蛋白质分解产物、脂酸钠 | 促进胰液(以分泌 $H_2O$ 和 $HCO_3^-$ 为主)、胆汁、小肠液分泌,促进胆囊收缩,抑制胃肠运动和胃液分泌 |
| 缩胆囊素 | 小肠上部 I 细胞 | 蛋白质分解产物、盐酸、脂肪酸 | 促进胰液(以胰酶为主)分泌和胆囊收缩,加强小肠运动 |

器可引起非条件反射性调节。而食物的形象、气味、进食的环境以及与进食有关的语言、文字等均可成为条件刺激,分别作用于相应感受器,反射性引起消化管运动和消化腺分泌的改变,为条件反射性调节。

## 二、体 液 调 节

### (一) 胃肠激素

胃肠激素是由胃肠黏膜的内分泌细胞合成并分泌的激素。已经证明,从胃到大肠的黏膜内,有 40 多种内分泌细胞,可分泌多种胃肠激素,其中对消化功能影响较大的胃肠激素主要有促胃液素、促胰液素、缩胆囊素等(表 6-6-1)。胃肠内分泌细胞的总数很多,据估计已超过身体内其他内分泌腺(如甲状腺、脑垂体、肾上腺、性腺等)细胞的总和。因此,消化道不仅是机体内的消化器官,而且还是身体内最大、最复杂的内分泌器官。

### (二) 脑-肠肽

脑-肠肽是既存在于中枢神经系统又存在于胃肠的肽类。迄今已被确认的脑-肠肽至少有 20 种,如促胃液素、缩胆囊素、促胰液素、胰高血糖素、生长抑素、血管活性肠肽、P 物质、神经降压素等。脑-肠肽概念的提出,揭示了神经系统和消化系统之间存在着密切的内在联系。脑-肠肽具有广泛的生物学活性,如调节消化管活动和消化腺分泌;调节代谢、调节摄食活动;调节免疫功能;细胞保护作用;调节行为活动等。

### (三) 其他体液因素

1. 组胺  促进胃酸分泌,提高壁细胞对乙酰胆碱和促胃液素的敏感性。

2. 盐酸  既是胃腺的分泌产物,又是它的调节物。当胃窦或十二指肠内盐酸分泌增多时,可抑制促胃液素的分泌,从而使胃液分泌减少。

3. 胆盐  进入十二指肠后,绝大部分被重吸收入血,通过肠-肝循环到达肝细胞,刺激胆汁分泌。

## 第七节  肝功能衰竭

肝脏具有代谢、分泌、合成、解毒与免疫等多种功能。各种病因严重损害肝脏,使其代谢、分泌、合成、解毒与免疫等功能发生严重障碍,机体可出现黄疸、出血、继发性感染、肾功能障碍及肝性脑病等一系列临床综合征,称为肝功能不全(hepatic insufficiency)。肝功能衰竭(hepatic failure)一般是指肝功能不全的晚期阶段。临床上主要表现为肝肾综合征和肝脑综合征(肝性脑病)。

## 一、病 因 和 分 类

### (一) 病因

各种病因作用于肝组织后可引起不同程度的细胞损害及肝功能障碍。常见病因见表 6-7-1。

### (二) 分类

1. 急性肝功能衰竭  起病急,进展快,有明显黄疸和出血倾向,很快进入昏迷状态。常见于重型病毒性肝炎、中毒性肝炎等。

2. 慢性肝功能衰竭  病情进展缓慢,病程较长,往往在某些诱因(如上消化道出血、感染等)作用下病情突然加剧而进入昏迷状态。常见于肝硬化失代偿期和肝癌晚期。

## 二、肝 性 脑 病

### (一) 概念与分期

肝性脑病(hepatic encephalopathy)是指继发于严重肝病的神经精神综合征。肝功能衰竭病人几乎都

**表 6-7-1  肝脏疾病常见的病因**

| 致病因素 | 病因及疾病 |
|---|---|
| 生物性因素 | 甲、乙、丙、丁、戊、己、庚型肝炎病毒所致的病毒性肝炎、细菌、寄生虫引起的细菌及阿米巴肝脓肿、血吸虫病等 |
| 化学性因素 | 杀虫剂、磷、锑、四氯化碳、三氯乙烯、氯仿、硝基苯、三硝基甲苯等工业毒物;抗生素(如四环素)、中枢神经类药(如甲基多巴)、麻醉剂等药物;慢性酒精中毒 |
| 遗传性因素 | 肝豆状核变性(铜沉积)、原发性血色病(铁沉积)、半乳糖血症、Ⅰ～Ⅲ型高脂血症、酪氨酸血症等 |
| 免疫性因素 | 自身免疫性肝炎、原发性胆汁性肝硬化、自身免疫性胆管炎、原发性硬化性胆管炎等自身免疫功能紊乱 |
| 营养性因素 | 饥饿、摄入黄曲霉素、亚硝酸盐等 |

以肝性脑病而告终。其临床特点为进行性神经精神变化,按轻重分为四期:一期,仅有轻微的神经精神症状,出现性格和行为异常、记忆力下降、学习障碍;二期,表现有行为失常、睡眠障碍、肌张力增高、扑翼样震颤、精神错乱;三期,表现有精神错乱、昏睡、运动不协调、肌张力明显增高、扑翼样震颤;四期,病人神志完全丧失,不能唤醒,即进入昏迷阶段。

(二)发病机制

肝性脑病发生时脑组织并无明显的特异性形态学改变。因此,近年来多数学者主张肝性脑病的发生主要是脑组织的代谢和功能障碍所致。目前,对肝性脑病发病机制的研究多集中在以下几种学说。

1. 氨中毒学说　早在 19 世纪末人们就发现,肝硬化病人在口服铵盐、尿素等含氮物质或大量蛋白质饮食后,血氨水平升高,出现肝性脑病表现。在肝性脑病的病人中,约 80% 有血氨升高,而且采用各种降血氨治疗措施有效。这些均说明氨中毒与肝性脑病有密切关系。正常情况下,血氨的生成与清除保持动态平衡,使血氨浓度稳定,一般不超过 $59\mu mol/L$。当氨生成过多或清除不足使动态平衡发生破坏时,增多的血氨就会通过血脑屏障进入脑组织,使脑代谢和功能障碍,导致肝性脑病。

(1)血氨升高的原因

1)氨生成过多:严重肝病引起消化道出血,血液蛋白质在肠道细菌的作用下产生大量的氨;肝硬化时,由于门脉高压,消化道黏膜淤血、水肿,肠蠕动减弱以及胆汁分泌减少等,食物的消化、吸收和排空都发生障碍,细菌丛生,氨的生成显著增多;肝硬化晚期因合并肾功能障碍而发生氮质血症,使弥散至胃肠道的尿素大增,经肠内细菌尿素酶作用,产氨增加;肝性脑病时,病人高度不安、躁动及抽搐,因肌肉活动增强,肌肉中腺苷酸分解代谢增强,使产氨增加;病人若出现通气过度,造成呼吸性碱中毒或应用了碳酸酐酶抑制剂(如氢氯噻嗪)利尿,则由于肾小管腔中 $H^+$ 减少,生成 $NH_4^+$ 减少,致 $NH_3$ 弥散入血增加,可使血氨升高;若肠腔内 $H^+$ 减少,有类似肾的作用,也使血氨升高。

2)氨的清除不足:氨的清除主要是在肝脏经鸟氨酸循环合成尿素而解毒,再由肾排出体外。严重肝脏疾病造成肝内酶系统破坏,ATP 供给不足,鸟氨酸循环难以正常进行,尿素合成明显减少,使氨的清除不足,致血氨升高;肝硬化致门-体侧支循环形成或门-体分流术后,来自肠道的氨大部分未经肝脏处理而直接由门静脉进入体循环,引起血氨升高。

(2)氨对脑的毒性作用:脑细胞对氨极为敏感。$NH_3$ 属弱碱性,正常时血中 $NH_3$ 仅为 1%,大部分以铵($NH_4^+$)的形式存在,$NH_4^+$ 不易通过血脑屏障,但 $NH_3$ 可自由通过。因此,血氨升高时进入脑内的氨增多。此外,

进入脑内的氨量也与血脑屏障的通透性有关,即使血氨不高,若血脑屏障通透性增高,进入脑内的氨也可增多。

1)干扰脑组织的能量代谢:脑组织正常能量代谢是保持意识清醒和精神正常的基本条件。由于脑功能复杂且活动频繁,需要的能量也特别多,而能量多来自葡萄糖氧化,脑内储存的糖原甚微,因此脑组织随时都依赖血液输送的葡萄糖供给能量。

氨干扰脑组织的能量代谢主要是干扰葡萄糖的生物氧化。氨与脑内的 $\alpha$-酮戊二酸结合,生成谷氨酸,一方面使 $\alpha$-酮戊二酸减少,阻碍了三羧酸循环,使 ATP 产生减少;同时使还原辅酶I(NADH)变成 $NAD^+$,消耗了大量 NADH,妨碍呼吸链中的递氢过程,也使 ATP 产生减少;在氨进一步与谷氨酸结合生成谷氨酰胺的过程中又消耗了大量的 ATP。因此,进入脑内的氨使 ATP 的产生减少而消耗增多,干扰了脑组织的能量代谢,脑组织活动所需能量严重不足,不能维持中枢神经系统的兴奋活动,从而引起昏迷(图 6-7-1)。

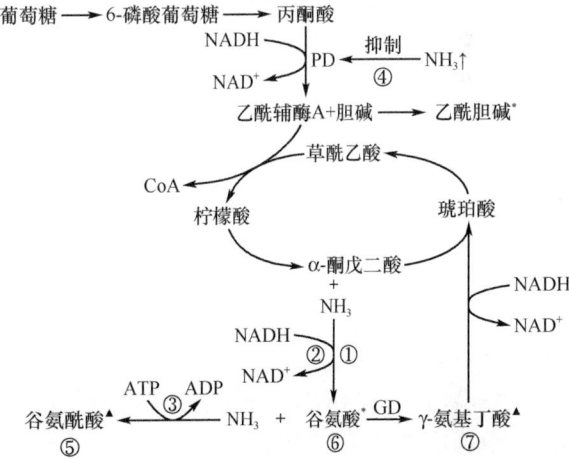

图 6-7-1　氨对脑内能量代谢及神经递质的影响

①消耗 $\alpha$-酮戊二酸;②消耗 NADH;③消耗 ATP;④抑制丙酮酸脱羧酶,乙酰辅酶 A 减少,乙酰胆碱减少;⑤谷氨酰胺生成增多;⑥谷氨酸消耗增多;⑦$\gamma$-氨基丁酸生成增多;PD 丙酮酸脱羧酶;GD 谷氨酸脱羧酶;★中枢兴奋性递质;▲中枢抑制性递质

2)使脑内神经递质发生改变:有人认为,脑氨增多可使脑内兴奋性神经递质(乙酰胆碱、谷氨酸)减少和抑制性神经递质($\gamma$-氨基丁酸、谷氨酰胺)增多,使神经递质之间的作用失去平衡,导致中枢神经系统功能发生紊乱。氨能抑制丙酮酸脱羧酶的活性,使乙酰辅酶 A 生成不足,导致乙酰胆碱合成减少;大量氨与脑内的谷氨酸结合,生成谷氨酰胺,使谷氨酸减少而谷氨酰胺增多;谷氨酸经谷氨酸脱羧酶脱羧生成 $\gamma$-氨基丁酸(图 6-7-1)。血氨升高时,早期 $\gamma$-氨基丁酸较少,病人出现躁动、精神错乱、抽搐等兴奋症状。晚期因 $\gamma$-氨基丁酸在脑中蓄积,引起脑功能抑制而出现昏迷。

3)氨对神经细胞膜的抑制作用:有人提出,氨可与

$K^+$竞争通过细胞膜上的钠泵而进入细胞内,以致影响$Na^+$、$K^+$在神经细胞膜内外的正常分布,从而使膜电位变化和兴奋过程发生异常,脑兴奋功能受抑制而出现昏迷。

除氨中毒外,肝功能衰竭病人血中硫醇、脂肪酸和酚的含量也明显增多。硫醇是甲硫氨酸经肠道细菌作用后的产物,正常时被肝脏解毒,肝功能严重障碍时可产生毒性作用,即抑制尿素合成而干扰氨的解毒、抑制脑内钠泵活性等,如血中硫醇浓度增高,从呼吸道排出,气味难闻,称为肝臭。肝功能严重障碍时,使脂肪代谢紊乱,肝脏清除脂肪酸不足,血中短链脂肪酸增多,短链脂肪酸可抑制脑内钠泵活性,影响神经冲动的传导。酪氨酸经肠道细菌作用可产生酚,正常时酚经肝解毒,肝功能衰竭时解毒能力降低,血中酚增多,也可能参与肝性脑病的发生。硫醇、脂肪酸和酚与氨一起对脑可产生协同毒性作用,故目前认为,肝性脑病的发生是多种毒物协同作用的结果。

## (二)假性神经递质学说

该学说认为,肝性脑病的发生是由于假性神经递质在网状结构的神经突触部位堆积,使神经突触部位冲动传递发生障碍,从而引起神经系统功能障碍。

网状结构上行激动系统能激动整个大脑皮质的活动,维持其兴奋性,使机体处于觉醒状态。上行激动系统在网状结构中多次更换神经元,所通过的突触特别多,突触在传递信息时需要神经递质。其中,兴奋性神经递质有去甲肾上腺素、多巴胺、谷氨酸等。

正常时,食物中的蛋白质在肠中分解成氨基酸,再经肠道细菌脱羧酶作用形成胺类。其中芳香族氨基酸,如苯丙氨酸和酪氨酸转变为苯乙胺和酪胺,这些胺类经门静脉输送到肝,经单胺氧化酶作用而被分解清除。当肝功能严重障碍或有门-体分流时,这些胺类则可通过体循环进入中枢神经系统。在脑组织内,这些胺类经β-羟化酶作用而羟化,形成苯乙醇胺和羟苯乙醇胺。苯乙醇胺和羟苯乙醇胺的化学结构与正常神经递质去甲肾上腺素和多巴胺极为相似,但传递信息的生理功能却很弱,故称为**假性神经递质**(图6-7-2)。

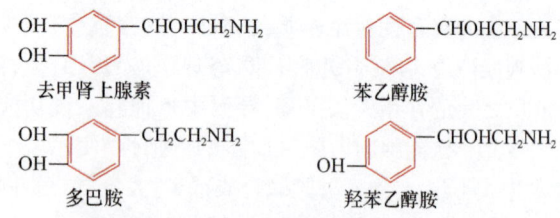

图 6-7-2 正常神经递质与假性神经递质

当网状结构中的假性神经递质增多时,则竞争性地取代正常神经递质,被肾上腺素能神经元所摄取和储存,每当发生神经冲动时再释放出来。因假性神经递质传递信息的功能很弱,致使网状结构上行激动系统功能失常,传至大脑皮质的兴奋冲动受阻,大脑功能发生抑制,出现意识障碍乃至昏迷。

## (三)血浆氨基酸失衡学说

正常人体内支链氨基酸(BCAA)如亮氨酸、异亮氨酸和缬氨酸,芳香族氨基酸(AAA)如苯丙氨酸、酪氨酸和色氨酸,两者在血浆中的浓度呈一定的比例关系,通常 BCAA/AAA 比值为 3.0~3.5。正常时,芳香族氨基酸在肝中分解代谢,而支链氨基酸则在骨骼肌和脂肪组织中分解代谢。当肝功能受损时,胰岛素和胰高血糖素在肝内灭活减少,致使血中浓度增加。高浓度的胰岛素可增强肌肉和脂肪组织对 BCAA 的摄取和分解,使其血中含量降低;胰高血糖素又可促使组织蛋白分解加强,以致大量的 AAA 被释放入血,而肝脏分解 AAA 的能力又下降,从而导致血中 AAA 含量增加,最终,使 BCAA/AAA 比值显著下降,血浆中氨基酸失衡。

正常情况下,上述两组氨基酸由同一个载体转运而通过血脑屏障,在通过血脑屏障时它们之间发生竞争和排斥。在肝功能受损时,由于 AAA 增多,竞争能力强,进入脑内被脑细胞摄取的苯丙氨酸、酪氨酸和色氨酸增多。苯丙氨酸可抑制酪氨酸羟化酶的活性,使多巴胺和去甲肾上腺素生成减少,而大量地转向生成苯乙醇胺和羟苯乙醇胺,使脑组织内产生的正常神经递质减少而假性神经递质增多。同时,脑内增多的色氨酸在色氨酸羟化酶的作用下可生成 5-羟色胺,5-羟色胺是抑制性神经递质,具有拮抗去甲肾上腺素的作用。另外,色氨酸也可抑制酪氨酸羟化酶的活性,使多巴胺和去甲肾上腺素生成减少。可见,血中氨基酸失衡使脑内产生大量假性神经递质,并使正常神经递质的产生受到抑制,最终导致昏迷。因此,氨基酸失衡学说实际上是假性神经递质学说的补充和发展(图6-7-3)。

## (四)γ-氨基丁酸学说

γ-氨基丁酸(GABA)是哺乳动物最主要的抑制性神经递质,它是通过增强氯离子膜的通透性而产生其抑制作用的。血中 GABA 主要由肠道细菌(大肠埃希菌、脆弱类杆菌等)作用于肠内容物而产生。正常时,GABA 可进入肝脏进行进一步代谢。当肝脏功能严重障碍时,由于 GABA 分解减少或通过侧支循环绕过肝脏,使其在血中含量增加,特别是伴有上消化道出血时,来自肠道的 GABA 更多,使血中 GABA 浓度明显升高。正常时 GABA 不能通过血脑屏障进入脑内,但严重肝病时血脑屏障通透性增高,则 GABA 可进入脑内。

GABA 学说认为,血中 GABA 进入脑内后,导致脑突触后膜 GABA 受体增加并与之结合,使细胞外氯离子内流,神经元呈超极化状态,造成中枢神经系统功能抑制。此学说的研究基础为动物实验,临床报道甚少,尚有待进一步验证。

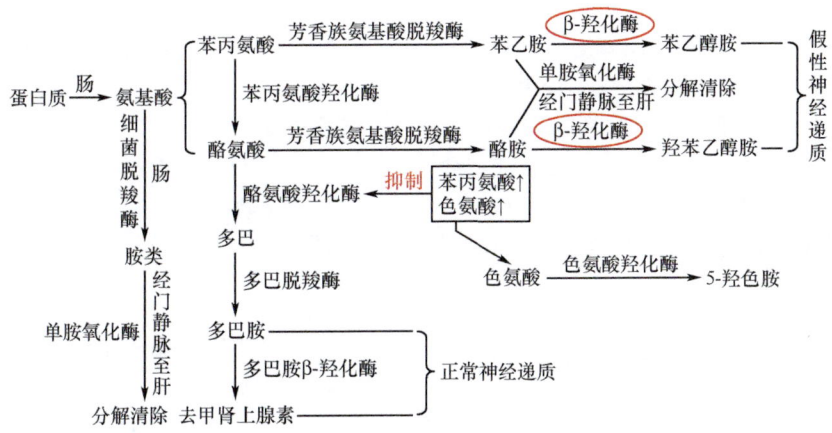

图 6-7-3　假性神经递质的形成及作用机制

总之,肝性脑病的发病机制较为复杂,并非单一学说能解释。目前认为,对不同的病人,疾病的不同阶段要从多方面具体分析,从而为指导治疗打下基础。

## 三、肝性脑病的诱因

凡可增加毒性物质来源、提高脑对毒性物质敏感性、使血脑屏障通透性增高以及进一步损害肝功能等因素,均可成为肝性脑病的诱因,促进肝性脑病的发生。

（一）消化道出血

这是肝硬化发生肝性脑病的最常见的诱因,多由上消化道出血(如食管下段曲张静脉丛破裂)引起。出血后,大量血液进入肠道,血液中的蛋白质经肠道细菌作用产生大量氨、硫醇及其他毒性物质。此外,出血还可引起血容量减少,血压降低,严重者引起休克,导致脑缺氧及电解质紊乱,增强脑对毒性物质的敏感性,从而诱发肝性脑病。

（二）某些药物使用不当

严重肝脏疾病时,肝解毒功能降低,对镇静剂、止痛剂和麻醉剂的分解减少,长期服用这类药物即使是正常剂量,也易出现蓄积现象,对中枢神经系统产生抑制作用,从而诱发肝性脑病。利尿剂使用不当可使尿钾大量丢失,引起低钾血症,血钾过低使得肾小管排钾减少而排 $H^+$ 增多,造成低钾性碱中毒,$NH_3$ 与 $H^+$ 结合减少,血中游离 $NH_3$ 增多,大量 $NH_3$ 进入脑内造成氨中毒,促使肝性脑病的发生。

（三）感染

在肝功能障碍并发感染时,细菌及其毒素可加重肝脏损害,使氨合成尿素减少,致血氨升高。感染引起的发热可使分解代谢加强,非蛋白氮生成增多,氨生成也增多。同时,发热还可增强脑对氨等毒性物质的敏感性。故重症感染也极易诱发肝性脑病,成为常见诱因之一。

（四）放腹水

肝硬化腹水病人在腹腔穿刺放腹水的过程中,若速度过快或量过大,可使腹内压骤然下降,门静脉系统血管扩张,回流至肝的血液减少,肝细胞发生缺氧和坏死,进一步影响肝功能。同时,大量放腹水还可使电解质丢失过多,造成电解质紊乱,促进肝性脑病的发生。

（五）便秘

便秘可使肠内容物滞留,氨、胺类及其他毒性物质生成和吸收增多,使血中毒性物质浓度增加。同时,便秘还使腹内压增加,门脉压升高,门-体分流增多,从肠道经门静脉直接进入体循环的毒物增多,促进肝性脑病的发生。

（六）其他

大量摄入蛋白质食物、输血等可使肠道产氨增多。外科手术使组织蛋白分解增加,血氨增高。酒精中毒可进一步加重肝功能损害,使血脑屏障通透性增高。

## 四、肝性脑病的防治原则

（一）防治诱因

避免诱因,不仅可以有效预防肝性脑病,对已发生肝性脑病的病人还可减轻症状而缓解病情。

(1) 避免饮食粗糙质硬,防止上消化道大出血。

(2) 正确使用镇静剂、麻醉剂、止痛剂和利尿剂。

(3) 预防感染。

(4) 掌握放腹水的速度和量。

(5) 保持大便通畅,减少肠道有毒物质进入体内。

(6) 酌情减少或停止进食蛋白质,输注葡萄糖和维生素,保证机体能量供应,减少组织蛋白质分解。

（二）降低血氨

(1) 口服抗菌药(如新霉素)等抑制肠道细菌,减少产氨。

（2）口服乳果糖等(乳果糖经肠道细菌可分解为乳酸及醋酸)或用生理盐水、弱酸性溶液(禁用碱性溶液)灌肠，均使肠内 pH 降低，既可抑制肠道细菌产氨，又可促使氨从血液弥散到肠道，与 $H^+$ 结合成铵盐排出，从而有效降低血氨浓度。

（3）给予谷氨酸、精氨酸等,能与氨结合而降低血氨。

（三）其他治疗措施

给予左旋多巴可透过血脑屏障进入大脑,在多巴脱羧酶作用下生成多巴胺,再经 β-羟化酶作用生成去甲肾上腺素,以取代假性神经递质,恢复正常神经传导功能。口服或静注以支链氨基酸为主的氨基酸混合液,以恢复血浆氨基酸平衡。纠正水、电解质、酸碱平衡紊乱,特别是要注意纠正碱中毒。

（四）肝移植及人工肝技术

对于肝硬化、慢性肝功能衰竭基础上反复发作的肝性脑病,肝移植可能是唯一有效的治疗方法。人工肝技术是有效的肝功能替代疗法,此法是将病人的血液通过体外装置循环,去除血液中的有害物质并补充人体需要的有益成分后再输回到病人体内,这种方式可暂时替代肝脏的解毒功能,为病人赢得更多的生存机会。

（孙　鹏　李　琴　杜　毅　徐　玲　钱洪鑫）

📖 重点提示

1. 掌握消化、吸收、化学性消化、机械性消化的概念,了解消化道平滑肌的生理特性及电活动,熟悉消化液的种类及功能,掌握唾液的生理作用,了解唾液分泌的调节,了解咀嚼和吞咽过程。

2. 掌握胃液的性质、成分和作用,熟悉胃的自身保护作用,了解胃液分泌的调节,了解胃的运动。

3. 掌握胰液、胆汁、小肠液的性质、成分及作用,熟悉肝脏的功能,了解小肠运动的形式及意义。

4. 了解大肠液的成分及作用,熟悉大肠内细菌的活动,了解大肠的运动,掌握排便反射及几种排便异常。了解食物中纤维素对肠功能的影响。

5. 掌握食物吸收的主要部位及原因,熟悉糖、蛋白质、脂肪吸收的形式、机制和途径,了解水、无机盐及维生素的吸收。

6. 掌握支配消化器官的神经及其作用,了解消化器官活动的反射性调节,熟悉胃肠激素对消化器官功能的调节,了解其他体液因素对消化器官功能的影响。

7. 掌握肝功能衰竭、肝性脑病概念,了解肝衰竭的常见病因和分类,掌握肝性脑病的概念和临床分期,熟悉肝性脑病的发病机制,熟悉肝性脑病的诱因,了解肝性脑病的防治原则。

## 目 标 检 测

### 一、名词解释

1. 消化　2. 机械性消化　3. 化学性消化　4. 吸收　5. 胃排空　6. 胃肠激素　7. 肝功能衰竭　8. 肝性脑病　9. 假性神经递质

### 二、填空题

1. 消化可分为_____和_____两种类型;前者是通过_____完成的,后者是通过_____完成的。

2. 胃腺的主细胞可分泌_____,壁细胞则分泌_____和_____。后者可促进_____在回肠末端的吸收。

3. 小肠运动的形式有_____、_____和_____等,其特殊的运动形式是_____。

4. 呕吐中枢位于_____;而初级排便中枢则位于_____。

5. 胃肠道接受_____和_____双重神经支配。

6. 交感神经兴奋时,可使胃肠运动_____,括约肌_____,大多数消化腺分泌_____。

7. 抑制胃排空的物质有_____、_____和_____。

8. 目前已被确定的胃肠激素主要有_____、_____和_____等几种。

9. 促胃液素主要由_____分泌,其主要作用是_____。

10. 小肠中有_____、_____和_____等消化液。

11. 肝性脑病按发生原因可分为_____和_____;按发生速度分为_____和_____。

12. 解释肝性脑病发病机制的主要学说有_____、_____和_____。

13. 肝性脑病时血氨升高的主要原因是_____、_____。

14. 血氨升高引起肝性脑病的机制为_____、_____和_____。

15. 引起肝性脑病的假性神经递质主要是指_____和_____。

16. 假性神经递质的_____与正常神经递质相似,但其_____远较正常神经递质为弱。

17. 肝性脑病病人血浆中氨基酸比值异常,表现在_____减少,而_____增加。

### 三、单项选择题

1. 关于唾液的生理作用,错误的是(　　)
   A. 湿润与溶解食物　　B. 有杀菌作用
   C. 清洁口腔　　D. 可使淀粉分解成葡萄糖

2. 胃特有的运动形式是(　　)
   A. 蠕动　　B. 容受性舒张
   C. 紧张性收缩　　D. 分节运动

3. 胃排空的动力是(　　)
   A. 胃的蠕动
   B. 胃内容物的体积
   C. 十二指肠酸性食糜的刺激

D. 幽门括约肌的活动

4. 胃中三种营养物质排空速度由快到慢的顺序是(　　)
　　A. 糖类>蛋白质>脂肪　　B. 蛋白质>脂肪>糖类
　　C. 脂肪>蛋白质>糖类　　D. 糖类>脂肪>蛋白质

5. 不属于胃酸作用的是(　　)
　　A. 激活胃蛋白酶原
　　B. 促进维生素 $B_{12}$ 的吸收
　　C. 促进小肠内消化液分泌
　　D. 促进铁、钙的吸收

6. 消化作用最强的消化液是(　　)
　　A. 唾液　　　　　　　B. 胃液
　　C. 胰液　　　　　　　D. 小肠液

7. 胆汁的主要作用是(　　)
　　A. 中和胃酸　　　　　B. 激活胰蛋白酶原
　　C. 促进维生素吸收　　D. 促进脂肪的消化和吸收

8. 胆汁中参与消化吸收作用的主要成分是(　　)
　　A. 胆色素　　　　　　B. 胆盐
　　C. 胆固醇　　　　　　D. 卵磷脂

9. 糖、蛋白质和脂肪的主要吸收部位是(　　)
　　A. 口腔　　　　　　　B. 胃
　　C. 小肠　　　　　　　D. 大肠

10. 糖、脂肪和蛋白质的吸收形式分别是(　　)
　　A. 葡萄糖、脂肪酸和氨基酸
　　B. 麦芽糖、甘油和氨基酸
　　C. 单糖、甘油一酯和多肽
　　D. 单糖、脂肪酸及甘油和氨基酸

11. 迷走神经兴奋时,可出现(　　)
　　A. 胃蠕动减弱　　　　B. 胰液分泌减少
　　C. 胃液分泌减少　　　D. 消化道括约肌舒张

12. 吸收胆盐和维生素 $B_{12}$ 的主要部位是(　　)
　　A. 十二指肠　　　　　B. 空肠
　　C. 回肠　　　　　　　D. 结肠

13. 促进壁细胞分泌胃酸的因素是(　　)
　　A. 促胃液素　　　　　B. 促胰液素
　　C. 胰高血糖素　　　　D. 交感神经兴奋

14. 促进胰腺分泌胰酶的激素主要是(　　)
　　A. 促胰液素　　　　　B. 缩胆囊素
　　C. 促胃液素　　　　　D. 胰高血糖素

15. 肝性脑病的正确概念是指(　　)
　　A. 肝脏疾病并发脑水肿
　　B. 肝功能衰竭所致的昏迷
　　C. 严重肝病所致的肾功能障碍
　　D. 肝功能衰竭所致的神经精神综合征

16. 肝性脑病早期主要表现为(　　)
　　A. 性格和行为异常　　B. 精神错乱
　　C. 扑翼样震颤　　　　D. 昏迷

17. 内源性肝性脑病主要继发于(　　)
　　A. 肝硬化　　　　　　B. 肝癌
　　C. 核黄疸　　　　　　D. 重型病毒性肝炎

18. 外源性肝性脑病主要继发于(　　)

19. 肝性脑病的发病机制最主要的学说是(　　)
　　A. 氨中毒学说
　　B. 假性神经递质学说
　　C. 血浆氨基酸失衡学说
　　D. γ-氨基丁酸学说

20. 肝性脑病时血氨升高的最主要原因是(　　)
　　A. 上消化道出血　　　B. 细菌产氨增多
　　C. 氨的清除减少　　　D. 氮质血症

21. 肝性脑病病人氨清除不足的主要原因是(　　)
　　A. 三羧酸循环障碍　　B. 鸟氨酸循环障碍
　　C. 谷氨酸合成障碍　　D. 谷氨酰胺合成障碍

22. 血氨升高引起肝性脑病的机制主要是(　　)
　　A. 影响大脑皮质的兴奋传导过程
　　B. 使神经递质合成减少
　　C. 干扰脑组织能量代谢
　　D. 抑制性递质合成增加

23. 下述哪项不是氨对脑的毒性作用(　　)
　　A. 干扰脑的能量代谢
　　B. 干扰神经传导活动
　　C. 占据正常神经递质的受体
　　D. 使脑内兴奋性神经递质减少

24. 肝性脑病的假神经递质是(　　)
　　A. 苯乙胺和酪胺　　　B. 苯乙胺和苯乙醇胺
　　C. 酪胺和羟苯乙醇胺　D. 苯乙醇胺和羟苯乙醇胺

25. 假性神经递质引起肝性脑病的机制是(　　)
　　A. 干扰脑的能量代谢
　　B. 取代正常神经递质
　　C. 引起血浆氨基酸失衡
　　D. 属于抑制性神经递质

26. 肝性脑病病人血浆氨基酸失衡,主要是由于(　　)
　　A. 肝脏对肾上腺素灭活作用减弱
　　B. 肝脏对胰岛素和胰高血糖素灭活减弱
　　C. 肝脏对性激素灭活作用减弱
　　D. 肝脏对糖皮质激素灭活作用减弱

27. 肝性脑病病人血浆氨基酸失衡表现为(　　)
　　A. 芳香族氨基酸增多,支链氨基酸减少
　　B. 极性氨基酸增多,非极性氨基酸减少
　　C. 脂肪族氨基酸增多,芳香族氨基酸减少
　　D. 杂环氨基酸增多,杂环亚氨基酸减少

28. 肝功能衰竭时,脑内 GABA 增多主要是由于(　　)
　　A. 突触前神经元合成 GABA 增多
　　B. 肠细菌产生 GABA 增多
　　C. 肝细胞对 GABA 的清除减少
　　D. 中枢神经系统分解 GABA 减少

29. 肝硬化病人发生肝性脑病最常见的诱因是(　　)
　　A. 感染　　　　　　　B. 便秘
　　C. 电解质紊乱　　　　D. 上消化道出血

30. 上消化道出血诱发肝性脑病的主要机制是(　　)

A. 引起失血性休克

B. 血液蛋白质被肠道细菌分解,产氨增多

C. 肝损害加重,使氨清除减少

D. 脑组织供血不足

31. 降低血氨的措施,下列哪项是错误的(　　)

  A. 口服抗生素　　　　B. 口服乳果糖

  C. 应用谷氨酸　　　　D. 碱性液体灌肠

32. 左旋多巴治疗肝性脑病的机制是(　　)

  A. 抑制肠内氨的产生与吸收

  B. 与氨合成无毒的谷氨酰胺

  C. 恢复神经传导功能

  D. 促进体内尿素合成

33. 肝性肾衰竭是指(　　)

A. 假性肝肾综合征　　B. 真性肝肾综合征

C. 肝和肾同时受损　　D. 肾前性肾衰竭

## 四、问答题

1. 简述胃液的主要成分和作用。

2. 简述胰液的主要成分和作用。

3. 简述胆汁的主要成分和作用。

4. 食物消化和吸收的主要部位在哪里?为什么?

5. 简述人体对食物中糖、蛋白质、脂肪的消化和吸收过程。

6. 试比较肺性脑病与肝性脑病发生机制的异同。

7. 为什么血氨升高会引起肝性脑病?

8. 假性神经递质引起肝性脑病的机制是什么?

9. 肝性脑病病人为什么不宜用肥皂水灌肠?

# 第七章 能量代谢和体温、发热

## 第一节 能量代谢

**能量代谢**是指伴随物质代谢而发生的能量释放、转移、储存和利用的过程。机体需要的能量来源于食物(糖、蛋白质、脂肪)。一般情况下能量主要由糖、脂肪和蛋白质提供,其中糖占70%以上。体内储能和直接供能的物质是三磷酸腺苷(ATP)。人体全部能量中约有50%以上的能量转化为热能,其余部分以化学能的形式储存于ATP中。在ATP分解时,再释放出能量,供人体合成代谢以及各种生理活动的需要(图7-1-1)。

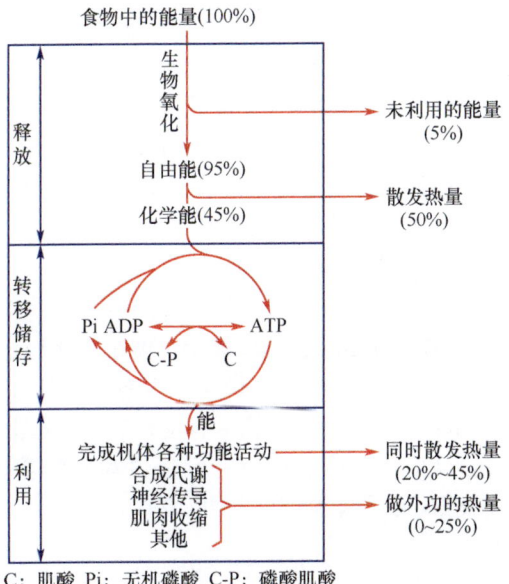

C:肌酸 Pi:无机磷酸 C-P:磷酸肌酸

图 7-1-1　机体能量的来源和去路示意图

糖摄入过多时可转变为脂肪储存于脂肪组织内,脂肪是人体内能源的主要储存形式,但能量在体内过度积蓄可导致超重或肥胖。超重和肥胖的判断指标之一是体重指数[体重(kg)/身高(m$^2$)]。体重指数在 20～24.9 者为正常,在 25～29.9 者为超重,>30 者为肥胖。超重和肥胖的危害是使患者更容易患三高症(高血压、高血糖、高血脂)、糖尿病和心血管疾病。

### 一、能量代谢的测定

根据"能量守恒定律",体内各种形式的能量最终转化成热能,外功也可折算为热能。因此,测定人体某一时间内所散发的总热量,即可反映人体在该时间内的能量代谢强度。

**(一)测定的原理及方法**

能量代谢测定的方法有直接测热法和间接测热法两种。常用的是后者。间接测热法的理论依据是化学反应的"定比定律",即食物在氧化分解时,氧的消耗量及二氧化碳产生量与热能的释放之间呈一定的比例关系。故间接测热法是根据单位时间的氧耗量和二氧化碳产生量,推算各种食物的消耗量和产热量的计算过程。不同的食物成分氧化时产生的热量和氧耗量也不同,因此,必须了解食物的热价,氧热价和呼吸商等有关概念。

1. **食物的热价** 1 克食物被氧化时所释放的热量称为食物的热价,也称卡价。它可用于计算食物的含热量。食物的热价可分为物理热价和生理热价。物理热价是指食物在体外燃烧时释放的热量,生理热价是指食物在体内氧化时所释放的热量。糖和脂肪的物理热价和生理热价相等,糖为 17.2kJ,脂肪为 39.7kJ,蛋白质在体内氧化不完全,有一部分热量随尿素排出体外,其生理热价为 18.0kJ,小于物理热价 23.4kJ。食物的热价是间接测定能量代谢的基础,而且为合理配置饮食提供科学依据。

2. **食物的氧热价** 某种营养物质被氧化时,每消耗 1 升氧所产生的热量,称为该食物的氧热价。实验测知糖的氧热价为 20.9kJ、脂肪的氧热价为 19.6kJ、蛋白质的氧热价为 18.8kJ。通过氧热价推算产热量,必须了解在一定时间内人体氧化分解三种营养物质各占多少,才能计算出产热量,这是用耗氧量来推算产热量的基础。

3. **呼吸商** 氧化某一种营养物质时,同一时间内二氧化碳的产生量与氧耗量的比值,称为该物质的呼吸商。糖的呼吸商为 1,脂肪的呼吸商为 0.71,蛋白质的呼吸商为 0.8。一般情况下,混合食物的呼吸商约为 0.82。根据呼吸商可以计算出对应的氧热价,依据氧热价,可以计算出某一时间的产热量。

**(二)能量代谢的简易测算**

正常人在日常生活中,蛋白质不是主要的供能物质,因此将蛋白质的呼吸商忽略不计,所测呼吸商即为非蛋白呼吸商。从表中查出对应的氧热价,再以此数值乘总耗氧量便可得出该时间内的产热量。非蛋白呼吸商与氧热价见表7-1-1。

**表7-1-1 非蛋白呼吸商与氧热价**

| 非蛋白呼吸商 | 氧化百分比(%) | | 氧热价(kJ) |
| --- | --- | --- | --- |
| | 糖 | 脂肪 | |
| 0.71 | 1.10 | 98.9 | 19.6230 |
| 0.75 | 15.6 | 84.8 | 19.8280 |
| 0.80 | 33.4 | 66.6 | 20.0874 |
| 0.81 | 36.9 | 63.1 | 20.1376 |
| 0.82 | 40.3 | 59.7 | 20.1878 |
| 0.83 | 43.8 | 56.2 | 20.2422 |
| 0.84 | 47.2 | 52.8 | 20.2924 |
| 0.85 | 50.7 | 49.3 | 20.3426 |
| 0.86 | 54.1 | 45.9 | 20.3970 |
| 0.87 | 57.5 | 42.5 | 20.4472 |
| 0.88 | 60.8 | 39.2 | 20.4974 |
| 0.89 | 64.2 | 35.8 | 20.5476 |
| 0.90 | 67.5 | 32.5 | 20.6020 |
| 0.95 | 84.0 | 16.0 | 20.8573 |
| 1.00 | 100.0 | 0.0 | 21.1166 |

能量代谢与体重不呈直线相关,而与体表面积呈正比。能量代谢率是指单位时间内体表面积的产热量,其测算单位是 $kJ/(m^2 \cdot h)$。体表面积可由公式计算和查图法而得(图7-1-2)。

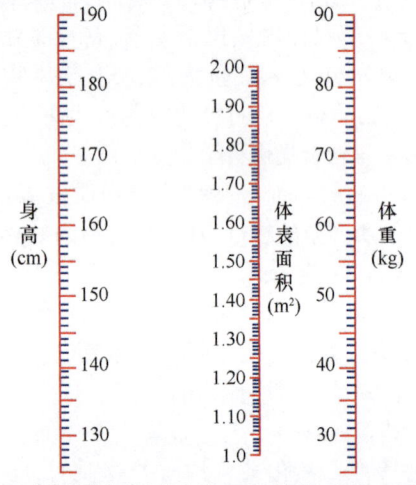

使用时将受试者的身高和体重两点连成一直线,直线与体表面积尺度交点的数值,即为受试者的体表面积值

**图7-1-2 体表面积测算用图**

体表面积 $(m^2)$ = 0.0061×身高(cm) + 0.0128×体重(kg) − 0.1529

## 二、影响能量代谢的因素

人体的能量代谢受多方面因素的影响,当这些因素改变时,能量代谢也随着改变。因此,在测定能量代谢时,必须排除这些因素的影响。

(一)肌肉活动

肌肉活动对能量代谢的影响最为显著,人体任何轻微的躯体活动,都可提高能量代谢率。运动或劳动时,人体的氧耗量显著增加,剧烈运动或极强劳动时,其产热量可比平静时增加 10~20 倍。

(二)精神活动

精神和情绪活动对能量代谢有显著影响。当人体处于紧张状态下,如激动、发怒、恐惧及焦虑等,能量代谢率可显著增高。这与精神紧张引起的骨骼肌张力增高,交感神经兴奋,儿茶酚胺释放刺激代谢活动有关。

(三)食物的特殊动力效应

进食之后人体即使处于安静状态,其产热量也要比进食前有所增加。这种由食物引起人体额外产生热量的作用称为**食物的特殊动力效应**。蛋白质类食物的特殊动力效应最大,进食后可增加约30%的热量,于进食 1~2h 即开始,2~3h 达高峰,持续可达 7~8h。糖和脂肪可增加产热量约10%,糖类食物一般仅持续 2~3h。食物的特殊动力效应可能是餐后肝脏加工处理营养物质所消耗的能量。

(四)环境温度

人安静时在 20~30℃ 的环境中能量代谢最稳定。当环境温度升高或降低时,代谢率均增高。因低温寒冷可使机体发生寒战和肌肉紧张度增高,使代谢率提高;高温可使体内生化反应速度加快和发汗功能旺盛、呼吸循环功能增强,代谢率也增高。

## 三、基础代谢

基础状态下的能量代谢称基础代谢。单位时间内的基础代谢称**基础代谢率**(basal metabolic rate,BMR)。表7-1-2为我国正常人基础代谢率的平均值。

基础状态:清晨空腹(禁食12小时以上,排除食物特殊动力作用);清醒、静卧(排除肌肉活动);精神安宁(排除精神紧张、焦虑和恐惧等心理);室温保持在 20~25℃(排除环境温度的影响)。

**表7-1-2 我国正常人基础代谢率的平均值[ $kJ/(m^2 \cdot h)$ ]**

| 性别 | 11~15 岁 | 16~17 岁 | 18~19 岁 | 20~30 岁 | 31~40 岁 | 41~50 岁 | >51 岁 |
| --- | --- | --- | --- | --- | --- | --- | --- |
| 男 | 195.4 | 193.3 | 166.1 | 157.7 | 158.6 | 154.0 | 149.0 |
| 女 | 172.4 | 181.6 | 154.0 | 146.4 | 146.9 | 142.3 | 138.5 |

基础代谢率的数值常用相对值表示,正常范围为±10%~±15%,超过±20%时可能是病理情况。在各种疾病中,甲状腺功能改变对BMR的影响最为显著,如甲状腺功能减退时,基础代谢率比正常值低20%~40%;甲状腺功能亢进时,基础代谢率比正常值高25%~80%。此外,当肾上腺皮质及脑垂体功能低下时,基础代谢率也可能降低;发热时基础代谢率也会升高,体温每升高1℃,基础代谢率一般要增加13%。

# 第二节　体　温

体温(body temperature)指体核温度,即机体深部的平均温度。体温的恒定是内环境恒定的重要内容,是机体新陈代谢和一切生命活动正常进行的必要条件。

联系实践应用知识 >>>

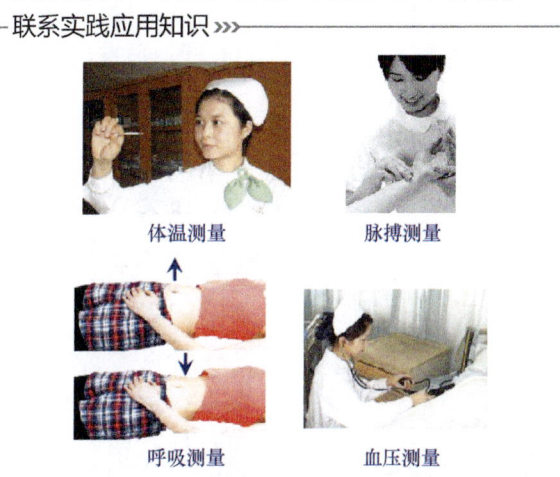

体温测量　　脉搏测量

呼吸测量　　血压测量

**护理工作中监测生命体征的意义**

——生命体征是体温、脉搏、呼吸和血压的总称。它是机体内在活动的一种客观反映,是评价生命活动质量的重要征象,也是护士评估病人生理状态的基本资料。生命体征受大脑皮质的控制,正常状态下维持在一定的范围,相互之间有一定的关系和影响。机体患病时,生命体征发生不同程度的变化,护士通过监测生命体征可以了解疾病的发生、发展与转归,为预防、诊断、治疗、护理提供依据。因此,掌握生命体征的观察和护理是临床护理中极为重要的内容之一。

## 一、正常体温及生理变动

### (一)正常体温

由于身体各部组织的代谢水平和散热条件不同,各部温度存在一定的差别。体表散热快,比深层温度低,不同部位温度差别较大,且不稳定。深部温度尽管因各器官代谢水平不同而存在差别,但由于血液不停地循环流动,热量不停地交换,使各处温度差别较小,一般不超过0.5℃,且较为稳定。通常在直肠、口腔、腋下三个部位测量体温。正常成人安静状态下,直肠温度为36.9~37.9℃,平均为37.4℃;口腔温度比直肠温度低0.3℃;腋下温度又比口腔温度低0.4℃,一般为36.0~37.4℃。

### (二)体温的生理变动

许多因素可以影响体温,使其在一定范围内波动,波动幅度一般不超过0.5~1℃。

1. 昼夜波动　生理情况下,体温在一昼夜间呈现一定的周期性波动,在凌晨2时至清晨6时最低,午后13~18时最高,正常波动幅度一般不超过1℃。

2. 性别差异　初潮以后的女性基础体温略高于同龄的男性(女性平均比男性高0.3℃),并随月经周期发生规律性变化,即排卵后体温上升,呈现双相体温(图7-2-1)。

3. 年龄　婴幼儿因体温调节功能不完善,其体温易受环境温度的影响而随之波动,儿童由于新陈代谢旺盛,体温略高于成年人,老年人又由于代谢率低,体温略低于成年人。

4. 其他　肌肉活动、环境温度、情绪激动、精神紧张和进食等都会对体温产生影响,在测量体温时应加以考虑。麻醉药物能降低体温,故麻醉手术时或术后一段时间,均应注意病人的保温。

## 二、人体的产热和散热

人体在代谢过程中不断地产热,同时又不断地将热量向外界散发。体温的维持是产热和散热两个生理过程保持动态平衡的结果(图7-2-2)。

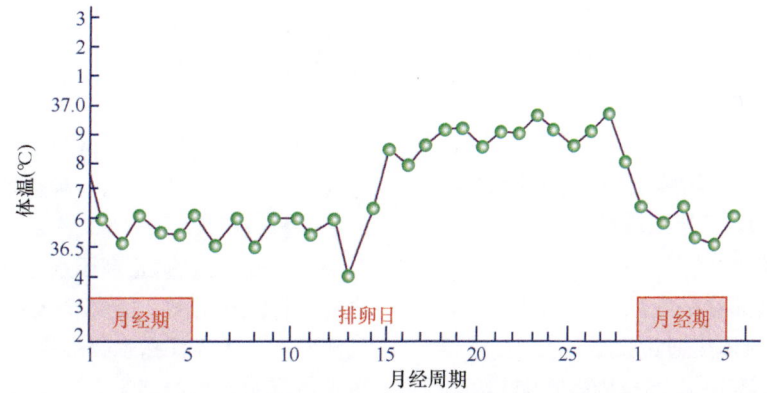

图7-2-1　女子一个月经周期内基础体温的变化

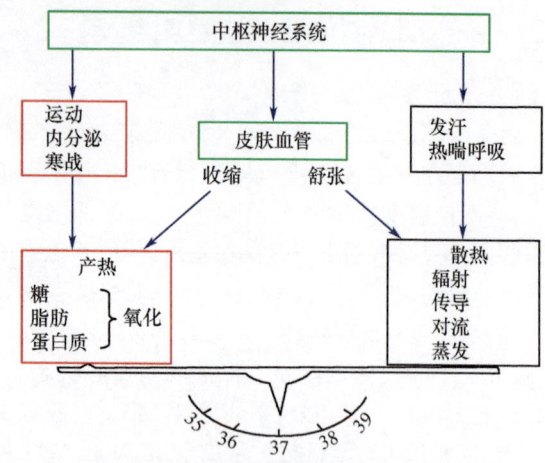

图 7-2-2 机体产热和散热的相对平衡

（一）产热过程

1. 主要产热器官　人体的热量来自体内各组织器官所进行的氧化分解反应。机体安静时,主要由脑和内脏产热,其中肝脏产热量最大。当机体处于运动和劳动时,骨骼肌是主要的产热器官。表 7-2-1 为几种组织、器官的产热百分比。

表 7-2-1　几种组织、器官的产热百分比

| 器官、组织 | 占体重百分比（%） | 产热量（%） | |
|---|---|---|---|
| | | 安静状态 | 劳动或运动 |
| 脑 | 2.5 | 16 | 1 |
| 内脏 | 34.0 | 56 | 8 |
| 骨骼肌 | 56.0 | 18 | 90 |
| 其他 | 7.5 | 10 | 1 |

2. 机体的产热形式

（1）战栗产热:是骨骼肌不随意的节律性收缩,如肌紧张和寒战。

（2）非战栗产热:是机体所有组织器官的代谢产热。

3. 产热的调节　机体的产热活动受神经和内分泌因素调节。

（1）神经调节:机体遇寒冷刺激时,交感-肾上腺髓质系统兴奋,使肾上腺素（E）和去甲肾上腺素（NE）释放增多,组织器官的代谢产热增多。神经调节作用迅速,维持时间短。

（2）体液调节:机体在寒冷环境几周后,甲状腺分泌甲状腺激素（$T_3$、$T_4$）增多,使代谢率增加 4～5 倍,即产热增多。体液调节作用缓慢,维持时间长。

（二）散热过程

人体的主要散热部位是皮肤。在环境温度低于体表温度时,大部分的体热通过皮肤的辐射、传导和对流等方式向外界发散,一小部则随呼吸、尿、粪便

等排泄物散发（表 7-2-2）。

表 7-2-2　温和气温时人体散热方式及其所占百分比

| 散热方式 | 散热量（kJ） | 所占百分比（%） |
|---|---|---|
| 辐射、传导、对流 | 8786.40 | 70.0 |
| 皮肤水分蒸发 | 1820.04 | 14.5 |
| 呼吸道水分蒸发 | 1004.16 | 8.0 |
| 呼出气 | 439.32 | 3.5 |
| 加温吸入气 | 313.80 | 2.5 |
| 粪、尿 | 188.28 | 1.5 |
| 合计 | 12552.00 | 100.0 |

皮肤主要通过辐射、传导、对流和蒸发等物理散热方式散热（图 7-2-3）。在体表温度高于外界气温时,体热通过辐射、传导、对流等方式散发,当环境温度等于或高于体表温度（约 30℃）时,蒸发成为体表散热的唯一方式。

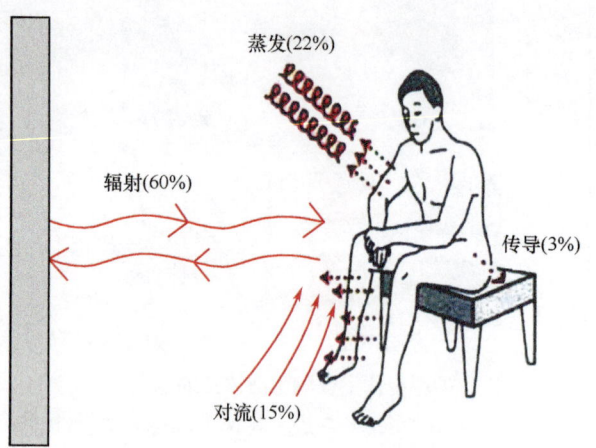

图 7-2-3　皮肤的物理散热方式

1. 皮肤的物理散热方式

（1）辐射散热:是机体以热射线的形式将热能传给外界较冷物体的一种散热方式。散热量的多少决定于皮肤与环境之间的温度差和有效辐射面积。人在气候适宜及安静状态下,这种方式散热约占总散热量的 60%。

（2）传导散热:指机体将热量直接传给同它接触的较冷物体的一种散热方式。散热量的多少决定于机体与物体的接触面积和温差大小,另外,还与物体的导热效能有关。

（3）对流散热:是通过气体或液体的流动散发体热的形式,是传导散热的一种特殊形式。对流散热受风速的影响很大。

（4）蒸发散热:是利用水分从体表汽化时吸收热的一种散热方式。人体蒸发的形式分为不显汗和显汗两种。不显汗指水分直接透出皮肤和黏膜表面,在未聚成明显水滴之前便被蒸发的一种形式。它在

身体表面上弥漫地持续性地进行,即使在寒冷季节也依然存在。不显汗与汗腺活动无直接关系,受体温和环境温度的直接影响。显汗是通过汗腺分泌,在皮肤表面出现明显汗滴而被蒸发的方式,也称可感蒸发,其主要意义是散热。

2. 皮肤散热的机制

(1)皮肤血管运动:皮肤血管受交感肾上腺素能纤维支配。当机体处于炎热环境时,交感肾上腺素能纤维抑制,皮肤小动脉舒张,动-静脉吻合支开放,使皮肤血液量增多,皮肤温度升高,散热增多;反之,散热减少。

(2)发汗:汗腺受交感胆碱能纤维支配。当机体处于炎热环境时,交感胆碱能纤维兴奋,使汗腺分泌加强,散热增多;反之,散热减少。

3. 散热的调节

(1)循环系统的调节:炎热时支配皮肤的交感神经紧张度下降,小动脉舒张,动-静脉吻合支开放,皮肤血流量增加,散热量增加。寒冷时交感神经紧张度加强,皮肤小动脉收缩,动-静脉吻合支关闭,皮肤血流量减少,皮肤温度下降,散热量减少。

(2)发汗:在温热环境下全身各部位小汗腺的分泌活动称为温热性发汗,其生理意义是散热。温热性发汗多少受环境温度、劳动强度、空气湿度、风速、汗腺数目及机体功能状态的影响。

精神性发汗和味觉性出汗的散热作用不大。精神性发汗是精神紧张或情绪激动引起的发汗,常见于掌心、脚底和腋窝。味觉性出汗是咀嚼时食物刺激口腔黏膜、舌背等处的神经末梢及特殊味觉感受器,使交感神经兴奋,引起口周、鼻、面、颈、上胸、甚至全身的反射性出汗,尤其是在吃了"麻辣烫"这类辛辣热烫刺激食物后更为明显。

## 三、体温的调节

人体体温的相对恒定,有赖于自主性和行为性两种体温调节功能的活动。自主性体温调节是在下丘脑体温调节中枢的控制下,随机体内外环境温热性刺激信息的变动,通过增减皮肤血流量、发汗、寒战等生理反应,调节机体的产热和散热,使体温保持恒定。行为性调节是指机体通过一定的行为来保持体温的相对恒定。

(一)温度感受器

1. 外周温度感受器　存在于皮肤、黏膜、腹腔等处,包括热觉感受器和冷觉感受器。其传入冲动到达中枢后,除产生温度感觉之外,还能引起体温调节反应。

2. 中枢性温度敏感神经元　在下丘脑、脑干网状结构和脊髓等部位存在对温度敏感的神经元。视前区-下丘脑前部(PO/AH)存在热敏神经元(约30%)和冷敏神经元(约10%)。

(二)体温调节中枢

体温调节中枢广泛存在于中枢神经系统的各级部位,但基本中枢在下丘脑。下丘脑的视前区-下丘脑前部存在一些对温度变化敏感的神经元,其既能感受局部组织温度变化的刺激,又能对由其他途径传入的温度变化信息做整合处理。视前区-下丘脑前部是体温调节中枢整合机构的中心部位。

(三)体温调节机制

1. 调定点　视前区-下丘脑前部PO/AH的热敏神经元对温度感受有一定的阈值,正常人一般为37℃左右,这个阈值称为体温恒定的调定点(set-point, SP)。若体温偏离调定点,则反馈系统可将偏差信息传到控制系统。经过整合,调整产热和散热过程,从而维持体温相对恒定。因此,自主性体温调节是由生物自动控制系统来完成的(图7-2-4)。

2. 体温调节过程　当中枢温度超过37℃时,热敏神经元活动增强,使散热增加,产热减少,温度降至正常;反之,当中枢温度低于37℃时,热敏神经元活动减弱,使散热减少,产热增多,体温回升至正常水平(图7-2-5)。

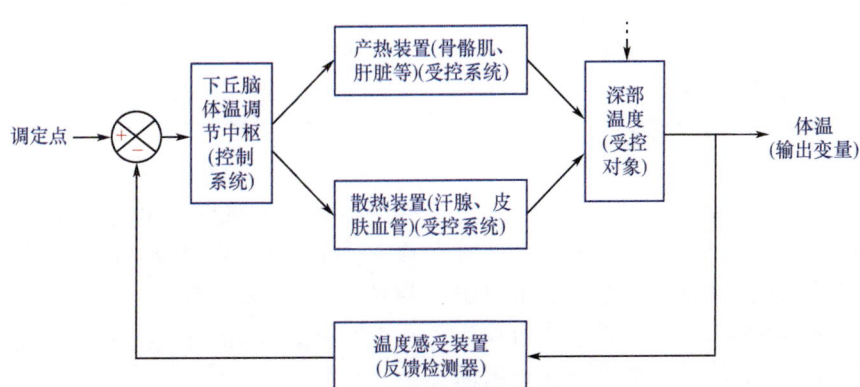

图7-2-4　体温调节自动控制示意图

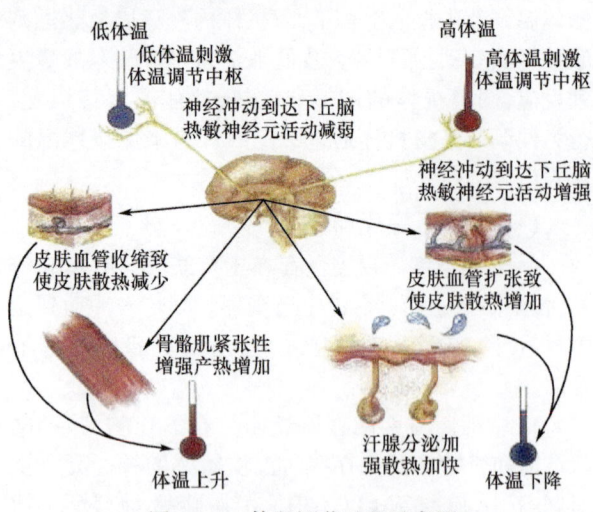

图 7-2-5　体温调节过程示意图

## 四、人体对高温、寒冷环境的反应和习服

### （一）人体对高温环境的反应

人在高温条件下劳动，机体受到高气温和热辐射的影响，产热量增加，此时蒸发成为机体散热的唯一方式。在高气温、高湿度、低风速时，发汗较多，以汗珠形式流失，起不到蒸发散热作用，使机体损失水分和氯化钠，导致人体脱水及电解质紊乱，甚至产生酸中毒，因此要及时补充水分和氯化钠。高温作业还可产生心率加快、血压升高、消化酶分泌量减少、胃肠运动减弱、尿液浓缩、中枢神经系统功能抑制等生理反应。如果人体长时间产热和受热的总量大于散热量，将会发生体温调节紊乱而导致体温增高，产生热痉挛，故应注意适时采取有效的降温防护措施。

### （二）人体对寒冷环境的反应

人体在寒冷和低温环境中时间过长或人体产热量减少，导致体温降低，出现人体代谢率降低、氧耗量减少，使神经系统功能处于抑制状态，产生感觉减退、反应迟钝、嗜睡及意识障碍等自身防卫反应。在低温状态下，由于代谢率降低、氧耗量减少，可以使体内组织和重要器官包括心脏和大脑，对缺氧的耐受性增强，能耐受较长时间的血流阻断而不致发生不可逆性组织损伤，此为低温麻醉的生理学基础。

### （三）习服

人在较热或较冷环境中长期居住、生活和工作，对环境的温度逐渐发生适应而维持正常健康状态，这种对环境的适应称为习服。习服的形成是由于长期高温或寒冷刺激使人体对高温或寒冷的耐受力提高了的缘故。但习服是有限的，环境温度超出一定范围，对高温或寒冷习服的人同样也不能耐受。人类对环境温度的耐受范围与环境湿度有关，湿度越大，耐

受范围越小。如在干燥环境中，健康人裸体长时间耐受的环境温度范围在 15.1~54.4℃ 之间，超出这个范围，体温将随环境温度的改变而改变。

# 第三节　发　热

人和哺乳类动物都具有相对稳定的体温，以适应正常生命活动的需要。体温的相对稳定是在体温调节中枢的调控下实现的。体温调节的基本中枢位于视前区-下丘脑前部（POAH），其通过自主性体温调节保持体温的相对稳定。另外，大脑皮质参与体温的行为性调节，延髓、脊髓等部位也对体温信息有一定程度的整合功能。

## 一、发热的概念

根据调定点（set point）理论，发热（fever）是指机体在致热原（pyrogen）的作用下，调定点上移而引起的以体温升高（超过 0.5℃）为主要表现的全身性病理过程。发热不是独立的疾病，而是许多疾病常见的病理过程和临床表现。发热的特点是体温升高。体温升高有两种情况：一是生理性体温升高，受机体生理活动增强的影响，如月经前期、妊娠期、剧烈运动、应激等。二是病理性体温升高，包括发热和过热。发热时体温调节功能仍正常，只不过由于调定点上移，体温调节在高水平上进行，故发热属于调节性体温升高。过热（hyperthermia）是由于体温调节障碍、散热障碍或产热器官功能异常，不伴调定点移动的被动性体温升高。因过热时体温调节机构不能将体温控制在与调定点相适应的水平上，又称非调节性体温升高。过热见于：①体温调节中枢功能障碍，如下丘脑出血损伤；②散热障碍，如皮肤广泛鱼鳞癣或先天性汗腺缺陷症、中暑等；③过度产热，如癫痫大发作的剧烈抽搐、甲亢等。发热和过热的比较见表 7-3-1。

表 7-3-1　发热和过热的比较

|  | 过热 | 发热 |
|---|---|---|
| 病因 | 无致热原 | 有致热原 |
| 发病机制 | 调定点无变化 | 调定点上移 |
| 防治原则 | 物理降温 | 针对致热原 |

体温升高不超过 38℃ 为低热；38~39℃ 为中等热；39~41℃ 为高热；超过 41℃ 为过高热。在整个病程中，体温的变化对判断病情、评价疗效和估计预后均有重要的参考价值。

## 二、发热的原因和机制

### （一）发热的原因

发热由发热激活物作用于机体而引起。发热激

**活物**是指能刺激机体产内生致热原细胞产生和释放内生致热原(endogenous pyrogen,EP),进而引起体温升高的物质,又称 EP 诱导物。包括来自体外的外致热原(exogenous pyrogen)和体内某些产物。

1. 外致热原　来自体外的致热物质称为外致热原,主要是病原微生物及其代谢产物,包括细菌、病毒、立克次体、衣原体、螺旋体、真菌、疟原虫等。

(1) 细菌:革兰阴性($G^-$)菌(如伤寒杆菌、淋球菌、脑膜炎球菌等)和革兰阳性($G^+$)菌(如葡萄球菌、链球菌、肺炎链球菌等)的菌体、代谢产物和毒素均是引起发热的激活物。最重要的是 $G^-$ 细菌胞壁中所含的脂多糖(LPS),也称内毒素(endotoxin,ET),有极强的致热性。内毒素耐热性强(通常需160℃,干热2小时方能将其彻底灭活),且在自然界分布极广。临床上输血和输液过程中,有时病人突然发生寒战和高热,即出现输血输液反应,可能与输入体内的液体或输液器具被内毒素污染有关。

(2) 病毒:实验证明病毒包膜中的脂蛋白或糖蛋白具有致热性。流感、麻疹、腮腺炎、风疹、流行性乙型脑炎病毒、出血热、柯萨奇病毒及 SARS 病毒都含有脂蛋白或糖蛋白。

(3) 其他:立克次体、衣原体、钩端螺旋体等致病微生物的胞壁中亦含脂多糖,其致热性可能与此有关;真菌的致热原因可能是全菌体及所含的荚膜多糖、蛋白质等;疟原虫感染人体后,进入红细胞发育成裂殖子,红细胞破裂时,大量裂殖子和代谢产物(疟色素等)释入血液,引起高热。

2. 体内某些产物

(1) 抗原-抗体复合物:抗原-抗体复合物对产 EP 细胞有激活作用,某些自身免疫性疾病(如系统性红斑狼疮)的发热与其血中持续存在抗原-抗体复合物有关。

(2) 类固醇:体内某些类固醇的代谢产物,如睾丸酮的中间代谢产物本胆烷醇酮可引起发热。

(3) 致炎物:尿酸盐结晶、硅酸盐结晶具有致热性。

(4) 炎症灶激活物:严重创伤、大手术等造成组织坏死,可因蛋白分解产物引起无菌性炎症而导致发热。

(5) 肿瘤性发热:恶性淋巴瘤、急性白血病时,由于细胞坏死和机体对肿瘤的免疫反应而引起发热。

发热多数由外致热原引起。由病原微生物引起的发热称感染性发热,占发热的 50%~60%,其中细菌感染引起的发热占43%。由病原微生物以外的致热原引起的发热称非感染性发热。

(二) 发热的机制

目前认为,发热主要是发热激活物刺激机体免疫系统的一些细胞,使其产生和释放内生致热原(endogenous pyrogen,EP),后者作用于体温调节中枢引起发热。产生和释放 EP 的细胞主要有单核-巨噬细胞、内皮细胞、成纤维细胞、神经胶质细胞、淋巴细胞、白细胞及肿瘤细胞等。与人类发热有关的 EP 主要有白细胞介素-1(interleukin-1,IL-1)、肿瘤坏死因子(TNF)、干扰素(interferon,IFN)和白细胞介素-6(interleukin-6,IL-6)。

EP 通过下丘脑终板血管器(organum vasculosum terminalis,OVLT)经特异性转运进入下丘脑体温调节中枢。也有研究认为,EP 并不直接进入脑内而是作用于 OVLT 附近的巨噬细胞、神经胶质细胞等,使其产生中枢发热介质并作用于体温调节中枢。EP 直接作用于体温调节中枢或通过中枢发热介质使体温调定点上移,体温调节中枢发出冲动,一方面通过运动神经引起骨骼肌紧张度增强,使产热增多;另一方面经交感神经系统引起皮肤血管收缩,使散热减少,产热大于散热,体温上升直至与调定点新的高度相适应,发热机制见图 7-3-1。

中枢发热介质包括正调节介质和负调节介质。正调节介质有前列腺素 E(prostaglandin E,PGE)、环磷酸腺苷(cAMP)、$Na^+/Ca^{2+}$ 比值、一氧化氮、促肾上腺皮质激素释放素(corticotrophin releasing hormone,CRH)等,它们在脑组织中含量增高时可使体温升高。负调节介质包括精氨酸加压素(arginine vasopressin,AVP)、黑素细胞刺激素(α-melanocyte-stimulating hormone,α-MSH)和脂皮质蛋白-1(lipocortin-1)等,负调节介质对调定点上移和体温升高起限制作用。故发热时,体温很少超过 41℃,从而避免了高热引起脑细胞损伤。机体这种自我调节机制和自我保护功能具有重要的生物学意义。

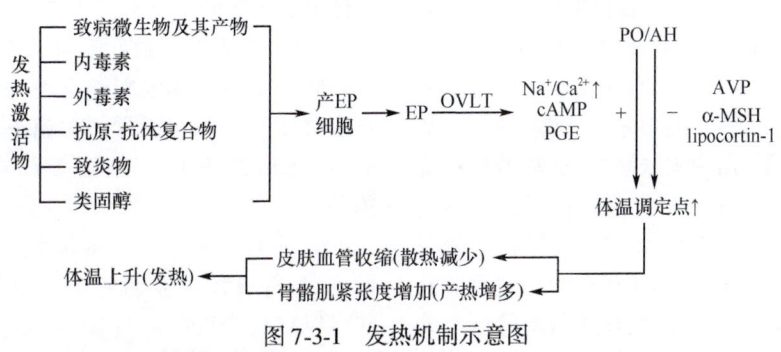

图 7-3-1　发热机制示意图

## 三、发热的分期及热型

### （一）发热的分期

多数发热的临床经过分为体温上升期、高热持续期、体温下降期（图7-3-2）。

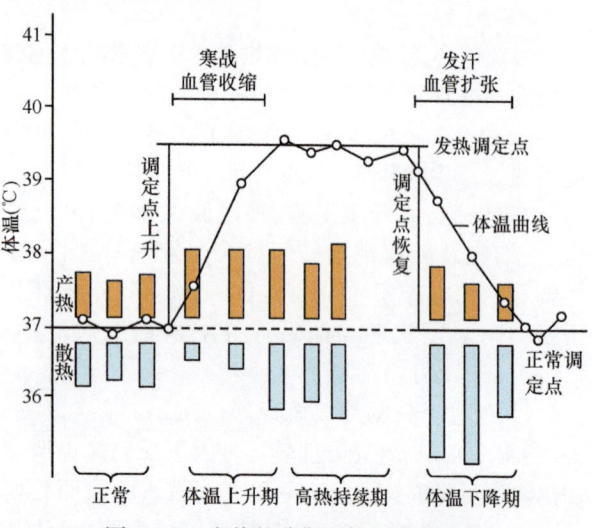

图7-3-2 发热的分期及体温调节变化

1. 体温上升期（又称寒战期） EP作用于体温调节中枢使调定点上移，而流经体温调节中枢的血温低于已经上移的新调定点，该低温刺激兴奋冷敏神经元、抑制热敏神经元，使产热增多，散热减少，产热大于散热，体温由正常升高到调定点水平的这段时间为体温上升期（fervescence period）。体温上升快者约几小时或一昼夜达高峰，慢者需几天才达高峰。此期许多病人可出现寒战、皮肤苍白、"鸡皮疙瘩"等现象，并自感发冷或恶寒。寒战是骨骼肌不随意的周期性收缩，由体温中枢发出的指令经运动神经引起骨骼肌紧张度升高所致，其产热率较高，比正常时增加4～5倍。皮肤苍白因交感神经兴奋，皮肤血管收缩，皮肤血流量减少所致。"鸡皮疙瘩"也因交感神经兴奋，竖毛肌收缩所致。由于皮肤血流量减少使皮温下降，刺激体表冷感受器，信息传入中枢时自感发冷，严重时出现恶寒。

2. 高热持续期（又称高峰期） 体温上升到新的调定点后，产、散热维持在较高水平并处于动态平衡状态，体温就在该高度波动，此即高热持续期（persistent febrile period）。高峰期持续时间不一，从几小时（如疟疾）、几天（如大叶性肺炎）至一周以上（如伤寒）。此期病人寒战、皮肤苍白、"鸡皮疙瘩"消失，不再感发冷或恶寒，出现皮肤潮红、自觉酷热和皮肤口唇干燥等现象。由于此期血温已达到新的调定点水平，下丘脑不再发出冷冲动，于是寒战、皮肤苍白、"鸡皮疙瘩"等现象消失，此期产热增加主要靠升高的代谢率；同时，交感神经抑制，使皮肤血管由收缩

转为舒张，皮温升高，皮肤血流增多，散热也因此增加，故病人出现皮肤潮红，不再寒冷。体表热感受器将皮温升高信息传入中枢，产生酷热感。高热使皮肤、黏膜水分蒸发较多，因而皮肤和口唇比较干燥。

3. 体温下降期（又称退热期） 发热激活物、EP得到控制和清除，或依靠药物使调定点恢复正常水平后，流经体温调节中枢的血温高于已经下移的调定点，该高温刺激兴奋热敏神经元、抑制冷敏神经元，使散热增多，产热减少，散热大于产热，体温从高峰期降到正常调定点水平的这段时间为体温下降期（defervescence period）。体温下降可快可慢，快者几小时或24小时内降至正常，慢者需几天才降至正常。散热时皮肤血管舒张，皮肤血流增多，深部的体热带到体表发散。同时，汗腺分泌增加，可伴"大汗淋漓"现象，汗液蒸发可散发大量热量，导致体温下降。但出汗是一种速效散热反应，大量出汗可造成高渗性脱水，甚至循环衰竭，应注意监护并及时补充水和电解质，尤其是心肌劳损病人，更应密切注意。

### （二）发热的热型

大多数发热性疾病体温升高与体内病变存在一定的依赖关系。临床上观察病人体温升降的速度、幅度、高温持续时间，绘制成体温曲线。在一定时间内体温曲线的形态称为热型。它常是医生分析病情、做出诊断和鉴别诊断的重要指标。不同的热型可能与致病微生物的特异性和机体反应性有关。临床上常见有以下几种典型的热型（图7-3-3）。

1. 稽留热 体温持续在39℃或以上，可保持数日或数周，一天内波动<1℃。常见于伤寒、大叶性肺炎。

2. 弛张热 体温持续在39℃或以上，可保持数日或数周，每日体温波动在2℃以上，但最低体温仍不降至正常。常见于风湿热、肝脓肿、化脓性感染、败血症、结核病、恶性疟疾等。

3. 间歇热 高热期与无热期交替出现。高热时，体温可达39℃以上，持续数小时后体温骤降至正常；无热期体温正常可达数小时或数日，然后，体温又突然升高，如此反复发作。常见于疟疾、肾盂肾炎等。

4. 波状热 体温逐渐升高达39℃或以上，数日后体温逐渐下降至低热或正常水平，数日后又逐渐上升，如此反复发作。常见于布氏杆菌病。

5. 回归热 体温骤然上升至39℃以上，持续数日后又骤然下降至正常。体温正常数日后又突然升高，如此反复发作。常见于何杰金病、螺旋体感染等。

6. 不规则热 体温变动极不规则，高热持续时间不定，每日体温波动的范围也不定。常见于风湿热、结核病、支气管炎、感染性心内膜炎、瘤性发热等。

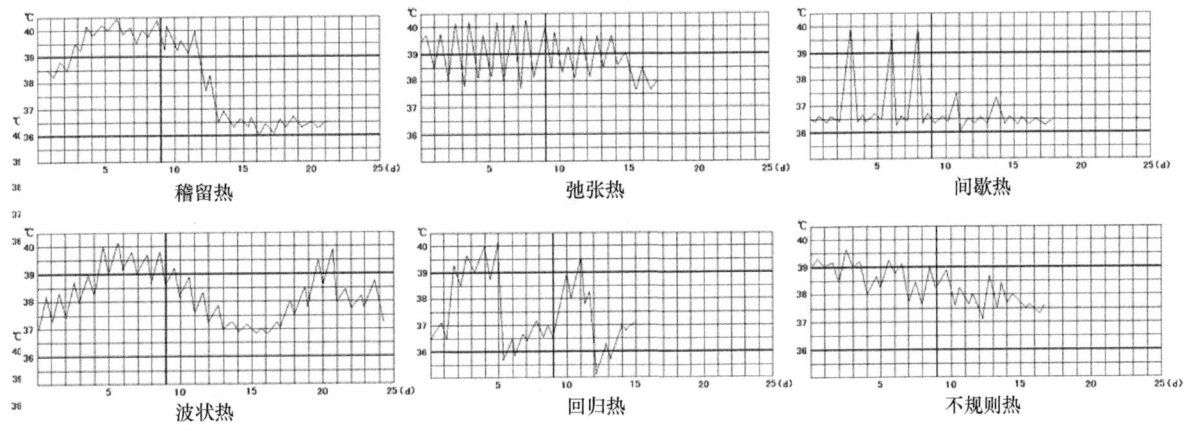

图 7-3-3　临床上常见的典型热型

## 四、发热时机体的代谢和机能改变

### (一) 代谢改变

体温升高 1℃，基础代谢率约提高 13%，是发热时机体物质代谢加强所致。主要原因是在致热原作用下，体温调节中枢对产热进行调节，提高骨骼肌的物质代谢，使调节性产热增多；同时内生致热原，如 TNF、IL-1 可直接刺激外周组织，使糖、脂肪、蛋白质分解加强。此外，体温升高本身也可使组织耗氧量增加，代谢率升高。

1. 糖代谢　发热时由于产热的需要，能量的消耗增加，因而对糖的需要增加，肝糖原和肌糖原分解及糖异生作用加强，糖原储备减少，可引起血糖增高，病人出现糖尿。葡萄糖分解加强，氧相对不足，使无氧酵解增强，血中乳酸增加。肌肉暂时缺氧产生乳酸，乳酸堆积刺激神经，有时会出现肌肉酸痛。

2. 脂肪代谢　正常情况下脂肪分解供能只占总能量的 20% ~ 50%。由于糖代谢加强，糖原储备减少，加之病人食欲低下，糖的摄入不足，使脂肪分解增加，可占总能量 60% ~ 80%。大量脂肪分解加强和氧化不全，病人可出现酮血症和酮尿。随着储备脂肪的动员、消耗，长期发热的病人日渐消瘦。

3. 蛋白质代谢　发热时机体分解糖原和脂肪的同时，蛋白质也分解供能。50kg 体重的正常人，日均蛋白质分解仅为 12g，发热时蛋白质分解量比正常高 3 ~ 4 倍，蛋白质分解加强，血浆蛋白减少，出现氮质血症，尿氮增加。此时若未及时补充足够的蛋白质，机体呈负氮平衡，导致抵抗力下降，组织修复能力降低。

因此，持久发热使糖、脂肪、蛋白质分解代谢增强，物质消耗明显增多，发热者要加强营养物质的摄入和补充。

4. 维生素的代谢　发热尤其是长期发热的病人，由于上述物质分解代谢增强，各种维生素（特别是维生素 C 和维生素 B）的消耗也增多，应注意及时补充。

5. 水电解质代谢　在发热的体温上升期，由于肾血流量减少，尿量常明显减少，尿色加深，$Na^+$ 和 $Cl^-$ 的排泄也减少。但到退热期，因尿量的恢复和大量出汗，$Na^+$ 和 $Cl^-$ 排出增加。高热持续期皮肤和呼吸道水分蒸发的增加及退热期的大量出汗，可导致水分的大量丢失，严重者可引起脱水。因此，高热病人退热期应及时补充水分和适量的电解质。发热时分解代谢增强，细胞内钾向细胞外释放，引起血钾及尿钾均增高。

6. 酸碱代谢　发热时机体耗氧量增加，使血氧含量降低，酸性代谢产物堆积，可出现酸中毒。

### (二) 机能改变

1. 中枢神经系统机能改变　发热使中枢神经系统兴奋性增高，特别是高热 (40 ~ 41℃) 时，病人可能出现烦躁不安、谵语、幻觉和失眠。有些病人出现头痛。有些高热病人神经系统可处于抑制状态，出现淡漠、嗜睡等。小儿高热比较容易引起抽搐（热惊厥），多发生于 6 个月至 4 岁幼儿，通常 24 小时内出现，其机制可能与小儿中枢神经系统尚未发育成熟有关。

2. 心血管机能改变　发热时，体温每上升 1℃，心率约增加 18 次/min。心率加快主要是由于血温升高对窦房结的刺激所致，此外，交感-肾上腺髓质系统活动增强也使心率加快。在一定限度内 (150 次/min) 心率增加可提高心排血量；如果超过此限度，心排血量反而下降，且加重心肌负荷，心肌劳损或心肌有潜在病灶病人可诱发心力衰竭。在体温上升期，心率加快和外周血管收缩，可使血压轻度升高。高温持续期和体温下降期，外周血管舒张，血压可轻度下降。少数病人可因大量出汗而致虚脱，甚至出现外周循环衰竭而休克，应及时预防。

3. 呼吸机能改变　发热时的呼吸加深加快，是体温升高、$CO_2$ 生成增多、耗氧量增加使呼吸中枢兴奋性增强所致。呼吸加快，潮气量增大，可增加肺泡通气量，有利于摄入氧，排出 $CO_2$ 和热量散发，但 $CO_2$ 排出过多可造成呼吸性碱中毒。

4. 消化机能改变　发热时，交感神经紧张性增强，消化液分泌减少，胃肠道蠕动减弱。唾液分泌减少可致口干。胃液分泌减少，胃肠道蠕动减弱可使食物在胃内潴留发酵，由于异常分解产物刺激胃黏膜，病人可出现食欲不振、恶心、呕吐。胰液、胆汁的分泌不足和肠蠕动减弱，蛋白质和脂肪在肠内消化不良，食糜在肠内滞留，发酵产气增多，病人常有便秘、腹胀。

5. 泌尿系统　体温上升期病人尿量常减少，尿比重增高，可能与交感神经兴奋和抗利尿激素分泌增加有关。持续发热可引起肾小管上皮细胞水肿，尿中出现蛋白和管型。体温下降期尿量可逐渐增多，尿比重也可回降。

6. 免疫系统　内生致热原本身是一些免疫调控因子，如 IL-1 可刺激 T/B 淋巴细胞增殖和分化，增强吞噬细胞的杀菌活性，IL-6 可促进 B 细胞的分化，并促进肝细胞产生急性期蛋白等。IFN 是机体的主要抗病毒体液因子，同时，还增强发热杀伤细胞与吞噬细胞活性。TNF 具有抗肿瘤活性，增强吞噬细胞的活性，促进 B 淋巴细胞分化，并诱导其他细胞因子生成。一定程度的体温升高可使吞噬细胞吞噬活力增强。发热时免疫功能总体是增强的，但持续高热可造成免疫系统功能紊乱。

## 五、发热的生物学意义及处理原则

### （一）生物学意义

发热既是多种疾病中伴发的重要病理过程，也是机体抵抗致病因子侵袭的防御反应之一。一定程度的发热可以唤起机体各种防御反应，调动免疫能力，抗感染，清除对机体有害的致病因素。许多疾病常是由于早期出现发热而被察觉的，因而发热是疾病的重要信号，甚至是潜在恶性病灶（肿瘤）的信号，对疾病的诊断和鉴别诊断有重要意义。然而，非感染性发热通常对机体有害无益。年老或体弱病人由于发热反应减弱，机体抵抗疾病的能力往往低下，疾病预后不良。发热时机体处于一种明显的分解代谢过旺状态，持续高热必定引起机体能量物质过度消耗，脏器功能负荷加重，在原有疾病的基础上，发热甚至可能诱发相关脏器的功能不全。高热可引起一些代谢旺盛的组织和细胞（如心肌细胞）发生病理形态改变，如颗粒变性、线粒体肿胀、内质网扩张等。发热可导致胎儿的发育障碍，是一个重要的致

畸因素，因此孕妇应尽量避免发热。发热持续时间过长或体温升高过高可导致脱水、谵妄和高热惊厥等危重情况。

### （二）处理原则

1. 积极防治病因　致热原是引起发热的起始原因，消除了致热原的作用，则热自退。因此，积极有效地防治病因，是临床上首先采取的措施。

2. 解热原则

（1）不急于解热的情况：热型变化可作为诊断疾病、评价疗效和估计预后的重要参考，且适度发热有利于增强机体免疫功能，故体温<40℃又不伴有其他严重疾病者不要轻易解热。尚未查明原因者因为某些药物的使用，在降温的同时掩盖了发热的热型和其他症状，延误诊断和抑制机体免疫功能，也不能急于解热。但此时应针对发热引起的机体物质代谢加强和大汗脱水等情况，应补充足够的营养物质、维生素和水。

（2）下列情况应及时解热

1）体温>40℃：病人可出现明显不适，如头昏、头痛、意识障碍。小儿高热惊厥，应及早处理。

2）心脏病病人：发热时心跳加速、心脏负担加重，可诱发心衰，因此对心脏病病人及心肌损害者应及时解热。

3）妊娠妇女：应及时解热，发热有致畸胎危险，且可诱发心衰。

4）年老或体质弱病人：发热致机体抵抗疾病的能力下降，应及时解热。

3. 选择适宜解热措施

（1）药物解热：糖皮质激素可能通过抑制内生致热原（如 TNF、IL-6）的合成而解热，吲哚美辛、乙酰水杨酸类可能通过抑制前列腺素（PGE）的合成而解热。

（2）中药退热：清热解毒中草药有解热作用。

（3）针刺退热：针刺大椎、曲池、合谷、内关等有解热作用。

（4）物理降温：体温过高将损害中枢神经系统，为了保护大脑，可用冰帽、冰带冷敷头部及四肢大血管处降温，也可用酒精擦浴促进散热。需要注意的是，在体温调定点未降之前用物理方法强行降低血温，会引起机体更明显的产热反应。

4. 加强对发热病人的护理　给予糖及维生素、易消化清淡饮食，防止营养物质过多消耗及负氮平衡，增强机体抵抗力。同时，注意纠正水、电解质、酸碱平衡紊乱，尤其注意补充水分，预防脱水。

（王　清　孙　鹏　李　琴　徐　玲　钱洪鑫）

## 重点提示

1. 了解机体能量的来源与去路,了解能量代谢的测定原理,熟悉影响能量代谢的因素,掌握基础代谢率的概念、正常值及测量的意义。

2. 掌握体温的概念、正常值及生理变动,熟悉机体的产热及散热过程,了解温度感受器,掌握体温调节基本中枢的部位及调定点的作用,熟悉体温调节机制,了解人体对高温及寒冷环境的反应和习服。

3. 掌握发热、过热概念,熟悉发热的原因和机制,熟悉发热的分期及相应的临床表现,了解发热的热型,掌握发热时机体的代谢与功能变化,了解发热的生物学意义及处理原则。

## 目 标 检 测

### 一、名词解释

1. 食物的卡价　2. 氧热价　3. 呼吸商　4. 基础代谢
5. 基础代谢率　6. 体温　7. 发热　8. 过热
9. 发热激活物　10. 热型

### 二、填空题

1. 间接测定能量代谢的基本原理是通过测定机体的_____量来计算其_____量。

2. 影响能量代谢的因素有_____、_____、_____和_____。

3. 在相同条件下,基础代谢率男性_____女性;幼年_____成年;年龄越大则_____。

4. 机体安静时,产热主要来自_____;劳动、运动时,产热主要来自_____。

5. 体温的相对稳定是体内_____活动和_____活动保持动态平衡的结果。

6. 皮肤物理散热的多少,取决于_____;而皮肤温度的高低,则取决于_____。

7. 蒸发散热的效率受环境湿度的影响。当环境湿度_____时,人体水分蒸发_____,散热效率_____。

8. 体温调节的基本中枢在_____。热敏神经元兴奋时_____;冷敏神经元兴奋时_____。

9. 临床上体温升高有_____和_____两种情况,后者包括_____和_____。

10. 致热原分为_____和_____,引起感染性发热的物质是_____。

11. 发热时机体可出现_____、_____、_____及_____等系统机能的改变。

12. 多数发热的临床经过可分为_____、_____和_____三个时期。

13. 临床上常见的典型热型有_____、_____、_____。

### 三、单项选择题

1. 体内最重要的储能和直接供能物质是(　　)

   A. ATP
   B. 磷酸肌酸

   C. 糖
   D. 脂肪

2. 对机体能量代谢影响最大的因素是(　　)

   A. 肌肉运动
   B. 食物

   C. 环境温度
   D. 精神情绪活动

3. 特殊动力作用最大的食物是(　　)

   A. 混合食物
   B. 糖类

   C. 脂类
   D. 蛋白质

4. 人体的基础代谢率与下列哪项成正比(　　)

   A. 身高
   B. 体重

   C. 体表面积
   D. 环境温度

5. BMR 相对值的正常范围是(　　)

   A. ±5% ~ ±10%
   B. ±10% ~ ±15%

   C. ±15% ~ ±20%
   D. ±20% ~ ±25%

6. 下列有关体温的叙述,错误的是(　　)

   A. 一日中清晨 2 ~ 6 时最低

   B. 体温随年龄增大而降低

   C. 女性体温一般略低于同龄男性

   D. 女性体温随月经周期而改变

7. 常温下机体散热的主要方式是(　　)

   A. 传导散热
   B. 对流散热

   C. 辐射散热
   D. 蒸发散热

8. 酒清擦浴降温可增加皮肤的(　　)

   A. 传导散热
   B. 对流散热

   C. 辐射散热
   D. 蒸发散热

9. 影响机体辐射、传导和对流散热的主要因素是(　　)

   A. 环境温度
   B. 环境湿度

   C. 风速
   D. 皮肤与环境温度差

10. 对长期大量出汗者,除补充足量水分外,还应补充(　　)

   A. 葡萄糖
   B. 蛋白质

   C. 氯化钠
   D. 氯化钾

11. 正常成人每日不感蒸发量为(　　)

   A. 100 ~ 500ml
   B. 400 ~ 600ml

   C. 600 ~ 800ml
   D. 1000ml

12. 当环境温度等于或高于体温时,机体的散热方式是(　　)

   A. 辐射散热
   B. 传导散热

   C. 对流散热
   D. 蒸发散热

13. 体温调节的基本中枢位于(　　)

   A. 脊髓
   B. 脑干

   C. 下丘脑
   D. 大脑

14. 下列属于发热的叙述是(　　)

   A. 无致热原
   B. 调定点上移

   C. 产热增加
   D. 散热障碍

15. 下列情况中引起发热的是(　　)

   A. 病原微生物感染
   B. 皮肤广泛鱼鳞癣

   C. 先天性汗腺缺陷
   D. 甲状腺功能亢进

16. 高热体温为(　　)

   A. <38℃
   B. 38 ~ 39℃

   C. 39 ~ 41℃
   D. >41℃

17. 可引起感染性发热的原因是(　　)

   A. 急性白血病
   B. 病原微生物感染

C. 异型输血　　　　　　D. 蛋白分解产物

18. 最易引起发热的原因是(　　)
 A. 细菌感染　　　　　　B. 免疫反应
 C. 变态反应　　　　　　D. 蛋白分解产物

19. 关于发热机制的叙述,错误的是(　　)
 A. 发热激活物作用于体内的单核细胞
 B. 单核细胞产生 EP 等内生致热原
 C. 中枢冷敏神经元的阈值升高
 D. 调定点上移,产热增加,散热减少,体温升高

20. 关于发热时机体的代谢变化,错误的是(　　)
 A. 血糖升高、血乳酸升高　B. 出现酮血症和酮尿
 C. 出现氮质血症　　　　　D. 易缺乏脂溶性维生素

21. 发热时因负氮平衡导致机体出现(　　)
 A. 消瘦　　　　　　　　B. 抵抗力降低
 C. 脱水　　　　　　　　D. 少尿

22. 发热导致机体生理机能的改变中,错误的是(　　)
 A. 诱发心力衰竭　　　　B. 呼吸减弱
 C. 食欲不振、恶心、呕吐　D. 头痛、头晕

23. 发热对机体有利的影响是(　　)
 A. 抗感染　　　　　　　B. 诱发脏器功能不全
 C. 脱水　　　　　　　　D. 高热惊厥

24. 体温持续期的临床表现是(　　)
 A. 自感发冷或恶寒　　　B. 起"鸡皮疙瘩"和寒战
 C. 皮肤苍白　　　　　　D. 皮肤红润

25. 体温上升期的临床表现是(　　)
 A. 自觉酷热　　　　　　B. 起"鸡皮疙瘩"和寒战
 C. 皮肤干燥　　　　　　D. 皮肤红润

26. 体温下降期的临床表现是(　　)
 A. 自感发冷　　　　　　B. 起"鸡皮疙瘩"
 C. 皮肤苍白　　　　　　D. 出汗

27. 发热时体温上升的机制中,错误的是(　　)
 A. 体温调定点上移
 B. 血温低于调定点
 C. 冷敏神经元兴奋,热敏神经元抑制
 D. 产热减少,散热增多

28. 发热时体温下降的机制中错误的是(　　)
 A. 体温调定点下移
 B. 血温高于调定点
 C. 冷敏神经元兴奋,热敏神经元抑制
 D. 产热减少,散热增多

29. 一天以内体温波动达 2℃的热型和常见的疾病是(　　)
 A. 稽留热,如伤寒　　　　B. 弛张热,如败血症
 C. 间歇热,如疟疾　　　　D. 不规则热,如结核

30. 大叶性肺炎、肝脓肿、肾盂肾炎时的热型分别是(　　)
 A. 稽留热、弛张热、间歇热
 B. 不规则热、弛张热、间歇热
 C. 稽留热、弛张热、回归热
 D. 稽留热、波状热、间歇热

**四、问答题**

1. 根据机体散热原理,对高热病人可采取哪些措施降温?

2. 根据发热机体的主要代谢和机能改变,发热病人有哪些临床表现?

3. 说出急性炎症所致发热不同时期的症状和体征。

4. 说明发热的生物学意义。

# 第八章 泌尿、体液平衡紊乱与肾功能衰竭

**排泄**（excretion）是机体将新陈代谢的终产物、过剩的物质及进入体内的异物，经过血液循环由排泄器官排出体外的过程。人体的排泄途径及排泄的物质见表8-1。

表8-1 人体的排泄途径及排泄物

| 排泄途径 | 排泄物质 |
| --- | --- |
| 泌尿器官 | 水、无机盐、尿素、尿酸、肌酸、肌酐、药物、色素等 |
| 呼吸器官 | $CO_2$、水分、挥发性物质 |
| 皮肤汗腺 | 水、无机盐、尿素、乳酸等 |
| 消化器官 | 胆色素、无机盐、铅、汞等 |

肾脏排泄的物质种类最多、数量最大，并可根据机体的需要调节排泄过程，在保持内环境稳态中起重要作用。因此，肾脏是人体最主要的排泄器官。此外，肾脏还有内分泌功能，能产生多种生物活性物质，如促红细胞生成素、肾素等。

肾脏通过生成尿液实现其排泄功能。尿的生成包括三个环节：①肾小球的滤过作用；②肾小管和集合管的重吸收；③肾小管和集合管的分泌（图8-1）。

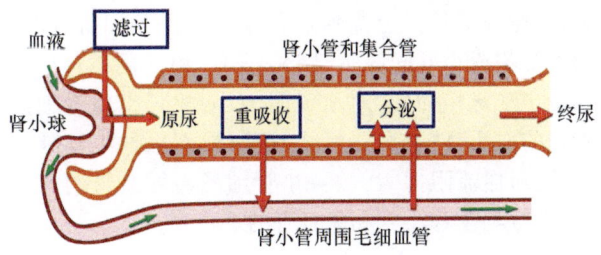

图8-1 尿生成的基本过程示意图

## 第一节 肾的结构特点和肾血液循环

### 一、肾的结构特点

#### （一）肾单位

肾生成尿的功能是由肾单位和集合管完成的。肾单位由肾小体和肾小管两部分组成（图8-1-1），正常人的两肾有170万～240万个肾单位。

肾单位按所在部位的不同分为皮质肾单位和近髓肾单位（图8-1-2）。**皮质肾单位**主要分布于外皮质层和中皮质层。人肾的皮质肾单位约占肾单位总数的85%～90%。这类肾单位的肾小球体积较小，入球小动脉的口径比出球小动脉的粗，两者口径之比约为2：1。出球小动脉进一步再分为毛细血管后，几乎全部分布于皮质部分的肾小管周围。这类肾单位的髓袢短，只达外髓质层，有的甚至不到髓质。皮质肾单位主要参与尿液的生成。

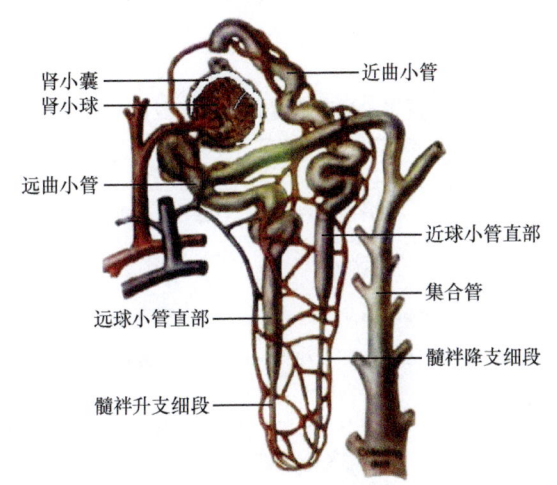

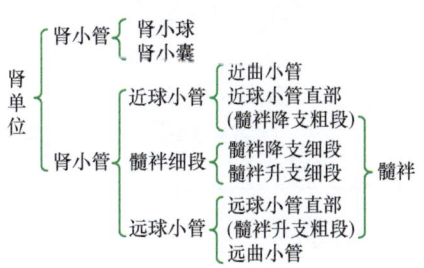

图8-1-1 肾单位和集合管

近髓肾单位分布于靠近髓质的内皮质层，在人肾占肾单位中的10%～15%。这类肾单位的肾小球体积较大；其髓袢长，可深入到内髓质层，有的甚至到达乳头部。出球小动脉不仅形成缠绕邻近的近曲小管或远曲小管的网状毛细血管，而且还形成细而长的U形直小血管。直小血管可深入到髓质，并形成毛细血管网包绕髓袢升支和集合管。近髓肾单位和直小血管的这些解剖特点，决定了它们在尿的浓缩与稀释过程中起着重要作用。皮质肾单位和近髓肾单位比较见表8-1-1。

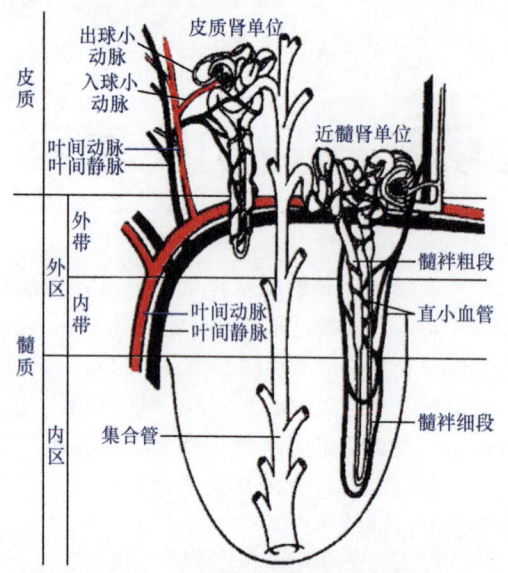

图 8-1-2　皮质肾单位和近髓肾单位

含量的变化,并将信息传至球旁细胞,调节肾素的释放。球外系膜细胞分布在入球小动脉和出球小动脉之间,具有吞噬功能。

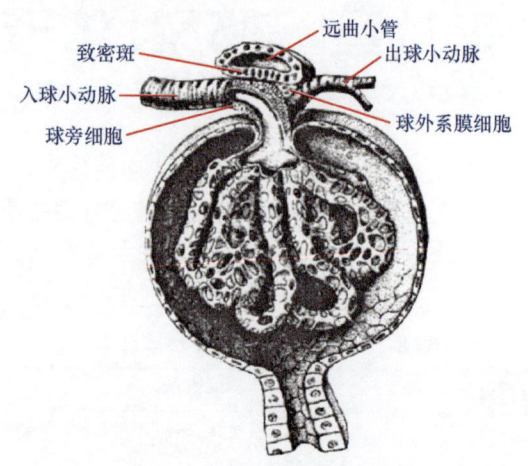

图 8-1-3　球旁器结构示意图

**表 8-1-1　皮质肾单位和近髓肾单位的结构及特点比较**

| | 皮质肾单位 | 近髓肾单位 |
|---|---|---|
| 分布 | 肾皮质的外层和中层 | 肾皮质的近髓层 |
| 占肾单位总数 | 85%~90% | 10%~15% |
| 肾小球体积 | 较小 | 较大 |
| 入、出球小动脉口径 | 入球小动脉>出球小动脉 | 差异不大 |
| 出球小动脉分支 | 形成的毛细血管网几乎全部缠绕在皮质部肾小管周围 | 形成肾小管周围毛细血管网和U形直小血管 |
| 髓袢 | 短,只达外髓层 | 长,深入内髓层,甚至达乳头部 |
| 球旁器 | 有,肾素含量多 | 几乎无 |
| 主要功能 | 与生成尿有关 | 与髓质高渗的维持有关 |

## 二、肾血液循环

### (一)肾血液循环的特点

1. 血流量大,血流分布不均匀　正常成人两肾占体重的0.5%,其安静时的血流量相当于心输出量的20%~25%,约1200ml/min。其中流经肾皮质的血流量约占94%,流经外髓质层的占5%~6%,流经内髓质层的约占1%。

2. 两套毛细血管网,压力差异大　入球小动脉分支形成肾小球毛细血管网,而后汇集成出球小动脉;出球小动脉又分支形成肾小管周围毛细血管网,而后汇集成小叶间静脉(图8-1-4)。由于皮质肾单位入球小动脉粗而短,对血流阻力小,故肾小球毛细血管网的血压高,有利于肾小球滤过;而出球小动脉细而长,对血流阻力大,故肾小管周围毛细血管网的血压低,有利于肾小管和集合管的重吸收。

### (二)集合管

远曲小管的末端与集合管相连(图8-1-1)。每一集合管接受多条远曲小管输送来的液体并形成尿液。集合管虽不属肾单位,但在尿生成过程中,尤其是在尿的浓缩和稀释以及保持体内电解质平衡中,起着重要的作用。

### (三)球旁器

球旁器又称近球小体,主要分布在皮质肾单位,由球旁细胞、致密斑和球外系膜细胞组成(图8-1-3)。球旁细胞是位于入球小动脉中膜内的肌上皮样细胞,其胞质内的分泌颗粒含肾素。致密斑由位于远曲小管起始部的呈高柱状的上皮细胞构成,它同入球小动脉和出球小动脉相接触,其功能是感受小管液中 NaCl

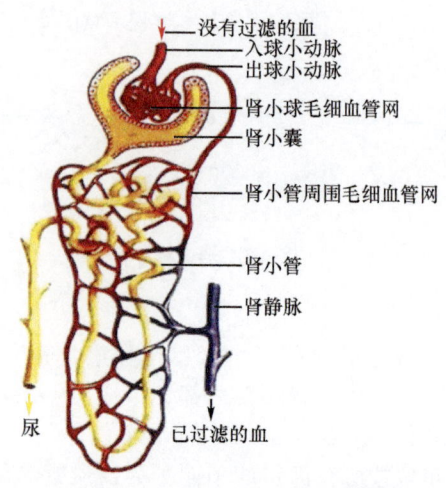

图 8-1-4　肾两套毛细血管网示意图

（二）肾血流量的调节

在安静状态下,肾血流量通过自身调节满足肾脏泌尿功能的需要。在适应紧急情况时,肾血流量通过神经、体液调节实现血液重新分配,从而保证心、脑等重要器官的血液供应。

1. 自身调节　当血压在 10.7 ~ 24.0kPa(80 ~ 180mmHg)范围内变化时,肾血流量保持相对恒定的作用称肾血流量的自身调节。当灌流压升高时,入球小动脉受牵拉增强,引起血管平滑肌收缩,入球小动脉口径减小,血流阻力增大,使肾血流量不因灌流压升高而增加。反之,当灌流压降低时,入球小动脉受牵拉减弱,血管平滑肌舒张,入球小动脉口径增大,血流阻力降低,使肾血流量不因灌流压降低而减少。

2. 神经、体液调节　肾血管受交感神经支配。当肾交感神经兴奋时,入球小动脉和出球小动脉均收缩,且前者收缩比后者明显,故引起肾小球毛细血管血流量减少,肾小球毛细血管血压下降,使肾小球滤过减少。此外肾上腺素、去甲肾上腺素、抗利尿激素和血管紧张素等都可使肾血管收缩;而前列腺素、NO、乙酰胆碱、心房钠尿肽等则可使肾血管舒张。

# 第二节　肾小球的滤过作用

血液流经肾小球时,在有效滤过压的驱动下,血浆中的水和小分子物质经滤过膜进入肾小囊腔形成原尿的过程,称为肾小球的滤过作用。用微穿刺技术从大鼠肾小囊腔取出原尿做微量化学分析,除蛋白质外,其他晶体物质的浓度与血浆中的非常接近,表明原尿是血浆的超滤液(表8-2-1)。

## 一、滤过膜及其通透性

滤过膜由毛细血管内皮细胞(内层)、基膜(中间层)、肾小囊脏层上皮细胞(外层)三层结构组成(图8-2-1):①内层是毛细血管的内皮细胞。内皮细胞上有许多直径 50 ~ 100nm 的小孔,称为窗孔,可防止血细胞通过,但对血浆蛋白的滤过可能不起阻留作用。②中间层是非细胞性的基膜,是滤过膜的主要滤过屏障。基膜是由水合凝胶(hydrated gel)构成的微纤维网结构,水和部分溶质可以通过微纤维网的网孔。有人把分离的基膜经特殊染色证明有 4 ~ 8nm 的多角形网孔。微纤维网孔的大小可能决定着不同大小的溶质何者可以滤过。③外层是肾小囊的上皮细胞。上皮细胞具有足突,相互交错的足突之间形成裂隙。

裂隙上有一层滤过裂隙膜,膜上有直径 4 ~ 14nm 的孔,它是滤过膜的最后一道屏障。通过内、中两层的物质最后将经裂隙膜滤出,裂隙膜在超滤作用中也很重要。三层结构中基膜上的微孔直径最小,构成滤过膜的机械屏障。一般来说,分子有效半径小于 2.0nm 的中性物质(如葡萄糖)可以自由通过,而大于 4.2nm 的物质不能通过。

表 8-2-1　血浆、原尿和终尿中物质含量及每天的滤过量和排出量

| 成分 | 血浆<br>(g/L) | 原尿<br>(g/L) | 终尿<br>(g/L) | 终尿/血浆<br>(倍数) | 滤过总量<br>(g/d) | 排出量<br>(g/d) | 重吸收率<br>(%) |
|---|---|---|---|---|---|---|---|
| $Na^+$ | 3.3 | 3.3 | 3.5 | 1.1 | 594.0 | 5.3 | 99 |
| $K^+$ | 0.2 | 0.2 | 1.5 | 7.5 | 36.0 | 2.3 | 94 |
| $Cl^-$ | 3.7 | 3.7 | 6.0 | 1.6 | 666.0 | 9.0 | 99 |
| 碳酸根 | 1.5 | 1.5 | 0.07 | 0.05 | 270.0 | 0.1 | 99 |
| 磷酸根 | 0.03 | 0.03 | 1.2 | 40.0 | 5.4 | 1.8 | 67 |
| 尿素 | 0.3 | 0.3 | 20.0 | 67.0 | 54.0 | 30.0 | 45 |
| 尿酸 | 0.02 | 0.02 | 0.5 | 25.0 | 3.6 | 0.75 | 79 |
| 肌酐 | 0.01 | 0.01 | 1.5 | 150.0 | 1.8 | 2.25 | 0 |
| 氨 | 0.001 | 0.001 | 0.4 | 400.0 | 0.18 | 0.6 | 0 |
| 葡萄糖 | 1.0 | 1.0 | 0 | 0 | 180.0 | 0 | 100* |
| 蛋白质 | 微量 | 0 | 0 | 0 | 微量 | 0 | 100* |
| 水 | | | | | 180L | 1.5L | 99 |

* 几乎为100%。

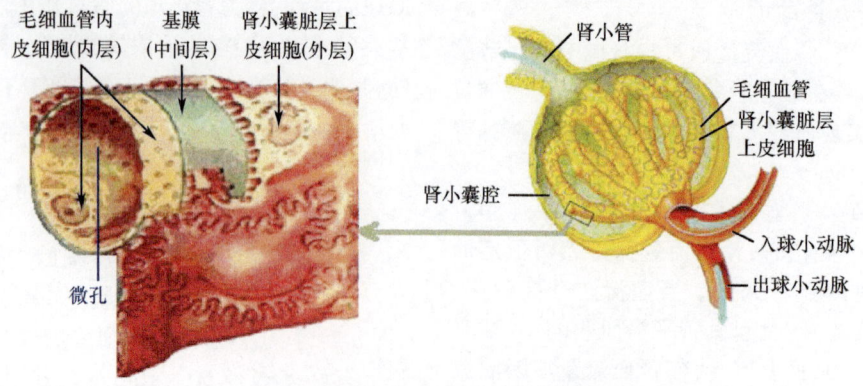

图8-2-1 肾小球滤过膜结构示意图

滤过膜各层含有许多带负电荷的物质,主要为糖蛋白。这些带负电荷的物质排斥带负电荷的血浆蛋白,限制它们的滤过。肾在病理情况下,滤过膜上带负电荷的糖蛋白减少或消失,就会导致带负电荷的血浆蛋白滤过量比正常时明显增加,从而出现蛋白尿。

## 二、有效滤过压

有效滤过压(effective filtration pressure,EFP)是肾小球滤过作用的动力,在滤过膜通透性和肾血浆流量不变时,原尿的生成量主要由有效滤过压来决定。

肾小球有效滤过压 = 肾小球毛细血管血压 -(血浆胶体渗透压 + 肾小囊内压)

根据有关数据,入球端有效滤过压 = 45 - (25 + 10) = 10(mmHg)。从入球端到出球端,有效滤过压逐渐下降。当有效滤过压下降到零(即达到滤过平衡)时,滤过停止(图8-2-2)。

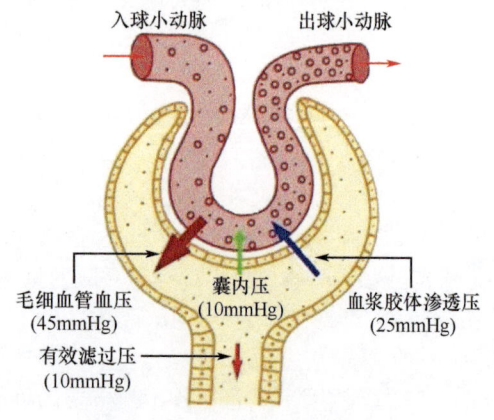

图8-2-2 有效滤过压示意图

肾小球滤过率(glomerular filtration rate,GFR)是指单位时间(min)内两肾生成的原尿量。正常成人安静时约为125ml/min,每日约180L。肾小球滤过率与每分钟的肾血浆流量的比值,称为滤过分数。正常值约为19%,表明肾血流量中约有1/5由肾小球滤出到

肾小囊内形成了原尿。

## 三、影响肾小球滤过的因素

当与肾小球滤过作用有关的因素,即有效滤过压、滤过膜及肾血浆流量中任一因素发生变化时,必将对肾小球的滤过作用产生不同程度的影响。

(一)肾小球滤过膜的改变

1. 滤过膜的面积 正常人双肾全部肾小球均处于活动状态,总滤过面积可达 1.5~2m$^2$。病理情况下,如急性肾小球肾炎,使炎症部位的肾小球毛细血管管径变窄或完全阻塞,有效滤过面积减少,肾小球滤过率随之降低,导致原尿量减少。

2. 滤过膜的通透性 正常人肾小球滤过膜通透性较为稳定,一般只允许分子量小于 69 000 的物质通过。当肾小球受到炎症、缺氧或中毒等损害时,某些部位的滤过膜通透性增加,使大分子蛋白质甚至红细胞滤出,病人出现蛋白尿和血尿。

(二)有效滤过压的改变

构成有效滤过压的三个因素中任一因素改变,都将影响肾小球有效滤过压,从而改变滤过率。

1. 肾小球毛细血管血压 当动脉血压在 10.7~24.0kPa 范围内变动时,肾血流量通过自身调节作用而保持相对稳定,使肾小球毛细血管血压无明显变化,肾小球滤过率保持不变(图8-2-3)。但当动脉血压下降到 10.7kPa 以下时(如大失血),超过了自身调节范围,肾血流量减少,肾小球毛细血管血压明显降低,有效滤过压下降,肾小球滤过率减少,出现少尿,甚至无尿。

2. 血浆胶体渗透压 正常时血浆胶体渗透压变动很小。只有在血浆蛋白浓度降低时(如快速输入生理盐水),才会引起血浆胶体渗透压下降,有效滤过压升高,肾小球滤过率增加,原尿量增多。

3. 肾小囊内压 正常时肾小囊内压比较稳定。当某些原因使肾小管或输尿管阻塞(如肾盂或输尿管

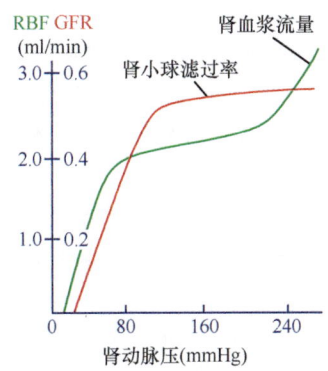

图 8-2-3　肾血流量自身调节作用示意图

结石、肿瘤压迫），肾小囊内压升高，有效滤过压下降，肾小球滤过率降低，原尿量减少。

（三）肾小球血浆流量的改变

正常时，肾小球血浆流量约为每分钟 660ml，当动脉血压在一定范围内波动时，肾血管通过自身调节作用，使肾小球血浆流量保持相对稳定。只有在人体进行剧烈运动、大失血、剧痛、严重缺氧和休克时，交感神经兴奋性加强，可使肾血管收缩，肾小球血浆流量减少，肾小球滤过率下降，致使原尿量减少。

# 第三节　肾小管和集合管的重吸收及其分泌作用

人两肾每天生成的原尿达 180L，而终尿仅为 1.5L 左右。这表明滤过液中约 99% 的水被肾小管和集合管重吸收，只有约 1% 被排出体外。此外，与原尿相比，终尿的质和量均发生了明显的变化（表 8-2-1）。这是肾小管和集合管重吸收和分泌作用的结果。

## 一、肾小管和集合管的重吸收作用

原尿进入肾小管后称为小管液。肾小管和集合管内的物质穿过管壁上皮细胞重新进入血液的过程称为肾小管和集合管的**重吸收**（reabsorption）。不同物质的重吸收率不同。重吸收既保留了对机体有用的物质，又清除了对机体有害的和过剩的物质，从而实现对人体内环境的净化。

（一）重吸收的部位和方式

肾小管各段和集合管都具有重吸收的功能，但近球小管重吸收的物质种类最多，数量最大，因而是各类物质重吸收的主要部位（图 8-3-1）。重吸收方式有主动重吸收和被动重吸收。主动重吸收是指肾小管和集合管中的物质逆浓度差或逆电位差重吸收入血液，需要耗能。被动重吸收则相反。

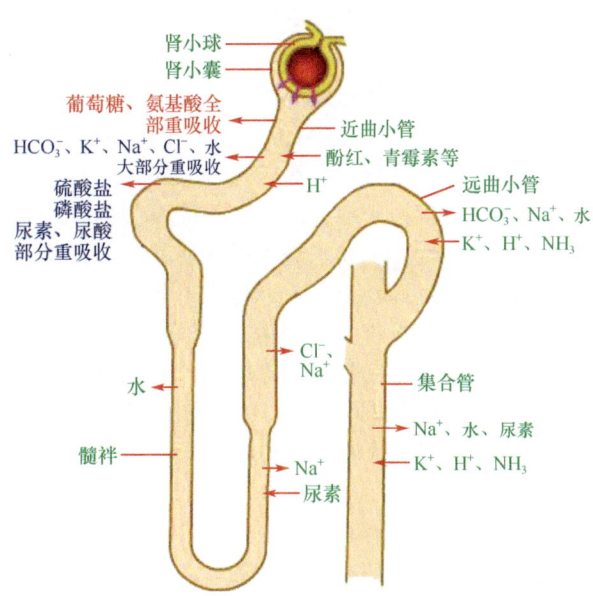

图 8-3-1　肾小管重吸收和分泌示意图

（二）几种物质的重吸收

1. NaCl 的重吸收　原尿中的 $Na^+$ 有 99% 以上被重吸收入血。近球小管是重吸收的主要部位。$Na^+$ 主要以主动形式重吸收（图 8-3-2），$Cl^-$ 主要以被动形式重吸收。在髓袢升支粗段 $Na^+$ 和 $Cl^-$ 经 $1Na^+ : 2Cl^- : 1K^+$ 的协同转运重吸收。

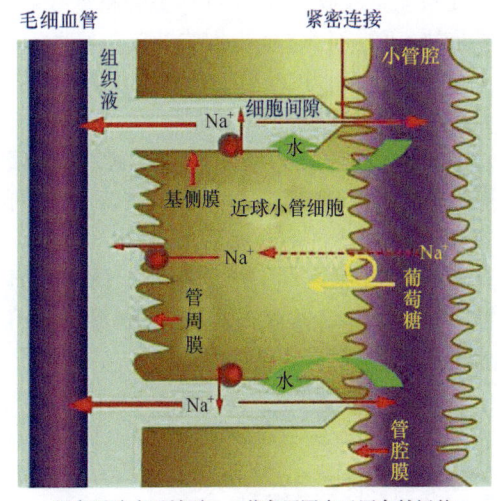

红色圆球表示钠泵　　黄色圆圈表示同向转运体

图 8-3-2　$Na^+$ 在近球小管重吸收示意图

（1）近端小管：滤液中约 67% 的 NaCl 在近端小管被重吸收。在近端小管前半段，$Na^+$ 的重吸收与葡萄糖、氨基酸的重吸收以及 $H^+$ 的分泌密切相关。由于 $Na^+$ 泵的作用，$Na^+$ 被泵至细胞间隙，使细胞内 $Na^+$ 浓度低，细胞内带负电位。因此，小管液中的 $Na^+$ 和葡萄糖与管腔膜上的同向转运体结合后，$Na^+$ 顺电化学梯度通过管腔膜的同时，释放的能量将葡萄糖同向转运入细胞内。进入细胞内的 $Na^+$ 即被细胞基侧膜上的 Na$^+$ 泵泵出至细胞间隙,这样,一方面使细胞内 Na$^+$ 的浓度降低,小管液中的 Na$^+$、葡萄糖便可不断转运进入细胞内,细胞内的葡萄糖由易化扩散通过细胞基侧膜离开细胞回到血液中;另一方面,细胞间隙中的 Na$^+$ 浓度升高,渗透压也升高,通过渗透作用,水随之进入细胞间隙。由于细胞间隙在管腔膜侧的紧密连接相对是密闭的,Na$^+$ 和水进入后就使其中的静水压升高,这一压力可促使 Na$^+$ 和水通过基膜进入相邻的毛细血管而被重吸收,但也可能使部分 Na$^+$ 和水通过紧密连接回漏至小管腔内。此外,小管液中的 Na$^+$ 和细胞内的 H$^+$ 也可以通过 Na$^+$-H$^+$ 交换体进行逆向转运,将 H$^+$ 分泌到小管液中,而 Na$^+$ 则顺浓度差进入上皮细胞。

在近端小管后半段,NaCl 是通过细胞旁路和跨上皮细胞两条途径而被重吸收的。小管液进入近端小管后半段时,绝大多数的葡萄糖、氨基酸已被重吸收。由于 HCO$_3^-$ 重吸收速率明显大于 Cl$^-$ 重吸收,Cl$^-$ 留在小管液中,造成近端小管后半段的 Cl$^-$ 浓度比管周组织间液高 20%~40%。因此,Cl$^-$ 顺浓度梯度经细胞旁路(即通过紧密连接进入细胞间隙)而重吸收回血。由于 Cl$^-$ 被动重吸收是生电性的,使小管液中正离子相对较多,造成管内外电位差,管腔内带正电,管外带负电,在这种电位差作用下,Na$^+$ 顺电位差通过细胞旁路而被动重吸收。Cl$^-$ 通过细胞旁路重吸收是顺浓度梯度进行的,而 Na$^+$ 通过细胞旁路重吸收是顺电位梯度进行的,因此,在近端小管后半段 NaCl 的重吸收都是被动的。

(2)髓袢:在髓袢约有 20% 的 NaCl 被重吸收。髓袢升支粗段的 Na$^+$ 和 Cl$^-$ 经 1Na$^+$:2Cl$^-$:1K$^+$ 的协同转运重吸收(图 8-3-3)。呋塞米(速尿)和依他尼酸可抑制髓袢升支粗段对 1Na$^+$:2Cl$^-$:1K$^+$ 的协同转运,使小管液中 NaCl 浓度升高,小管液渗透压升高,引起水的重吸收减少,尿量增多。

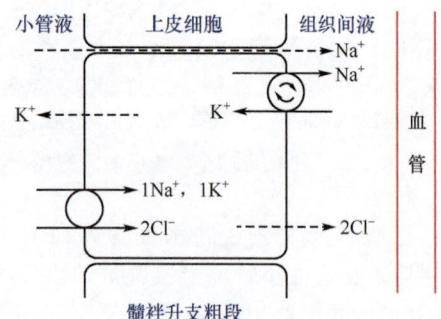

图 8-3-3 髓袢升支粗段重吸收 Na$^+$ 和 Cl$^-$ 示意图

(3)远曲小管和集合管:NaCl 在此处的重吸收量约为 12%。并可根据机体的水盐平衡状况进行调节,调节物主要是醛固酮。在远曲小管初段,Na$^+$ 通过上皮细胞刷状缘上的 Na$^+$-Cl$^-$ 同向转运体进入细胞,噻嗪类药物可抑制此转运,从而具有利尿作用;而在远曲小管后段和集合管,Na$^+$ 通过上皮细胞刷状缘上的 Na$^+$ 通道进入细胞,阿米洛利可抑制这种通道而减少 Na$^+$ 的重吸收,也可产生利尿作用。

2. 水的重吸收　原尿中的水有 99% 以上被重吸收入血。近球小管是重吸收的主要部位。水以被动形式重吸收。水在远曲小管和集合管的重吸收受醛固酮和抗利尿激素的调节,属于调节性重吸收。而在其余肾小管各段的重吸收与机体是否存在水不足或过剩无关,属于必然性重吸收。

3. K$^+$ 的重吸收　K$^+$ 重吸收量占总滤过量的 94%。近球小管是重吸收的主要部位。小管液中的 K$^+$ 经主动转运重吸收。终尿中的 K$^+$ 绝大部分是由集合管和远曲小管分泌的,其分泌量的多少取决于体内血 K$^+$ 浓度,并受醛固酮的调节。

4. HCO$_3^-$ 的重吸收　近球小管是重吸收的主要部位。HCO$_3^-$ 不易透过管腔上皮细胞膜,因此,小管液中的 HCO$_3^-$ 以 CO$_2$ 形式重吸收。在碳酸酐酶(A)作用下,进入细胞内的 CO$_2$ 与 H$_2$O 结合生成 H$_2$CO$_3$。H$_2$CO$_3$ 又解离成 H$^+$ 和 HCO$_3^-$。H$^+$ 通过 Na$^+$-H$^+$ 交换从细胞分泌到小管液中,HCO$_3^-$ 则与 Na$^+$ 一起转运回血(图 8-3-4)。乙酰唑胺可抑制碳酸酐酶的活性,因此,用乙酰唑胺后,Na$^+$-H$^+$ 交换就会减少,则 NaH$_2$CO$_3$、NaCl 和水的排出便增加,可产生利尿作用。HCO$_3^-$ 重吸收的意义是调节体内酸碱平衡。

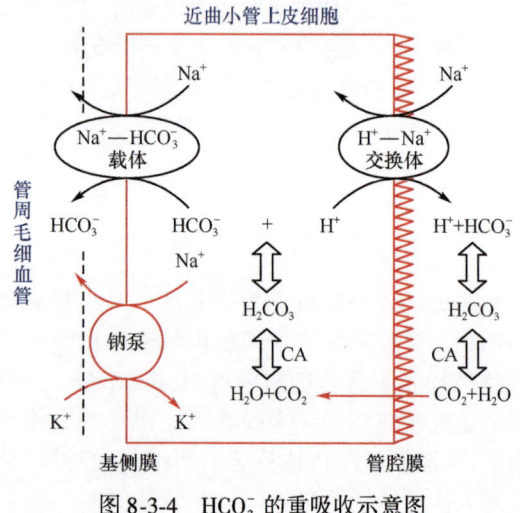

图 8-3-4 HCO$_3^-$ 的重吸收示意图

5. 葡萄糖的重吸收　部位仅限于近球小管(图 8-3-5)。一旦近球小管不能将小管液中的葡萄糖全部重吸收,余下的部分则随尿排出。尿中开始出现葡萄糖时的最低血糖浓度称为**肾糖阈**,正常为 8.96~10.08mmol/L(1.6~1.8g/L)。葡萄糖以继发性主动转运重吸收。糖尿病病人因血糖浓度超过正常,肾小管不能将葡萄糖完全重吸收回血,使小管液中葡萄糖含量增多,小管液渗透压增高,妨碍水和 NaCl 的重吸收而出现多尿症状。

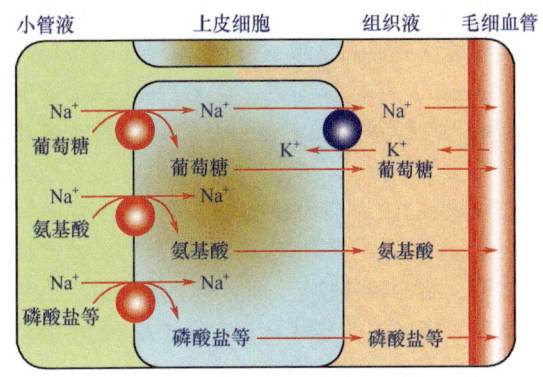

红色圆表示转运体,蓝色圆表示钠泵

图 8-3-5　葡萄糖、氨基酸和磷酸盐重吸收示意图

6. 其他物质的重吸收　氨基酸、$HPO_4^{2-}$、$SO_4^{2-}$ 等的重吸收机制基本上与葡萄糖相同,但转运体通过管腔膜上的 $Na^+$-$H^+$ 交换而实现。

(三)影响肾小管和集合管重吸收的因素

1. 小管液的渗透压　与小管液的溶质浓度有关。当小管液溶质浓度升高时,其渗透压增大,肾小管、集合管对水的重吸收会减少,由此引起的尿量增多称为渗透性利尿。临床上给病人使用可被肾小球滤过但又不被肾小管吸收的物质(如甘露醇)来提高小管液中溶质的浓度,以达到利尿和消除水肿的目的。

2. 球-管平衡　近球小管对小管液的重吸收量与肾小球滤过率之间有着密切的联系。无论肾小球滤过率增多或减少,近球小管的重吸收量始终占滤过量的 65%~70% ,这种定比重吸收关系称为球-管平衡。定比重吸收的机制与管周毛细血管血压和胶体渗透压改变有关。例如,在肾血流量不变的前提下,当肾小球滤过率增加时,进入近球小管旁毛细血管的血液量就会减少,血浆蛋白的浓度相对增高,此时毛细血管内血压下降而胶体渗透压升高。在这种情况下,小管旁组织间液就加速进入毛细血管,组织间液内静水压因之下降,组织间液内静水压下降使得小管细胞间隙内的 $Na^+$ 和水加速通过基膜而进入小管旁的组织间隙;同时,通过紧密连接回流至肾小管腔内的回漏量因此而减少,最后导致 $Na^+$ 和水重吸收量增加。这样,重吸收仍可达到肾小球滤过率的 65%~70% 。肾小球滤过率如果减少,便发生相反的变化,重吸收百分率仍能保持 65%~70% 。

球-管平衡在某些情况下可能被打乱。例如,渗透性利尿时,近球小管重吸收率减少,而肾小球滤过率不受影响,这时重吸收百分率就会小于 65%~

70% ,尿量和尿中的 NaCl 排出量明显增多。再如在充血性心力衰竭时,肾灌注压和血流量可明显下降。但由于出球小动脉发生代偿性收缩,肾小球滤过率仍能保持正常水平。因此滤过分数将变大。此时近球小管旁毛细血管血压下降而血浆胶体渗透压增高。如上所述,这将导致 $Na^+$ 和水的重吸收增加,重吸收百分率将超过 65%~70% ,于是因体内钠盐潴留和细胞外液量增多而发生水肿。

## 二、肾小管和集合管的分泌作用

肾小管、集合管上皮细胞将血液中和自身产生的某些物质排放到小管液中的过程称为分泌作用(secretion)。肾小管和集合管分泌的物质见图 8-3-1。

(一)$H^+$ 的分泌

近球小管、远曲小管和集合管均可分泌 $H^+$。$H^+$ 的分泌通过管腔膜上的 $Na^+$-$H^+$ 交换而实现(图 8-3-6)。肾小管上皮细胞分泌 1 个 $H^+$ 可使 1 个 $HCO_3^-$ 和 1 个 $Na^+$ 重吸收回血,碳酸氢钠是体内重要的碱储备,因此,$H^+$ 的分泌在体内的酸碱平衡调节中起着重要作用。

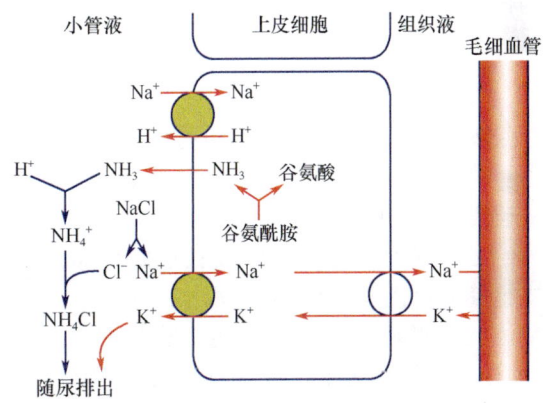

实心圆表示转运体,空心圆表示钠泵

图 8-3-6　$H^+$、$NH_3$、$K^+$ 分泌示意图

(二)$NH_3$ 的分泌

$NH_3$ 主要由远曲小管和集合管分泌。$NH_3$ 具有脂溶性,经单纯扩散进入小管液中,与其中的 $H^+$ 结合成 $NH_4^+$,进而与强酸盐(如 NaCl)的负离子结合,生成铵盐($NH_4Cl$)并随尿排出。因此,$NH_3$ 分泌的意义是协助排酸保碱。可见,肾通过改变 $H^+$ 和 $NH_3$ 的分泌调节排酸保碱过程,维持机体的酸碱平衡。

(三)$K^+$ 的分泌

$K^+$ 主要由远曲小管和集合管分泌。$K^+$ 的分泌通过管腔膜上的 $Na^+$-$K^+$ 交换而实现。$K^+$ 分泌量视 $K^+$ 的摄入量而定,高 $K^+$ 饮食排出大量的 $K^+$,低 $K^+$ 饮食则排出少量的 $K^+$,使机体的 $K^+$ 摄入量与排出量保持平衡,维持机体 $K^+$ 浓度的相对恒定。值得注意的是,

无 $K^+$ 饮食时也有 $K^+$ 分泌。因此，在临床上应对不能进食的病人适当补 $K^+$，以免引起低钾血症；而对于肾功能不全的病人，因排 $K^+$ 功能障碍，可引起高钾血症。血 $K^+$ 过高或过低，都会对人体神经和心脏的兴奋性及其他功能产生不利的影响。

当体内酸多（酸中毒）时，肾分泌的 $H^+$、$NH_3$ 增多而分泌的 $K^+$ 减少，可出现高钾血症；相反，当体内碱多（碱中毒）时，肾分泌的 $H^+$、$NH_3$ 减少而分泌的 $K^+$ 增多，可出现低钾血症。

## 第四节　尿液的浓缩和稀释

尿的渗透浓度可由于体内缺水或水过剩等不同情况而出现大幅度的变动。当体内缺水时，机体将排出渗透浓度明显高于血浆渗透浓度的高渗尿，即尿被浓缩。而体内水过剩时，将排出渗透浓度低于血浆渗透浓度的低渗尿。正常人尿液的渗透浓度可在 50~1200mmol/L 之间波动。所以，根据尿的渗透浓度可以了解肾的浓缩和稀释能力。肾的浓缩和稀释能力，在维持体液平衡和渗透压恒定中有极为重要的作用。

### 一、尿液的稀释

尿液的稀释是由于小管液中的溶质被重吸收而水不易被重吸收造成的。这种情况主要发生在髓袢升支粗段。前已述及，髓袢升支粗段能主动重吸收 $Na^+$ 和 $Cl^-$，而对水不通透，故水不被重吸收，造成髓袢升支粗段小管液为低渗。在体内水过剩而抗利尿激素释放被抑制时，集合管对水的通透性非常低。因此，髓袢升支粗段的小管液流经远曲小管和集合管时，NaCl 继续重吸收，而水不被重吸收，使小管液渗透浓度进一步下降。可降低至 50mmol/L，形成低渗尿，造成尿液的稀释。如果抗利尿激素完全缺乏时，如严重尿崩症病人，每天可排出高达 20L 的低渗尿，相当于肾小球滤过率的 10%。

### 二、尿液的浓缩

尿液的浓缩是由于小管液中的水被重吸收而溶质仍留在小管液中造成的。水重吸收的动力来自肾髓质渗透梯度的建立，即髓质渗透浓度从髓质外层向乳头部深入而不断升高。用冰点降低法测定鼠肾的渗透浓度，观察到肾皮质部的组织间液的渗透浓度与血浆的渗透浓度之比为 1.0，说明皮质部组织间液与血浆是等渗的。而髓质部组织间液与血浆的渗透浓度之比，随着由髓质外层向乳头部深入而逐渐升高，分别为 2.0、3.0、4.0（图 8-4-1）。这表明肾髓质的渗

透浓度由外向内逐步升高，具有明确的渗透梯度。在抗利尿激素存在时，远曲小管和集合管对水通透性增加，小管液从外髓集合管向内髓集合管流动时，由于渗透作用，水便不断进入高渗的组织间液，使小管液不断被浓缩而变成高渗液，最后尿液的渗透浓度可高达 1200mmol/L，形成浓缩尿。可见，髓质渗透梯度的建立就成为浓缩尿的必要条件。髓袢是形成髓质渗透梯度的重要结构，只有具有髓袢的肾才能形成浓缩尿。髓袢愈长，浓缩能力就愈强。例如，沙鼠的肾髓质内层特别厚，它的肾能产生 20 倍于血浆渗透浓度的高渗尿。猪的髓袢较短，只能产生 1.5 倍于血浆渗透浓度的尿液。人的髓袢具有中等长度，最多能产生 4~5 倍于血浆渗透浓度的高渗尿。

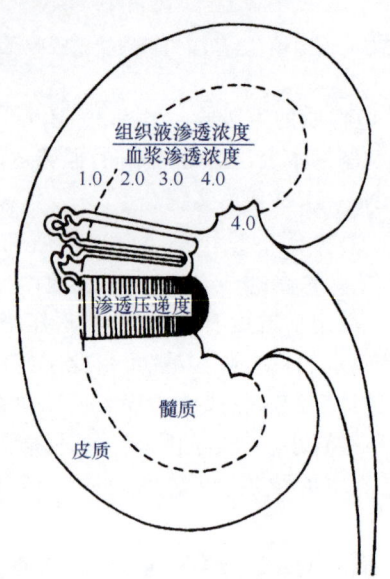

图 8-4-1　肾髓质渗透梯度示意图

肾髓质渗透梯度的形成与肾小管各段对水和溶质的通透性不同及逆流倍增现象有关。物理学中逆流的含义是指两个并列的管道，其中液体流动的方向相反，如图 8-4-2 所示，模型中含有钠盐的液体从甲管流进，通过管下端的弯曲部分又折返流入乙管，然后从乙管反向流出，构成逆流系统。溶液流动时，由于 $M_1$ 膜能主动将 $Na^+$ 由乙管泵入甲管，而 $M_1$ 膜对水的通透性又很低，因此，甲管中溶液在向下流动过程中将不断接受由乙管泵入的 $Na^+$，于是 $Na^+$ 的浓度不断增加（倍增）。结果甲管中溶液自上而下的渗透浓度会越来越高，到甲管下端的弯曲部分时 $Na^+$ 浓度最高。当溶液折返流入乙管并向上流动时，由于 $Na^+$ 被泵出，溶液中的 $Na^+$ 浓度逐渐下降，渗透浓度也相应下降。这样，不论是甲管还是乙管，从上而下来比较，溶液的渗透浓度均逐渐升高，即出现了逆流倍增现象，形成了渗透梯度。如果有渗透浓度较低的溶液从丙管向下流动，而且 $M_2$ 膜对水能通透，对溶质

不通透,水将因渗透作用而进入乙管。这样,丙管内溶质的浓度将逐渐增加,从丙管下端流出的液体成了高渗溶液。

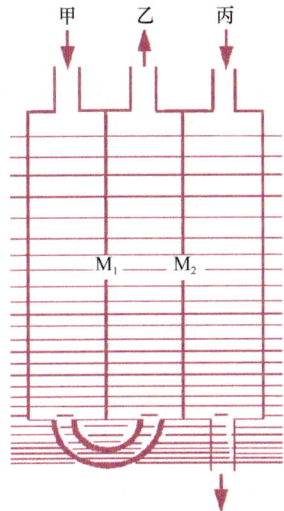

图 8-4-2 逆流倍增作用模型

髓袢、集合管的结构排列与上述逆流倍增模型很相似。在外髓部,由于髓袢升支粗段能主动重吸收 $Na^+$ 和 $Cl^-$(图 8-4-3),而对水不通透,故升支粗段内小管液向皮质方向流动时,管内 NaCl 浓度逐渐降低,小管液渗透浓度逐渐下降;而升支粗段外围组织间液则变成高渗。髓袢升支粗段位于外髓部,故外髓部的渗透梯度主要是由升支粗段 NaCl 的重吸收所形成。愈靠近皮质部,渗透浓度越低;愈靠近内髓部,渗透浓度越高。

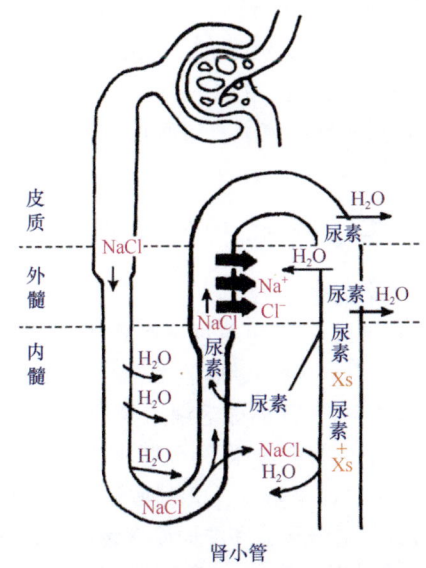

图 8-4-3 肾髓质渗透梯度形成示意图

在内髓部,渗透梯度的形成与尿素的再循环和 NaCl 重吸收有密切关系。①远曲小管及皮质部和外髓部的集合管对尿素不易通透,但小管液流经远曲小

管及皮质部和外髓部的集合管时,在抗利尿激素作用下,对水通透性增加,由于外髓部高渗,水被重吸收,所以小管液中尿素的浓度逐渐升高。②当小管液进入内髓部集合管时,由于管壁对尿素的通透性增大,小管液中尿素就顺浓度梯度通过管壁向内髓部组织间液扩散,造成了内髓部组织间液中尿素浓度的增高,渗透浓度因之而升高。③髓袢降支细段对尿素不易通透,而对水则易通透,所以在渗透压的作用下,水被"抽吸"出来,从降支细段进入内髓部组织间液。由于降支细段对 $Na^+$ 不易通透,小管液将被浓缩,于是其中的 NaCl 浓度愈来愈高,渗透浓度不断升高。④当小管液绕过髓袢顶端折返流入升支细段时,它同组织间液之间的 NaCl 浓度梯度就明显地建立起来。由于升支细段对 $Na^+$ 易通透,$Na^+$ 将顺浓度梯度而被动扩散至内髓部组织间液,从而进一步提高了内髓部组织间液的渗透浓度。由此看来,内髓部组织间液的渗透浓度,是由内髓部集合管扩散出来的尿素以及髓袢升支细段扩散出来的 NaCl 两个因素造成的。⑤小管液在升支细段流动过程中,由于 NaCl 扩散到组织间液,而且该段管壁又对水不易通透,所以造成了管内 NaCl 浓度逐渐降低,渗透浓度也逐渐降低,这样,降支细段与升支细段就构成了一个逆流倍增系统,使内髓组织间液形成了渗透梯度。⑥尿素是可以再循环的。因为升支细段对尿素具有中等的通透性,所以从内髓部集合管扩散到组织间液的尿素可以进入升支细段,而后流过升支粗段、远曲小管、皮质部和外髓部集合管,又回到内髓部集合管处再扩散到内髓部组织间液,这样就形成了尿素的再循环(图 8-4-3)。

从髓质渗透梯度形成的全过程来看,髓袢升支粗段对 $Na^+$ 和 $Cl^-$ 的主动重吸收是髓质渗透梯度建立的主要动力,而尿素和 NaCl 是建立髓质渗透梯度的主要溶质。

## 三、直小血管在保持肾髓质高渗中的作用

通过肾小管上述的逆流倍增作用,不断有溶质(NaCl 和尿素)进入髓质组织间液形成渗透梯度,也不断有水被肾小管和集合管重吸收至组织间液。因此,必须把组织间液中多余的溶质和水除去才能保持髓质渗透梯度。直小血管的降支和升支是并行的细血管,构成了逆流系统。通过直小血管的逆流交换作用就能保持髓质渗透梯度(图 8-4-4)。

在直小血管降支进入髓质的入口处,其血浆渗透浓度约为 300mmol/L。由于直小血管对溶质和水的通透性高,当它在向髓质深部下行过程中,周围组

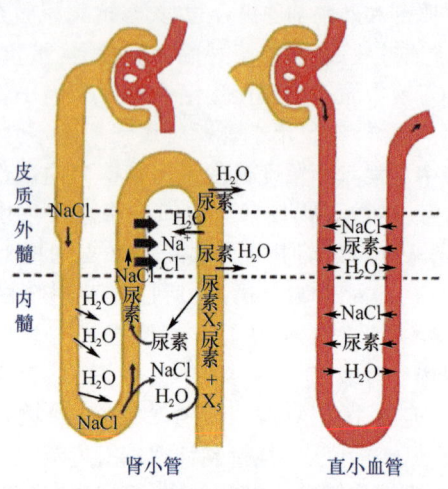

图 8-4-4　直小血管的逆流交换作用示意图

织间液中的溶质就会顺浓度梯度不断扩散到直小血管降支中,而其中的水则渗出到组织间液,使血管中的血浆渗透浓度与组织间液达到平衡。因此,愈向内髓部深入,降支血管中的溶质浓度愈高。在折返处,其渗透浓度可高达 1200mmol/L。如果直小血管降支此时离开髓质,就会把从进入直小血管降支中的大量溶质流回循环系统,而从直小血管内出来的水保留在组织间液。这样,髓质渗透梯度就不能维持。由于直小血管是逆流系统,因此,当直小血管升支从髓质深部返回外髓部时,血管内的溶质浓度比同一水平组织间液的高,溶质又逐渐扩散回组织间液,并且可以再进入降支,这是一个逆流交换过程。因此,当直小血管升支离开外髓部时,只把多余的溶质带回循环中。此外,通过渗透作用,组织间液中的水不断进入直小血管升支,又把组织间液中多余的水随血流返回循环,这样就维持了肾髓质的渗透梯度。

# 第五节　尿生成的调节

尿的生成有赖于肾小球的滤过作用和肾小管、集合管的重吸收和分泌作用。因此,机体对尿生成的调节也就是通过对滤过作用和重吸收、分泌作用的调节来实现。肾血流量是影响肾小球滤过的重要因素,关于肾血流量的调节在前文已述,这里不再重复。

## 一、肾内自身调节

### (一)小管液中溶质的浓度

小管液中溶质所呈现的渗透压,是对抗肾小管重吸收水分的力量。如果小管液溶质浓度很高,渗透压很大,就会妨碍肾小管特别是近球小管对水的重吸

收,小管液中的 $Na^+$ 被稀释而浓度下降,小管液与细胞内的 $Na^+$ 浓度差变小, $Na^+$ 重吸收减少,因此,不仅尿量增多,NaCl 排出也增多。例如,糖尿病病人的多尿,就是由于小管液中葡萄糖含量增多,肾小管不能将葡萄糖完全重吸收回血,小管液渗透压因而增高,结果妨碍了水和 NaCl 的重吸收所造成的。临床上有时给病人使用肾小球能滤过而又不被肾小管重吸收的物质,如甘露醇等,利用它来提高小管液中溶质的浓度,借以达到利尿和消除水肿的目的。这种利尿方式称为**渗透性利尿**。

### (二)球-管平衡

近球小管对溶质和水的重吸收量不是固定不变的,而是随肾小球滤过率的变动而发生变化。肾小球滤过率增大,滤液中的 $Na^+$ 和水的总含量增加,近球小管对 $Na^+$ 和水的重吸收率也提高;反之,肾小球滤过率减小,滤液中的 $Na^+$ 和水的总含量也减少,近球小管的 $Na^+$ 和水的重吸收率也相应降低。实验证明,不论肾小球滤过率增或减,近球小管是定比重吸收的,即近球小管的重吸收率始终占肾小球滤过率的 65%~70%(即重吸收百分率为 65%~70%)。这种现象称为**球-管平衡**。球管平衡的生理意义在于使尿中排出的溶质和水不致因肾小球滤过率的增减而出现大幅度变动。例如,在正常情况下,肾小球滤过率为 125ml/min,近球小管的重吸收率为 87.5ml/min(占 70%)。流到肾小管远侧部分的量为 37.5ml/min。如果滤过率增加到 150ml/min,则近球小管的重吸收率变为 105ml/min(仍占 70%),而流到肾小管远侧部分的量为 45ml/min。这几个数字表明,此时滤过率虽然增加了 25ml/min,但流到肾小管远侧部分的量仅增加 7.5ml/min。而且在这种情况下,远侧部分的重吸收也有增加,因此尿量的变化是不大的。

## 二、神经和体液调节

### (一)肾交感神经

肾交感神经兴奋后通过下列作用影响尿生成:①入球小动脉和出球小动脉收缩,而前者血管收缩比后者更明显,因此,肾小球毛细血管的血浆流量减少和肾小球毛细血管的血压下降,肾小球的有效滤过压下降,肾小球滤过率减少。②刺激肾素的释放,导致循环中的血管紧张素 II 和醛固酮含量增加,增加肾小管对 NaCl 和水的重吸收。③增加近球小管和髓袢上皮细胞重吸收 $Na^+$ 、$Cl^-$ 和水。微穿刺表明,低频率、低强度电刺激肾交感神经,在不改变肾小球滤过率的情况下,可增加近球小管和髓袢对 $Na^+$ 、$Cl^-$ 和水的重吸收。这种作用可被 $\alpha_1$ 肾上腺素受体拮抗剂所阻断。

这些结果表明,肾交感神经兴奋时其末梢释放去甲肾上腺素,其作用于近球小管和髓袢细胞膜上的 $\alpha_1$ 肾上腺素能受体,增加 $Na^+$、$Cl^-$ 和水的重吸收。抑制肾交感神经活动则有相反的作用。

（二）体液调节

远曲小管和集合管重吸收 $Na^+$、水的功能活动,主要受抗利尿激素、醛固酮和心房钠尿肽等体液因素的调节。

1. 抗利尿激素(antidiuretic hormone,ADH) 又称血管升压素或加压素。它由下丘脑视上核合成,经神经元的轴浆运送并储存到神经垂体,由神经垂体释放出来(图 8-5-1)。ADH 可与远曲小管及集合管上皮细胞管周膜上的 $V_2$ 受体结合,使上皮细胞内的 cAMP 增多,激活蛋白激酶 A,使远曲小管和集合管上皮细胞内的水通道小泡镶嵌在管腔膜上,即管腔膜上的水通道增多,从而增加远曲小管和集合管壁对水的通透性,促进水的重吸收,使尿量减少,故称抗利尿激素(图 8-5-2)。

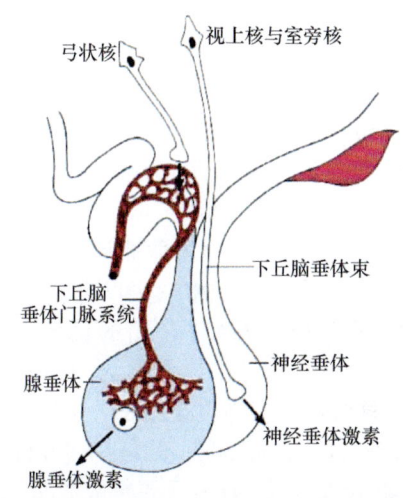

图 8-5-1 抗利尿激素合成和释放的部位

血浆晶体渗透压升高时,刺激下丘脑渗透压感受器,使视上核合成、神经垂体释放的 ADH 增多,尿量减少;相反,当血浆晶体渗透压降低时,对下丘脑渗透压感受器刺激减弱,使视上核合成、神经垂体释放的 ADH 减少,尿量增多。正常人一次饮用 1000ml 清水后,约过半小时,尿量就开始增加,到第一小时末,尿量可达最高值,随后尿量减少,2~3h 后尿量恢复到原来水平。如果饮用的是等渗盐水(0.9% NaCl 溶液),则排尿量不出现饮清水后那样的变化。这种大量饮用清水后引起尿量增多的现象,称为水利尿。

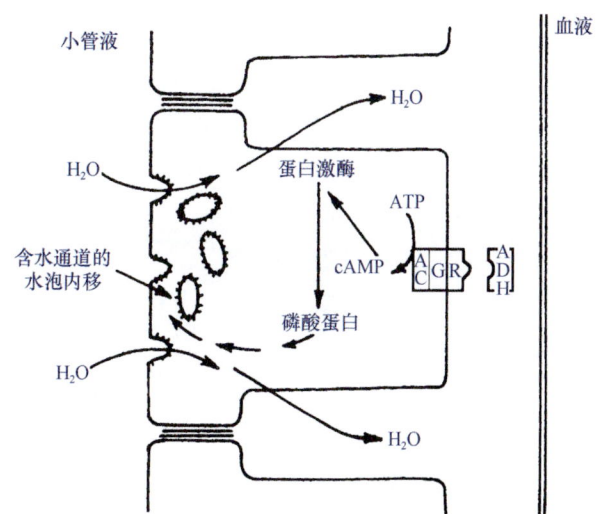

图 8-5-2 抗利尿激素作用机制示意图

循环血量增多时,刺激左心房和胸腔大静脉壁上的容量感受器及颈动脉窦压力感受器,二者经迷走神经传入,抑制视上核合成、神经垂体释放 ADH,尿量增多。反之,当循环血量减少时,ADH 合成、释放增多,远曲小管和集合管重吸收水增多,尿量减少。例如,大量静脉输液时尿量增多现象即缘于此。

可见,血浆晶体渗透压升高、循环血量减少均可刺激抗利尿激素的分泌和释放增多;反之,则抑制其分泌和释放。

2. 醛固酮 由肾上腺皮质球状带细胞分泌。主要作用是:增强远曲小管和集合管对 $Na^+$ 的主动重吸收,同时促进 $Cl^-$ 和水的重吸收,促进 $K^+$ 的排泄。故醛固酮有保 $Na^+$ 排 $K^+$,增加细胞外液量的作用。

醛固酮的分泌主要受肾素-血管紧张素-醛固酮系统和血 $K^+$、血 $Na^+$ 浓度的调节(图 8-5-3)。

肾素-血管紧张素-醛固酮系统活跃时,醛固酮分泌增多;反之,则醛固酮分泌减少。血 $Na^+$ 浓度降低或血 $K^+$ 浓度升高时,直接刺激肾上腺皮质球状带细胞,使醛固酮分泌增多;相反,血 $Na^+$ 浓度增高或血 $K^+$ 浓度降低时,肾上腺皮质球状带分泌醛固酮减少。因此,机体可通过调节醛固酮的分泌调节细胞外液量(循环血量)和血 $Na^+$、血 $K^+$ 浓度,维持细胞外液量(循环血量)和血 $Na^+$、血 $K^+$ 浓度的相对恒定。

3. 心房钠尿肽 由心房肌细胞合成,可抑制集合管对 NaCl 的重吸收,具有很强的利钠、利水作用,使血容量减少,血压降低。

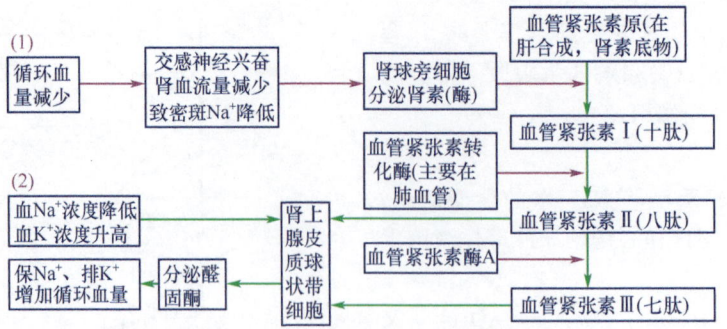

图 8-5-3　肾素-血管紧张素-醛固酮系统

# 第六节　肾清除率

## 一、清除率的概念和计算方法

清除率(clearance, C)是指肾在单位时间(一般用每分钟)内能将多少毫升血浆中所含的某物质完全清除出去,这个完全清除了某物质的血浆毫升数就称为该物质的**肾清除率**(ml/min)。例如,肾脏在 1min 内能将 175ml 血浆内所含的肌酐全部清除出去,则肌酐的肾清除率就是 175ml/min。

其具体计算需要测量三个数值:$U$(尿中某物质的浓度,mg/100ml),$V$(每分钟尿量,ml/min),$P$(血浆中某物质的浓度,mg/100ml)。因为尿中该物质均来自血浆,所以:

$$UV = PC$$

亦即:

$$C = UV/P$$

各种物质的清除率并不一样。例如,葡萄糖的清除率为 0,因为尿中不含葡萄糖($U = 0$mg/100ml);而尿素则为 70ml/min。因此,清除率能够反映肾对不同物质的清除能力。通过它也可了解肾对各种物质的排泄功能,所以是一个较好的肾功能测量方法。

## 二、测定清除率的理论意义

测定清除率不仅可以了解肾的功能,还可测定肾小球滤过率、肾血流量和推测肾小管转运功能。

### (一) 测定肾小球滤过率

肾小球滤过率可通过测定菊粉清除率和内生肌酐清除率等方法来测定。我们以菊粉清除率为例,肾每分钟排出某物质的量($UV$)应为肾小球滤过量与肾小管、集合管的重吸收量和分泌量的代数和。设肾小球滤过率为 $F$,肾小囊囊腔超滤液中某物质(能自由滤过的物质)的浓度(应与血浆中的浓度一致)为 $P$,重吸收量为 $R$,分泌量为 $E$。则 $U \times V = F \times P - R + E$。如果某物质可以自由滤过,但既不被重吸收($R = 0$)也不

被分泌($E = 0$),则 $UV = FP$,就可算出肾小球滤过率 $F$。菊粉(inulin,也称菊糖)是符合这个条件的物质,所以它的清除率就是肾小球滤过率,约为 125ml/min。

### (二) 测定肾血流量

如果血浆中某一物质在经过肾循环一周后可以被完全清除(通过滤过和分泌),亦即在肾动脉中该物质有一定浓度,但在肾静脉中其浓度接近于 0,则该物质每分钟的尿中排出量($U \times V$),应等于每分钟通过肾的血浆中所含的量。设每分钟通过肾的血浆量为 $X$,血浆中该物质浓度为 $P$,即 $U \times V = X \times P$,则该物质的清除率即为每分钟通过肾的血浆量(即 $C = X$)。

### (三) 推测肾小管转运功能

通过肾小球滤过率的测定,以及其他物质清除率的测定,可以推测出哪些物质能被肾小管重吸收,哪些物质能被肾小管分泌。例如,可以自由通过滤过膜的物质,如尿素和葡萄糖,它们的清除率均小于 125ml/min(肾小球滤过率),尿素为 70ml/min,而葡萄糖为 0。这必定是该物质滤过之后又被重吸收,其清除率才能小于 125ml/min。但是,不能由此而推断说该物质不会被分泌,因为只要重吸收量大于分泌量,其清除率仍可小于 125ml/min。一种物质清除率大于 125ml/min(如肌酐的清除率可达 175ml/min),这表明这时肾小管必定能分泌该物质,否则其清除率绝不可能大于肾小球滤过率。但是,不能由此推断说该物质不会被重吸收。

# 第七节　尿液及其排放

## 一、尿　量

正常成人尿量为 1.0 ~ 2.0L/d,平均约 1.5L/d。每日尿量长期多于 2.5L,为**多尿**;每日尿量在 0.1 ~ 0.5L,为**少尿**;每日尿量少于 0.1L,为**无尿**。多尿会使机体失去大量水分;少尿和无尿均影响体内代谢产物的排泄,导致代谢产物在体内堆积。因此,各种尿量异常均可破坏内环境的稳态。

## 二、尿液的成分及理化性质

尿中水占 95%~97% ,其余为固体物质。固体物质中的有机物主要是尿素,其余为肌酐、马尿酸、尿色素等。固体物质中的无机盐主要是氯化钠,其余为硫酸盐、磷酸盐和钾、氨等的盐类。正常尿中糖、蛋白质含量极微,若用常规方法检测出糖和蛋白质,分别称为糖尿和蛋白尿,多为异常。

一般情况下尿液呈淡黄色,尿量减少而浓缩时颜色变深。正常尿液一般呈酸性,pH 为 5.0~7.0 之间,最大变动范围为 4.5~8.0,荤素杂食者尿呈酸性,素食者尿呈弱碱性。尿的比重一般在 1.015~1.025 之间,最大变动范围为 1.001~1.035。尿的渗透压一般高于血浆,大量饮水时可低于血浆,其最大变动范围为 30~1400mmol/L。

## 三、排　　尿

尿的生成是个连续不断的过程。持续不断进入肾盂的尿液,由于压力差以及肾盂的收缩而被送入输尿管。输尿管中的尿液则通过输尿管的周期性蠕动而被送入膀胱。但是,膀胱的排尿是间歇进行的。尿液在膀胱内储存并达到一定量时,才能引起排尿反射。

### (一) 支配膀胱和尿道的神经及其作用

膀胱受盆神经和腹下神经支配,尿道还受阴部神经支配(图 8-7-1)。

1. 盆神经　起自 2~4 骶髓,传出纤维属副交感神经,传入纤维传导膀胱充盈感觉。兴奋时使膀胱逼尿肌收缩,尿道内括约肌松弛,促进排尿。

2. 腹下神经　起自腰髓,传出纤维属交感神经,传入纤维传导膀胱痛觉。兴奋时使膀胱逼尿肌松弛,尿道内括约肌收缩,抑制排尿,但作用较弱。

3. 阴部神经　起自骶髓,属躯体神经,传入纤维传导尿道感觉。兴奋时使尿道外括约肌收缩,并受意识控制。

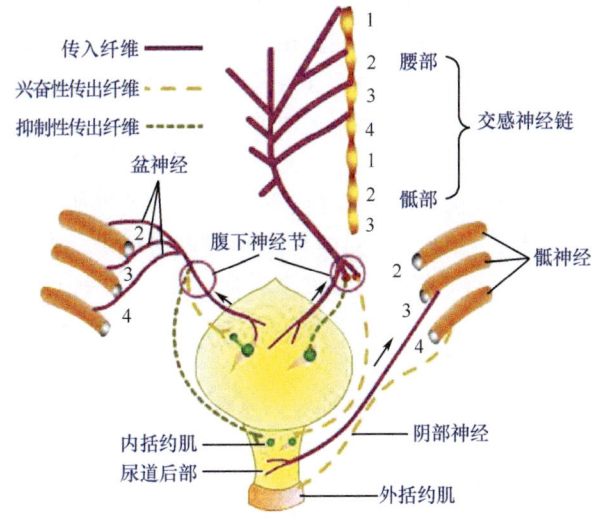

图 8-7-1　膀胱和尿道的神经支配

### (二) 排尿反射

当膀胱尿量充盈到一定程度(400~500ml)时,膀胱壁的牵张感受器受到刺激而兴奋。冲动沿盆神经传至骶髓的排尿反射初级中枢;同时,冲动也传至脑干和大脑皮质的排尿反射高级中枢,并产生排尿欲。排尿反射进行时,冲动沿盆神经传出,引起逼尿肌收缩、尿道内括约肌松弛,于是尿液进入后尿道。这时尿液还可以刺激尿道的感受器,冲动沿阴部神经再次传至脊髓排尿中枢,进一步加强其活动,使外括约肌开放,于是尿液被强大的膀胱内压(可高达 150cmH$_2$O)驱出。尿液对尿道的刺激可进一步反射性地加强排尿中枢活动。这是一种正反馈过程,它使排尿反射一再加强,直至尿液排完为止。在排尿末期,由于尿道海绵体肌肉收缩,可将残留于尿道的尿液排出体外。排尿反射反射弧及反射过程见图 8-7-2。

脊髓排尿反射的初级中枢受大脑皮质的调节,而阴部神经又直接受意识支配,所以排尿可随意识控制。无排尿环境时,脊髓的排尿中枢受大脑皮质抑制,直到有机会排尿时,抑制才解除,完成排尿。在排尿时肛提肌和会阴肌松弛,缩短尿道和和减少阻力,

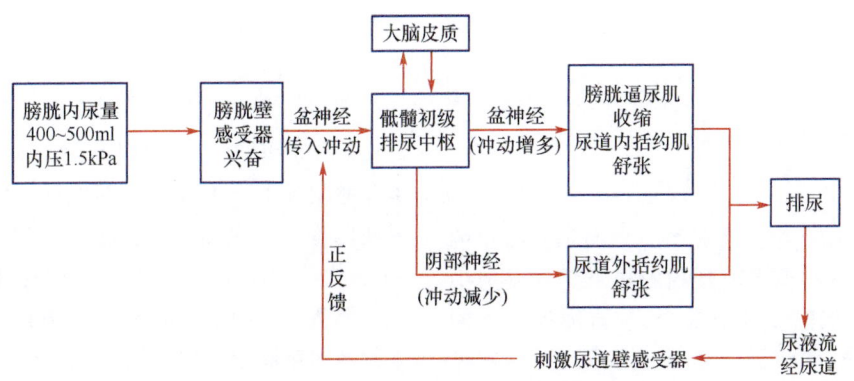

图 8-7-2　排尿反射反射弧及反射过程

同时腹肌和膈肌强力收缩产生较高的腹内压,协助克服排尿的阻力,加速尿液排出。小儿因大脑皮质尚未发育完善,对初级排尿反射中枢的控制能力较弱,排尿次数增多,易发生夜间遗尿现象。

### (三)影响排尿的因素及排尿异常

排尿反射的反射弧任何环节受损害后,都能造成排尿异常。临床上常见的有尿频、尿潴留和尿失禁。

1. 尿频　排尿次数过多者称为尿频,生理性尿频常见于饮水过多、精神紧张或气候改变等因素,病理性尿频有以下情况。

(1)排尿次数增多而每次尿量正常,因而全日总尿量增多。见于糖尿病、尿崩症、急性肾衰竭多尿期。

(2)排尿次数增多而每次尿量减少或仅有尿意并无尿排出。见于:①膀胱尿道受到刺激,如膀胱、后尿道炎症及膀胱结核或结石;②膀胱容量减少,如膀胱占位性病变或妊娠子宫、子宫脱垂压迫膀胱等;③下尿路有梗阻,如前列腺增生、尿道狭窄等;④神经源性膀胱,见于神经系统疾病导致膀胱功能失常。

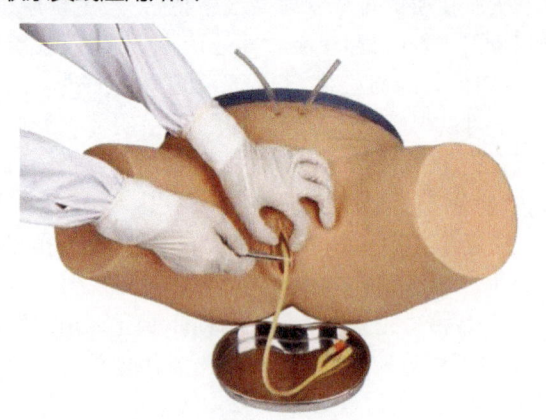

**联系实践应用知识▶▶▶**

**尿潴留了怎么办?**

1. 引流尿液　方法:①留置导尿管;②耻骨上膀胱穿刺造瘘或膀胱穿刺抽尿。

2. 解除病因　如取出尿道结石或血块等。

3. 药物治疗　仅作为尿液引流的辅助治疗,在病人拒绝导尿或不适合导尿的情况下使用。

(1)拟副交感神经类药物:增强膀胱逼尿肌收缩。

(2)α 受体阻滞剂类药物:松弛尿道括约肌。

4. 针灸　对产后或术后麻醉所致逼尿肌收缩乏力的急性尿潴留有一定治疗效果。

2. 尿潴留　膀胱中尿液充盈过多而不能排出的现象称尿潴留。尿潴留多因骶髓的初级排尿反射中枢或排尿反射弧的其他环节受损,使排尿反射不能正常进行。此外,尿流受阻也能造成尿潴留,常见于:①机械性梗阻,膀胱颈部和尿道梗阻性病变,如男

性的前列腺增生等;②动力性梗阻,膀胱、尿道并无器质性梗阻病变,尿潴留因排尿功能障碍引起,如麻醉术后尿潴留,各种松弛平滑肌的药物,如阿托品、山莨菪碱等的应用。

3. 尿失禁　排尿失去意识控制,出现随时小便而不能抑制的现象,称为尿失禁。多由于脊髓横断伤,导致初级排尿中枢与大脑皮质失去功能联系,不能随意抑制排尿。尿失禁还可能由于:①膀胱失去控制尿液的能力,常见于尿道括约肌损伤等;②腹压增加,如咳嗽、喷嚏、大笑、突然直立等使尿液不随意排出;③膀胱过度充盈引起尿液不断流出。

## 第八节　水、电解质平衡及紊乱

### 一、水和电解质平衡

#### (一)体液及其生理变动

体液的主要成分是水和电解质,分为细胞内液和细胞外液两部分,其量随性别、年龄和肥瘦而异。成年男性的体液量一般为体重的60%,成年女性的体液量约占体重的55%,这是由于女性的脂肪含量较多,脂肪组织代谢率低,含水较少(约为脂肪组织重量的10%)。小儿的脂肪较少,故体液量占体重的比例较高,新生儿可达体重的80%。体内脂肪量随年龄而增多,14 岁以后,儿童体液量占体重的比例即和成人相仿。由于体液总量随脂肪的增加而减少,肥胖人体液总量占体重的比例比瘦人少,故瘦人对缺水有更大的耐受性。

#### (二)体液的分布

细胞内液量在男性约占体重的40%,细胞内液绝大部分存在于骨骼肌群中。女性的肌肉不如男性发达,故女性细胞内液量约占体重的35%。细胞外液量均占体重的20%。细胞外液又可分为血浆和组织液两部分。血浆量约占体重的5%,组织液量约占体重的15%。绝大部分组织液能迅速和血浆或细胞内液进行交换,在维持机体水和电解质平衡上有重要作用。

#### (三)体液的渗透压

细胞外液中最主要的阳离子是 $Na^+$,主要的阴离子是 $Cl^-$ 和 $HCO_3^-$。细胞内液中主要的阳离子是 $K^+$,主要的阴离子是 $HPO_4^{2-}$ 和蛋白质。细胞外液和细胞内液的渗透压相等,一般为280 ~ 310mmol/L。由于 $Na^+$ 占血浆中阳离子的90%以上,故血浆渗透压的高低主要受 NaCl 的影响,临床一般以测量血清钠浓度来判断血浆渗透压的高低。正常血清钠浓度为130 ~ 150mmol/L。

（四）水的生理功能和水平衡

1. 水的生理功能　水是机体中含量最多的组成成分，是维持人体正常生理活动的重要营养物质之一。水的生理功能如下。

（1）促进物质代谢：水既是一切生化反应的场所，又是良好的溶剂，能使物质溶解，加速化学反应，促进营养物质的消化、吸收、运输和代谢产物的排泄。水本身也参与水解、加水脱氧等重要反应。

（2）调节体温：水具有比热大、蒸发散热大及流动性大等特点。水能吸收代谢过程中产生的大量热能，使体温不至于升高。1g 水在 37℃ 完全蒸发需要吸收 2406J 热量，故蒸发少量的汗就能散发大量的热量。水能随血液快速分布全身，而且细胞内液、血浆、组织液之间水的交换非常迅速，使物质代谢中产生的热量能够在体内迅速均匀分布。水通过上述作用维持体内产热和散热平衡，保持体温的恒定。

（3）润滑作用：水对眼球、消化道、关节囊等都有良好的润滑作用。泪液可以防止眼球干燥而有利于眼球转动，唾液可保持口腔和咽部湿润而有利于吞咽，关节囊的滑液有利于关节转动，胸膜和腹膜腔的浆液可减少组织间的摩擦。

（4）体内水的存在形式是绝大部分结合水和极少量自由水。结合水与蛋白质、黏多糖和磷脂等结合，发挥它们复杂的生理功能。各种组织器官含自由水和结合水的比例不同，因而坚实程度各异。心脏含水 79%，血液含水 83%，因心脏主要含结合水而形态坚实柔韧，血液主要含自由水而循环流动。水也是某些微量元素的重要来源，如钾、钠、氯、镁、氮、锌、铜、硒等。如饮水过少，人体所获得常量元素和微量元素也会相应减少。

2. 水平衡　正常人每天水的摄入量和排出量保持动态平衡（表 8-8-1）。尿量视水分的摄入情况和其他途径排水的多少而增减。

表 8-8-1　正常成人每天水的进出量（ml/d）

| 摄入量 | | 排泄量 | |
| --- | --- | --- | --- |
| 食物 | 1000 | 呼吸与皮肤蒸发 | 850 |
| 饮料 | 1200 | 肾排泄 | 1500 |
| 氧化水 | 300 | 粪便排泄 | 150 |
| 合计 | 2500 | 合计 | 2500 |

（五）电解质的生理功能和钠平衡

机体的电解质分为有机电解质（如蛋白质）和无机电解质（即无机盐）两部分。形成无机盐的主要阳离子有 $Na^+$、$K^+$、$Ca^{2+}$、$Mg^{2+}$，主要阴离子有 $Cl^-$、$HCO_3^-$、$HPO_4^{2-}$ 等。

1. 无机电解质的生理功能

（1）维持体液的渗透压平衡和酸碱平衡。

（2）维持神经、肌肉、心肌细胞的静息电位，并参与其动作电位的形成。

（3）参与新陈代谢和生理功能活动。

2. 钠平衡　天然食物中含钠很少，故人们摄入的钠主要来自食盐。摄入的钠几乎全部由小肠吸收，$Na^+$ 主要经肾随尿排出，摄入多，排出多；摄入少，排出少。正常情况下摄入和排出钠量几乎相等（表 8-8-2）。

表 8-8-2　正常成人每天氯化钠的进出量（g/d）

| 摄入量 | | 排泄量 | |
| --- | --- | --- | --- |
| 食物 | 10.5 | 汗 | 0.25 |
| | | 粪 | 0.25 |
| | | 尿 | 10.0 |
| 合计 | 10.5 | 合计 | 10.5 |

（六）水和电解质平衡的调节

机体主要通过肾来维持水和电解质平衡，保持细胞外液容量和渗透压相对稳定，从而进行正常的新陈代谢和功能活动。肾的功能活动受神经-内分泌系统调节。一般先通过下丘脑-垂体后叶-抗利尿激素系统来恢复和维持体液的正常渗透压，然后通过肾素-血管紧张素-醛固酮系统来恢复和维持血容量。但当血容量锐减时，机体将以牺牲体液渗透压的维持为代价，优先恢复和维持血容量，使重要生命器官如心、脑的灌流得到保证，以维持生命。

当体内水分丧失时，细胞外液渗透压即有增高，刺激下丘脑-垂体后叶-抗利尿激素系统，产生口渴，增加饮水。同时远曲小管和集合管上皮细胞在抗利尿激素的作用下，加强水分重吸收，于是尿量减少，保留水分于体内，使细胞外液渗透压降低。反之，体内水分增多时，细胞外液渗透压即降低，抑制口渴反应。同时抗利尿激素分泌减少，远曲小管和集合管上皮细胞重吸收水分减少，排出体内多余的水分，使细胞外液渗透压增高。这种抗利尿激素分泌的反应十分敏感，血浆渗透压较正常增减不到 2% 时，即有抗利尿激素分泌的变化，使机体的水分保持动态稳定。

另一方面，当细胞外液减少，特别是血容量减少时，血管内压力下降，肾入球小动脉的血压也相应下降，位于管壁的压力感受器受到压力下降的刺激，使球旁细胞增加肾素的分泌；同时，随着血容量减少和血压下降，肾小球滤过率也相应下降，以致流经远曲小管的 $Na^+$ 量明显减少。钠的减少能刺激位于远曲小管致密斑的钠感受器，引起球旁细胞增加肾素的分泌。此外，全身血压下降也可使交感神经兴奋，刺激球旁细胞分泌肾素。肾素催化存在于血浆中的血管紧张素原，使其转变为血管紧张素 I ，再转变为血管紧张素 II ，引起小动脉收缩和刺激肾上腺皮质球状带，增加醛固酮的分泌，促进远曲小管重吸收 $Na^+$ 而排出 $K^+$。随着重吸收钠的增加，$Cl^-$ 的重吸收也有增加，重吸收的水也就增多。结果是细胞外液量增加，血容量和血压逐渐回升后反过来抑制肾素的释放，醛固酮产生减少，于是 $Na^+$ 的重吸收减少，从而使细胞外液量不再增加，保持稳定。

# 二、水平衡紊乱

## （一）脱水

各种原因引起的体液容量明显减少称为**脱水**（dehydration）。根据细胞外液渗透压的变化，脱水可分为三种类型，即高渗性脱水、低渗性脱水和等渗性脱水。

1. 高渗性脱水（hypertonic dehydration）　又称单纯性脱水。指失水多于失钠，血钠高于 150mmol/L，细胞外液渗透压高于 310mmol/L 的脱水，又称低容量性高钠血症。

（1）原因和机制

1）水摄入不足：多见于水源断绝、进食或饮水困难等情况；某些中枢神经系统损伤的病人、严重疾病或年老体弱的病人可因丧失渴感而致进水量不足。成人一日不饮水，丢失水约 1200ml（约占体重的 2% ）。婴儿一日不饮水，失水可达体重的 10% ，对水丢失更为敏感，故临床上更应特别注意。

2）水丢失过多：①经皮肤丢失。高热、大量出汗和甲状腺功能亢进时，均可通过皮肤丢失大量低渗液体。发热时，体温每升高 1℃，皮肤不显性蒸发增加 200～300ml/d；②经呼吸道丢失。任何原因引起的过度通气（如癔症和代谢性酸中毒等）都会使呼吸道黏膜不显性蒸发加强；③经肾丢失。尿崩症病人因肾远曲小管和集合管对水重吸收减少而排出大量低渗尿。因治疗需要，静脉反复输入甘露醇、葡萄糖等高渗溶液，以及鼻饲高蛋白饮食等，使小管液渗透压增高，引起渗透性利尿而丢失水分；④经胃肠道丢失。呕吐、腹泻及消化道引流等可导致等渗或含钠量低的消化液丢失。

以上情况在口渴感正常的人，能够得到水喝和能够喝水的情况下，很少引起高渗性脱水，因为水分丢失早期，血浆渗透压稍有升高时就会刺激口渴中枢，在饮水后，血浆渗透压即可恢复。但如果没有及时得到水分补充，再由于皮肤和呼吸道蒸发丧失单纯水分，体内水的丢失就大于钠的丢失，造成高渗性脱水。

（2）对机体的影响

1）口渴：细胞外液渗透压升高，刺激口渴中枢，产生口渴感觉。循环血量减少及因唾液分泌减少引起的口干舌燥也是引起口渴感的原因。这是重要的保护机制，但在衰弱的病人和老年人，口渴反应可不明显。

2）尿变化：细胞外液渗透压升高，刺激下丘脑感受器，抗利尿激素分泌增加，肾小管对水的重吸收增加，使尿量减少而尿比重增高。钠升高抑制了醛固酮的分泌，使肾排钠增加，导致尿钠高。

3）细胞脱水：细胞外液渗透压升高，使渗透压相对较低的细胞内液水分转向细胞外，有助于循环血量的恢复，但同时也引起细胞脱水致使细胞皱缩。

通过以上代偿，饮水增加、排尿减少、细胞内液转向细胞外，使细胞外液得到水分的补充，既有助于渗透压回降，又使病人脱水早期血容量减少不明显，血压不降低。

4）细胞严重脱水的表现：严重病人由于细胞外液高渗使细胞内液转向细胞外，细胞内液比细胞外液减少更显著，造成细胞严重脱水（图 8-8-1）。脑细胞严重脱水可引起一系列中枢神经系统功能障碍，出现烦躁、抽搐、嗜睡、昏迷、甚至死亡。脑体积因脱水而显著缩小，颅骨和脑皮质之间空隙增大，导致脑血管扩张甚至破裂，出现局部脑出血和蛛网膜下腔出血。汗腺细胞脱水，分泌汗液减少，皮肤蒸发水分减少，这种因脱水导致机体散热障碍所引起的体温升高称为脱水热，小儿更常见。

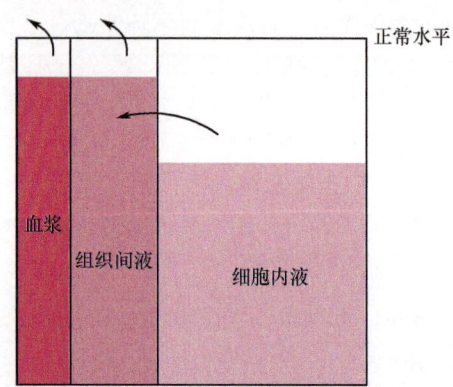

图 8-8-1　高渗性脱水体液变动示意图

（3）防治原则

1）防治原发病，去除病因。

2）合理补液：因高渗性脱水病人失水大于失钠，不能经口进食者可由静脉滴入 5%～10% 葡萄糖溶液，但要注意，输入不含电解质的葡萄糖溶液过多，反而有引起水中毒的危险，输液过快则又加重心脏负担。

3）适当补钠：虽然病人血 $Na^+$ 升高，但体内总钠是减少的,只不过是由于失水多于失 $Na^+$ 而已。故在治疗过程中,待缺水情况得到一定程度纠正后,应适当补 $Na^+$,可给予生理盐水与 $5\% \sim 10\%$ 葡萄糖混合液。

4)适当补钾:由于细胞脱水,$K^+$ 从细胞内释出,引起血 $K^+$ 升高,尿中排 $K^+$ 增多。病人体内醛固酮增加时,尿中排 $K^+$ 进一步增多。此时若只补盐水和葡萄糖溶液,可促使 $K^+$ 转运至细胞内,使血钾进一步降低,易出现低钾血症,故应适当补 $K^+$。

2. 低渗性脱水(hypotonic dehydration) 又称失盐性脱水。失钠多于失水,血钠低于 130mmol/L,细胞外液渗透压低于 280mmol/L 的脱水,又称低容量性低钠血症。

(1)原因和机制

1)经肾失钠:长期连续使用排钠性利尿剂,如呋塞米、依他尼酸、噻嗪类等,这些利尿剂能抑制髓袢升支粗段对 $Na^+$ 的重吸收;肾上腺皮质功能不全,由于醛固酮分泌减少,肾小管重吸收钠减少;肾实质性疾病,如慢性间质性肾脏疾患,肾髓质不能维持正常的浓度梯度,髓袢升支功能受损,使 $Na^+$ 排出增多;肾小管酸中毒,集合管分泌 $H^+$ 功能降低,$H^+$-$Na^+$ 交换减少,$Na^+$ 排出增多。

2)肾外失钠:经消化道丢失,如严重呕吐、腹泻、胃肠减压等,大量丢失消化液是此型脱水最常见的原因;液体在体腔内积聚,如胸膜炎形成的大量胸水,腹膜炎、胰腺炎形成的大量腹水;经皮肤丢失,如大量出汗、大面积烧伤导致的液体和 $Na^+$ 大量丢失等。

消化液、胸水、腹水内的钠离子浓度接近血钠浓度,大量丢失消化液或大量形成胸水、腹水时,若补液方法不当,即只饮水或输入葡萄糖溶液,没有补充丢失的钠或钠补充不足,从而导致低渗性脱水。大量出汗、大面积烧伤导致液体和 $Na^+$ 大量丢失后,也可因只补充水未补充钠或钠补充不足,造成缺钠多于缺水而致低渗性脱水。

(2)对机体的影响

1)无渴感:细胞外液低渗,口渴中枢抑制,病人无渴感,机体缺水却不思饮水。

2)尿变化:因细胞外液渗透压降低,抑制渗透压感受器,ADH 分泌减少,远曲小管和集合管对水的重吸收减少,脱水早期尿量可正常或增多,常出现尿比重下降。但在晚期血容量显著降低时,ADH 释放增多,可出现少尿。经肾失钠者,尿钠含量增多,肾外失钠者,因低血容量致肾血流量减少,引起醛固酮分泌增加,肾小管重吸收钠增多,尿钠含量减少。

3)细胞水肿:因细胞外液渗透压向细胞内转移,所以低渗性脱水以细胞外液丢失为主,细胞内液并未丢失,甚至有所增加(图 8-8-2)。细胞内液增加,导致细胞水肿,特别是脑水肿致颅内压升高,出现头痛、呕吐、

躁动不安、嗜睡甚至昏迷等中枢神经系统功能障碍表现。

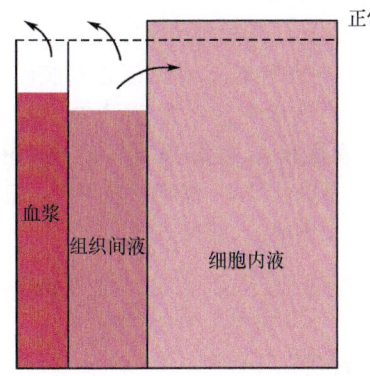

图 8-8-2 低渗性脱水体液变动示意图

4)血压下降,易发生休克:因为不饮水,尿量正常或增多,加之细胞外液转向细胞内,使细胞外液进一步减少,其中血容量明显减少,使脱水早期病人发生周围循环衰竭表现,病人有直立性眩晕、血压下降、脉搏细速、四肢厥冷等症状。

5)脱水征:由于血容量减少,而血浆中蛋白质形成的胶体渗透压比组织间液高,于是组织间液向血管内转移,组织间液减少比血浆减少更明显,临床表现为皮肤弹性下降,眼窝及婴幼儿囟门凹陷等体征,称为脱水征。

(3)防治原则

1)防治原发病,去除病因。

2)适当补液:不能口服者可静脉输入生理盐水,以恢复细胞外液容量和渗透压。

3)积极抢救:如出现休克,要按休克的处理方式积极抢救。

3. 等渗性脱水(isotonic dehydration) 又称混合性脱水。水钠等比例丢失,血钠浓度在 $130 \sim 150$mmol/L,细胞外液渗透压 $280 \sim 310$mmol/L 的脱水。

(1)原因和机制

1)大量胃肠液的丢失:小肠液、胆汁及胰液的钠浓度为 $120 \sim 140$mmol/L,接近血钠浓度,故严重呕吐、腹泻、小肠梗阻、小肠瘘及引流等均可导致等渗性脱水。

2)反复大量抽放胸水和腹水:因其钠浓度也近似血浆,故可引起等渗性脱水。

3)大量血浆、血液丢失而致失水失钠:如大面积烧伤、严重创伤等,可因水钠等比例丢失而导致等渗性脱水。

(2)对机体的影响

1)血压下降,等渗性脱水主要丢失细胞外液,使细胞外液量减少,血容量减少。病人可发生血压下降、甚至休克等低渗性脱水的表现。

2）脱水征：等渗性脱水主要丢失细胞外液，使细胞外液量减少，与低渗性脱水相似，组织间液量也减少，且比血浆减少更明显。病人也出现皮肤弹性下降，眼窝及婴幼儿囟门凹陷等脱水征。

3）尿变化：等渗性脱水时因细胞外液渗透压在正常范围，细胞内液量变化不大（图8-8-3）。细胞外液量减少使醛固酮和 ADH 分泌增多，发挥代偿调节作用，肾对钠水重吸收增多，细胞外液得到一定补充。病人尿量减少，尿钠减少，尿比重增高。

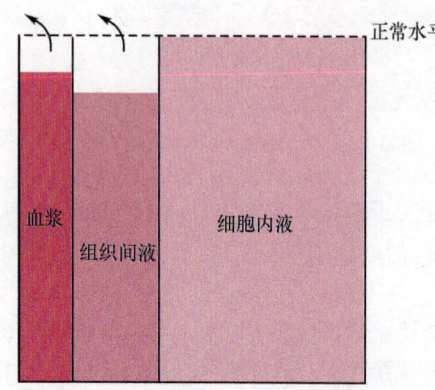

图 8-8-3　等渗性脱水体液变动示意图

4）其他：因血容量减少可引起口渴，体温有时会升高。

等渗性脱水未做处理或治疗不及时，可因皮肤和肺继续丢失单纯水分，可转变为高渗性脱水；或因处理不当，只补充水分，不补充钠盐，可转变为低渗性脱水。

（3）防治原则

1）防治原发病，去除病因。

2）及时合理补液：输入葡萄糖盐水，其中钠溶液量占输入溶液总量 1/2～2/3。亦可先输入生理盐水，然后再补充 5%～10% 的葡萄糖溶液。

三种脱水的比较见表 8-8-3。

（二）水中毒

水中毒（water intoxication）指体内钠总量正常或增多，但血钠低于 130mmol/L，细胞外液渗透压低于 280mmol/L，病人有水潴留，体液（细胞内外液）量明显增多，又称高容量性低钠血症。

1. 原因和机制

（1）水摄入过多：如用无盐水灌肠使肠道吸收水分过多、精神性饮水过量和持续性大量饮水等；静脉输入含盐少或不含盐的液体过多过快，超过肾脏的排水能力。

（2）水排出减少：急性肾衰竭少尿期，肾排水减少，如饮水或输液过多，可引起水中毒；恐惧、疼痛、失血、休克、外伤等使交感神经兴奋，解除副交感神经对 ADH 分泌的抑制，致 ADH 分泌过多，肾小管对水的重吸收增加，导致水中毒。

应当强调的是，在肾功能良好的情况下，一般不易发生水中毒，即水中毒最常发生于急性肾功能不全的病人而又输液不恰当时。另外，因婴幼儿对水、电解质调节能力差，也易发生水中毒。

2. 对机体的影响

（1）血液稀释：水潴留使细胞外液水分过多，实验室检查可见血液稀释，血浆蛋白和血红蛋白浓度降低，红细胞压积降低。

（2）细胞水肿：血 $Na^+$ 浓度降低，细胞外液低渗，过多的水又不能及时排出，则水向渗透压较高的细胞内转移，造成细胞水肿。

（3）凹陷性水肿：由于细胞内液容量大于细胞外液，过多的水分大都聚集在细胞内。因此，早期潴留在细胞间液中的水分尚不足以产生凹陷性水肿，但晚期或重度病人则可出现。

（4）中枢神经系统症状：细胞内外液容量增大对中枢神经系统可产生严重后果。这是因为中枢神经系统被限制在一定体积的颅腔和椎管中，脑细胞肿胀和脑组织水肿使颅内压增高，脑脊液压力也增加，从而引起中枢神经系统受压症状。如头痛、恶心、呕吐、记忆力减退、淡漠、神志混乱、失语、嗜睡、视神经盘水肿等，严重病例可发生枕骨大孔疝或小脑幕裂孔疝，导致呼吸心跳停止。轻度或慢性病例症状常不明显，多被原发病所掩盖，一般当血 $Na^+$ 浓度 <120mmol/L 时，才出现较明显的症状。

（5）尿变化：早期尿量增加（肾功能障碍者例外），尿比重下降。

表 8-8-3　三种脱水的比较

| 内容 | 高渗性脱水 | 低渗性脱水 | 等渗性脱水 |
|---|---|---|---|
| 特征 | 失水>失钠 | 失钠>失水 | 水钠成比例丢失 |
| 血清钠浓度（mmol/L） | >150 | <130 | 130～150 |
| 血浆渗透压（mmol/L） | >310 | <280 | 280～310 |
| 细胞内、外液改变 | 细胞内液丧失为主 | 细胞外液丧失为主 | 细胞外液丧失为主 |
| 主要表现和影响 | 口渴、尿少、脑细胞脱水、体温升高（脱水热） | 脱水体征、休克、脑细胞水肿、尿少 | 口渴、早期尿多晚期尿少、脱水体征、休克 |

3. 防治原则

(1) 防治原发病:积极治疗急性肾衰竭和心力衰竭。

(2) 控制水摄入:轻症病人只要停止或限制水分摄入即可纠正水中毒,急性肾衰竭、心力衰竭和术后病人应严格限制水摄入。

(3) 合理补液:重症或急症病人除严格限制水摄入外,还应输入高渗盐水(如3% NaCl 溶液),以迅速纠正脑细胞水肿。

(4) 利尿:静脉给予甘露醇等渗透性利尿剂或肌注、静注呋塞米等强利尿剂,促进体内水分排出。

(三) 水肿

液体在组织间隙或体腔积聚过多,称为 **水肿** (edema)。水肿发生于体腔内,则称为积液或积水,如心包积水、胸腔积水、腹腔积水、脑积水等。水肿不是独立的疾病,而是多种疾病共同具有的病理过程之一。

1. 水肿的原因和分类

(1) 水肿的原因:水肿由多种原因引起。全身性水肿多见于充血性心力衰竭(心性水肿)、肾病综合征和肾炎(肾性水肿)、肝脏疾病(肝性水肿)、营养不良(营养不良性水肿)、某些内分泌疾病(如甲状腺功能低下)和某些原因不明的"特发性水肿"。局部性水肿常见于器官组织的局部炎症(炎性水肿)、静脉阻塞及淋巴管阻塞(淋巴性水肿)和血管神经性水肿等。

(2) 水肿的分类:按水肿波及的范围可分为全身性水肿和局部性水肿;按水肿发生的器官组织可分为皮下水肿、脑水肿、肺水肿等;按水肿发生原因可分为心性水肿、肾性水肿、肝性水肿、营养不良性水肿、炎性水肿、淋巴性水肿等。

2. 水肿的发生机制　正常人体液容量和组织液容量是相对恒定的,有赖于血管内外和体内外液体交换两个方面的平衡调节。如果这两方面的调节之一发生异常,就会导致水肿。

(1) 血管内外液体交换平衡失调——组织液生成大于回流

1) 毛细血管流体静压升高:毛细血管流体静压升高可致组织液生成的有效滤过压增大,组织液生成增多,超过淋巴回流的代偿能力时,即引起水肿。毛细血管流体静压升高的主要原因是静脉压升高。右心衰竭可引起全身水肿,左心衰竭可引起肺水肿;肝硬化时,门静脉压升高引起腹水;局部静脉受压或阻塞可引起局部水肿;动脉充血时毛细血管流体静压升高是炎性水肿的重要原因之一。

2) 血浆胶体渗透压降低:血浆胶体渗透压的大小主要取决于血浆白蛋白含量。当血浆白蛋白减少时,血浆胶体渗透压降低,使组织液生成的有效滤过压增大,组织液生成增多,超过淋巴回流代偿能力时,

可发生水肿。引起血浆白蛋白含量下降的主要原因有:蛋白质合成减少,见于肝硬化和严重营养不良;蛋白质丧失过多,见于肾病综合征时大量蛋白质从尿中排出;蛋白质消耗过多,见于慢性消耗性疾病,如慢性感染、恶性肿瘤等。

3) 微血管壁通透性增高:正常毛细血管只允许微量蛋白质滤出,从而在毛细血管内外形成很大的胶体渗透压梯度。当微血管壁通透性增高时,血浆蛋白从毛细血管和微静脉壁滤出,造成血浆胶体渗透压下降而组织液胶体渗透压升高,促使溶质及水分滤出,回收减少而发生水肿。见于感染、烧伤、冻伤、过敏、缺氧和酸中毒等,可直接损伤微血管壁或通过组胺、激肽等炎症介质作用而使微血管壁通透性增高。

4) 淋巴回流受阻:正常情况下,淋巴回流不仅能把组织液及其所含蛋白回收到血液循环,而且在组织液生成增多时还能代偿回流,具有重要的抗水肿作用。在某些病理条件下,淋巴管被堵塞,淋巴回流受阻或不能代偿性加强回流时,含蛋白的水肿液在组织间隙中积聚,形成淋巴性水肿。如恶性肿瘤侵入并堵塞淋巴管、丝虫病等。丝虫病时,成虫阻塞淋巴管引起下肢和阴囊慢性水肿(称为象皮病)。

(2) 体内外液体交换平衡失调——钠水潴留

肾小球滤过率(GFR)降低或(和)肾小管重吸收钠、水增加,导致球-管平衡失调,引起钠、水潴留和全身性水肿。

1) 肾小球滤过率降低。①广泛的肾小球病变:如急性和慢性肾小球肾炎,使滤过面积减少。②有效循环血量明显减少:如充血性心力衰竭、肝硬化腹水等,使有效循环血量减少,兴奋交感-肾上腺髓质系统和肾素-血管紧张素系统,引起入球小动脉收缩,肾血流量进一步减少,GFR降低,导致钠、水潴留。

2) 肾小管重吸收钠水增多。

A. 近曲小管重吸收钠水增多:①心房肽分泌减少。心房肽又称利钠激素。当有效循环血量减少时,利钠激素分泌减少,近曲小管对钠、水重吸收增加,导致钠水潴留;②肾小球滤过分数增高:充血性心力衰竭或肾病综合征时,有效循环血量减少,由于肾出球小动脉比入球小动脉收缩更为明显,故肾小球滤过率相对较高,肾小球滤过分数也升高。这就使流经肾小球的血液滤出的液体量相对增多,结果近曲小管周围毛细血管中血浆胶体渗透压升高,而流体静压却下降,二者都促进钠和水的重吸收,导致钠、水潴留。

B. 肾小管髓袢重吸收钠水增多:如心力衰竭时,有效循环血量下降,通过皮质肾单位的血流明显减少,而通过近髓肾单位的血流有所增加,从而使钠水重吸收增强。肾血流重新分布的原因是,肾皮质交感神经丰富,肾素含量较高,形成血管紧张素Ⅱ也较多,

导致皮质肾单位血管收缩较为强烈。

C. 远曲小管和集合管重吸收钠水增多：①醛固酮分泌增多。如充血性心力衰竭、肾病综合征、肝硬化腹水等，使有效循环血量减少，肾血流灌注下降，一方面刺激入球小动脉壁的牵张感受器，另一方面流经致密斑的钠量减少，引起肾素释放，激活肾素-血管紧张素-醛固酮系统，醛固酮分泌增多，引起钠水潴留。肝灭活醛固酮功能减退，也是血中醛固酮含量增高的原因；②抗利尿激素分泌增加。各种原因引起的血容量下降，使左心房和胸腔大血管的容量感受器所受刺激减弱，反射性地引起抗利尿激素分泌与释放增加。肾素-血管紧张素-醛固酮系统激活时，血管紧张素Ⅱ生成增多，进而醛固酮分泌增多，肾小管对钠的重吸收增多，血浆渗透压增高，刺激下丘脑渗透压感受器，使抗利尿激素分泌与释放增多。

3. 水肿的特点及对机体的影响

（1）水肿的特点

1）水肿液的性状：水肿液含有血浆的全部晶体成分，根据蛋白含量的不同分为漏出液和渗出液。①漏出液的特点是水肿液的比重低于 1.015；蛋白质的含量低于 2.5g%；细胞数少于 500/100ml。②渗出液的特点是水肿液的比重高于 1.018；蛋白质含量可达 3～5g%；可见多数的白细胞。渗出液是由于毛细血管通透性增高所致，见于炎性水肿。

2）水肿的皮肤特点：皮下水肿是全身或躯体局部水肿的重要体征。当皮下组织有过多的液体积聚时，皮肤肿胀、弹性差、皱纹变浅，用手指按压时可能有凹陷，称为凹陷性水肿，又称为显性水肿。全身性水肿病人在出现凹陷之前已有组织液增多，并可达原体重的 10%，称为隐形水肿。这是因为分布在组织间隙中的胶体网状物（化学成分是透明质酸、胶原及黏多糖等）对液体有强大的吸附能力和膨胀性。只有当液体的积聚超过胶体网状物的吸附能力时，才游离出来形成游离的液体。游离的液体在组织间隙中具有高度的移动性，当液体积聚到一定量时，用手指按压该部位皮肤，游离的液体乃从按压点向周围散开，形成凹陷，数秒钟后凹陷自然平复。

3）全身性水肿的分布特点：最常见的全身性水肿是心性水肿、肾性水肿和肝性水肿。水肿出现的部位各不相同。心性水肿首先出现在低垂部位；肾性水肿先表现为眼睑或面部水肿；肝性水肿则以腹水为多见。这些特点与下列因素有关。①重力效应：毛细血管流体静压受重力影响，距心脏水平垂直距离越远的部位，外周静脉压与毛细血管流体静压越高。因此，右心衰竭时体静脉回流障碍，首先表现为下垂部位的流体静脉压增高与水肿。②组织结构特点：一般来说，组织结构疏松，皮肤伸展度大的部位容易容纳水

肿液。组织结构致密的部位如手指和足趾等，皮肤较厚而伸展度小，不易发生水肿。因此，肾性水肿由于不受重力的影响，首先发生在组织疏松的眼睑部。③局部血流动力学因素参与水肿的形成：肝硬化时由于肝内广泛的结缔组织增生与收缩，加上再生肝细胞结节的压迫，肝静脉回流受阻，使肝静脉压和毛细血管流体静压增高，易伴发腹水。

（2）水肿对机体的影响

1）抗损伤作用：①水肿液能稀释毒素；②水肿液中的大分子物质能吸附有害物质，阻碍其入血；③水肿液中的纤维蛋白原在组织间隙形成纤维蛋白网，能防止细菌扩散；④水肿液可运送抗体至病灶；⑤因钠水潴留致血容量迅速增长时，可因水肿而使大量液体及时转移到组织间隙，减轻心脏负担，防止心力衰竭的发生。

2）不利影响：①水肿液在组织间隙积聚，可压迫毛细血管并增大细胞与毛细血管之间的距离，即增加了营养物质向细胞弥散的距离，影响物质交换，引起细胞代谢障碍。②水肿致局部组织营养不良，易发生感染、溃疡，使伤口难以恢复。③器官组织功能障碍。急速重度水肿时机体来不及适应及代偿，可引起器官组织严重功能障碍。如肺水肿引起严重缺氧；脑水肿引起颅内压增高、脑功能紊乱甚至可发生脑疝致死；喉头水肿可引起气道阻塞，甚至窒息而死。

# 三、钾代谢障碍

（一）正常钾代谢

1. 钾的分布　钾是细胞内液的主要阳离子之一。健康成年人，每千克体重含钾量为 50mmol，其中 98% 存在于细胞内，只有 2% 在细胞外液。

2. 钾的摄入与排出　人体内的钾全靠从食物中获得，钾在动植物食品如肉类和蔬菜中含量丰富，主要由小肠吸收且吸收很完全，只有约 10mmol 从粪便中排出，故健康人每日摄入的钾足够生理需要。钾的排泄主要依靠肾，机体每天经尿液排出总排钾量的 90%，其余 10% 随粪便排出，随汗液排出钾极少。肾排钾的特点是"多进多排，少进少排，不进也排"。

3. 钾平衡及其调节　正常血清钾浓度为 3.5～5.5mmol/L，机体主要通过跨细胞转移和肾调节维持钾平衡。在一些特殊情况下，结肠也成为重要的排钾场所。

（1）跨细胞转移：$K^+$ 跨细胞转移受泵-漏机制的调节和 $H^+$-$K^+$ 交换的影响。泵指钠-钾泵，即 $Na^+$-$K^+$-ATP 酶，可将 $K^+$ 逆浓度差摄入细胞内，维持细胞内 $K^+$ 高浓度。漏指 $K^+$ 顺浓度差通过各种钾离子通道从细胞内移出。

1）泵-漏机制：胰岛素可直接刺激 $Na^+$-$K^+$-ATP 酶的活性，促进细胞摄钾，且该作用可不依赖于葡萄糖

的摄取。血清钾浓度的升高除直接激活 $Na^+-K^+$ 泵外,也可直接刺激胰岛素分泌,二者均促进细胞摄钾。儿茶酚胺与 $\beta$ 受体结合后,可激活 $Na^+-K^+$ 泵,促进细胞摄钾;与 $\alpha$ 受体结合后,促进 $K^+$ 漏出,即 $K^+$ 顺浓度差通过钾离子通道从细胞内移出。细胞外液渗透压急性升高时,可促进 $K^+$ 从细胞内移出,这可能因细胞外液高渗引起水向细胞外移动时将 $K^+$ 也带出,且高渗引起的细胞脱水使细胞内 $K^+$ 浓度升高也促进 $K^+$ 外移。反复的肌肉收缩使细胞内 $K^+$ 外移,而细胞外液的 $K^+$ 浓度升高可促进局部血管扩张,增加血流量,这有利于肌肉的活动。体内总钾量不足时,细胞外液 $K^+$ 浓度下降较细胞内液更显著;而体内总钾量过多时,也以细胞外液 $K^+$ 浓度升高更明显。

2) $H^+-K^+$ 交换:受机体酸碱平衡状态的影响。酸中毒时细胞外液 pH 降低,通过 $H^+-K^+$ 交换,$H^+$ 从细胞外转向细胞内,缓解细胞外液酸中毒,为了维持体液的电荷平衡,细胞内 $K^+$ 移出细胞外,易引起血钾增高;碱中毒时细胞外液 pH 增高,$H^+$ 从细胞内转向细胞外,缓解细胞外液碱中毒,同样为了维持体液的电荷平衡,细胞外 $K^+$ 进入细胞内,易引起血钾降低。肾脏远曲小管和集合管上皮细胞对 $Na^+-H^+$ 交换和 $Na^+-K^+$ 交换有竞争作用,酸中毒时肾小管上皮细胞代偿性泌 $H^+$、重吸收 $NaHCO_3$ 增多,即 $Na^+-H^+$ 交换增强而 $Na^+-K^+$ 交换减弱,泌 $K^+$ 减少,易引起血钾增高;相反,碱中毒时则泌 $H^+$ 减少,泌 $K^+$ 增多,易引起血钾降低。

(2) 肾调节:肾通过肾小球滤过、远曲小管和集合管分泌、肾小管远端流速调节排钾。

1) 肾小球滤过(GFR):一般情况下肾小球滤过作用不会对钾平衡产生影响,只有当 GFR 显著下降时,才使钾滤出减少而出现高钾血症。

2) 远曲小管和集合管分泌:该作用受醛固酮调节。醛固酮分泌的有效刺激是肾素-血管紧张素-醛固酮系统(RAAS)激活、血 $Na^+$ 浓度降低和(或)血 $K^+$ 浓度增高。当 RAAS 激活、血 $K^+$ 浓度增高时,醛固酮分泌增加,远曲小管和集合管排钾增多;相反,RAAS 抑制、血 $K^+$ 浓度降低则排钾减少。

3) 肾小管远端流速:肾小管上皮细胞分泌钾的多少与肾小管内 $K^+$ 浓度有关。肾小管内 $K^+$ 浓度增高到一定程度,可限制肾小管上皮细胞分泌钾。当肾小管远端流速增加,致肾小管内 $K^+$ 浓度降低,钾的分泌增多,可出现低钾血症;反之,排钾减少,不一定发生低钾血症。如低血容量时,醛固酮分泌增多,肾小管重吸收钠、水增加,远端流速减慢,肾小管上皮细胞分泌钾减少,低钾血症不一定发生。相反,大量使用甘露醇等渗透性利尿剂时,因增加远端流速,不管醛固酮分泌是否减少,随尿排出钾也增多,从而易出现低钾血症。

4. 钾的生理功能

(1) 维持细胞新陈代谢:钾参与多种细胞新陈代谢过程,如糖原合成时有一定量的钾进入细胞内,分解时则释出,蛋白质合成也需要一定量的钾。细胞内某些酶如磷酸化酶、丙酮酸激酶等必须有 $K^+$ 的参与才有活性。

(2) 保持细胞静息膜电位:钾是形成神经和肌细胞静息膜电位的物质基础,其大小主要决定于细胞膜对 $K^+$ 的通透性和膜内外 $K^+$ 的浓度差。只有 $K^+$ 浓度正常才能保持细胞的静息膜电位,在此基础上再产生神经和肌肉组织的动作电位,对保持神经和肌肉组织的正常兴奋性具有重要作用。

(3) 维持细胞渗透压及影响酸碱平衡:$K^+$ 是细胞内含量最多的阳离子,细胞内游离 $K^+$ 是维持细胞正常渗透压的基础。在细胞外液 $H^+$ 浓度发生变动时,$K^+$ 可通过细胞膜与之进行交换,故钾能参与酸碱平衡的调节;相反,细胞外液 $K^+$ 浓度的变化也能影响细胞外液 $H^+$ 的浓度,引起酸碱平衡方面的变动,如血清 $K^+$ 浓度升高时,$H^+$ 通过细胞膜与之进行交换,引起酸中毒。

(二) 低钾血症

血清钾浓度低于 3.5mmol/L 时,称为**低钾血症**(hypokalemia)。低钾血症和缺钾常同时发生,缺钾指细胞内钾和机体总钾量的缺失。

1. 原因和机制

(1) 钾摄入不足:只要正常进食,一般不会出现低钾血症和缺钾。单纯因摄入钾不足造成的低钾血症和缺钾也并不严重,如神经性厌食病人和刻意节食减肥的正常人。但长期不能进食时,由于钾来源或补钾不足而肾仍继续排钾,将引起血清钾减少而发生低钾血症,如胃肠道梗阻、昏迷及手术后长期禁食者。

(2) 钾丢失过多:这是缺钾和低钾血症最主要的原因,分为经肾失钾和肾外失钾。

1) 经肾失钾

A. 利尿剂:如使用、呋塞米、依他尼酸或噻嗪类利尿剂,可抑制髓袢升支粗段及远曲小管起始部对 $Cl^-$ 和 $Na^+$ 的重吸收,使远曲小管原尿量和钠量增多,促进 $K^+-Na^+$ 交换增多。

B. 肾小管性酸中毒:如远曲小管性酸中毒时,由于远曲小管泌 $H^+$ 功能障碍,故 $H^+-Na^+$ 交换减少,而 $K^+-Na^+$ 交换增多。

C. 盐皮质激素过多:见于原发性和继发性醛固酮增多症,由于肾远曲小管和集合管 $Na^+-K^+$ 交换增多,肾排钾增加。

D. 镁缺失:镁缺失和钾缺失常合并发生。$Mg^{2+}$ 是 $Na^+-K^+-ATP$ 酶的激活剂。镁缺失使髓袢升支肾小

管上皮细胞的 $Na^+$-$K^+$-ATP 酶失活,钾重吸收障碍而致失钾。

2)肾外失钾

A.经胃肠失钾:经胃肠道大量丢失消化液是临床上常见的失钾原因,主要见于频繁呕吐、严重腹泻、胃肠减压及肠瘘等病人,因消化液含钾量高而丢失大量钾,且大量丢失消化液可引起体液容量减少,导致继发性醛固酮增多而促进肾排钾。

B.经皮肤失钾:汗液含钾不多,一般情况下出汗不会导致低钾血症。但在高温环境中进行重体力劳动时,大量出汗能引起较多的失钾。

(3)钾进入细胞内增多

1)碱中毒:碱中毒时,细胞外液 pH 增高,$H^+$ 从细胞内转向细胞外,缓解细胞外液碱中毒,为维持体液的电荷平衡,细胞外 $K^+$ 进入细胞内。

2)某些药物:如应用胰岛素时,可促使钾离子随葡萄糖进入肝细胞和骨骼肌细胞内合成糖原。

3)家族性周期性麻痹:家族性周期性麻痹是一种少见的常染色体显性遗传病,发作时钾突然移入细胞内致使血钾浓度急剧降低,出现骨骼肌瘫痪,常从肢体远端向躯干逐步进展,不经治疗可在 6～24h 自行缓解。

2.对机体的影响 低钾血症对机体的影响与钾的生理功能密切相关,此外还取决于血清钾降低的速度和程度。

(1)与细胞代谢障碍有关的损害

1)对中枢神经系统的影响:引起中枢神经系统兴奋性降低。轻者表现为精神委靡、表情淡漠;重者出现嗜睡、昏迷等。主要是细胞内缺钾,糖代谢障碍和能量生成不足所致。

2)骨骼肌损害:当血清钾浓度低于 3mmol/L 时,可见血清肌酸磷酸激酶活性升高,提示肌细胞损伤。严重缺钾时(血清钾浓度低于 2mmol/L),若病人做剧烈运动,可出现明显的肌细胞坏死(又称横纹肌溶解)。正常时肌肉运动可引起血钾浓度升高,促进局部血管扩张而增加肌肉血流量。但严重缺钾病人做剧烈运动时,肌肉中的舒血管反应丧失,造成肌肉缺血;此外,血清钾浓度降低时 $Na^+$-$K^+$ 泵活性也降低,肌肉中糖原合成减少,能源储备不足。

3)肾损害:慢性缺钾时,肾小管上皮细胞发生肿胀、空泡变性及坏死等改变。由于远曲小管和集合管上皮细胞受损,因而肾浓缩功能低下,出现持久性多尿。

(2)与膜电位异常相关的障碍:钾参与静息膜电位和动作电位的形成,低钾血症发生时可引起膜电位异常,尤其是神经肌肉和心肌等可兴奋组织细胞的膜电位异常,从而引起相关的功能障碍。

1)对心脏的影响

A.对心肌生理特性的影响

a.自律性:自律性的产生依赖于自律细胞的 4 期自动去极化,即 $Na^+$ 内流、$K^+$ 外流随着时间的推移逐渐增多和减少。低钾血症时,心肌细胞膜对 $K^+$ 的通透性下降,$K^+$ 外流减少,自动去极化速度加快,自律性升高。

b.兴奋性:低钾血症时,心肌细胞膜对 $K^+$ 的通透性下降,$K^+$ 外流减少,达到膜两侧电化学平衡的电位差减小,即静息膜电位的绝对值减小,与阈电位的差距减小,兴奋性升高。

c.传导性:传导性与动作电位 0 期去极化的速度和幅度有关,而 0 期去极化速度又受静息膜电位大小的影响。低钾血症时,静息膜电位的绝对值减小,0 期去极化的速度降低,传导性下降。

d.收缩性:急性低钾血症时,膜对 $Ca^{2+}$ 的通透性升高,$Ca^{2+}$ 内流增多,使兴奋-收缩耦联增强,收缩性升高。但严重缺钾时,可导致心肌细胞代谢障碍,ATP 生成不足而使收缩性降低。

B.心肌电生理特性改变的心电图表现

a.T 波低平增宽:T 波反映心室肌 3 期复极化,主要是 $K^+$ 外流所致。低钾血症时,心肌细胞膜对 $K^+$ 的通透性下降,该过程延缓,则 T 波降低、平坦增宽。

b.明显的 U 波:U 波是浦肯野纤维 3 期复极化形成的,正常情况下被心室肌的复极化波(T 波)掩盖而不明显。低钾血症对浦肯野纤维的影响大于对心室肌的影响,使浦肯野纤维的复极化过程延长大于心室肌的复极化过程,则浦肯野纤维的复极化过程得以显现,出现明显的 U 波。

c.ST 段下移:ST 段反映动作电位 2 期平台期,由于缓慢的 $Ca^{2+}$ 内流和 $K^+$ 外流基本平衡,膜电位维持稳定而无升降,正常心电图表现为 ST 段与基线持平。低钾血症时,膜对 $Ca^{2+}$ 的通透性升高、对 $K^+$ 的通透性下降,$Ca^{2+}$ 内流相对增多,使 ST 段不能与基线持平而下移。

d.QRS 波群增宽:QRS 波群反映心室的去极化过程,传导性降低使心室肌去极化过程变慢,QRS 波群可增宽。

e.Q-T 间期延长:Q-T 间期反映心室肌去极化开始到复极化完成的时间,QRS 波群和 T 波均增宽,则 Q-T 间期延长。

f.心率增快和异位心律:低钾血症时,自律性升高,可出现心率增快和异位心律。

低钾血症对心肌细胞膜电位及心电图的影响见图 8-8-4。

C.心肌功能障碍的表现

a.心律失常:由于自律性升高,可出现窦性心动过速;异位起搏的插入而出现期前收缩、阵发性心

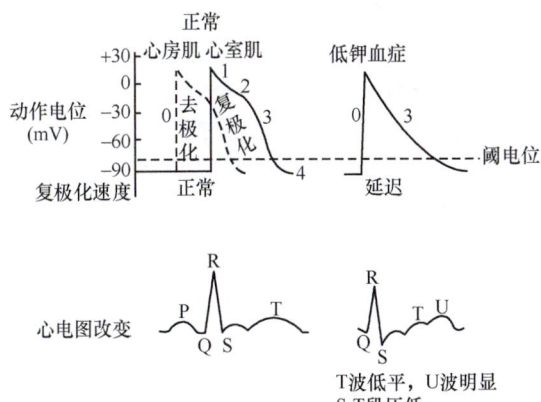

心房肌　心室肌　　低钾血症

图 8-8-4　低钾血症对心肌细胞膜电位及心电图的影响

动过速等。3 期复极化延缓所致的超常期延长加上兴奋性升高，使心律失常更容易发生。由于传导性下降，可发生房室传导阻滞，严重时引起心室纤颤动。

b. 对洋地黄类强心药物毒性的敏感性增高：洋地黄是治疗心衰的主要强心药之一，心衰病人常因 $K^+$ 摄入不足或使用利尿剂等引起缺钾和低钾血症。低钾血症时，洋地黄与 $Na^+$-$K^+$-ATP 酶的亲和力增高，可明显增大洋地黄致心律失常的毒性作用，大大降低其治疗效果而增高其毒性作用。

2）对骨骼肌的影响：一般当血清钾浓度低于 3mmol/L 时，就可出现四肢软弱无力；低于 2.5mmol/L 时，可出现松弛性瘫痪，通常下肢重于上肢，严重时累及躯干，甚至发生呼吸肌麻痹而致死。这是由于细胞外液钾浓度急剧降低，细胞内外液钾浓度比值增大，于是肌细胞静息膜电位负值增大而处于超极化状态，使肌细胞兴奋性降低，被称为"超极化阻滞"。

3）对胃肠的影响：胃肠平滑肌受累，引起胃肠运动减弱，常有恶心、呕吐和畏食等症状。严重缺钾使胃肠扩张而引起腹胀，甚至发生麻痹性肠梗阻。

（3）对酸碱平衡的影响：低血钾易诱发碱中毒。主要机制是低钾血症时，通过 $H^+$-$K^+$ 交换，$H^+$ 向细胞内、$K^+$ 向细胞外转移增多，造成肾小管上皮细胞内 $H^+$ 浓度升高而 $K^+$ 浓度降低，$Na^+$-$H^+$ 交换增强而 $Na^+$-$K^+$ 交换减弱，排 $H^+$ 增多，使尿呈酸性，出现反常性酸性尿。

3. 治疗原则

（1）防治原发病：首先消除失钾的原因，如治疗呕吐、腹泻，停用利尿剂等。

（2）补钾：补钾途径最好口服，病情危重或不能口服时，需静脉补钾，但要注意避免引起高钾血症：①补钾浓度要低（<40mmol/L）、速度要慢，每小时滴入的量一般不应超过 10mmol；②见尿补钾，而且总量

必须控制。静脉补钾病人每小时尿量应在 30ml 以上或每天尿量在 500ml 以上方可补钾；③严重缺钾时，细胞内缺钾恢复较慢，有时需补钾 4～6 日后细胞内外的钾才能达到平衡，有的严重的慢性缺钾病人需补钾 10～15 日以上；④静脉补钾时要定时测定血钾浓度，做心电图描记以进行监护。

（3）纠正水、电解质和酸碱平衡紊乱：引起低钾血症的原因中，有不少可以同时引起水和其他电解质如钠、镁等丧失，应当及时检查，一经发现就必须积极处理。如由缺镁引起的低钾血症，单纯补钾是无效的，必须同时补镁。低钾血症若伴代谢性碱中毒，因低钾血症本身可引起缺氯，宜用 KCl 纠正；若伴酸中毒，可用 $KHCO_3$ 或柠檬酸钾纠正。

（三）高钾血症

血清钾浓度高于 5.5mmol/L 时，称为**高钾血症**（hyperkalemia）。

1. 原因和机制

（1）钾摄入过多

1）经胃肠道摄钾过多：一般不会发生高钾血症，因高浓度的钾摄入会引起呕吐、腹泻，且肠道吸收 $K^+$ 有限，仅有报道为自杀性大量、快速摄入高钾溶液时导致高血钾。

2）补钾过多：静脉输液补钾过多、过快导致血钾突然升高。

3）输入大量库存血：库存 2 周的血，由于红细胞破坏，钾释放于血浆中，其血清钾浓度增加 4～5 倍，若大量输入可导致高钾血症。

（2）肾排钾减少：钾主要通过肾脏排泄，肾排钾减少是引起高钾血症的主要原因。

1）肾小球滤过率（GFR）显著下降：主要见于急性肾衰竭少尿或无尿、慢性肾衰竭末期以及因失血、休克等使血压显著下降时，均可引起 GFR 明显下降，$K^+$ 滤出减少而发生高钾血症。

2）远曲小管和集合管分泌钾减少：该段小管泌 $K^+$ 主要受醛固酮的调节，各种原因引起的醛固酮分泌不足、造成该段小管对醛固酮的反应不足及抑制醛固酮分泌的因素等，均可导致排 $K^+$ 减少而引起高钾血症。常见于肾上腺皮质功能减退、醛固酮合成障碍（先天性酶缺乏）、某些药物（如吲哚美辛）或疾病（如糖尿病、间质性肾炎等）引起的继发性醛固酮不足、该段小管对醛固酮的反应不足（如少数系统性红斑狼疮病人、肾移植后的早期等）、长期使用螺内酯或氨苯蝶啶等利尿剂。

（3）$K^+$ 转移到细胞外增多：细胞内 $K^+$ 迅速转移到细胞外，且超过肾排钾能力时，血清钾浓度增高。

1）酸中毒：细胞外 $H^+$ 浓度升高，$H^+$ 进入细胞内被缓冲，为了维持体液的电荷平衡，细胞内的 $K^+$ 转移

到细胞外,所以酸中毒时往往伴发高钾血症。

2) 高血糖合并胰岛素不足:如糖尿病时,胰岛素缺乏,出现高血糖,造成细胞外液高渗;同时糖尿病常常伴随酮体增高性酸中毒,二者均促进 $K^+$ 外移而引起高钾血症。

3) 高钾性周期性麻痹:这也是一种少见的常染色体显性遗传病,肌麻痹发作时常伴血钾升高。

4) 缺氧:缺氧时细胞能量代谢障碍、ATP 生成不足,细胞膜钠泵功能障碍,细胞外 $K^+$ 进入细胞内受阻,血清钾升高。

5) 某些药物:如 β 受体阻滞剂、洋地黄类药物中毒等通过干扰 $Na^+$-$K^+$ 功能,妨碍细胞摄钾。肌肉松弛剂氯化琥珀胆碱则可增大骨骼肌膜的 $K^+$ 通透性,钾外漏增多。

6) 重度溶血和严重创伤:如误输血型不合的血液、自体免疫性溶血等,因大量红细胞破裂释放出 $K^+$,使血清钾升高。广泛软组织损伤,损伤细胞释放大量 $K^+$,而且这种病人常伴发急性肾衰竭,肾排 $K^+$ 减少,也易发生高钾血症。

2. 对机体的影响 高钾血症对机体的影响,主要表现为对心脏的毒性作用,其次是对骨骼肌的影响。

(1) 对心脏的影响

1) 对心肌生理特性的影响

A. 自律性:高钾血症时,心肌细胞膜对 $K^+$ 的通透性升高,4 期 $K^+$ 外流增多,自动去极化速度延缓,自律性下降。

B. 兴奋性:高钾血症时,细胞内外的 $K^+$ 浓度差变小,静息膜电位负值变小,与阈电位的差距减小,兴奋性升高。但当静息膜电位减小到 $-55 \sim -60mV$ 时,快 $Na^+$ 通道失活,兴奋性反而下降,被称为"去极化阻滞"。

C. 传导性:高钾血症时,由于静息膜电位的绝对值减小,0 期去极化的速度降低,传导性下降。

D. 收缩性:细胞外液 $K^+$ 浓度升高干扰 $Ca^{2+}$ 内流,$Ca^{2+}$ 内流延缓,使兴奋-收缩耦联受到一定影响,收缩性下降。

2) 心肌电生理特性改变的心电图表现

A. T 波高尖狭窄:高钾血症时,心肌细胞膜对 $K^+$ 的通透性升高,3 期 $K^+$ 外流增多加快,则 T 波高尖而狭窄,高钾血症早期即可出现。

B. P 波和 QRS 波群振幅降低、间期增宽、S 波增深:主要由于传导性明显下降所致。心房去极化的 P 波因传导延缓变得低平,严重时无法辨认。心室去极化的 QRS 波群压低、变宽,出现宽而深的 S 波,严重高血钾时与后面的 T 波相连,此时心室停搏或室颤已迫在眼前。

C. Q-T 间期缩短:高钾血症时,因 T 波高尖狭窄,使 Q-T 间期缩短。

D. 心率减慢和心律失常:高钾血症时,自律性下降,可出现窦性心动过缓、窦性停搏。

传导性降低,出现各种类型的传导阻滞,如房室、房内、室内传导阻滞。因传导性、兴奋性异常等共同影响而出现室颤。

高钾血症对心肌细胞膜电位及心电图的影响见图 8-8-5。

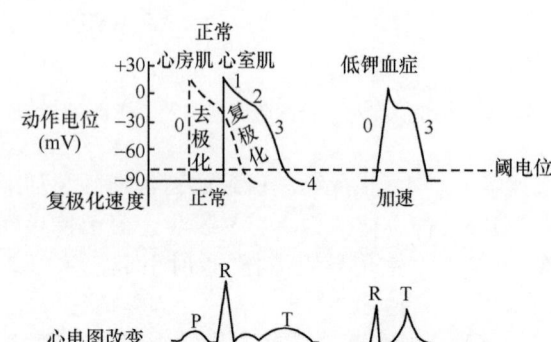

图 8-8-5 高钾血症对心肌细胞膜电位及心电图的影响

3) 心肌功能障碍的表现:主要是各种各样的心律失常,已如上述。高钾血症对机体的主要影响和威胁是一些致死性的心律失常,如心脏停搏、心室纤颤等。

(2) 对骨骼肌的影响:轻度高钾血症时,由于细胞内外钾浓度差变小,静息膜电位降低,故肌细胞兴奋性增高,临床表现有肌肉轻度震颤、手足感觉异常、肢体刺痛等。重度高钾血症时,静息膜电位极度降低,呈去极化阻滞状态,临床表现有肌肉无力、腱反射减弱或消失,甚至肌麻痹(松弛性瘫痪)。但由于高钾血症时心脏的表现非常突出,常会掩盖骨骼肌的临床表现。仅在高钾性周期性麻痹的病人会出现较典型的肌麻痹,其机制不明。

(3) 对酸碱平衡的影响:高血钾在人类易诱发代谢性酸中毒。主要机制是高钾血症时,通过 $H^+$-$K^+$ 交换,$H^+$ 向细胞外、$K^+$ 向细胞内转移增多,造成肾小管上皮细胞内 $H^+$ 浓度降低而 $K^+$ 浓度升高,$Na^+$-$H^+$ 交换减弱而 $Na^+$-$K^+$ 交换增强,排 $H^+$ 减少,使尿呈碱性,出现反常性碱性尿。

3. 防治原则

(1) 积极治疗原发病,去除引起高血钾的原因,严禁静脉内注射钾溶液等。

(2) 对抗高 $K^+$ 的心肌毒性:$Na^+$ 和 $Ca^{2+}$ 对 $K^+$ 有拮抗作用,可静脉注射 $Na^+$ 盐溶液和 $Ca^{2+}$ 剂,对抗高 $K^+$ 对心肌的毒性。

（3）促进 $K^+$ 进入细胞：葡萄糖和胰岛素静脉输入，以促进糖原合成，在糖原合成的同时细胞外 $K^+$ 进入细胞内。碳酸氢钠静脉注射可提高细胞外液 pH，也促进 $K^+$ 进入细胞。

（4）减少 $K^+$ 摄入和加速 $K^+$ 排出：禁食含钾多的食物；应用阳离子交换树脂聚磺苯乙烯口服或灌肠后，促进胃肠道内 $Na^+$-$K^+$ 交换，促进体钾排出；通过血液透析和腹膜透析使钾从体内移出。

（5）纠正电解质紊乱：在引起高钾血症的原因中，有些也可以同时引起高镁血症，故应及时检查并给予相应的处理。

# 第九节 酸碱平衡及酸碱平衡紊乱

人体的体液环境必须具有适宜的酸碱度才能维持正常的代谢和生理功能，正常人体血浆的酸碱度在范围很窄的弱碱性环境内变动，用动脉血 pH 表示是 7.35～7.45，平均值为 7.40。在生命活动过程中，机体不断地生成酸性和碱性代谢产物，并经常摄取酸性食物和碱性食物，使机体动脉血 pH 发生明显变化，但通过体内缓冲系统的缓冲作用，以及肺、肾、组织细胞的调控作用，使 pH 保持相对稳定。机体这种处理酸碱物质的含量和比例，以维持 pH 相对恒定的作用称为**酸碱平衡**。

各种原因使机体内酸或碱性物质增多或减少，或者由于肺、肾等器官对酸碱平衡的调节障碍及水和电解质代谢紊乱，均可导致血浆 $[HCO_3^-]/[H_2CO_3]$ 比值改变，称为**酸碱平衡紊乱**。在很多情况下，酸碱平衡紊乱是某些疾病或病理过程的继发性变化，一旦发生，就会使病情更加严重和复杂，对病人的生命造成严重威胁。因此，及时发现和正确处理酸碱平衡紊乱常常是临床治疗成败的关键。

## 一、体内酸和碱的来源

### （一）酸的来源

1. 挥发性酸 指凡能产生气体的酸。体内主要是 $H_2CO_3$，主要来源于糖、脂肪和蛋白质氧化分解产生的 $CO_2$，$CO_2$ 溶解于 $H_2O$ 后即生成 $H_2CO_3$。

2. 固定酸（又称非挥发酸） 是碳酸以外的酸。如蛋白质代谢产生的硫酸、磷酸和尿酸；糖酵解产生的甘油酸、丙酮酸、乳酸；有氧氧化产生的柠檬酸、酮戊二酸、琥珀酸、苹果酸、草酰乙酸；脂肪代谢产生的 β-羟丁酸、乙酰乙酸等。

### （二）碱的来源

1. 食物 蔬菜瓜果中所含的有机酸盐，如柠檬酸盐、苹果酸盐、草酸盐。

2. 代谢产生 氨基酸脱氨基生成的氨。

3. 肾小管泌氨 $NH_3+H^+→NH_4^+$。

## 二、酸碱平衡的调节

酸碱平衡的调节方式有血液缓冲系统的作用、肺调节、组织细胞的调节和肾调节（图 8-9-1）。

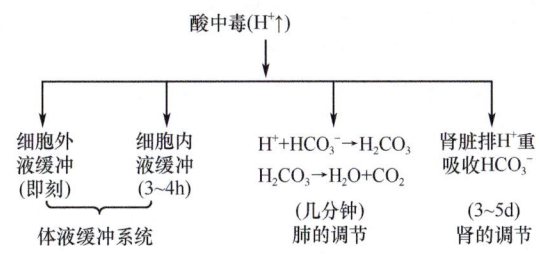

图 8-9-1 机体缓冲酸中毒的机制

### （一）血液缓冲系统的作用

血液缓冲系统由 $HCO_3^-/H_2CO_3$、$HPO_4^{2-}/H_2PO_4^-$、$Pr^-/HPr$、$Hb^-/HHb$ 和 $HbO_2^-/HHbO_2$ 组成（表 8-9-1）。$HCO_3^-/H_2CO_3$ 含量最多，缓冲能力强，决定血液 pH，$[HCO_3^-]/[H_2CO_3]$ 正常比值为 20：1。挥发酸主要由红细胞内的 $Hb^-/HHb$ 和 $HbO_2^-/HHbO_2$ 缓冲，固定酸和碱由血液中所有的缓冲对缓冲。血液缓冲系统发挥作用快，但持续时间短。

表 8-9-1 全血的五种缓冲系统

| 缓冲酸 | | 缓冲碱 |
| --- | --- | --- |
| $H_2CO_3$ | ⇌ | $HCO_3^- + H^+$ |
| $H_2PO_4^-$ | ⇌ | $HPO_3^{2-} + H^+$ |
| HPr | ⇌ | $Pr^- + H^+$ |
| HHb | ⇌ | $Hb^- + H^+$ |
| $HHbO_2$ | ⇌ | $HbO_2^- + H^+$ |

### （二）肺调节

通过改变肺泡通气量，控制由挥发酸 $H_2CO_3$ 释出的 $CO_2$ 排出量，使血浆 $HCO_3^-/H_2CO_3$ 比值接近正常，保持 pH 稳定。呼吸之所以能调节 $PaCO_2$，是因为呼吸中枢化学感受器对 $PaCO_2$ 变动非常敏感，当 $PaCO_2$ 在 40～80 mmHg 范围内升高时，$CO_2$ 虽不能直接刺激中枢的化学感受器，但可以改变脑脊液的 pH，使 $H^+$ 增加，刺激位于延髓腹外侧表面对 $H^+$ 有极高反应的中枢化学感受器，从而兴奋呼吸中枢，明显增加肺的通气量。$PaO_2$ 为 30～60 mmHg、pH↓、$PaCO_2$↑时可刺激颈动脉体和主动脉体外周化学感受器，使呼吸中枢兴奋，肺通气量增加。$PaCO_2$↑>80 mmHg、$PaO_2$<30 mmHg 时，呼吸中枢抑制。肺调节发挥作用快而强。

（三）组织细胞的调节

红细胞内含 $Hb^-/HHb$ 和 $HbO_2^-/HHbO_2$ 等缓冲对，通过 $H^+$-$K^+$ 交换和 $H^+$-$Na^+$ 交换，细胞外液的 $H^+$ 进入细胞内，细胞内液的 $K^+$ 和 $Na^+$ 移出细胞外；同时，通过 $Cl^-$-$HCO_3^-$ 交换，细胞内液的 $HCO_3^-$ 移出细胞外，细胞外液的 $Cl^-$ 进入细胞内。当强酸进入机体时，约有 60% 的 $H^+$ 依靠细胞内缓冲系统来缓冲。机体大量组织细胞内液是酸碱平衡的缓冲池，细胞的缓冲作用主要是通过上述细胞膜内外离子交换实现的。如细胞外液 $H^+$ 增加时，通过 $H^+$-$K^+$ 交换，$H^+$ 弥散入细胞内，在细胞内缓冲，而细胞内 $K^+$ 则移出细胞外，所以酸中毒时，往往有高血钾。$Cl^-$-$HCO_3^-$ 的交换也很重要，因为 $Cl^-$ 是可以自由交换的阴离子，当 $HCO_3^-$ 升高时，它的排泄只能由 $Cl^-$-$HCO_3^-$ 交换来完成。组织细胞的调节作用强，但需要 3~4h 后才能充分实现。

此外，肝可以通过尿素的合成清除 $NH_3$ 而调节酸碱平衡，酸中毒时骨骼钙盐的分解有利于对 $H^+$ 的缓冲，如：$Ca_3(PO_4)_2+4H^+\rightarrow3Ca^{2+}+2H_2PO_4^-$。

（四）肾的调节

肾主要通过泌 $H^+$、排 $NH_4^+$ 排出固定酸，重吸收 $HCO_3^-$ 即保碱，实现对酸碱平衡的调节（图8-9-2）。肾的调节慢，常在几个小时后才开始出现，几天后才能充分发挥调节作用。

# 三、反映酸碱平衡状况的常用指标及意义

（一）pH

1. 概念　是动脉血中 $H^+$ 浓度的负对数。通常用 pH 表示，其大小取决于 $[HCO_3^-]/[H_2CO_3]$ 的比值，pH 正常值为 7.35~7.45（平均为 7.4，此时 $[HCO_3^-]/[H_2CO_3]=20/1$）。

2. 意义　pH 是判断酸碱平衡紊乱是否有效代偿的指标。

（1）pH<7.35：表示失代偿酸中毒，见于失代偿性呼吸性酸中毒、失代偿性代谢性酸中毒、代谢性酸中毒合并呼吸性酸中毒。

（2）pH >7.45 表示失代偿碱中毒，见于失代偿性呼吸性碱中毒、失代偿性代谢性碱中毒、代谢性碱中毒合并呼吸性碱中毒。

（3）pH 介于 7.35~7.45：表示正常、代偿性酸或碱中毒、混合性酸碱紊乱。

（二）$PaCO_2$

1. 概念　指物理溶解在血浆中的 $CO_2$ 分子所产生的压力（张力）。$PaCO_2$ 正常值为 33~46（平均为 40）mmHg 或 4.39~6.25（平均为 5.32）kPa，$PaCO_2$ 直接取决于肺泡的通气量。

2. 意义　$PaCO_2$ 是反映呼吸性酸碱紊乱的重要指标。

（1）$PaCO_2$ > 40 mmHg，表示有呼吸性酸中毒或代偿后的代谢性碱中毒。

（2）$PaCO_2$ < 40 mmHg，表示有呼吸性碱中毒或代偿后的代谢性酸中毒。

（三）SB

1. 概念　指标准碳酸氢盐（Standard bicarbonate, SB），是血液温度为 38℃、血红蛋白氧饱和度为 100%、$PaCO_2$ 为 5.32kPa 的气体平衡条件下测得的血浆 $HCO_3^-$ 浓度。SB 正常值为 22~27mmol/L（平均为 24mmol/L）。

2. 意义　标准化后的 $HCO_3^-$ 浓度不受呼吸的影响，所以可作为判断代谢性因素的指标。

（1）SB 降低，见于代谢性酸中毒和呼吸性碱中毒肾代偿。

（2）SB 升高，见于代谢性碱中毒和呼吸性酸中毒肾代偿。

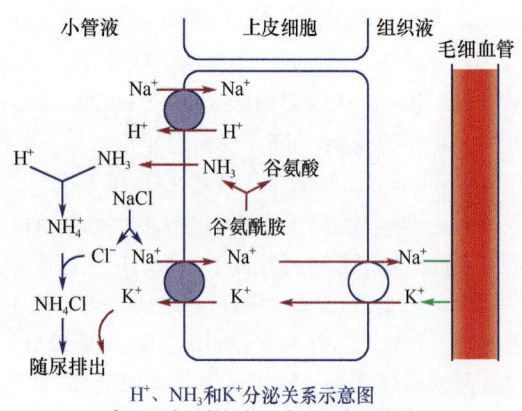

$H^+$、$NH_3$ 和 $K^+$ 分泌关系示意图
实心圆表示转运体，空心圆表示钠泵

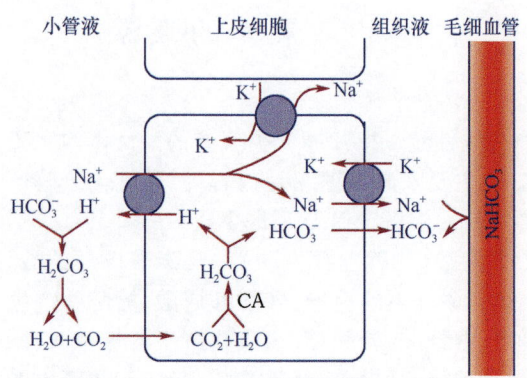

$HCO_3^-$ 的重吸收示意图
CA：碳酸酐酶　红色圆表示转运体，蓝色圆表示钠泵

图8-9-2　肾泌 $H^+$、排 $NH_4^+$、重吸收 $HCO_3^-$ 示意图

（四）AB

1. 概念 指实际碳酸氢盐（actual bicarbonate，AB），是指隔绝空气的血液标本，在实际 $PaCO_2$、体温和血氧饱和度条件下测得的血浆 $HCO_3^-$ 浓度。正常时，AB＝SB。

2. 意义 实际碳酸氢盐受呼吸和代谢两方面因素的影响，所以将其与 SB 结合起来分析。

（1）AB＝SB 且两者数值皆正常，表示酸碱平衡相对稳定；两者都低于正常，表示代谢性酸中毒未经代偿；两者都高于正常，表示代谢性碱中毒未经代偿。

（2）AB＞SB，则表明 $PaCO_2$＞40mmHg（5.32kPa），可见于呼吸性酸中毒及代偿后的代谢性碱中毒。

（3）AB＜SB，提示 $PaCO_2$＜40mmHg，见于呼吸性碱中毒或代偿后的代谢性酸中毒。

（五）BE

1. 概念 指碱剩余（base excess，BE），是在标准条件下（体温 38℃，$PaCO_2$40mmHg，血红蛋白百分之百氧合）用酸或碱滴定人体 1 升全血或血浆到 pH＝7.4 时，所用酸或碱的摩尔数。正常值为 -3.0～+3mmol/L。若用酸滴定，说明血中碱的含量增多，即存在碱剩余，所得数值用正值表示，是真正的碱剩余；若用碱滴定，说明血中碱含量不足，即存在碱不足，所得数值用负数表示。

2. 意义 碱剩余由于已排除呼吸因素的影响，所以是反映代谢因素的重要指标。

（1）BE 负值增大，表示代谢性酸中毒或代谢性酸中毒经肾代偿后的呼吸性碱中毒。

（2）BE 正值增大，表示代谢性碱中毒或代谢性碱中毒经肾代偿后的呼吸性酸中毒。

（六）BB

1. 概念 指缓冲碱（buffer base，BB），是血液中一切具有缓冲作用的负离子碱的总和，包括血浆和红细胞中的 $HCO_3^-$、$Hb^-$、$HbO_2^-$、$Pr^-$ 和 $HPO_4^{2-}$。正常值为 45～52mmol/L（平均为 48mmol/L）。

2. 意义 缓冲碱是反映代谢因素的指标，$PaCO_2$ 的高低对其无明显影响。

（1）BB 降低，见于代谢性酸中毒。

（2）BB 升高，见于代谢性碱中毒。

（七）AG

1. 概念 指阴离子间隙（anion gap，AG），是血浆中未测定的阴离子（UA）与未测定的阳离子（UC）之间的差值，即 AG＝UA-UC。

人体细胞外液中存在阴阳两种离子，它们在血清中的量相等，因而呈电中性。在临床实践中并不全部测定这些离子，通常只测钠、钾、氯和 $HCO_3^-$ 四种，因此人们把这四种叫测量的离子，其余的称未测量的离子。由于钾离子在血清中含量低，数值又较稳定，又可将它列入未测定离子。

$$UA+(Cl^-+HCO_3^-)=UC+Na^+$$
$$UA-UC=Na^+-(Cl^-+HCO_3^-)$$
$$AG=Na^+-(Cl^-+HCO_3^-)$$

根据上式，"阴离子间隙"就是血清中钠阳离子减去氯和碳酸氢根阴离子的差。分别将 $Na^+$、$Cl^-$ 和 $HCO_3^-$ 的正常值代入上述公式。

$$AG=140-(104+24)=12mmol/L$$

即 AG 的正常值为 12mmol/L，波动范围是 $12±2mmol/L$（图 8-9-3）。

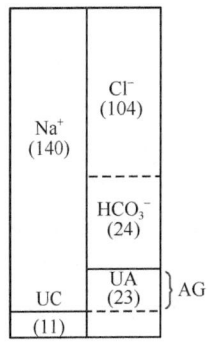

图 8-9-3 血浆阴离子间隙示意图

2. 意义 AG＞16mmol/L，作为判断是否有 AG 增高代谢性酸中毒的界限。

（1）AG 增高，见于磷酸盐和硫酸盐潴留、乳酸堆积、酮体过多、水杨酸中毒、甲醇中毒等代谢性酸中毒。此外，AG 增高还可见于与代谢性酸中毒无关的情况下，如急性脱水、骨髓瘤、使用大量含钠盐的药物、输入白蛋白等。

（2）AG 降低，常见低蛋白血症及高钾钙镁症。

## 四、酸碱平衡紊乱的类型

（一）单纯型酸碱平衡紊乱

1. 代谢性酸中毒 是指细胞外液 $H^+$ 增加和（或）$HCO_3^-$ 丢失而引起的以血浆 $HCO_3^-$ 减少为特征的酸碱平衡紊乱，简称代酸。

2. 呼吸性酸中毒 是指 $CO_2$ 排出障碍或吸入过多引起的以血浆 $H_2CO_3$ 浓度升高为特征的酸碱平衡紊乱，简称呼酸。

3. 代谢性碱中毒 是指细胞外液碱增多或 $H^+$ 丢失而引起的以血浆 $HCO_3^-$ 增多为特征的酸碱平衡紊乱，简称代碱。

4. 呼吸性碱中毒 是指肺通气过度引起的血浆 $H_2CO_3$ 浓度原发性减少为特征的酸碱平衡紊乱，简称呼碱。

（二）混合型酸碱平衡紊乱

1. 概念　同一个体内发生两种或两种以上原发性酸碱失衡称为混合性酸碱平衡紊乱。

2. 类型

（1）双重酸碱平衡紊乱：①呼酸合并代酸或呼碱合并代碱；②呼酸合并代碱或呼碱合并代酸；③代酸合并代碱。

（2）三重：①呼酸合并代酸和代碱；②呼碱合并代酸和代碱。

# 五、单纯型酸碱平衡紊乱

（一）代谢性酸中毒

1. 原因和机制

（1）体内产酸增多且超过肾脏排泄能力，酸在体内蓄积：见于酮症酸中毒、乳酸酸中毒、水杨酸中毒和 $NH_4Cl$、$HCl$ 等酸性药物摄入过多。

（2）体内产酸正常，但肾衰竭使肾排酸减少：见于肾功能不全或尿毒症酸中毒使酸性产物潴留。

（3）体内碱储备减少或丢失增多，使血浆中 $[HCO_3^-]$ 减少：见于肾小管酸中毒和小肠、胆道、胰腺引流等。

2. 分型　根据 AG 值变化，分为 AG 增高型代酸和 AG 正常型代酸（图8-9-4）。

（1）AG 增高型代酸：各种原因使机体固定酸产生过多或排出障碍的代谢性酸中毒。

（2）AG 正常型代酸：各种原因使血浆 $[HCO_3^-]$ 原发性减少的代谢性酸中毒。

3. 机体的代偿调节

（1）血液缓冲：$H^+ + HCO_3^- \rightarrow H_2CO_3 \rightarrow H_2O + CO_2$，$CO_2$ 由肺呼出，使血浆中 $HCO_3^-$ 不断地被消耗。

（2）肺的代偿：①$H^+ \uparrow \rightarrow$ 颈/主动脉体化学感受器兴奋 $\rightarrow$ 呼吸中枢兴奋 $\rightarrow$ 肺通气量 $\uparrow \rightarrow$ 血浆 $H_2CO_3 \downarrow$（或 $PaCO_2 \downarrow$）$\rightarrow [HCO_3^-]/[H_2CO_3]$ 的比值接近正常 $\rightarrow$ pH 趋向正常。②$[CO_2] \uparrow \rightarrow$ 延髓中枢化学感受器兴奋 $\rightarrow$ 呼吸中枢兴奋 $\rightarrow$ 呼吸深快 $\rightarrow CO_2$ 排出 $\uparrow$。

（3）细胞内外离子交换：酸中毒时，约有 60% 的 $H^+$ 可在细胞内得到缓冲。$[H^+] \uparrow \rightarrow$ 与细胞内的 $Na^+$（约 2/3）和 $K^+$（约 1/3）进行离子交换 $\rightarrow$ 细胞外液 $Na^+$ 与 $K^+$ 增高 $\rightarrow$ 高钾血症。进入细胞的 $H^+$ 由细胞内液的缓冲碱（$HCO_3^-$、$Hb$、$Pr^-$、$HPO_4^{2-}$ 等）缓冲。此外，慢性酸中毒时还可使骨中骨盐溶解度增加，并进入血液参与对 $H^+$ 的缓冲。

（4）肾的代偿：加强泌 $H^+$、泌 $NH_4^+$ 和重吸收 $HCO_3^-$。肾脏排酸保碱功能增强，是慢性酸中毒的重要代偿方式，肾功能不全的病人，会出现明显的代酸。①$NaHCO_3$ 重吸收增强：$CO_2 + H_2O \rightarrow H_2CO_3 \rightarrow H^+ + HCO_3^-$，$Na^+$-$H^+$ 交换增加，使 $Na^+$、$HCO_3^-$ 重吸收增多。②尿液酸化加强：交换到小管液中的 $H^+$ 与弱酸根离子（主要是 $HPO_4^{2-}$）结合，使尿液被酸化。$H^+ + HPO_4^{2-} \rightarrow H_2PO_4^-$，正常人约有 40% 的代谢性 $H^+$ 通过这种方式排出。③氨的排出增多：$NH_3 + H^+ \rightarrow NH_4^+$，正常人约有 60% 的代谢性 $H^+$ 通过 $NH_4^+$ 排出。

$[HCO_3^-]/[H_2CO_3] \approx 20/1$，pH 正常或表示代偿性代酸；$[HCO_3^-]/[H_2CO_3] < 20/1$，pH 降低或表示失代偿性代酸。

4. 代谢性酸中毒时酸碱平衡主要指标的改变

$HCO_3^-$ 原发性 $\downarrow$，AB $\downarrow$，SB $\downarrow$，BB $\downarrow$，AB < SB，BE 负值 $\uparrow$，pH $\downarrow$，AG $\uparrow$，呼吸代偿时 $PaCO_2$ 继发降低。

5. 机体机能代谢改变

（1）呼吸系统：呼吸加深加快（呼吸代偿）。

（2）中枢神经系统：中枢抑制（表现为乏力、头晕、迟钝、嗜睡、意识障碍和昏迷）、呼吸和（或）心血管运动中枢麻痹而死亡。出现中枢神经系统机能代谢改变的原因如下。

1）酸中毒时，脑组织中谷氨酸脱羧酶活性增强（此酶最适 pH 为 6.5），使 γ-氨基丁酸（GABA）生成增高，GABA 为中枢抑制性递质之一，使兴奋传导受抑制。

2）酸中毒时，生物氧化酶类活性受抑制 $\rightarrow$ 氧化磷酸化过程 $\downarrow \rightarrow$ ATP $\downarrow$，使脑供能不足。

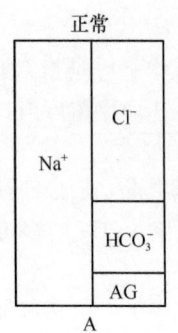
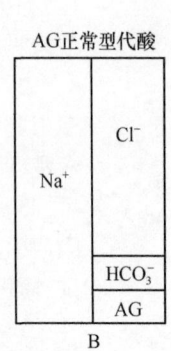
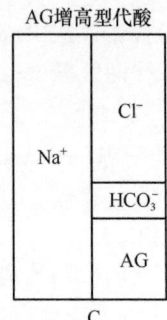

图 8-9-4　正常和代谢性酸中毒时阴离子间隙示意图

（3）心血管系统表现

1）心律失常：$H^+\uparrow\rightarrow$胞内$K^+$排出和肾排$K^+\downarrow\rightarrow$高钾血症→心律失常。

2）心肌收缩力降低：$H^+\uparrow\rightarrow$生物氧化酶受抑制$\rightarrow ATP\downarrow$；高钾血症$\rightarrow Ca^{2+}$内流$\downarrow\rightarrow$兴奋-收缩耦联障碍，$H^+$与$Ca^{2+}$竞争心肌肌钙蛋白的钙受体$\rightarrow Ca^{2+}$与肌钙蛋白结合$\downarrow\rightarrow$心肌收缩力$\downarrow$。

3）休克：$H^+$使阻力血管对儿茶酚胺敏感性降低而松弛，引起血管扩张，使血压下降，甚至发生休克。

（4）骨骼系统：慢性代酸$\rightarrow H^+$进入骨细胞被缓冲$\rightarrow$释放硫酸钙或磷酸钙$\rightarrow$骨骼脱钙$\rightarrow$成人软骨病，儿童佝偻病，多见于慢性肾衰和肾小管性酸中毒。

6. 防治及护理的病理生理学基础

（1）防治原发病。

（2）纠酸：首选的碱性药物是碳酸氢钠，补碱的剂量和方法，应根据酸中毒的严重度区别对待，一般主张在血气监护下分次补碱，补碱量宜小不宜大，一般轻度代谢性酸中毒$HCO_3^->16mmol/L$时，可少补，甚至不补，因为肾有排酸保碱的能力，约有50%的酸要靠非碳酸氢盐缓冲系统来调节。其他碱性药物如乳酸钠等也是常用来治疗代谢性酸中毒的药物，通过肝可转化为$HCO_3^-$，但肝功能不良或乳酸酸中毒时不能使用。

（3）纠正水、电解质紊乱：纠正酸中毒的同时，应注意同时纠正水、电解质紊乱。如纠正低血钾和低血钙，如严重腹泻造成的酸中毒时由于细胞内$K^+$外流，往往掩盖了低血钾，补碱纠正酸中毒后，$K^+$又返回细胞内，可明显地出现低血钾。酸中毒时游离钙增多，酸中毒纠正后，游离钙明显减少，有时可出现手脚抽搐，因为$Ca^{2+}$与血浆蛋白在碱性条件下可生成结合钙，使游离钙减少，而在酸性条件下，结合钙又可离解为$Ca^{2+}$与血浆蛋白，使游离钙增多。

（4）恢复有效循环血量，改善肾功能。

（二）呼吸性酸中毒

1. 原因和机制

（1）$CO_2$排出受阻：多见于呼吸中枢抑制、呼吸肌麻痹、呼吸道阻塞、胸廓和肺部疾患等外呼吸障碍，少见于呼吸机使用不当。

（2）$CO_2$吸入增加：通风不良，空气中$CO_2$浓度较高，见于矿井、防空洞内。

2. 机体的代偿调节 呼吸性酸中毒时由于肺通气功能障碍，所以呼吸系统往往不能发挥代偿作用，产生的大量$H_2CO_3$（或$PaCO_2$）也不能靠碳酸氢盐缓冲系统缓冲，而主要靠血液非碳酸氢盐缓冲系统和肾代偿。

（1）急性呼吸性酸中毒：急性呼酸一般是指24h以内的$CO_2$潴留。急性呼吸性酸中毒时，由于$CO_2$在体内潴留，使血浆$H_2CO_3$浓度不断升高，而$HCO_3^-$对$H_2CO_3$并无缓冲能力，故细胞内外离子交换和细胞内缓冲是急性呼酸的主要代偿方式。$H^+$与细胞内$K^+$进行交换，进入细胞内的$H^+$可被蛋白质缓冲，血浆$HCO_3^-$浓度可有所增加，有利于维持$[HCO_3^-]$与$[H_2CO_3]$的比值；此外血浆中的$CO_2$通过弥散迅速进入红细胞，并在碳酸酐酶的催化下生成$H_2CO_3$，而$H_2CO_3$又解离为$H^+$和$HCO_3^-$，$H^+$主要被血红蛋白和氧合血红蛋白缓冲，而$HCO_3^-$则进入血浆与$Cl^-$交换，又使血浆中$HCO_3^-$浓度有所增加。但这种离子交换和缓冲十分有限，往往$PaCO_2$每升高10mmHg（1.3kPa），血浆$HCO_3^-$仅增加$0.7\sim1mmol/L$，不足以维持$[HCO_3^-]/[H_2CO_3]$的正常比值，所以急性呼吸性酸中毒时pH往往低于正常值，呈失代偿状态。

（2）慢性呼吸性酸中毒：慢性呼酸一般是指持续24h以上的$CO_2$潴留。肾脏代偿是慢性呼酸的主要代偿方式。慢性呼吸性酸中毒时，由于肾的代偿，可以呈代偿性的。由于$PaCO_2$和$H^+$浓度升高，可增强肾小管上皮细胞内碳酸酐酶和线粒体中谷氨酰胺酶活性，促使小管上皮排泌$H^+$和$NH_4^+$，同时增加对$HCO_3^-$的重吸收。这种作用的充分发挥常需$3\sim5$天才能完成，因此急性呼吸性酸中毒来不及代偿，而在慢性呼吸性酸中毒时，由于肾的保碱作用较强大，而且随$PaCO_2$升高，$HCO_3^-$也呈比例增高，大致$PaCO_2$每升高10mmHg（1.3kPa），血浆$HCO_3^-$浓度增高$3.5\sim4.0mmol/L$，能使$[HCO_3^-]/[H_2CO_3]$比值接近20:1，因而在轻度和中度慢性呼吸性酸中毒时有可能代偿。

3. 呼吸性酸中毒时酸碱平衡主要指标的改变 $PaCO_2$原发性增高，通过肾等代偿后，代谢性指标继发性增加，AB、SB、BB值均升高，BE正值增大，AB>SB。通过上述代偿调节，如能维持血浆pH于正常范围内，则称为代偿性呼吸性酸中毒；如经代偿调节后血浆pH仍低于正常，则为失代偿性呼吸性酸中毒。

4. 对机体的影响 呼吸性酸中毒时，由于$PaCO_2$升高可引起一系列血管运动和神经精神方面的障碍。

（1）$CO_2$直接舒张血管的作用：$CO_2$有直接扩血管作用，但高浓度$CO_2$能刺激血管运动中枢，间接引起血管收缩，其强度大于直接的扩血管作用。由于脑血管壁上无$\alpha$受体，故$CO_2$潴留可引起脑血管舒张，脑血流量增加，常引起持续性头痛，尤以夜间和晨起更严重。

（2）对中枢神经系统功能的影响：呼酸时中枢神经系统功能障碍要比代酸更为显著，因为$CO_2$引起脑血管扩张，脑血流量增加，使颅内压增高；同时，$CO_2$使脑脊液中pH降低，均造成中枢抑制现象。早期症状包括头痛、不安、焦虑。当$PaCO_2>10.7kPa$（80mmHg）时，进一步出现烦躁不安、言语不清、扑翼样震颤、精神错乱、嗜睡、抽搐、呼吸抑制等,称为二氧化碳麻醉。

（3）心血管系统:除与代酸相同的表现外,呼酸常同时伴有缺氧,可使肺小动脉收缩,引起肺动脉高压。

5. 防治及护理的病理生理学基础

（1）病因学治疗:如去除呼吸道梗阻使之通畅或解痉,使用呼吸中枢兴奋药或人工呼吸器,对慢性阻塞性肺疾患采用控制感染、强心、解痉和祛痰。

（2）发病学治疗:发病学治疗原则是改善通气功能,使 $PaCO_2$ 逐步下降,但对肾代偿后代谢因素也增高的病人,切忌过急地使用人工呼吸器使 $PaCO_2$ 迅速下降到正常,因肾对 $HCO_3^-$ 升高的代偿功能还来不及作出反应,结果又会出现代谢性碱中毒,使病情复杂化。更应避免过度人工通气,使 $PaCO_2$ 降低到更危险的严重呼吸性碱中毒情况。

呼吸性酸中毒时,由于有肾保碱的代偿作用,$HCO_3^-$ 本来已经很高,应该慎用碱性药物,特别是通气尚未改善前,错误地使用碱性药物,也可引起代谢性碱中毒,并使呼吸性酸中毒病情加重,使高碳酸血症更进一步加重。

（三）代谢性碱中毒

1. 原因和机制

（1）$H^+$ 丢失,血浆 $HCO_3^-$ 原发性升高:$H^+$ 是由细胞内 $H_2CO_3$ 解离生成的,因此每丢失 1mmol 的 $H^+$,必然同时生成 1mmol $HCO_3^-$,后者返回血液引起 $HCO_3^-$ 增多,造成代谢性碱中毒。$H^+$ 丢失见于经胃丢失（如剧烈呕吐及胃液抽吸引起含 HCl 胃液大量丢失）、经肾丢失（如应用利尿药、盐皮质激素过多）。

（2）$HCO_3^-$ 过量负荷:消化道溃疡病病人服用过多的 $NaHCO_3$,或矫正代谢性酸中毒时过多过快滴注 $NaHCO_3$ 之后;大量输入含柠檬酸盐抗凝的库存血;脱水时只丢失 $H_2O$ 和 NaCl,造成浓缩性碱中毒。

（3）$H^+$ 向细胞内移动:低钾血症时因细胞外液 $K^+$ 浓度降低,引起细胞内 $K^+$ 向细胞外转移,同时细胞外 $H^+$ 向细胞内移动,发生代谢性碱中毒。此时,细胞内 $H^+$ 增多,肾泌 $H^+$ 增多,尿液呈酸性称为反常性酸性尿。

2. 代谢性碱中毒时酸碱平衡主要指标的改变 $HCO_3^-$ 原发性升高,AB、SB 及 BB 均升高,BE 正值增大,pH↑。

3. 对机体的影响　轻度代谢性碱中毒病人通常无症状,或出现与碱中毒无直接关系的表现,如因细胞外液量减少而引起的无力、肌痉挛、直立性眩晕;因低钾血症引起的多尿、口渴等。但是,严重的代谢性碱中毒则可出现许多功能代谢变化。

（1）中枢神经系统功能改变:严重代谢性碱中毒病人常有烦躁不安、精神错乱、谵妄、意识障碍等中枢神经系统兴奋症状。其发生机制可能主要是抑制性神经介质 γ-氨基丁酸减少,出现中枢神经系统兴奋所致。

（2）血红蛋白氧离曲线左移:血液 pH 升高可使血红蛋白与 $O_2$ 的亲和力增强,血氧饱和度增加,血红蛋白氧离曲线左移,血红蛋白不易将结合的 $O_2$ 释出,从而造成组织供氧不足,加重中枢神经系统和肌肉等方面的症状。

（3）神经肌肉的应激性增高:严重的急性碱中毒时,可出现面部和机体肌肉抽动,手足抽搐和惊厥等症状。一般认为其发生机制是由于 pH 升高引起的血浆中游离钙（$Ca^{2+}$）浓度降低所致。如病人伴有低钾血症,可出现肌肉软弱无力,麻痹等症状,因而可掩盖碱中毒的影响。

（4）低钾血症:代谢性碱中毒时常伴有低钾血症。这是由于碱中毒时,细胞外 $H^+$ 浓度降低,细胞内 $H^+$ 逸出而细胞外 $K^+$ 向细胞内移动;同时,由于肾小管上皮细胞排 $H^+$ 减少,故 $H^+-Na^+$ 交换减弱而 $K^+-Na^+$ 交换增强,使排 $K^+$ 增多导致低钾血症。低钾血症除可引起神经肌肉症状外,严重时还可以引起心律失常。

（5）代谢性碱中毒时,pH 升高,脑脊液 $[H^+]$ 降低,呼吸中枢抑制。

（四）呼吸性碱中毒

1. 原因和机制　肺通气过度是各种原因引起呼吸性碱中毒的基本发生机制。

（1）低氧血症:外呼吸障碍如肺炎、间质性肺疾病、肺水肿等,以及吸入气氧分压过低,均可因 $PaO_2$ 降低而引起通气过度。

（2）肺疾患:许多肺疾患可以引起呼吸性碱中毒,如肺炎、肺梗死、间质性肺疾病等,其发生机制与低氧血症有关。

（3）呼吸中枢受到直接刺激:精神性通气过度见于癔症发作时过度通气、中枢神经系统疾病如脑血管障碍、脑炎、脑外伤及脑肿瘤等均可刺激呼吸中枢引起过度通气。某些药物如水杨酸、氨可直接兴奋呼吸中枢致通气增强。革兰阴性杆菌败血症也是引起过度通气的常见原因。高热、甲状腺功能亢进等因机体代谢过高可使肺通气功能增强。

（4）人工呼吸机使用不当:常见通气量过大而引起严重呼吸性碱中毒。

2. 呼吸性碱中毒时酸碱平衡主要指标的改变 $PaCO_2$ 原发性下降,通过肾等代偿后,代谢性指标继发性下降,AB、SB、BB 值均降低,BE 负值增大,AB<SB,pH 升高。

表 8-9-2 单纯型酸碱平衡紊乱发病环节及检测指标变化的比较

| 比较项目 | 代谢性酸中毒 | 呼吸性酸中毒 | 代谢性碱中毒 | 呼吸性碱中毒 |
|---|---|---|---|---|
| 原因 | 酸潴留或碱丧失 $H^+\uparrow/NaHCO_3\downarrow$ | 通气不足 $H_2CO_3\uparrow$ | 碱潴留或丧失 $H^+\downarrow/NaHCO_3\uparrow$ | 通气过度 $H_2CO_3\downarrow$ |
| 原发环节 | $\dfrac{[NaHCO_3]}{[H_2CO_3]}\downarrow\left(\leqslant\dfrac{20}{1}\right)$ | | $\dfrac{[NaHCO_3]}{[H_2CO_3]}\uparrow\left(\geqslant\dfrac{20}{1}\right)$ | |
| 检测指标 | | | | |
| 血浆 pH | 正常或↓ | | 正常或↑ | |
| $PaCO_2$ | ↓ | ↑↑ | ↑ | ↓↓ |
| $HCO_3^-$ | ↓↓ | ↑（慢性） | ↑↑ | ↓（慢性） |
| 尿液 pH | ↓或↑ | | ↑或↓ | |

3. 对机体的影响 呼吸性碱中毒对机体的影响与代谢性碱中毒相同,且比代碱更易出现眩晕,四肢及口周围感觉异常,意识障碍及抽搐等。

## 六、单纯型酸碱平衡紊乱的判断方法

病人的病史、临床表现、血清电解质检查和 AG 值为判断单纯型酸碱平衡紊乱提供了重要参考,但血气检测结果是判断单纯型酸碱平衡紊乱的决定性依据,可通过以下血气分析规律作出临床诊断。

1. 根据 pH 或 $H^+$ 变化可判断是酸中毒还是碱中毒 凡 pH<7.35 为酸中毒;凡 pH>7.45 为碱中毒。

2. 根据病史和原发性失衡可判断是呼吸性失衡还是代谢性失衡 如原发 $PaCO_2\uparrow$ 引起 pH↓,称为呼吸性酸中毒;如原发 $PaCO_2\downarrow$ 引起 pH↑,称为呼吸性碱中毒;如原发 $HCO_3^-\downarrow$ 引起 pH↓,称为代谢性酸中毒;如原发 $HCO_3^-\uparrow$ 引起 pH↑,称为代谢性碱中毒。

各种单纯型酸碱平衡紊乱的发病环节及检测指标变化见表 8-9-2。

3. 根据代偿规律判断 代偿规律是代谢性酸碱失衡主要靠肺代偿,而呼吸性酸碱失衡主要靠肾代偿(表 8-9-3)。

表 8-9-3 单纯型酸碱平衡紊乱的代偿

| 类型 | 原发性变化 | 继发性代偿 |
|---|---|---|
| 代谢性酸中毒 | $[HCO_3^-]\downarrow\downarrow$ | $PaCO_2\downarrow$ |
| 代谢性碱中毒 | $[HCO_3^-]\uparrow\uparrow$ | $PaCO_2\uparrow$ |
| 呼吸性酸中毒 | $PaCO_2\uparrow\uparrow$ | $[HCO_3^-]\uparrow$ |
| 呼吸性碱中毒 | $PaCO_2\downarrow\downarrow$ | $[HCO_3^-]\downarrow$ |

## 第十节 肾功能衰竭

**肾功能衰竭**(renal failure)是指各种病因引起的肾脏泌尿功能严重障碍,使代谢产物、药物和毒物不能充分排出体外,以致产生水、电解质和酸碱平衡紊乱,并伴有肾脏内分泌功能障碍的综合征。

肾功能不全是指各种病因引起的肾功能障碍从轻到重的全过程。肾功能衰竭与肾功能不全的本质相同,只是程度有别。肾功能衰竭是肾功能不全的晚期阶段,根据其发病的缓急和病程的长短,可分为急性肾功能衰竭和慢性肾功能衰竭。

## 一、急性肾功能衰竭

**急性肾功能衰竭**(acute renal failure,ARF)是由于肾小球滤过率急剧减少,或肾小管发生变性、坏死而引起的一种严重的急性病理过程。临床表现主要有少尿、水中毒、高钾血症、代谢性酸中毒和氮质血症等。急性肾功能衰竭起病急骤,病程短,往往几天到几周内即可出现尿毒症。但如处理及时有效,部分病人可完全康复。

(一)病因与分类

1. 病因 根据解剖部位将引起急性肾功能衰竭的病因分为肾前、肾性和肾后三种(图 8-10-1)。

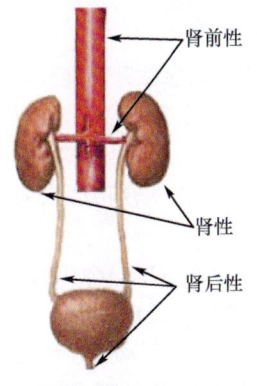

图 8-10-1 急性肾功能衰竭病因示意图

(1)肾前病因:常见于各型休克早期。由于大失血、重度脱水、急性心力衰竭、大面积烧伤、严重感染及错用血管收缩药等原因,引起有效循环血量减少和肾血管强烈收缩,导致肾灌注不足,肾小球滤过率显著下降而发生急性肾功能衰竭。

（2）肾性病因：由肾实质病变引起。肾实质包括肾小球、肾小管、肾间质和肾血管等。临床上以急性肾小管坏死引起的急性肾功能衰竭多见。

1）急性肾小管坏死：主要原因是持续性肾缺血和肾毒物。

A. 持续性肾缺血：各型休克未及时抢救而发生持续性肾缺血时，可引起肾小管坏死。

B. 肾毒物：重金属（如汞、砷、铋、铅）、有机毒物（如四氯化碳、甲醇）、药物（如新霉素、庆大霉素、卡那霉素、多粘菌素、先锋霉素、磺胺等）、生物性毒物（如蛇毒、蕈毒、生鱼胆）和其他毒素（如内毒素、代谢产物）等，这些毒物经肾排泄时可直接损害肾小管，引起肾小管上皮细胞变性、坏死。

2）肾小球、肾间质和肾血管病变：如急性肾小球肾炎、狼疮性肾炎、肾盂肾炎、恶性高血压等，均可引起弥漫性肾实质损害，导致急性肾功能衰竭。

（3）肾后病因：见于肾以下尿路（从肾盏到尿道口）梗阻。如泌尿道结石或肿瘤、泌尿道周围肿物压迫、泌尿道狭窄等。

2. 分类

（1）根据病因发生部位分：肾前性、肾性、肾后性 ARF。

（2）根据有无肾实质病变分：功能性、器质性 ARF。功能性 ARF 可见于休克和尿路梗阻早期病人。休克早期病人若能及时得到抢救，使其体内的有效循环血量和肾灌注量得以恢复，肾功能可恢复正常；尿路梗阻病人若能及时解除梗阻，其肾功能也可恢复正常。器质性 ARF 见于肾性 ARF 和未及时得到救治的休克和尿路梗阻早期病人。

（3）根据有无少尿分：少尿型、非少尿型 ARF，临床上以少尿型常见（占80%）。

（二）发病机制

不同病因所致的急性肾功能衰竭发病机制不同，但均可导致肾小球滤过率（GFR）下降，而 GFR 下降可由多方面因素造成，如肾血流减少、肾小球病变、肾小管阻塞等。因此，急性肾功能衰竭是多因素、多机制综合作用的结果。

1. 肾小球滤过率（GFR）减少

（1）肾血流减少（肾缺血）

1）肾灌注压下降：当动脉血压低于 50~70mmHg 时，肾血流失去自身调节，GFR 减少。

2）肾血管收缩：有肾缺血或肾毒物时，引起交感神经-肾上腺髓质系统兴奋、肾素-血管紧张素系统激活、激肽和前列腺素（$PGA_2$、$PGE_2$，二者均有舒张血管作用）合成减少、内皮素（ET，有收缩血管作用）合成增加，这些因素导致肾内小动脉收缩，而以入球小动

脉收缩为主，使 GFR 减少。

3）肾血管内皮细胞肿胀：肾缺血缺氧使肾血管内皮细胞膜"钠泵"失灵，血管内皮细胞损伤，造成肾血管内皮细胞肿胀、血管腔狭窄，均使肾血流量减少，GFR 减少。

4）肾血管内凝血：肾内若发生 DIC，将阻塞血管，使肾血流量减少，GFR 减少。

（2）肾小球病变：急性肾小球肾炎、狼疮性肾炎等，肾小球滤过膜受损，滤过面积减少，导致 GFR 减少。

2. 肾小管损伤

（1）肾小管阻塞：肾缺血和肾毒物引起肾小管坏死时的细胞脱落碎片、异型输血时的血红蛋白、严重挤压伤时的肌红蛋白、磺胺结晶等，均可在肾小管内形成各种管型或阻塞，使原尿不易通过，引起少尿。同时，使肾小管腔内压升高，有效滤过压降低，导致 GFR 减少。

（2）原尿回漏：在持续性肾缺血和肾毒物作用下，肾小管上皮细胞变性、坏死、脱落，通透性增高，管腔内原尿向肾间质回漏，引起肾间质水肿，肾间质内压增高，压迫肾小管，使肾小囊腔内压增高，有效滤过压降低，导致 GFR 减少。同时，肾间质内压升高还可压迫肾小管周围的小血管，加重肾小管缺血坏死。

（三）机体功能和代谢变化

1. 少尿型急性肾功能衰竭　根据发病过程一般可分为少尿期、多尿期和恢复期。

（1）少尿期：通常于发病后尿量迅速减少，甚至无尿，机体发生严重的内环境紊乱，是病情最危险的阶段。此期可持续数日至数周，持续越久，预后越差。

1）尿的变化

A. 尿量的变化：多数病人出现少尿（尿量 <400ml/24h）或无尿（尿量 <100ml/24h），由 GFR 减少和肾小管损伤引起。

B. 尿比重的变化：器质性肾功能衰竭时出现低比重尿，尿比重常固定于 1.010~1.012，由原尿浓缩和稀释功能障碍致肾小管重吸收水减少引起。尿钠高，尿钠含量 >40mmol/L，由肾小管上皮细胞重吸收 $Na^+$ 功能障碍所致。

C. 尿液成分的变化：由于肾小球滤过功能障碍及肾小管上皮细胞坏死脱落，尿中出现蛋白质、红细胞、白细胞等，称为蛋白尿、血尿、管型尿。尿沉渣检查可见透明、颗粒和细胞管型。

2）水中毒：因尿量减少、体内分解代谢加强致内生水增多、摄入水过多或输液过多等原因，可引起体内水潴留，导致稀释性低钠血症和细胞水肿。严重时可出现肺水肿、脑水肿及心力衰竭。因此，对病人应严密观察和记录出入水量，严格控制输液速度和输液量，以防止水中毒的发生。

3）高钾血症：是 ARF 病人最危险的变化，也是少尿期常见的致死原因。其发生原因有：尿量减少、肾小管损伤使排钾功能减弱；组织损伤和分解代谢增强、缺氧、酸中毒使细胞内钾外逸；摄入含钾量高的食物、服用含钾或保钾的药物以及输入库存血等。高钾血症可引起心脏传导阻滞和心律失常，严重者可发生心室颤动或心跳骤停而致死。

4）代谢性酸中毒：由于 GFR 降低使体内酸性代谢产物蓄积、肾小管分泌 $H^+$ 和 $NH_3$ 能力降低而重吸收 $NaHCO_3$ 减少、分解代谢增强（如感染发热、组织破坏）等引起代谢性酸中毒。酸中毒可抑制中枢神经系统和心血管系统的功能，促进高钾血症的发生，加重病情。

5）氮质血症：由于 GFR 下降，肾不能充分排出体内蛋白质代谢产物，血中尿素、肌酐和尿酸等非蛋白氮物质（NPN）蓄积，称为**氮质血症**。病人出现厌食、恶心、呕吐、腹胀、腹泻等表现。感染、中毒、创伤等原因使组织分解代谢增强或进食过多的高蛋白饮食，可加重氮质血症，严重者可发生尿毒症。

（2）多尿期：尿量>400ml/24h 是进入多尿期的标志。此期尿量逐渐增加，可达 3000ml/24h 以上。多尿预示病情好转，肾功能开始恢复。

多尿的机制是：①肾血流量和肾小球滤过功能逐渐恢复正常；②肾间质水肿消退，肾小管阻塞解除，尿液排出通畅；③新生肾小管上皮细胞浓缩功能仍低下；④少尿期潴留于血中的尿素等代谢产物开始大量滤出，产生渗透性利尿作用。

多尿早期，由于肾功能尚未彻底恢复，高钾血症、酸中毒和氮质血症仍继续存在，直到多尿后期才逐渐消失。此期由于水和电解质大量排出，易发生脱水、低钾血症和低钠血症，应及时予以纠正。同时，病人由于疾病的消耗，机体抵抗力下降，易发生全身感染，是本期死亡的主要原因之一，应积极防治。多尿期持续 1~2 周后转入恢复期。

（3）恢复期：一般发病后第五周即进入此期。此时尿量逐渐减少并恢复到正常范围，氮质血症、水、电解质和酸碱平衡紊乱得到纠正，相应症状消失。但肾小管浓缩功能和酸化功能需数月至一年才能完全恢复。少数病例可因治疗不及时使病变迁延或因肾小管上皮受损严重不能完全再生，肾组织纤维化（形成瘢痕）而发展成为慢性肾功能衰竭。

2．非少尿型急性肾功能衰竭 在临床上约占 ARF 的 20%。其肾内病变和临床表现较轻，病程较短，并发症少，预后较好。临床特点为尿量不减少，可在 400~1000ml/24h 左右；尿比重低（<1.020）且固定，尿钠含量也低；有氮质血症。若延误诊治则可转为少尿型 ARF，病情恶化，预后极差。

（四）防治和护理原则

1．积极预防和治疗原发疾病 慎用对肾脏有损害的药物；积极治疗原发疾病，如对休克早期病人采取有效抗休克措施。

2．对症治疗

（1）少尿期：可采取以下措施。①严格控制输入液量；②处理高钾血症；③纠正酸中毒；④控制氮质血症；⑤透析疗法（腹膜透析和血液透析）。

（2）多尿期：初期因病人仍有高钾血症、酸中毒、氮质血症，仍需按上述原则处理；后期要注意补充水、钠、钾和维生素，并防止感染。

（3）恢复期：注意加强营养。

3．护理原则

（1）严密观察病人尿量、血肌酐、血钾、尿素氮等指标变化。

（2）少尿期应严格记录出入水量，防止发生水中毒，"量出而入"。多尿期做到失多少补多少，并补充钠、钾和维生素，防止感染。

（3）做好急救准备，如出现高钾血症和氮质血症时，需及时做透析处理。

# 二、慢性肾功能衰竭

**慢性肾功能衰竭**（chronic renal failure，CRF）是指各种疾病造成肾单位呈慢性、进行性破坏，健存肾单位不能充分排出代谢废物和维持内环境稳定，导致代谢产物潴留，水、电解质和酸碱平衡紊乱以及肾内分泌功能障碍的病理过程。CRF 通常起病缓慢，病程可迁延数月、数年或更长时间，最后常以尿毒症导致死亡而告终。

（一）病因

凡能造成肾实质渐进性破坏的疾病均可引起慢性肾功能衰竭，常见以下几类。

1．肾脏疾病 常见有慢性肾小球肾炎、慢性肾盂肾炎、肾结核、肾结石等。其中以慢性肾小球肾炎最常见（占50%~60%），其次是慢性肾盂肾炎（约占20%）。

2．下泌尿道梗阻 如前列腺增生、前列腺肿瘤、尿路结石、尿道狭窄等。

3．全身性疾病 如高血压肾动脉硬化、糖尿病性肾小动脉硬化症、全身性红斑狼疮、结节性动脉周围炎等。

（二）发病过程

由于肾脏具有强大的代偿储备能力，引起 CRF 的各种疾病并非突然导致肾功能障碍，而是呈现一个缓慢而渐进的过程。慢性肾衰早期，机体仍能维持内环境的稳定。只有在疾病后期超过肾脏的代偿能力，进入失代偿期，才会出现明显的症状和体征。

因此,可将慢性肾功能衰竭分为代偿期和失代偿期(图 8-10-2)。

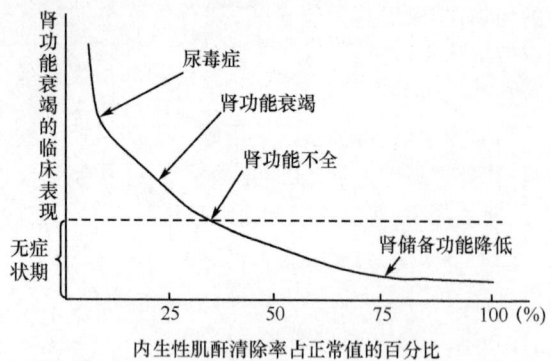

图 8-10-2 慢性肾功能不全的临床表现与肾功能的关系

1. 代偿期(肾储备功能降低期) 肾实质破坏尚不严重,肾脏能维持内环境稳定,无临床症状。内生肌酐清除率(Ccr)在正常值的 30% 以上,血液生化指标无异常。但肾储备功能降低,在感染和水、钠、钾负荷突然增加时会出现内环境紊乱。

2. 失代偿期

(1)肾功能不全期:肾实质进一步受损,肾脏已不能维持内环境稳定,可出现多尿、夜尿、轻度氮质血症和贫血等。内生肌酐清除率(Ccr)降至正常的 25%~30%。

(2)肾功能衰竭期:内生肌酐清除率(Ccr)降至正常的 20%~25%。临床表现明显,较重氮质血症、酸中毒、高磷血症、低钙血症、严重贫血、多尿、夜尿等,并伴有部分尿毒症中毒症状。

(3)尿毒症期:内生肌酐清除率(Ccr)降至正常的 20% 以下。有明显的水、电解质和酸碱平衡紊乱以及多系统功能障碍,并出现一系列尿毒症中毒症状,如剧烈恶心、呕吐、尿少、水肿、恶性高血压、重度贫血、皮肤瘙痒、口有尿臊味等。

(三)发病机制

1. 代偿期 该期由于肾的适应性代偿反应,不会出现肾功能不全的临床征象。

(1)肾的储备能力:实验证明,只要有 50 万健存肾单位(未受损的残余肾单位)功能正常,就能维持内环境稳定。在动物实验中,切除两肾的 75% 才会出现氮质潴留现象,由此可见肾的储备力之大。只有在肾发生了广泛而严重的病变时,才会出现肾功能不全的表现。

(2)肾单位的功能性代偿与代偿性肥大:当受累的肾单位受到严重损害时,健存肾单位在功能上加强代偿,形态上代偿肥大,使肾小球滤过功能增强,肾小管分泌 $K^+$、$H^+$ 的功能也增强,并在体液因素调节下,对 $Na^+$ 的重吸收减少,从而维持机体内环境

的相对稳定。

(3)肾的调节功能:健存肾单位可通过改变尿液成分和酸碱度来调节代谢紊乱。如慢性肾病时,由于肾小球滤过率下降,血钠本应升高,但由于健存肾单位滤出尿素增多,排出速度加快,发生渗透性利尿,使 $Na^+$ 重吸收减少;同时利钠激素释放增多,增加尿 $Na^+$ 排出,使血钠维持正常水平。当血浆 pH 降低时,肾小管上皮细胞分泌 $H^+$ 和 $NH_3$ 增多,使 $NaHCO_3$ 重吸收增多,以补充血液中 $NaHCO_3$ 的消耗,维持 $NaHCO_3$ 和 $H_2CO_3$ 的比值不变。

(4)肾血流量的自我调节:当动脉血压在 10.7~24.0kPa(80~180mmHg)时,通过肾的自身调节,使肾血流(RBF)和肾小球滤过率(GFR)保持稳定。如动脉血压降到 10.7kPa(80mmHg)时,肾血管平滑肌舒张,外周阻力降低,使 RBF 和 GFR 保持不变。但当动脉血压下降到 6.7~9.3kPa(50~70mmHg)以下时,肾血流则失去自身调节能力。

肾脏上述适应性代偿反应可在相当长的时间内维持肾功能于临界水平。当肾脏承受额外负担(如感染、创伤、失血及滥用肾血管收缩药等)时,可因组织蛋白分解加强,或因肾血流量减少,GFR 进一步降低而诱发肾功能不全。

2. 失代偿期 由于肾进一步受损,其储备功能及适应代偿能力均下降,不能维持机体内环境的稳定,逐渐出现慢性肾功能衰竭失代偿期的临床征象,直至发生尿毒症。其发病机制尚不十分清楚,一般采用 Bricker 提出的三种学说来解释。

1. 健存肾单位学说 在慢性肾疾病时,很多肾单位被破坏而丧失其功能。健存肾单位发生代偿性肥大,以增强肾小球的滤过功能及肾小管处理滤液的功能。但如肾实质的破坏继续进行,健存肾单位日益减少,即使倾尽全力也无法代偿,临床上出现肾功能不全的表现。

2. 肾小球过度滤过学说 若慢性肾疾病继续加重,健存肾单位丧失代偿能力,并因过度滤过而肥厚、纤维化和硬化,不足以维持正常的泌尿功能,机体出现内环境紊乱和相应的临床表现。

3. 矫枉失衡学说 肾损害引起肾排泄功能受损时,尿磷排出减少,血磷升高。人体为了矫正磷的潴留,甲状旁腺分泌甲状旁腺激素(PTH)增多,以促进尿磷排出,使高血磷得以改善,起“矫正”(代偿)的作用。但随着病情发展,因健存肾单位过少,不能维持磷的充分排出,血磷升高,甲状旁腺机能亢进,分泌 PTH 过多,对机体其他生理功能产生不良影响,如溶骨活动增强、软组织坏死、皮肤瘙痒、神经传导障碍等,出现“失衡”(失代偿)。

（四）机体功能和代谢变化

1. 尿的变化

（1）尿量的变化

1）夜尿：正常成人每日尿量约为1500ml，白天尿量约占2/3，夜间尿量占1/3。慢性肾衰病人早期即出现夜间排尿增多，接近甚至超过白天尿量，称为夜尿。其发生机制尚不明确。

2）多尿：指每日尿量超过2000ml。慢性肾衰病人早期部分肾单位遭到破坏，因而流经健存肾小球的血量呈代偿性增加，滤过的原尿量增加，加之原尿中溶质多、流速快，通过肾小管时未能及时重吸收，从而出现多尿。

3）少尿：在慢性肾衰晚期，健存肾单位极度减少，原尿形成过少，因而产生少尿。

（2）尿比重的变化：CRF早期肾浓缩功能降低而稀释功能正常，出现低比重尿（低渗尿）。随着病情的发展，肾浓缩和稀释功能均丧失，则尿液渗透压接近血浆晶体渗透压，称为等渗尿。

（3）尿液成分的变化：由于肾小球滤过膜通透性增加，尿液出现蛋白质、红细胞、白细胞、管型等。

2. 氮质血症　临床上用尿素氮（BUN）作为判断氮质血症的指标，用内生肌酐清除率（Ccr）来判断病情的严重程度。慢性肾功能衰竭早期由于健存肾单位的代偿作用，血中尿素氮无明显升高。但到晚期由于肾单位大量破坏和肾小球滤过率降低，血中尿素氮明显升高而出现氮质血症。

3. 水、电解质和酸碱平衡紊乱

（1）水钠代谢障碍：慢性肾衰时，肾脏对水钠负荷的调节适应能力减退。水摄入增加时，可发生水潴留，引起肺水肿、脑水肿和心力衰竭；严格限制水摄入时，又不能减少水的排泄而发生脱水。过多限制钠的摄入，易引起低钠血症，导致细胞外液和血浆容量减少；钠摄入过多时，易造成钠水潴留，使血压升高，加重心脏负荷。慢性肾衰时，由于氮质血症而产生渗透性利尿作用，使尿钠排出增加，加上甲基胍蓄积抑制肾小管重吸收钠，引起低钠血症，病人表现为软弱无力、血压偏低等症状。

（2）钾代谢障碍：CRF患者的，血钾浓度大多可长期保持正常。CRF早期可发生低钾血症，原因有：厌食致钾长期摄入不足，呕吐、腹泻等造成钾丢失过多、长期应用排钾利尿剂使尿钾排出增多等。CRF晚期可发生高钾血症，原因有：尿量过少致排钾减少、含钾饮食或药物摄入过多、长期使用保钾利尿剂、酸中毒、溶血、感染发热等。低钾血症和高钾血症均可影响神经肌肉和心脏活动，严重者可危及生命。

（3）钙和磷代谢障碍

1）高磷血症：慢性肾衰时，磷由尿排出减少，血磷增高。早期因甲状旁腺代偿功能（PTH分泌增多），增加尿磷排出，血磷可长期维持正常。晚期因健存肾单位太少，PTH分泌增多已不能使磷充分排出，导致血磷显著升高，PTH分泌过多使溶骨活动增强，骨磷释放增多，血磷水平进一步上升，形成恶性循环。由于PTH的溶骨作用，增加了骨质脱钙，从而引起肾性骨营养不良。

2）低钙血症：慢性肾衰时，一方面肾形成的$1,25\text{-}(OH)_2D_3$减少，肠钙吸收减少，另一方面，高血磷致甲状旁腺功能亢进，分泌降钙素增加，二者均使血钙浓度下降。

（4）代谢性酸中毒：CRF晚期因受损肾单位增多，可出现代谢性酸中毒。原因是：①GFR降低，使酸性代谢产物（如硫酸盐、磷酸盐）排出减少而潴留体内；②继发性PTH分泌增多，抑制近曲小管上皮细胞碳酸酐酶活性，使排$H^+$和重吸收$NaHCO_3$减少；③肾小管上皮细胞产氨减少致排$H^+$减少。

4. 肾性高血压　因肾实质病变引起的高血压称为肾性高血压。其机制如下：

（1）钠水潴留：慢性肾衰时，肾排钠、排水功能降低，钠水在体内潴留引起血容量增加，心输出量增大，产生高血压。此称为钠依赖性高血压。

（2）肾素分泌增多：慢性肾小球肾炎、肾动脉硬化症等引起的CRF常伴有肾素-血管紧张素-醛固酮系统（RASS）活性增强，血管紧张素引起血管收缩，外周阻力增加，醛固酮导致钠水潴留，共同使血压升高。此称为肾素依赖性高血压。

（3）肾生成降压物质减少：慢性肾衰时生成激肽和$PGA_2$、$PGE_2$等降压物质减少，舒张肾血管作用减弱，从而引起肾性高血压。

5. 肾性贫血　97%的慢性肾衰病人常伴有贫血，且贫血程度与肾功能损害程度往往一致。其发生机制如下。

（1）红细胞生成减少：CRF使促红细胞生成素生成减少，导致骨髓红细胞生成减少。体内蓄积的毒性物质（如甲基胍）抑制骨髓造血功能，也使红细胞生成减少。

（2）红细胞破坏过多：CRF使血液内毒性物质蓄积，使红细胞膜破坏增加，易于溶血。

（3）红细胞丢失：CRF时体内蓄积的毒性物质抑制血小板功能，引起出血。

6. 出血倾向　CRF病人常伴有出血倾向，表现为皮下瘀斑和黏膜出血（如鼻衄、胃肠道出血），主要是由于体内蓄积的毒性物质（如尿素、胍类、酚类化合物等）抑制血小板的功能所致。

7. 肾性骨营养不良　是CRF尤其是尿毒症的严重并发症，也称为肾性骨病。表现为儿童的佝偻病和成人的骨质软化、骨质疏松和骨硬化。其发病机制如下。

（1）钙磷代谢障碍：慢性肾衰病人由于高血磷致血钙水平下降，刺激甲状旁腺功能亢进，分泌大量PTH。由于PTH的溶骨作用，增加了骨质脱钙，导致骨质疏松。血磷升高可促进骨和软骨基质的钙化，出现骨硬化。

（2）维生素D代谢障碍：$1,25-(OH)_2D_3$ 具有促进肠钙吸收和骨盐沉积作用。CRF病人由于合成 $1,25-(OH)_2D_3$ 减少，使肠钙吸收减少，出现胶原蛋白合成减少和低钙血症。血钙降低可使骨质钙化障碍，导致儿童肾性佝偻病和成人骨质软化症。

（3）酸中毒：由于体液中 $H^+$ 浓度持续增高，于是动员骨盐来缓冲，促进骨盐溶解，引起骨质脱钙。同时，酸中毒可干扰 $1,25-(OH)_2D_3$ 的合成，导致佝偻病和骨软化症的发生。

8. 内分泌功能紊乱 主要表现有①肾脏本身内分泌功能紊乱：如 $1,25-(OH)_2D_3$、红细胞生成素不足和肾内肾素-血管紧张素Ⅱ过多；②下丘脑-垂体内分泌功能紊乱：如泌乳素、促黑素细胞激素（MSH）、黄体生成素（LH）、卵泡刺激素（FSH）、促肾上腺皮质激素（ACTH）等水平增高；③外周内分泌腺功能紊乱：大多数病人均有血PTH升高，部分病人（大约四分之一）有轻度甲状腺素水平降低，以及胰岛素受体障碍、性腺功能减退等。

# 三、尿 毒 症

尿毒症是急慢性肾功能衰竭的最严重阶段。除水、电解质和酸碱平衡紊乱以及肾脏内分泌功能失调外，还出现代谢产物和毒素在体内大量潴留而引起的一系列自身中毒的症状和体征，称为尿毒症（uremia）。

## （一）尿毒症毒素

研究发现，尿毒症病人血浆中有200多种代谢产物或毒性物质，其中很多可引起尿毒症症状，故称之为尿毒症毒素。

1. 尿毒症毒素来源

（1）正常代谢产物未能清除而蓄积在体内，如尿素、胍、多胺等。

（2）外源性毒物未经机体解毒、排泄而蓄积在体内，如铝等。

（3）毒性物质经机体代谢又产生新的毒性物质。

（4）正常生理活性物质浓度持续升高，如PTH等。

2. 尿毒症毒素分类

（1）小分子毒素：分子量小于500，如尿素、肌酐、胍类、胺类等。

（2）中分子毒素：分子量500～5000，多为细胞和细菌的裂解产物等。

（3）大分子毒素：主要是血中浓度异常升高的某些激素，如PTH、生长激素等。

3. 几种常见的尿毒症毒素

（1）甲状旁腺激素（PTH）：PTH可引起肾性骨营养不良、皮肤瘙痒、高脂血症、贫血，刺激胃泌素分泌，破坏血脑屏障，促进钙进入神经膜细胞或轴突，参与可致尿毒症痴呆的脑内铝蓄积，增加蛋白质分解等。

（2）胍类化合物：是体内精氨酸的代谢产物。其中甲基胍毒性最强，可引起体重下降、呕吐、腹泻、肌肉痉挛、嗜睡、红细胞寿命缩短及溶血、心室传导阻滞等。胍基琥珀酸可抑制血小板功能，促进溶血等。

（3）尿素：可引起头痛、厌食、恶心、呕吐、糖耐量降低和出血倾向等。近年来已证实，尿素的毒性作用与其代谢产物氰酸盐有关。氰酸盐与蛋白质作用后产生氨基甲酰衍生物，当其在血中浓度过高时，可抑制许多酶（如单胺氧化酶）的活性，使胍基琥珀酸产生增多。

（4）多胺：是氨基酸的代谢产物，包括精胺、精脒、尸胺和腐胺。可引起厌食、恶心、呕吐和蛋白尿，促进红细胞溶解，抑制钠泵活性，增加微血管壁通透性，促进肺水肿和脑水肿的发生。

（5）未知中分子量物质：其化学结构不明，可能为多肽类物质。在体外对成纤维细胞增生、白细胞吞噬作用、淋巴细胞增生及细胞对葡萄糖利用等有抑制作用。

此外，肌酐、尿酸、酚类及中分子和大分子毒素等对机体也有一定毒性作用。尿毒症发生是多种毒素综合作用的结果。

## （二）机体功能和代谢变化

尿毒症病人除水、电解质和酸碱平衡紊乱以及贫血、出血倾向、高血压等进一步加重外，还可出现各器官系统功能障碍及代谢障碍。

1. 神经系统 85%尿毒症病人有神经系统症状，主要表现为尿毒症性脑病和周围神经病变。尿毒症性脑病的症状有头痛、头昏、烦躁不安、理解力和记忆力减退等，严重时出现神经抑郁、嗜睡甚至昏迷。周围神经病变的症状有下肢麻木、刺痛及灼痛，进一步发展出现肢体无力，腱反射减弱或消失，最终出现麻痹。神经系统功能障碍的机制有：①某些毒性物质引起神经细胞变性；②电解质和酸碱平衡紊乱；③肾性高血压致脑血管痉挛，因缺氧和毛细血管壁通透性增高，引起脑神经细胞变性和脑水肿。

2. 消化系统 消化系统症状是尿毒症病人最早出现和最突出的症状。早期表现为食欲不振、厌食、恶心、呕吐或腹泻、口腔溃疡及消化道出血等症状。其发生可能是大量尿素弥散入消化道，在尿素酶的作用下生成氨增多,同时胃泌素灭活减弱,从而刺激胃黏膜产生炎症和溃疡。恶心、呕吐与中枢神经系统的功能障碍也有关。

3. 心血管系统　约50%尿毒症病人死于充血性心力衰竭和心律失常。其发生与肾性高血压、酸中毒、高钾血症、钠水潴留、贫血及毒素等作用有关。尿毒症病人晚期还可出现尿毒症心包炎,多为纤维素性心包炎(尿素、尿酸渗出所致),病人有心前区疼痛,临床上可听到心包磨擦音。

4. 呼吸系统　可出现酸中毒固有的深大呼吸(Kussmaul 呼吸)。由于尿素经唾液酶分解生成氨,故呼出气可有氨味。病人严重时可发生尿毒症肺炎、肺水肿、纤维素性胸膜炎或肺钙化等病变。肺水肿与心力衰竭、低蛋白血症、钠水潴留等有关。纤维素性胸膜炎是尿素刺激引起的炎症;肺钙化是磷酸钙在肺组织内沉积所致。病人可出现呼吸困难、咳泡沫痰,两肺可闻及干湿啰音等。

5. 免疫系统　常并发免疫功能障碍,以细胞免疫异常为主,如血中 T 淋巴细胞绝对数降低,迟发型皮肤变态反应减弱,中性粒细胞趋化性降低,故尿毒症病人常有严重感染,并成为主要死因之一。病人体液免疫变化不大。细胞免疫功能异常,可能与毒性物质对淋巴细胞的分化和成熟有抑制作用,或者对淋巴细胞有毒性作用等有关。

6. 皮肤变化　病人常出现皮肤瘙痒、干燥、脱屑和颜色改变等,其中瘙痒可能与毒性物质刺激皮肤感觉神经末梢及继发性甲状旁腺机能亢进所致皮肤钙沉积有关。尿素随汗液排出,在汗腺开口处形成的细小白色结晶,称为尿素霜。

7. 代谢障碍

(1) 糖代谢:约半数病例伴有葡萄糖耐量降低,其机制可能为:①胰岛素分泌减少;②拮抗胰岛素的生长激素分泌增多;③胰岛素与靶细胞受体结合障碍;④肝糖原合成酶活性降低。其主要原因可能是尿素、肌酐和中分子量毒物等的毒性作用。

(2) 蛋白质代谢:病人常出现消瘦、恶病质、低蛋白血症等负氮平衡的体征,其发生机制:①病人摄入蛋白质减少或因厌食、恶心、呕吐、腹泻使蛋白质吸收减少;②毒性物质(如甲基胍)使组织蛋白分解加强;③随尿丢失一定量的蛋白质等;④因出血而致蛋白丢失;⑤合并感染时可导致蛋白分解增强。为维持尿毒症病人的氮平衡,其蛋白质摄入量应与正常人没有明显差异。单纯追求血液尿素氮降低而过分限制蛋白质摄入,可使自身蛋白质消耗过多,反而对病人有害。

(3) 脂肪代谢:病人血中甘油三酯含量增高,出现高脂血症。这是由于胰岛素拮抗物使肝脏合成甘

油三酯增加,周围组织脂蛋白酶活性降低而清除甘油三酯减少所致。

(三) 慢性肾功能衰竭和尿毒症的防治及护理原则

1. 治疗原发病　应积极治疗原发病,防止肾实质继续被破坏。

2. 消除增加肾脏负担的诱因　如感染、外伤、大手术、肾毒性药物、缩血管药物等。

3. 对症治疗　如纠正水、电解质、酸碱平衡紊乱,用 β 受体、钙通道及 RAS 阻断剂等有效降低高血压,抗纤维化等。

4. 透析疗法　对晚期尿毒症病人应长期采取腹膜和血液透析疗法,延长病人寿命。

5. 肾移植　肾移植是目前治疗尿毒症最有效的方法。

6. 密切观察　密切观察病人尿量、尿成分变化,定期检测电解质、尿素氮,正确评价肾功能变化。

7. 饮食疗法　宜给予三低(低蛋白、低磷、低盐)、两高(高必需氨基酸、高热量)、两适当(适当矿物质、适当微量元素)饮食。

(王　清　孙　鹏　李　琴　徐　玲　钱洪鑫)

**📖 重点提示**

1. 掌握排泄的概念,了解人体排泄的途径,掌握肾脏的功能和尿生成的环节,掌握肾单位的组成,了解集合管和球旁器的结构和功能,熟悉肾血流特点和肾血流量的调节。

2. 了解肾小球滤过膜的结构和功能特点,掌握肾小球滤过动力及肾小球滤过率概念,熟悉影响肾小球滤过的因素。

3. 了解重吸收的概念及肾小管、集合管重吸收的方式,熟悉 NaCl、水、$HCO_3^-$ 及葡萄糖重吸收的量、部位、方式及特点,掌握肾糖阈概念,熟悉影响肾小管、集合管重吸收的因素,掌握渗透性利尿概念,熟悉肾小管、集合管分泌 $H^+$、$NH_3$、$K^+$ 的部位、方式及意义。

4. 掌握浓缩尿(高渗尿)和稀释尿(低渗尿)概念,熟悉尿液浓缩和稀释的机制,了解直小血管在保持肾髓质高渗中的作用。

5. 了解肾内自身调节,掌握肾交感神经的作用,掌握抗利尿激素和醛固酮的生理作用,熟悉影响抗利尿激素和醛固酮释放的因素,了解心房钠尿肽的作用。

6. 掌握肾清除率的概念,了解肾清除率的计算方法,熟悉测定肾清除率的意义。

7. 掌握正常尿量及多尿、少尿、无尿概念,了解尿液的成分及理化性质,熟悉排尿反射过程,了解影响排尿的因素及排尿异常。

8. 了解水和电解质平衡的机制,掌握脱水、水中毒、水肿、低钾血症、高钾血症等概念,熟悉各型脱水、水中毒、水肿、低钾血症、高钾血症的原因及机制,掌握水、电解质平衡紊乱对机体的影响,了解水、电解质平衡紊乱的防治原则。了解正常钾代谢,掌握低、高钾血症概念,熟悉低、高钾血症的原因和机制,掌握低、高钾血症对机体的影响,了解低、高钾血症的防治原则。

9. 了解体内酸和碱的来源,掌握酸碱平衡的调节机制,熟悉反映酸碱平衡状况的常用指标及意义,了解酸碱平衡紊乱的类型,了解单纯型酸碱平衡紊乱发生的原因和机制,掌握单纯型酸碱平衡紊乱发生时机体机能和代谢改变,了解单纯型酸碱平衡紊乱的防治原则。

10. 掌握肾功能衰竭、急性肾功能衰竭、慢性肾功能衰竭和尿毒症概念,熟悉急、慢性肾功衰的病因及尿毒症毒素,了解急性肾衰的分类、慢性肾衰的发展过程,熟悉急、慢性肾功衰的发病机制,掌握急、慢性肾衰和尿毒症时机体的功能代谢变化,了解急、慢性肾衰和尿毒症的防治原则。

## 目标检测

### 一、名词解释

1. 排泄  2. 肾小球滤过率  3. 肾糖阈  4. 渗透性利尿
5. 水利尿  6. 脱水  7. 高渗性脱水  8. 低渗性脱水
9. 等渗性脱水  10. 水肿  11. 积水  12. 凹隐性水肿
13. 低钾血症  14. 高钾血症  15. 反常性酸性尿
16. 反常性碱性尿  17. 酸碱平衡紊乱  18. 代谢性酸中毒
19. 代谢性碱中毒  20. 呼吸性酸中毒  21. 呼吸性碱中毒
22. 混合型酸碱平衡紊乱  23. 血浆 pH  24. 肾功能衰竭
25. 氮质血症  26. 等渗尿  27. 尿毒症  28. 尿毒症毒素

### 二、填空题

1. 肾脏的功能有_____、_____和_____。
2. 尿生成的基本过程包括_____、_____和_____。
3. 肾小球滤过的动力是_____,其中促进滤出的力量是_____,阻止滤出的力量是_____和_____。
4. 原尿中大部分溶质重吸收的部位在_____;糖的吸收部位是_____。
5. 肾小管和集合管上皮细胞主要分泌_____、_____和_____。酸中毒时,_____分泌减少。
6. 排尿活动的基本中枢位于_____;当脊髓胸腰段受损时,排尿反射的初级中枢失去大脑皮层控制,可出现_____。
7. 正常人每昼夜尿量约为_____ ml。如果每昼夜尿量持续大于_____ ml 为多尿;持续在_____ ml 为少尿;每昼夜尿量低于_____ ml 为无尿。
8. 大量静脉注射生理盐水时尿量_____,主要原因是_____。
9. 肾外髓部渗透压梯度形成与_____有关;内髓渗透压梯度的形成与_____有关,而肾髓质渗透压梯度的维持与_____有关。
10. 体液物质主要由_____、_____和_____组成。其中分布于细胞内的体液称_____,分布于细胞外的体液称_____,后者又可分为_____和_____两部分。
11. 体液中的电解质以细胞膜为界分布差异很大,ECF(细胞外液)内以_____为主,ICF(细胞内液)内以_____为主。
12. 低容量性低钠血症时,体液内的水分因_____,可促使血容量进一步减少,容易较早引起_____,须尽早识别和积极抢救。
13. 高容量性低钠血症可使细胞内、外液_____和渗透压降低,因而能造成稀释性低钠血症和_____等主要变化。
14. 细胞外液容量不足最常见的肾外致病因素是_____,主要造成循环血量减少。
15. 根据发病原因,水肿可分为_____、_____、_____、_____和_____等类型。
16. 因组织液生成大于回流而引起水肿的基本机制在于_____、_____和_____。
17. 造成远曲小管和集合管重吸收钠水增多的机制在于_____与_____。
18. 心性水肿的主要发病机制为_____、_____和血浆蛋白减少。
19. 脑水肿所致的"高颅压综合征"三大主征为_____、_____和_____。
20. 肾的排钾特点是_____、_____、_____,所以临床上以_____多见。
21. 急性低钾血症时,细胞内外钾浓度差_____、静息膜电位绝对值_____、膜静息电位与阈电位差值增大,故使神经-肌肉_____。
22. 高钾血症起因于细胞内 $K^+$ 大量逸出的因素有_____、_____、_____和_____。
23. 高钾血症时心肌电生理特性的改变使心肌兴奋性_____、自律性_____、传导性_____和收缩性_____。
24. 治疗高钾血症,可静脉输入_____和_____来对抗高钾对心肌的毒性作用。
25. 固定酸的主要来源是_____。它在体内的释 $H^+$ 量远比挥发酸_____。
26. 非碳酸氢盐缓冲系统主要缓冲_____。具体包括_____、_____和_____。
27. 肺以_____方式调节血浆_____浓度。肾以_____方式调节血浆_____浓度,它们使血液 pH 维持在相对稳定状态。
28. 代谢性酸中毒时,可反射性兴奋_____,使 $CO_2$ 排出增多,血浆_____继发性降低。
29. 代谢性酸中毒对心血管系统的影响在于出现_____、_____和_____。

30. $CO_2$ 排出减少的原因有 _____、_____、_____、_____、_____ 与 _____。

31. 急性呼吸性酸中毒的主要代偿方式是_____。因它们的代偿能力_____,加上肾_____,故这种酸中毒常为_____。

32. 肺的代偿调节是_____的主要调节方式,它通过抑制_____,减弱_____,使血浆 [$H_2CO_3$] _____,[$HCO_3^-$]/[$H_2CO_3$] 比值_____。

33. 急性碱中毒时发生手足抽搐的主要机制是 pH 增高,引起_____降低,导致神经肌肉_____增高。

34. 在单纯型酸碱失衡中 $HCO_3^-$ 原发性减少见于_____,$HCO_3^-$ 继发性减少见于_____。

35. 在单纯型酸碱失衡中,$PaCO_2$ 原发性增加见于_____,$PaCO_2$ 继发性增加见于_____。

36. 急性肾功能衰竭的病因包括 _____、_____ 和_____。

37. 少尿型急性肾功能衰竭按其发展过程分为_____、_____ 和_____。

38. 少尿是指 24 小时尿量少于_____ ml,无尿是指 24 小时尿量少于_____ ml。

39. 急性肾功能衰竭少尿期病人最危险的并发症是_____,因其可引起_____。

40. 急性肾功能衰竭多尿期,其多尿的机制有_____、_____、_____ 和_____。

41. 慢性肾功能衰竭者尿量变化特点是从 _____、_____ 发展为_____。

42. 慢性肾功能衰竭早期,由于肾小管浓缩功能下降,可出现_____尿,尿相对密度_____,晚期因肾小管浓缩、稀释功能均降低,则出现_____尿。

43. 慢性肾功能衰竭病人钙、磷代谢障碍表现为_____ 和_____。

44. 慢性肾功能衰竭出现高血压的机制与 _____、_____ 及_____有关。

45. 慢性肾功能衰竭出现贫血的机制与_____、_____、_____ 和_____有关。

### 三、单项选择题

1. 人体最主要的排泄器官是(　　)
   A. 皮肤和汗腺　　　　B. 肺
   C. 肾　　　　　　　　D. 消化道

2. 下列哪项不属肾脏的功能(　　)
   A. 排泄
   B. 调节水、电解质和酸碱平衡
   C. 产生血管紧张素和醛固酮
   D. 产生肾素和促红细胞生成素

3. 促进原尿生成的直接动力是(　　)
   A. 全身动脉血压　　　B. 肾小球毛细血管血压
   C. 血浆胶体渗透压　　D. 肾小球囊内压

4. 对肾小球有效滤过压的叙述,错误的是(　　)
   A. 有效滤过压是肾小球滤过的动力
   B. 动脉血压降低时,有效滤过压降低
   C. 囊内压降低时,有效滤过压降低
   D. 血浆胶体渗透压降低时,有效滤过压升高

5. 与血浆相比,原尿中(　　)
   A. 无血细胞　　　　　B. 缺乏血浆蛋白
   C. 缺乏葡萄糖　　　　D. 尿素等代谢废物较多

6. 肾小球滤过率是指(　　)
   A. 每分钟每侧肾脏生成的尿量
   B. 每分钟每侧肾脏的血浆滤过量
   C. 每分钟两侧肾脏的血浆流量
   D. 每分钟两侧肾脏的血浆滤过量

7. 关于近球小管重吸收的叙述,错误的是(　　)
   A. 葡萄糖、氨基酸全部被重吸收
   B. $Na^+$、$K^+$、$Ca^{2+}$ 大部分被重吸收
   C. 水的重吸收需 ADH 的存在
   D. 重吸收率占肾小球滤过率的 65% ~ 70%

8. 糖尿病人尿量增加的原因是(　　)
   A. ADH 分泌减少　　　B. 醛固酮分泌减少
   C. 肾小管中溶质浓度升高　D. 血浆晶体渗透压升高

9. 可使抗利尿激素释放增多的因素是(　　)
   A. 动脉血压升高　　　B. 血容量增多
   C. 血浆晶体渗透压升高　D. 寒冷刺激

10. 肾小管液中 $Na^+$ 浓度降低,可通过刺激(　　)使肾素分泌增加
    A. 近球细胞　　　　　B. 致密斑细胞
    C. 肾上腺皮质球状带　D. 渗透压感受器

11. $K^+$、$H^+$、$NH_3$ 分泌的相互关系及作用,错误的是(　　)
    A. $K^+$ 与 $H^+$ 分泌有相互促进作用
    B. $H^+$ 的分泌促进 $HCO_3^-$ 的重吸收
    C. $NH_3$ 的分泌有排酸保碱作用
    D. $H^+$ 与 $NH_3$ 的分泌有相互促进作用

12. ADH 产生抗利尿作用的原因是(　　)
    A. 肾血管收缩、肾血流量减少
    B. 远曲小管对水的主动重吸收增加
    C. 远曲小管和集合管对水的通透性增加
    D. 醛固酮分泌增加

13. 构成成人体液总量的 ECF 和 ICF 各约占体重的(　　)
    A. 30%、50%　　　　B. 25%、45%
    C. 20%、40%　　　　D. 15%、35%

14. 血浆中最主要的阳离子和阴离子分别是(　　)
    A. $Na^+$ 与 $Cl^-$　　　B. $K^+$ 与 $HCO_3^-$
    C. $Ca^{2+}$ 与 $H_2PO_4^-$　D. $Mg^{2+}$ 与 $SO_4^{2-}$

15. 低容量性低钠血症时体液减少最明显的部分是(　　)
    A. ICF　　　　　　　B. 血浆
    C. 组织液　　　　　　D. ECF

16. 低容量性低钠血症病人早期无渴感的机制在于(　　)
    A. 下丘脑渗透压感受器被抑制
    B. ECF 渗透压降低使渴感中枢兴奋
    C. 水分从 ECF 向 ICF 转移引起脑细胞水肿
    D. 发病初期 ADH 分泌减少

17. 容易较早引起低血容量性休克的是下列哪一种水、钠

代谢紊乱（　　）

A. 细胞外液容量过多　　B. 细胞外液容量不足

C. 低容量性高钠血症　　D. 低容量性低钠血症

18. 急性肾功能衰竭少尿期易导致高容量性低钠血症的机制是（　　）

A. ADH 分泌过多

B. 肾排水功能障碍

C. 并发重度低容量性低钠血症

D. 形成稀释性低钠血症

19. 给重度高容量性低钠血症病人静脉输入适量高渗盐水的治疗目的是（　　）

A. 加快体内水分排出

B. 严格控制输液量以免加重病情

C. 尽快矫正 ECF 低渗状态

D. 迅速减轻脑水肿使颅内压降低

20. 低容量性高钠血症体液丢失最多的部分是（　　）

A. ECF　　　　　　　　B. 组织液

C. 血浆　　　　　　　　D. ICF

21. 造成机体失水过多的因素不包括（　　）

A. 剧烈呕吐　　　　　　B. 过度通气

C. 渴感丧失　　　　　　D. 尿崩症

22. 细胞外液容量不足的主要发病环节是（　　）

A. ECF 渗透压降低　　　B. 有效循环血量减少

C. 反射性激活 RAAS　　D. 低血容量性休克

23. 细胞外液容量不足最常见的肾外失水因素是（　　）

A. 严重腹泻　　　　　　B. 渗透性利尿

C. 大面积烧伤　　　　　D. 大量腹水形成

24. 按水肿发生的器官组织分类,应排除（　　）

A. 皮下水肿　　　　　　B. 炎性水肿

C. 脑水肿　　　　　　　D. 视盘水肿

25. 肾病综合征引起水肿的主要机制在于（　　）

A. 毛细血管壁通透性增大　　B. 淋巴回流障碍

C. 原发性钠水潴留形成　　D. 血浆胶体渗透压降低

26. 钠水潴留发生的主要机制是（　　）

A. 肾小球-肾小管平衡失调　B. 肾小球滤过率增高

C. 肾小球滤过分数增高　　D. 肾小管重吸收增多

27. 造成肾近曲小管重吸收钠水增多的重要因素是（　　）

A. 肾小球滤过分数升高　　B. 心房钠尿肽分泌增多

C. 醛固酮分泌增加　　　　D. 抗利尿激素分泌增多

28. 心性水肿病人毛细血管流体静压增高的直接因素是（　　）

A. 肝合成清蛋白减少　　B. 体循环静脉淤血

C. 醛固酮与 ADH 分泌过多　D. 肾小球滤过率减少

29. 肝性水肿的发生机制不包括（　　）

A. 门静脉高压形成

B. 肾小球滤过膜通透性增高

C. 肝静脉回流障碍

D. 肝细胞损伤所致的低蛋白血症

30. 导致肾炎性水肿的主要机制在于（　　）

A. 肾小球滤过膜面积严重减少

B. 稀释性低蛋白血症形成

C. 肾毛细血管流体静压增高

D. 肾小球滤过膜通透性升高

31. 关于血管源性脑水肿错误的叙述是（　　）

A. 以脑白质区为好发部位

B. 与细菌毒素、氧自由基的损害有关

C. 常起因于脑细胞膜钠泵功能障碍

D. 主要由病区毛细血管通透性增高所致

32. 判断隐性水肿较为敏感有效的办法是（　　）

A. 检查皮肤弹性　　　　B. 定期测量体重

C. 检测每日尿量　　　　D. 按压体表部位

33. 肾外失钾的因素为（　　）

A. 渗透性利尿　　　　　B. 大量出汗

C. 盐皮质激素分泌过多　D. 肾小管性酸中毒

34. 机体排钾最主要的器官是（　　）

A. 皮肤　　　　　　　　B. 胃肠道

C. 肺　　　　　　　　　D. 肾

35. 低钾血症对神经-肌肉兴奋性最严重的影响是（　　）

A. 肌张力降低　　　　　B. 腱反射减弱

C. 呼吸肌麻痹　　　　　D. 肠鸣音减少

36. 对重度低钾血症病人静脉滴注补钾的原则应排除（　　）

A. 低浓度、慢滴速　　　B. 见尿量

C. 检测血钾浓度　　　　D. 配合心电监护

37. 导致高钾血症的最主要原因是（　　）

A. 输入大量库存血　　　B. 严重组织损伤

C. 肾排钾减少　　　　　D. 组织缺氧

38. 高钾血症时随着血清钾浓度的增高神经肌肉的兴奋性变化为（　　）

A. 先增高后降低　　　　B. 先降低后增高

C. 增高　　　　　　　　D. 降低

39. 高钾血症对心脏的最主要危害是引发（　　）

A. 窦性心动过速　　　　B. 心脏停搏

C. 期前收缩　　　　　　D. 房室传导阻滞

40. 高钾血症的心电图特征为（　　）

A. T 波低平增宽,V 波明显

B. P-R 间期和 Q-T 间期延长

C. T 波高耸,Q-T 间期缩短

D. P 波狭窄高尖,R 波低平

41. 拮抗高 $K^+$ 对心肌的毒性作用应采取（　　）

A. 腹膜透析

B. 静脉滴注葡萄糖和胰岛素

C. 口服阳离子交换树脂

D. 静脉输入钙剂和钠盐

42. 机体酸性物质最主要的来源是（　　）

A. 磷酸　　　　　　　　B. 盐酸

C. 尿酸　　　　　　　　D. 碳酸

43. 对血浆 pH 具有决定作用的缓冲系统是（　　）

A. 磷酸盐缓冲系统　　　B. 碳酸氢盐缓冲系统

C. 血红蛋白缓冲系统　　D. 蛋白质缓冲系统

44. 能引起外周化学感受器兴奋的刺激因素是(　　)
　　A. $PaO_2<60mmHg$　　　B. $PaO_2<50mmHg$
　　C. $PaO_2<40mmHg$　　　D. $PaO_2<30mmHg$

45. 反映呼吸性酸碱平衡紊乱的重要指标是(　　)
　　A. 血浆 pH　　　　　　　B. BB
　　C. $PaCO_2$　　　　　　　D. SB 与 AB

46. 测定 AG 有利于区分不同类型的(　　)
　　A. 代谢性酸中毒　　　　B. 代谢性碱中毒
　　C. 呼吸性酸中毒　　　　D. 呼吸性碱中毒

47. 机体对代谢性酸中毒的代偿调节机制不包括(　　)
　　A. 增强呼吸运动,加大 $CO_2$ 排出使 $PaCO_2$ 降低
　　B. 增强肾小管排酸保碱功能。使血浆$[HCO_3^-]$恢复性增多
　　C. 血浆缓冲系统缓冲增多的 $H^+$。使缓冲碱消耗性减少
　　D. 抑制呼吸中枢,减少 $CO_2$ 排出。使 $PaCO_2$ 相应升高

48. 代偿性代谢性酸中毒的血气参数变化为(　　)
　　A. $PaCO_2$ 继发性降低　　B. BE 正值增高
　　C. AB 增高　　　　　　　D. SB 增高

49. 急性呼吸性酸中毒的原因应排除(　　)
　　A. 颅脑损伤　　　　　　B. 喉头水肿
　　C. 异物堵塞　　　　　　D. 急性肾衰

50. 呼吸性酸中毒时,造成中枢神经系统功能障碍的主要原因是(　　)
　　A. 低氧血症　　　　　　B. 高碳酸血症
　　C. 高氯血症　　　　　　E. 高钾血症

51. 关于机体对代谢性碱中毒的代偿调节,错误的是(　　)
　　A. 体液中增多的 $OH^-$ 被缓冲系统的弱酸缓冲
　　B. 细胞内外 $H^+$-$K^+$ 交换增强,继发低钾血症
　　C. 呼吸中枢抑制造成 $PaCO_2$ 升高,可迅速达到完全代偿
　　D. 肾小管泌 $H^+$、泌 $NH_4^+$ 减少,$HCO_3^-$ 排出增多

52. 某病人动脉血 pH 7.30,$PaCO_2$ 32mmHg,AB 15mmol/L,应诊断为(　　)
　　A. 代谢性酸中毒　　　　B. 代谢性碱中毒
　　C. 呼吸性酸中毒　　　　D. 呼吸性碱中毒

53. 经化验,某病人动脉血 pH 7.28,$PaCO_2$ 30mmHg,SB 17mmol/L,血清$[Na^+]$ 142mmol/L,血清$[Cl^-]$105mmol/L,应诊断为(　　)
　　A. 失代偿性代谢性酸中毒
　　B. 代偿性代谢性酸中毒
　　C. AG 正常性代谢性酸中毒
　　D. AG 增高性代谢性酸中毒

54. 某慢性支气管炎病人,实验室检查结果示动脉血 pH 7.24,$PaCO_2$ 76mmHg, AB 37mmol/L, SB30mmol/L, BE+6mmol/L,应诊断为(　　)
　　A. 呼吸性碱中毒　　　　B. 代谢性酸中毒
　　C. 代谢性碱中毒　　　　D. 呼吸性酸中毒

55. 某病人因剧烈呕吐 1 天入院。化验检查,动脉血 pH 7.51,$PaCO_2$ 58mmHg,AB 与 SB 均为 34mmol/L,BE +5mmol/L。应诊断为(　　)
　　A. 代谢性酸中毒　　　　B. 呼吸性酸中毒
　　C. 呼吸性碱中毒　　　　D. 代谢性碱中毒

56. 某肺炎病人,入院体查 T 39.5℃,P 110 次/分,R 32 次/分,双肺闻及湿性啰音。实验室检查,动脉血 pH 7.56,$PaCO_2$ 26mmHg,AB 20mmol/L,SB 24mmol/L,该病人的酸碱平衡紊乱类型为(　　)
　　A. 代谢性碱中毒　　　　B. 呼吸性碱中毒
　　C. 代谢性酸中毒　　　　D. 呼吸性酸中毒

57. 双重性酸碱平衡紊乱的类型不包括(　　)
　　A. 代谢性酸中毒合并代谢性碱中毒
　　B. 呼吸性酸中毒合并代谢性碱中毒
　　C. 呼吸性碱中毒合并呼吸性酸中毒
　　D. 代谢性酸中毒合并呼吸性酸中毒

58. 引起肾前性急性肾功能衰竭的病因是(　　)
　　A. 急性肾炎　　　　　　B. 休克早期
　　C. 尿路梗阻　　　　　　D. 急性肾中毒

59. 引起肾后性肾功能衰竭的病因是(　　)
　　A. 慢性肾炎　　　　　　B. 严重休克
　　C. 肾中毒　　　　　　　D. 尿路梗阻

60. 急性肾功能衰竭的主要发生机制是(　　)
　　A. 肾小管阻塞　　　　　B. 原尿回漏间质
　　C. 肾细胞肿胀　　　　　D. 肾小球滤过率降低

61. 失血性休克引起急性肾功能衰竭的主要发病机制是(　　)
　　A. 肾小管阻塞　　　　　B. 原尿回漏
　　C. 儿茶酚胺增多　　　　D. 肾血流量灌注不足

62. 判断少尿的标准是 24 小时尿量小于(　　)
　　A. 100ml　　　　　　　B. 400ml
　　C. 800ml　　　　　　　D. 1000ml

63. 急性肾功能衰竭最危险的并发症是(　　)
　　A. 高钾血症　　　　　　B. 氮质血症
　　C. 水中毒　　　　　　　D. 低钠血症

64. 急性肾功能衰竭少尿期,病人最常见的酸碱平衡紊乱是(　　)
　　A. 代谢性酸中毒　　　　B. 代谢性碱中毒
　　C. 呼吸性酸中毒　　　　D. 呼吸性碱中毒

65. 少尿型急性肾功能衰竭最危险的阶段是(　　)
　　A. 少尿期　　　　　　　B. 多尿期
　　C. 多尿后期　　　　　　D. 恢复早期

66. 急性肾功能衰竭的少尿期不会发生(　　)
　　A. 少尿　　　　　　　　B. 夜尿
　　C. 低钠血症　　　　　　D. 高钾血症

67. 下述哪项不是急性肾功能衰竭多尿期出现多尿的机制(　　)
　　A. 肾小球滤过率逐渐恢复
　　B. 肾小管重吸收功能恢复较慢
　　C. 抗利尿素分泌减少
　　D. 渗透性利尿

68. 急性肾功能衰竭多尿期最常出现的病理生理变化是(　　)

A. 酸碱平衡紊乱      B. 水.电解质代谢紊乱

C. 低血容量性休克      D. 氮质血症

69. 慢性肾功能衰竭最常见的病因是( )

A. 慢性肾炎      B. 慢性肾盂肾炎

C. 肾结石      D. 肾结核

70. 慢性肾功能衰竭病人最先出现尿的变化是( )

A. 少尿      B. 夜尿

C. 血尿      D. 无尿

71. 慢性肾功能衰竭病人出现等渗尿标志着( )

A. 肾血流量明显减少

B. 肾小管重吸收钠减少

C. 肾小球滤过率降低

D. 肾小管浓缩和稀释功能均丧失

72. 慢性肾功能衰竭出现继发性甲状旁腺功能亢进,主要原因是( )

A. 高血钾      B. 高血钠

C. 低血磷      D. 低血钙

73. 尿毒症毒素中,毒性最强的小分子物质是( )

A. 尿素      B. 甲基胍

C. 胍乙酸      D. 胍基琥珀酸

74. 尿毒症病人不可能出现下列哪项机体变化( )

A. 钙磷代谢障碍      B. 钾钠代谢障碍

C. 甲状旁腺功能下降      D. 心血管系统损害

## 四、问答题

1. 肾脏有哪些生理功能? 肾脏排泄有何重要生理意义?

2. 影响肾小球滤过的因素有哪些? 并简要说明。

3. 醛固酮有何生理作用? 其分泌受哪些因素影响?

4. 何谓渗透性利尿? 举例说明。

5. 大量饮清水后,尿量有何变化? 说明机理。

6. 为什么低容量性低钠血症会较早出现多尿、休克及脱水征?

7. 低容量性高钠血症为何早期不出现循环衰竭症状?

8. 简述细胞外液容量不足对机体的影响。

9. 列表比较高渗性脱水、低渗性脱水和等渗性脱水三种水、钠代谢紊乱(比较项目为原因、体液丢失特点、主要失水部位、临床表现及防治的病理生理基础等)。

10. 通过钾分布异常引起低钾血症的因素有哪些? 分述它们的作用机制。

11. 为什么急性轻、重度高钾血症时神经-肌肉的兴奋性会产生不同的变化?

12. 为什么低钾血症会引起碱中毒? 为什么高钾血症会导致酸中毒?

13. 患儿×××,女,3 岁,剧烈腹泻 1 天,排水样便 20 余次。在当地乡卫生院静脉输入 5% 葡萄糖溶液及抗生素后,病情无缓解而转市医院诊治。

查体 T 37.2℃,P110 次/min,BP55/40mmHg,精神萎靡,面色苍白,脉搏细速,四肢湿冷,尿量少,腹胀,肠鸣音减弱,双肺未见异常,皮肤弹性差,眼窝下陷,呈明显脱水征。

实验室检查血清 $Na^+$ 125mmol/L,血清 $K^+$ 3.0mmol/L。该患儿出现了哪种水、电解质代谢紊乱及其并发症? 其诊断依据有哪些?

14. 某急性肾功能衰竭少尿期病人应用青霉素钾盐后,出现四肢无力,腱反射减弱,心率减慢,心电图示 T 波高耸,Q-T 间期缩短,S-T 段上移,心律不齐。实验室检查血清 $K^+$ 7.5mmol/L,$Na^+$ 145 mmol/L 等症。试述该病人患有何种水、电解质代谢紊乱? 有何诊断依据? 其发生机制是什么?

15. 心力衰竭为什么会导致全身性水肿?

16. 为什么肾小球滤过分数增高可促使近曲小管对钠水的重吸收?

17. 肝硬化腹水为何可造成钠、水潴留?

18. 何谓缓冲系统? 为什么碳酸氢盐缓冲系统在体液缓冲中最为重要?

19. 试述机体对代谢性酸中毒的主要代偿机制。

20. 经化验,某糖尿病病人动脉血浆 pH 7.25,$PaCO_2$30mmHg,SB15mmol/L, AB15mmol/L, BE-5mmol/L,血清 [$Na^+$] 142mmol/L,血清[$Cl^-$]102mmol/L。其酸碱平衡紊乱类型及其诊断依据是什么?

21. 试述急性呼吸性酸中毒的代偿调节机制。

22. 病人男,62 岁,近日因慢性支气管炎并发肺部感染入院治疗。实验室检查结果示动脉血 pH7.30,$PaCO_2$75mmHg,SB38mmol/L,BE+5.5mmol/L。其酸碱平衡紊乱类型及其诊断依据是什么?

23. 代谢性碱中毒会对机体产生什么样的影响?

24. 病人,女,50 岁,因右心衰竭伴全身水肿入院治疗 3 周。一直服用呋塞米利尿。近日化验检查发现动脉血 pH 7.61,$PaCO_2$ 62mmHg,SB 50mmHg,BE+6mmol/L,其酸碱平衡紊乱类型及其诊断依据是什么?

25. 试述机体对急性呼吸性碱中毒的主要代偿机制。

26. 某癫症发作 2h 的病人,实验室检查结果示动脉血 pH 7.60,$PaCO_2$ 25mmHg,AB 20mmol/L,SB 24mmol/L,BE+0.5mmol/L。其酸碱平衡紊乱类型及其诊断依据是什么?

27. 简述少尿型急性肾功能衰竭各期的机体变化。

28. 简述慢性肾功能衰竭机体的功能、代谢变化。

29. 某感染性休克病人病情缓解后,再次出现进行性呼吸困难和无尿,应考虑何种可能? 为什么?

# 第九章　感觉器官的功能

## 第一节　概　　述

感觉是客观事物在人脑中的主观反映。感觉的产生过程，首先是感受器或感觉器官接受环境的刺激，并将其转变为生物电信号，然后沿一定途径传入中枢的相应部位，再经过脑的分析处理而产生主观意识上的感觉。

### 一、感受器与感觉器官的概念和分类

感觉是由感受器或感觉器官、传入通路和感觉中枢三个部分共同活动的结果。感受器是指专门感受刺激并将刺激的能量转变为电信号的特殊结构。根据所感受刺激的性质可分为机械感受器、化学感受器、光感受器和温度感受器。根据所感受刺激的来源可分为外感受器、内感受器。

感觉器官是指能引起特殊感觉的结构，由感受器及其附属器组成，简称感官。根据感觉器官的结构、功能和所处的部位可分为视觉器官、听觉器官、前庭器官、嗅觉器官和味觉器官。

### 二、感受器的生理特性

感受器的种类虽然很多，功能也各不相同，但都具有适宜刺激、换能作用、编码作用、适应现象等共同的生理特性。

1. 适宜刺激　每种感受器通常只对某种特定形式的刺激最敏感，这种形式的刺激称为该感受器的**适宜刺激**。例如，眼视网膜感光细胞的适宜刺激是一定波长的电磁波。需要注意的是感受器并不是只能感受适宜刺激，对非适宜刺激也可感受，但是所需要的刺激强度要大得多，例如，压迫眼球也能产生光感。

2. 换能作用　感受器受到刺激时，能把作用于它们的各种形式的刺激能量转换为传入神经的动作电位，这种能量转换称为感受器的**换能作用**。

3. 编码作用　感受器把刺激信号中所包含的各种信息编排成神经冲动的不同序列，称为感受器的**编码作用**。

4. 适应现象　当同一刺激持续作用于某种感受器时，经过一段时间后，其传入神经上的冲动频率会逐渐下降，称为感受器的**适应现象**。根据适应发生的快慢，通常将感受器分为快适应和慢适应感受器两类。快适应感受器以皮肤触觉感受器、嗅觉感受器为代表，例如，"如入芝兰之室，久而不闻其香"即指嗅觉的适应现象。慢适应感受器以肌梭、颈动脉窦压力感受器为代表。感受器适应的快慢各有其生理意义，如触觉的作用一般在于探索新的物体或障碍物，它的快适应有利于感受器及中枢再接受新事物的刺激；慢适应感受器则有利于机体对某些功能状态如姿势、血压等进行长期持续的监测，有利于对它们可能出现的波动进行随时的调整。适应并非疲劳，因为对某一刺激产生适应之后，如增加此刺激的强度，又可以引起传入冲动的增加。

## 第二节　视 觉 器 官

人的视觉器官是眼，由折光系统和感光系统组成。折光系统的功能是将外界射入眼内的光线（波长370～740nm的电磁波）经过折射后，在视网膜上形成清晰的物像；感光系统的功能是将物像的光刺激转变成生物电变化，继而产生神经冲动，由视神经传入中枢。视觉功能是通过视觉器官、视神经和视觉中枢的共同活动来完成的。

### 一、眼的折光功能

（一）眼的折光与成像

眼的折光系统是一个复杂的光学系统，包括角膜、房水、晶状体和玻璃体（图9-2-1）。因为这四个折光体的曲率半径和折光系数不一致，为了实际应用上的方便，通常用简化眼来说明其成像原理。

简化眼是假定眼球的前后径为20mm，内容物为均匀的折光体，折光率为1.33，外界光线进入眼时，只在角膜表面发生折射。角膜的曲率半径为5mm，即节点n到前表面的距离为5mm，后主焦点在节点后方15mm处，正相当于视网膜的位置。此模型和正常安静时的人眼一样，正好能使平行光线聚焦在视网膜上，形成一个清晰的物像（图9-2-2）。

人眼不是无条件的看清任何距离的物体的，例如，人眼可以看清楚月亮和它表面较大的阴影，但不能看清楚月球表面更小的物体或特征。造成这一限

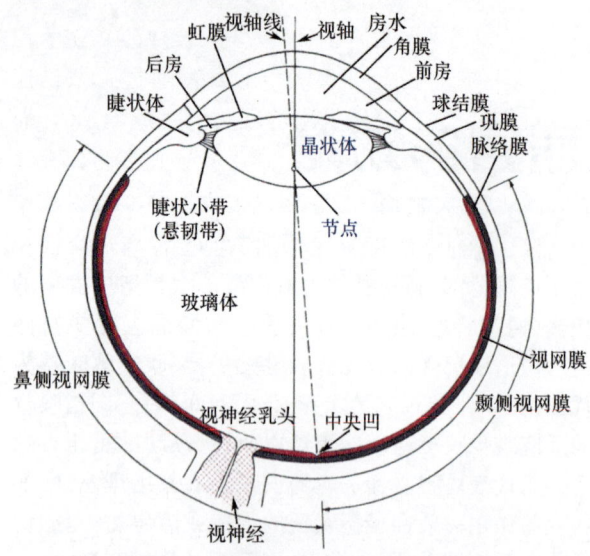

图 9-2-1 眼球的水平切面图 (右眼)

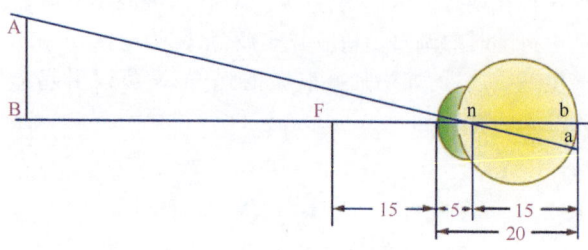

图 9-2-2 简化眼成像示意图

制的原因是如果来自某物体的光线过弱，或它们在传播时被散射或吸收，那么它们到达视网膜时已减弱到不足以兴奋感光细胞的程度，这样就不可能被感知；另外，如果物体过小或它们离眼的距离过大，则它们在视网膜上形成的大小，将会小到视网膜分辨能力的限度以下，因而也不能感知。

**（二）眼的调节**

眼所观察的物体有各种不同情况，如物体的远近不同和亮度不同等，为了能看清楚所观察的物体，眼需要根据所视物体的距离和明暗情况进行适当的调节。眼的调节包括晶状体的调节、瞳孔的调节和两眼会聚。

1. **晶状体的调节** 眼看 6m 以内的近物时，近物的光线呈辐射状，物像将落在视网膜的后方，在视网膜上形成模糊的物像，此种信息传到视觉中枢后，反射性地引起动眼神经中的副交感纤维兴奋，使睫状肌收缩，睫状体向前内方移动，于是，睫状小带松弛，晶状体便靠自身的弹性使凸度加大，折光能力增强，物像前移，正好落在视网膜上，从而看清物体（图 9-2-3）。

近点是指眼睛在尽最大能力调节时所能看清物体的最近距离。近点越近，表示晶状体的弹性越好，即调节能力越强。近点随年龄的增长而逐渐远移。

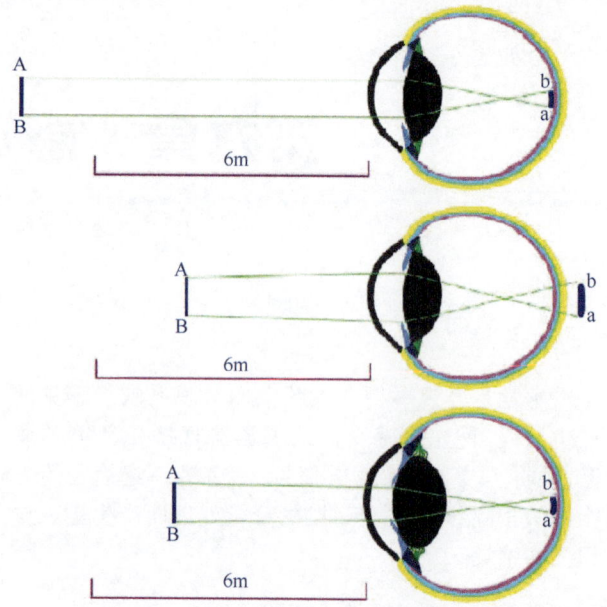

图 9-2-3 视近物时晶状体和瞳孔的调节

老视即通常所说的老花眼，是由于年龄的增长造成晶状体的弹性明显下降，看远物时正常，看近物时则不清楚。矫正办法是，看近物时戴凸透镜，增加折光能力，以弥补晶状体凸起能力的不足。

2. **瞳孔的调节** 一般人瞳孔的直径可在 1.5 ~ 8.0mm 之间进行调节，在生理状态下，引起瞳孔调节的情况有两种，一种是由所视物体的远近引起的调节，另一种是由进入眼内光线的强弱引起的调节。

（1）瞳孔近反射：看近物时，可反射性地引起瞳孔缩小，这种现象称为瞳孔的近反射，也称瞳孔调节反射。这种调节的意义在于视近物时，可减少由折光系统造成的球面像差和色像差。

（2）瞳孔对光反射：当用不同强度的光线照射眼时，瞳孔的大小可随光线的强弱而改变，这种现象称为瞳孔的对光反射，也称光反射。当强光照射到视网膜时，产生的冲动经视神经传入对光反射中枢，再经动眼神经中的副交感纤维传出，使瞳孔括约肌收缩，瞳孔缩小。瞳孔对光反射的效应是双侧性的，即一侧眼被照射时，除被照射眼的瞳孔缩小外，另一侧眼的瞳孔也缩小，这种现象称为互感反应或互感性对光反射。瞳孔对光反射的生理意义在于随着所视物体的明亮程度改变瞳孔的大小，调节进入眼内的光线，使视网膜上的物像保持适宜的亮度，以便既可以在光线弱时能看清物体，又可以在光线强时使眼睛不致受到损伤。瞳孔对光反射的中枢在中脑，其反应灵敏，又便于检查，临床上常把它作为判断中枢神经系统病变部位、全身麻醉深度和病情危重程度的重要指标。正常人瞳孔对光反射灵敏，病理状态下瞳孔对光反射迟钝或消失。例如，有机磷农药、氯丙嗪、吗啡等药物中毒时,双侧瞳孔小于2mm;颅内压升高、颠茄类药物中毒及濒死状态时,双侧瞳孔大于5mm;一侧颅内病变或脑疝时,同侧瞳孔散大且固定。

**联系实践应用知识 》》》**

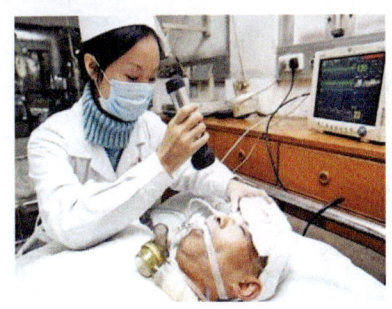

**瞳孔对光反射检查**

1. 直接对光反射

在较暗处让受检者注视远方,观察其两眼瞳孔的大小。 然后用手电筒照射受检者一侧眼,观察瞳孔的变化;停止照射,再观察同侧瞳孔的变化。

2. 间接对光反射

受检者用遮光板或手沿鼻梁将两眼视野分开,检查者用手电筒照射受检者一侧眼,观察另一侧眼的瞳孔变化。

3. 两眼会聚　看近物时,两眼视轴同时向鼻侧聚合,这种现象称为两眼会聚。它主要是由眼球的内直肌收缩来完成的,受动眼神经中的躯体运动纤维支配。两眼会聚的意义在于,看近物时,物像仍可落在两眼视网膜相对应的位置上,从而产生清晰的视觉。

**(三) 眼的折光异常**

正常人的眼睛在安静状态下,来自远处的平行光线正好聚焦在视网膜上,因而可以看清远处的物体。看近物时,只要物距不小于近点的距离,经过调节也可以看清楚。若因折光系统异常或眼球的形态异常,在安静状态下平行光线不能聚焦在视网膜上,这种现象称为折光异常,或称屈光不正,包括近视、远视和散光(图9-2-4)。

1. 近视　近视眼多数是由于眼球的前后径过长引起的,也有一部分人是由于折光系统的折光力过强引起的,如角膜或晶状体的球面弯曲度过大等。近视眼看远物时,由远物发来的平行光线聚焦在视网膜之前,导致视物不清。近视眼可因先天遗传和后天用眼不当造成。通常配戴合适的凹透镜,使光线适度辐散后再进入眼内,从而矫正近视。

2. 远视　远视眼多数是由于眼球前后径过短引起,常见于眼球发育不良,多系遗传因素;也可由于折光系统的折光力过弱引起,如角膜扁平等。远视眼看近物时,物像落在视网膜之后,故视物模糊不清。矫

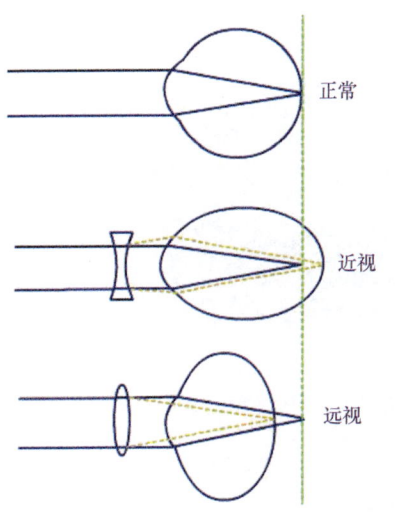

实线为矫正前的折射情况　虚线为矫正后的折射情况

图9-2-4　眼的折光异常及其矫正

正远视的办法是配戴合适的凸透镜。

3. 散光　是由于眼球在不同方位上的折光力不一致引起的,如角膜在某一方位上的曲率相对变大或变小,通过角膜射入眼内的光线不能在视网膜上形成焦点,导致视物不清。散光眼的矫正办法是配戴合适的圆柱形透镜,使角膜某一方位的曲率异常情况得到纠正。

## 二、眼的感光功能

眼的感光系统由视网膜构成。外界物体成像于视网膜上后,被感光细胞感受,转变成生物电信号传入中枢,经视觉中枢分析处理后,形成主观意识上的感觉。

**(一) 视网膜的感光系统**

视网膜中能感受光线刺激的是视锥细胞和视杆细胞,其细胞浆内均含有大量特殊的感光色素。两种感光细胞都与双极细胞发生突触联系,双极细胞再和神经节细胞联系,神经节细胞的轴突构成视神经(图9-2-5)。因视锥细胞和视杆细胞在视网膜上分布及其与各层细胞间联系方式的不同,构成了两种不同的感光换能系统,分别管理明视觉和暗视觉。视神经乳头处因无感光细胞,没有感光功能,称为生理性盲点。视网膜黄斑中央凹处,感光细胞几乎全部是视锥细胞,是视力最好的地方。

1. 视锥系统　由视锥细胞和与它有关的传递细胞如双极细胞、神经节细胞等组成。视锥细胞主要分布在视网膜的中央部分,其对光线的敏感性较差,只有在较强光线刺激下才能发生反应,主要功能是白昼视物,能分辨颜色,视物精确度高,故也称为明视觉系统。

2. 视杆系统　由视杆细胞和与它相联系的传递细胞如双极细胞、神经节细胞等组成。视杆细胞主要

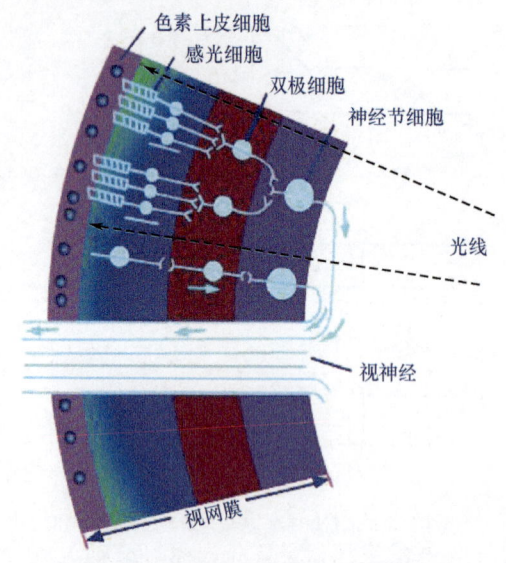

图 9-2-5　视网膜感光系统示意图

分布在视网膜的周边部分,其对光线的敏感性较高,在昏暗环境中可感受弱光刺激而引起视觉,故也称为暗视觉系统。视杆细胞不能分辨颜色,视物精确度较差。

### (二) 视网膜的光化学反应

在光线作用下,视锥细胞与视杆细胞内的感光物质发生一系列光化学反应,使之产生感受器电位,在视网膜内经过复杂的电信号传递过程,最终使神经节细胞诱发出动作电位,继而传入中枢。

视杆细胞内的感光物质是视紫红质,它是一种由视蛋白与视黄醛组成的结合蛋白质,对波长为 500nm (蓝绿光)的光线吸收能力最强。在生理状态下,视紫红质既有分解过程,又有合成过程(图 9-2-6)。在暗处,视紫红质既有分解又有合成,这是人在暗处能不断视物的基础;而在亮处,视紫红质的分解大于合成,使视杆细胞几乎失去感光能力,此时人的视觉依靠视锥系统完成。在视紫红质分解与合成过程中,被消耗的视黄醛可由体内储存的维生素 A(主要储存于肝)来补充,当食物中维生素 A 长期供应不足时,将会影响人在暗处的视力,引起夜盲症。

视锥细胞内含有三种不同的感光色素,各存在于不同的视锥细胞中,它们最敏感的光波波长分别为 445nm、535nm 和 570nm,相当于蓝光、绿光和红光的波长。光线照射视锥细胞时,可使之产生感受器电位。

## 三、与视觉有关的几种生理现象

### (一) 暗适应与明适应

从明亮的地方突然进入暗处,最初对任何东西都看不清楚,经过一定时间后,视觉敏感度逐渐升高,在暗处的视觉逐渐恢复,这种现象称为暗适应,整个暗适应过程约需 30min。从暗处突然来到亮处,最初只感到耀眼的光芒,看不清物体,需经一段时间后才能恢复视觉,这种现象称为明适应,约需 1min 即可完成。

### (二) 色觉

辨别颜色是视锥细胞的重要功能。人眼可区分波长在 380~760nm 之间的约 150 种颜色,但主要是光谱上的红、橙、黄、绿、青、蓝、紫 7 种颜色。三原色学说认为,视网膜中有三种视锥细胞,分别含有对红、绿、蓝三种色光敏感的感光色素,因此,它们吸收光谱的范围各不相同。当某一种颜色的光线作用于视网膜上时,会使三种视锥细胞以一定的比例兴奋,这样的信息传到中枢,就会产生某一种颜色的感觉。当三种视锥细胞受到同等程度的三色光刺激时,将引起白色的感觉。机体若缺乏感红、感绿或感蓝视锥细胞可引起色盲,多见于男性。色弱是指对某些颜色的分辨能力差,与视神经功能状态和机体的健康状况有关。

### (三) 视敏度

视敏度(visual acuity)也称视力,是指眼对物体细微结构的分辨能力,即分辨物体上两点间最小距离的能力,通常以视角大小作为衡量标准。视角是指物体上两点发出的光线射入眼球后,在节点上相交时形成的角。眼能辨别两点所构成的视角越小,表示视力越好。视力表即根据此原理设计(图 9-2-7)。正常视力为 1.0。

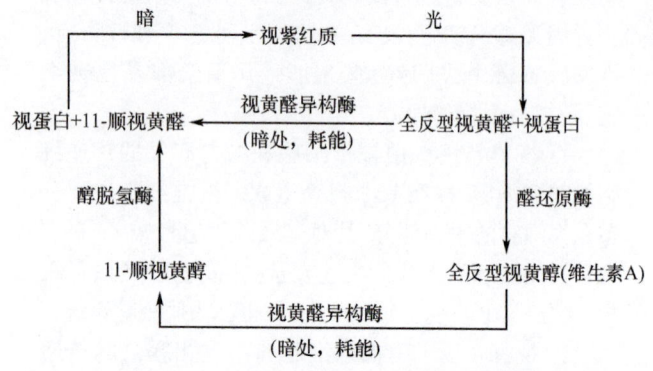

图 9-2-6　视紫红质的光化学反应示意图

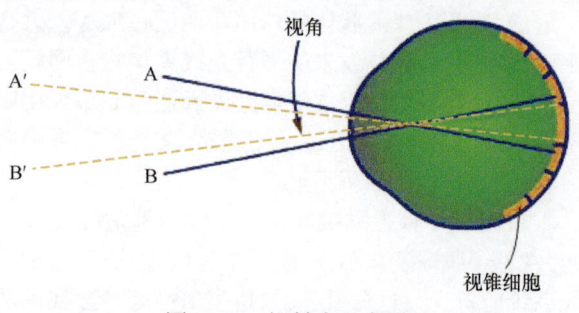

图 9-2-7　视敏度示意图

（四）视野

单眼固定不动正视前方一点时,该眼所能看到的范围,称为视野。正常人的视野受面部结构的影响,鼻侧和上侧视野较小,颞侧和下侧视野较大。各种颜色的视野也不一致,白色视野最大,黄色、蓝色次之,红色再次之,绿色视野最小(图9-2-8)。临床上检查视野,可帮助诊断视网膜或视传导通路上的某些疾病。

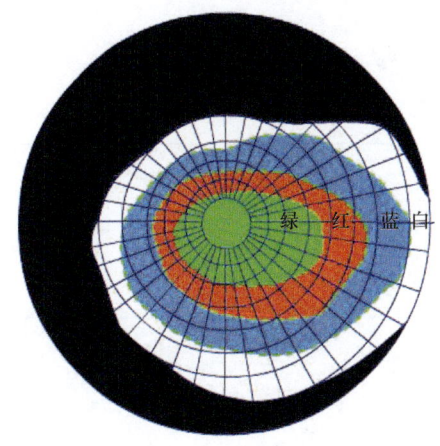

图 9-2-8　右眼视野示意图

（五）双眼视觉

两眼同时观看物体时所产生的视觉为双眼视觉。与单眼视觉相比,双眼视觉可扩大视野,弥补生理性盲点,增加对物体距离和形态大小判断的准确性,还可形成立体感。如果眼外肌瘫痪或者眼内肿瘤、异物等压迫,或手指轻压一侧眼球发生位移,都可以使物像落在两眼视网膜上的非对称点,因而在主观上产生有一定程度重叠的两个物体的感觉,称为复视。

# 第三节　听觉器官

听觉的感觉器官是耳,由外耳、中耳和内耳的耳蜗组成(图9-3-1)。对耳的适宜刺激是物体振动时发出的声波(频率为16~20 000Hz)。听觉是声波经外耳,中耳传至内耳,被耳蜗中的毛细胞感受,经蜗神经传入中枢,最后经大脑皮层听觉中枢处理后产生的一种特殊感觉。

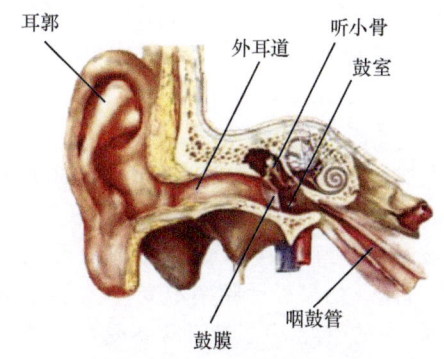

图 9-3-1　人耳结构示意图

# 一、外耳和中耳的传音功能

（一）外耳的功能

外耳由耳郭和外耳道组成。耳郭的形状有利于收集声波,在一定程度上还可帮助判断声音发出的方向。外耳道是声波传导的通路,一端开口,一端终止于鼓膜。根据物理学原理,充气的管道可与波长4倍管长的声波产生最大的共振作用;外耳道长约2.5cm,据此计算,它作为一个共鸣腔的最佳共振频率约在3500Hz附近,这样的声音由外耳道传到鼓膜时,其强度可以增强10倍。

（二）中耳的功能

中耳主要包括鼓膜、鼓室、听小骨和咽鼓管等结构,它们在传音过程中起着重要的作用(图9-3-2)。

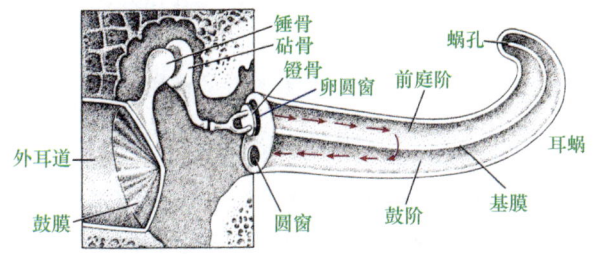

图 9-3-2　中耳结构及作用示意图

鼓膜的振动可与声波振动同步,有利于把声波振动如实地传递给听小骨。听小骨有三块,包括锤骨、砧骨和镫骨,它们依次连接成听骨链,构成一个杠杆系统,在能量传递过程中惰性最小,效率最高。声波在由鼓膜经过听小骨向前庭窗的传递过程中,可使振动的振幅减少而使压强增大,这样既可提高传音效率,又可避免对内耳和前庭窗膜造成损伤。

咽鼓管是连通鼓室和鼻咽部的小管道,借此使鼓室内的空气与大气相通。咽鼓管的主要功能是调节鼓室内空气的压力,使之与外界大气压保持平衡,这对于维持鼓膜的正常位置、形状和振动性能具有重要意义。例如,飞机的突然升降,此时如果不能通过咽鼓管使鼓室内压力与外耳道压力(或大气压)取得平衡,就会在鼓膜两侧出现巨大的压力差。这个压力差如达到9.33~10.76kPa(70~80mmHg),将会引起鼓膜强烈疼痛,压力差超过24kPa(180mmHg)时,可能造成鼓膜破裂。咽鼓管在正常情况下其鼻咽部开口常处于闭合状态,在吞咽、打呵欠或喷嚏时由于腭帆张肌等肌肉的收缩,可使管口暂时开放,有利于气压平衡。

# 二、声波传入内耳的途径

声波必须传入内耳的耳蜗,才能刺激听觉感受器,进而引起听觉。声波传入内耳有气导和骨导两种途径。

## （一）气导

声波经外耳道空气传导引起鼓膜振动，再经听骨链和前庭窗传入耳蜗（图9-3-2），这种传导方式称为气导，也称气传导。气导是引起正常听觉的主要途径。

## （二）骨导

声波直接引起颅骨的振动，从而引起耳蜗内淋巴的振动，这种传导方式称为骨导，也称骨传导。在正常情况下，骨导的效率比气导的效率低得多，只有较强的声波，或者是自己的说话声，才能引起颅骨较明显的振动。

在临床工作中，常用音叉检查病人气导和骨导的情况，帮助诊断听觉障碍的病变部位和性质。例如，当外耳道或中耳发生病变时，气导途径受损，引起的听力障碍称为传音性耳聋，此时气导作用减弱而骨导作用相对增强；当耳蜗发生病变时所引起的听力障碍称为感音性耳聋，此时气导和骨导的作用均减弱。

## 三、内耳的感音功能

内耳包括耳蜗和前庭器官两部分，其中感受声音的装置位于耳蜗内。声音感受器是附着在基膜上的螺旋器，又称之为柯蒂器，其横断面上可见数行纵向排列的毛细胞，每个毛细胞的顶部都有数百条排列整齐的听毛，有些听毛顶端埋植在盖膜的胶冻状物质中，是感受声波刺激的结构（图9-3-3）。

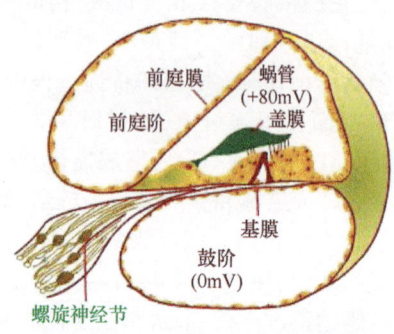

图9-3-3 耳蜗蜗管横切面示意图

耳蜗的作用是把传到耳蜗的机械振动转变成听神经纤维的神经冲动。在这一转变过程中，耳蜗基膜的振动是一个关键因素。它的振动使位于它上面的毛细胞受到刺激，引起耳蜗内发生各种过渡性的电变化，最后引起位于毛细胞底部的传入神经纤维产生动作电位。

## （一）听觉的产生与声音频率的分辨

声波振动通过听骨链经前庭窗传入耳蜗后，通过内、外淋巴的作用使基膜振动，基膜与盖膜之间的相对位置随之发生相应的变化，刺激毛细胞而引起生物电变化，进而触发蜗神经产生动作电位，并沿蜗神经

传入听觉中枢，经分析处理后引起主观上的听觉。声波频率不同时，行波传播的远近和最大振幅出现的部位不同。声波振动频率越高，行波传播越近，引起最大振幅出现的部位越靠近前庭窗处；反之，声波振动频率越低，行波传播越远，最大振幅出现的部位越靠近蜗顶部（图9-3-4）。即耳蜗的底部感受高频声波，耳蜗的顶部感受低频声波。

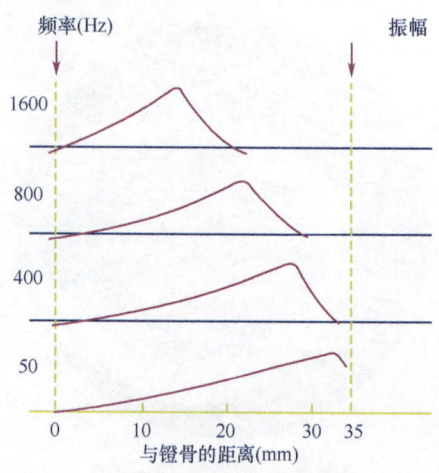

图9-3-4 行波理论示意图

## （二）耳蜗和听神经的生物电现象

1. 内淋巴电位 在耳蜗未受到刺激时，如果把一个电极放在鼓阶外淋巴中，并接地使之保持在零电位，那么用另一个测量电极可测出蜗管内淋巴中的电位为+80mV左右，此电位称为内淋巴电位，也称耳蜗内电位。如果将此测量电极刺入毛细胞膜内，则膜内电位为-80至-70mV之间。由于毛细胞顶端膜外的浸浴液为内淋巴，则该处毛细胞内（相当于-80mV）和膜外（相当于+80mV）的电位差为160mV。

2. 耳蜗微音器电位 当耳蜗接受声音刺激时，在耳蜗及其附近结构又可记录到一种特殊的电波动，称为微音器电位。这是一种交流性质的电变化，在一定的刺激强度范围内，它的频率和幅度与声波振动完全一致。微音器电位几乎没有潜伏期，无不应期和适应现象。

3. 听神经动作电位 听神经纤维的动作电位，是耳蜗对声音刺激一系列反应中最后出现的电变化，是耳蜗对声音刺激进行换能和编码作用的总结果，其作用是传递声音信息。

## （二）听阈和听域

人类能听到的频率范围为16～20 000Hz，低于16Hz或高于20 000Hz振动波人耳都听不到。每种频率的声波都有一个产生听觉所必须的最低振动强度，称为听阈。如果振动频率不变，振动强度超过一定限度时，人的听觉不再能正常感受声波中所包含的各种信息，会产生鼓膜的疼痛感，这个限度称为最

大可听阈。由不同频率的听阈和最大可听阈包括的范围称为听域,也称听力范围,即人耳所能感受到声音的频率和强度范围(图9-3-5)。正常人在声音频率为 1000～3000Hz 时听阈最低,听觉最敏感。音频升高或降低,听阈都会升高。

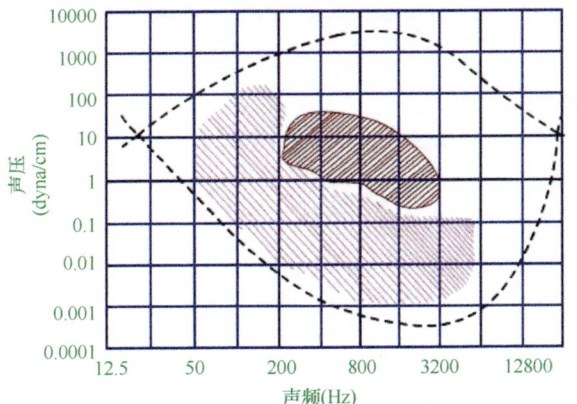

中心斜线区:通常的语言区　下方斜线区:次要的语音区(1dyn=$10^{-5}$N)

图 9-3-5　人正常听阈和听域图

# 第四节　前庭器官

前庭器官属于内耳迷路的一部分,是与维持身体姿势和平衡有关的感受装置。前庭器官包括椭圆囊、球囊和三个半规管(图9-4-1)。椭圆囊和球囊的功能是感受头部空间位置和直线变速运动,同时引起姿势反射,以维持身体平衡。半规管可以感受任何平面上不同方向旋转变速运动的刺激,从而产生不同的旋转运动感觉,引起姿势反射以维持身体平衡。

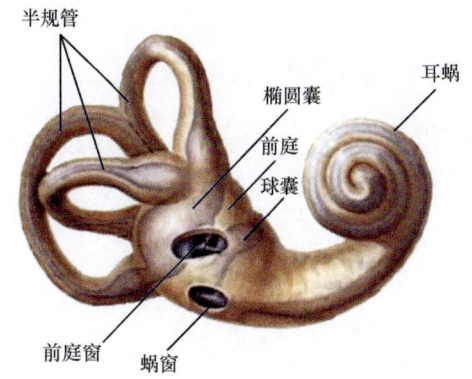

图 9-4-1　前庭器官结构示意图

## 一、前庭器官的感受细胞

前庭器官的感受细胞都称为毛细胞,具有类似的结构和功能(图9-4-2)。这些毛细胞通常在顶部有 60～100 条纤毛,按一定的形式排列,其中有一条最长,位于细胞顶端的一侧边缘处,称为动毛,其余的较短,占据了细胞顶端的大部分区域,称静毛。由

于前庭器官中毛细胞所在位置和附属结构的不同,使不同形式的变速运动都能以特定的方式改变毛细胞纤毛的倒向,从而使相应的神经纤维的冲动发放频率发生改变,这些信息传送到中枢后,便引起特殊的运动觉和位置觉,并引起躯体和内脏功能的反射性活动。

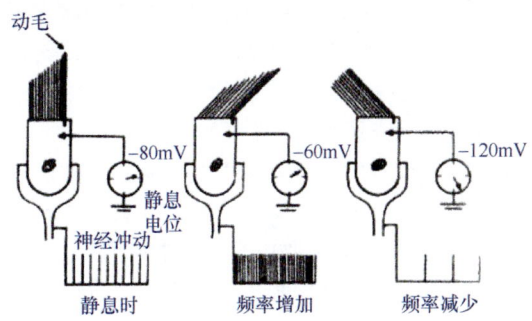

图 9-4-2　前庭器官中毛细胞纤毛受力侧弯时对静息电位和传入神经冲动频率的影响

## 二、前庭器官的适宜刺激和生理功能

### (一)椭圆囊和球囊

椭圆囊和球囊的毛细胞存在于囊斑结构中,其纤毛则埋植于胶质性的位砂膜内。位砂膜比重大于内淋巴,因而也有较大的惯性。囊斑的适宜刺激是直线加速运动。人体直立时,椭圆囊囊斑呈水平位,位砂膜在纤毛上方;而球囊囊斑呈垂直位,位砂膜悬在纤毛外侧。在囊斑中,每个毛细胞排列方向不完全相同,使得它们有可能分辨人体在囊斑平面所作的各种方向的直线变速运动。例如,当人体在水平方向以任何角度做直线变速运动时,由于位砂膜的惯性作用,椭圆囊囊斑上总会有一些毛细胞的纤毛向动毛侧弯曲,引起相应的传入神经纤维的冲动发放增加,产生水平方向的直线变速运动的感觉。而球囊囊斑以类似的机制感受垂直方向的直线加速度运动。

### (二)半规管

三个半规管的形状大致相同,但各处于一个平面上,这三个平面又互相垂直。每个半规管约占 2/3 个圆周,一端有一个相对膨大的壶腹。两侧的水平半规管同时在一个平面上,如果人在直立时头前倾30度,则此平面正好与地面平行。半规管的适宜刺激为旋转加速运动。

## 三、前庭反应

来自前庭器官的传入冲动,除引起运动觉和位置觉外,还引起各种姿势调节反射和内脏功能活动的改变。这些反应统称前庭反应。

由前庭参与的姿势调节反射有运动姿势反射、状态反射和翻正反射等，例如，人乘车而车突然加速时，会有背肌紧张增强而后仰，车突然减速时又有相反的情况；当电梯突然上升时，肢体伸肌抑制而屈曲，下降时伸肌紧张加强而伸直等。其意义在于维持一定的姿势和躯体平衡。

当前庭器官受到过强或过长刺激，或刺激未过量而前庭功能过敏时，常会引起恶心、呕吐、眩晕、皮肤苍白等现象，称为前庭自主神经性反应，具体表现为晕船、晕车和航空病等。

前庭反应中最特殊的是躯体旋转运动时出现的眼球不随意运动，即为眼震颤，常被用来判断前庭功能是否正常。眼震颤主要由半规管的刺激引起，而且眼震颤的方向也由于受刺激半规管的不同而不同。例如，当人体头部前倾30°而围绕人体垂直轴旋转时，出现水平方向的眼震颤。

# 第五节　其他感觉器官

## 一、嗅觉器官

嗅觉感受器位于上鼻道及鼻中隔后上部的嗅上皮中的嗅细胞，两侧总面积约5cm²。自然界能引起嗅觉的物质约有2万多种，其中人类能明确辨别2000～4000种。各种嗅觉的感受由7种基本气味组合而成，即：樟脑味、麝香味、花卉味、薄荷味、乙醚味、辛辣味和腐腥味。人的嗅觉感受器属于快适应感受器。

## 二、味觉器官

味觉的感受器是味蕾，主要分布在舌背部表面和舌缘，口腔和咽部黏膜的表面也有散在的味蕾存在。儿童味蕾较成人多，老年时因萎缩而逐渐减少。每一味蕾由味觉细胞和支持细胞组成。味觉细胞顶端有纤毛，称为味毛，由味蕾表面的孔伸出，是味觉感受的关键部位。味觉的敏感度往往受食物或刺激物本身温度的影响。在20～30℃之间，味觉的敏感度最高。

## 三、皮肤的感觉功能

皮肤内分布着多种感受器，能产生多种感觉。一般认为皮肤感觉主要有触-压觉、温度觉和痛觉。

触觉是微弱的机械刺激兴奋了皮肤浅层的触觉感受器引起的，压觉是指较强的机械刺激导致深部组织变形时引起的感觉，两者在性质上类似，可统称为触-压觉。触点在皮肤表面分布的密度和该部位对触觉的敏感程度成正比，如颜面、口唇、指尖等处密度较高。

冷觉和热觉合称温度觉，起源于两种感受范围不同的温度感受器。

痛觉是由伤害性刺激所引起的，它们除引起不愉快的痛苦感觉外，尚伴有强烈的情绪反应。

（孙　鹏　李　琴　徐　玲　钱洪鑫）

### 重点提示

1. 了解感受器与感觉器官的概念和分类，熟悉感受器的生理特性。

2. 了解视觉器官的组成，了解眼的折光与成像，掌握眼的调节，掌握近点、老视、瞳孔对光反射、瞳孔近反射概念，熟悉眼折光异常的种类、产生原因及矫正，掌握视锥细胞与视杆细胞的功能，熟悉视网膜的光化学反应，掌握视力概念，了解暗适应、明适应、色觉、视野、双眼视觉。

3. 了解外耳和中耳的传音功能，掌握声波传入内耳的途径，熟悉内耳的感音功能。

4. 了解前庭器官的组成，熟悉椭圆囊、球囊和半规管的功能，了解前庭反应的内容及意义。

5. 了解味觉器官、嗅觉器官及皮肤的感觉功能。

### 目标检测

**一、名词解释**

1. 近点　2. 瞳孔对光反射　3. 瞳孔近反射　4. 视力　5. 视野　6. 暗适应

**二、填空题**

1. 眼视近物时的调节反应包括＿＿＿＿、＿＿＿＿和＿＿＿＿。

2. 瞳孔对光反射的中枢位于＿＿＿＿，该反射异常表明＿＿＿＿。

3. 常见的眼屈光异常有＿＿＿＿、＿＿＿＿和＿＿＿＿三种。

4. 老视是因为＿＿＿＿弹性降低，近点远移，需用＿＿＿＿矫正。

5. 视网膜感光细胞包括＿＿＿＿和＿＿＿＿，其中＿＿＿＿的感光物质是视紫红质。

6. 外界声波主要经＿＿＿＿、＿＿＿＿、＿＿＿＿、＿＿＿＿和＿＿＿＿进入内耳。

**三、单项选择题**

1. 视近物时晶状体的调节过程，下列错误的是（　　）
   A. 动眼神经的副交感纤维兴奋
   B. 睫状体环行肌收缩，睫状小带拉紧
   C. 晶状体变凸，折光力增强
   D. 物象成像在视网膜上

2. 远处物体的光线聚焦于视网膜之后的眼折光异常是（　　）
   A. 近视眼　　　　B. 远视眼
   C. 散光眼　　　　D. 老视眼

3. 视网膜的黄斑中央凹处的视敏度最高，这是因为（　　）

A. 位于视网膜中央,光聚焦于此

B. 此处视锥细胞最大

C. 此处视锥细胞密度最大

D. 此处视杆细胞视紫红质含量最高

4. 下列叙述正确的是( )

A. 近点远,说明晶状体的调节能力强

B. 老年人近点变近,需配戴凸透镜

C. 远视眼,物体成像于视网膜之后

D. 远视眼需配戴适宜的凹透镜矫正

5. 眼对不同颜色的视野范围大小不同,其最大和最小的颜色分别是( )

A. 白色和红色　　　　　B. 白色和黄色

C. 白色和绿色　　　　　D. 黄色和蓝色

6. 眼的下列结构中,折光能力最强的是( )

A. 晶状体　　　　　　　B. 房水

C. 玻璃体　　　　　　　D. 角膜

7. 老视眼发生的主要原因是( )

A. 房水循环障碍　　　　B. 角膜透明度改变

C. 晶状体弹性减弱　　　D. 晶状体透明度改变

8. 对近视眼的错误叙述有( )

A. 因眼球前后径过短所致

B. 近点较正常眼近

C. 因折光系统的折光力超过正常所致

D. 远点移远

9. 凸透镜适用于( )

A. 近视眼视远物　　　　B. 远视眼视近物

C. 散光眼　　　　　　　D. 青光眼

10. 缺乏某种视锥细胞时,可能导致( )

A. 夜盲症　　　　　　　B. 色盲

C. 色弱　　　　　　　　D. 青光眼

11. 当光照增强时,瞳孔缩小,此反射称为( )

A. 瞳孔近反射　　　　　B. 瞳孔对光反射

C. 角膜反射　　　　　　D. 辐辏反射

12. 对三种视锥细胞特别敏感的颜色是( )

A. 红、蓝、紫　　　　　B. 红、黄、黑

C. 红、绿、蓝　　　　　D. 红、黄、蓝

13. 人耳最敏感的声波频率是( )

A. $1000 \sim 3000 Hz$　　B. $100 \sim 6000 Hz$

C. $20 \sim 20\,000 Hz$　　D. $1000 \sim 10\,000 Hz$

14. 听阈是指刚能引起听觉的( )

A. 某一频率的最大振动强度

B. 任何频率的最大振动强度

C. 某一频率的最小振动强度

D. 某一频率的中等振动强度

15. 鼓膜穿孔将引起( )

A. 感音性耳聋　　　　　B. 传音性耳聋

C. 神经性耳聋　　　　　D. 骨传导减弱

**四、问答题**

1. 眼需要做哪些调节才能看清6m以内的近物?

2. 比较近视、远视和散光眼的产生原因、折光特点和矫正方法。

# 第十章 神经系统的功能

## 第一节 神经元及反射活动的一般规律

神经组织由神经元和神经胶质细胞构成。数以千亿计的神经元之间主要通过突触发生联系，并借神经递质传递信息。中枢神经系统活动的基本方式是反射，其活动具有一般规律。

### 一、神经元和神经纤维

#### （一）神经元

神经元是神经系统的结构和功能单位。神经元分为胞体和突起两部分（图 10-1-1）。胞体位于脑、脊髓、神经节和壁内神经丛中，它是神经代谢和营养的中心，可合成蛋白质，形成神经递质，执行神经元的信息整合功能。突起分为树突和轴突。树突可有一个或多个，其功能主要是接受刺激，将产生的局部兴奋向胞体扩布。轴突只有一个，其主要功能是传导在轴丘和轴突起始部位产生的动作电位，其末梢可释放递质。

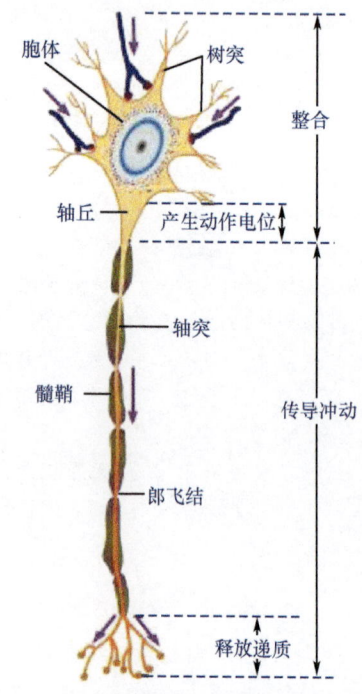

图 10-1-1 运动神经元及其功能示意图

#### （二）神经纤维

神经纤维是由轴突外包神经胶质细胞（构成髓鞘和神经膜）所组成。其基本功能是传导兴奋。在受到刺激产生兴奋时，神经纤维除有一系列电位变化和兴奋性改变外，还具有许多重要的生理现象。

1. 神经纤维传导冲动的特征

（1）双向传导：刺激神经纤维某一点，产生的动作电位可同时向两端传导。

（2）绝缘性：神经冲动沿混合神经干中一条神经纤维传导时，基本上不会涉及邻近的纤维，以保证神经调节的精确性。

（3）生理完整性：神经纤维只有保持结构和功能的完整才能正常传导兴奋，否则造成传导阻滞。

（4）相对不疲劳性：因神经传导冲动时耗能极少，神经纤维可长时间接受刺激而不疲劳，即保持不衰减地传导冲动的能力。

2. 神经纤维传导冲动的速度　不同神经纤维传导冲动的速度不同。神经传导速度受神经纤维直径和温度的影响。直径较粗、有髓鞘的纤维，传导速度快；而直径较细、无髓鞘的纤维，传导速度慢。温度升高，传导速度快；温度下降，传导速度慢，当温度降至0℃以下时，神经传导阻滞，局部暂时失去感觉。测定周围神经的传导速度，可协助临床诊断和估计神经损伤的预后。

3. 神经纤维的轴浆运输　神经元的细胞体与轴突是一个整体，胞体和轴突之间必须经常进行物质运输和交换。实验证明，轴突内的轴浆是经常在流动的。轴浆流动是双向的，一方面部分轴浆由胞体流向轴突末梢，另一方面部分轴浆由轴突末梢反向流向胞体，他们分别称为顺向轴浆运输和逆向轴浆运输，而顺向轴浆运输又分为快速轴浆运输和慢速轴浆运输。顺向快速轴浆运输主要运输有膜的细胞器（线粒体、递质囊泡、分泌颗粒等），速度为410mm/d；慢速轴浆运输主要运输轴浆的可溶性成分，其速度为 1 ~ 12mm/d。另外破伤风毒素、狂犬病病毒等由外周向中枢神经系统转运的方式可能为逆向轴浆运输。

4. 神经的营养性作用　神经对其所支配的组织能发挥两方面的作用。一方面是借助于兴奋冲动传导抵达末梢突触前膜使之释放特殊的递质，而后作用于突触后膜，从而改变所支配组织的功能活动，这一作用称为功能性作用。另一方面神经还能通过末梢经常释放某些物质，持续地调整被支配组织的内在代谢活动，影响其持久性的结构、生化和生理的变化，这一作用与神经冲动无关，称为营养性作用。神经的营养性作用在正常情况下不易观察出来，但在神经切断后即可明显地表现出来。切断运动神经后，肌肉内糖原合成减慢、蛋白质分解加速，肌肉逐渐萎缩；如将神经缝合再生，则肌肉内糖原合成加速、蛋白质分解减慢而合成加快，肌肉逐渐恢复。在脊髓灰质炎病人，如前角运动神经元丧失功能，则所支配的肌肉将发生明显萎缩。

## 二、突触生理

人类的神经系统约含有 1000 亿个神经元，它们组成了极为复杂的神经网络。神经元之间在结构上并没有原生质直接相连，它们之间通过不同的形式联系以传递信息，其中最重要、最基本的联系方式是形成突触。

### （一）突触的概念与分类

**突触**（synapse）通常是指神经元之间相接触的部位（图 10-1-2）。按神经元接触部位的不同，一般将突触分为轴-体突触、轴-树突触、轴-轴突触；按对突触后神经元的作用方式不同，分为化学突触和电突触；按对突触后神经元的效应不同，分为兴奋性突触和抑制性突触。

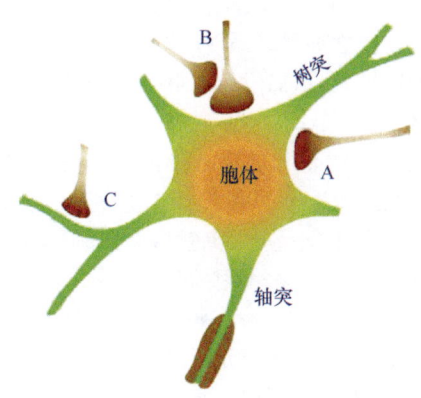

图 10-1-2　突触及突触分类
A. 轴-体突触；B. 轴-轴突触；C. 轴-树突触

### （二）突触的基本结构

经典突触的微细结构包括突触前膜、突触后膜和突触间隙三部分（图 10-1-3）。在突触小体的轴浆内，含有大量线粒体和囊泡（突触小泡），囊泡内含有高浓度的递质，不同突触的囊泡含有不同的神经递质。在通常情况下，一个神经元可以通过轴突末梢的分支与许多神经元发生突触联系；同样，它也可接受许多其他神经元突触传递的影响。

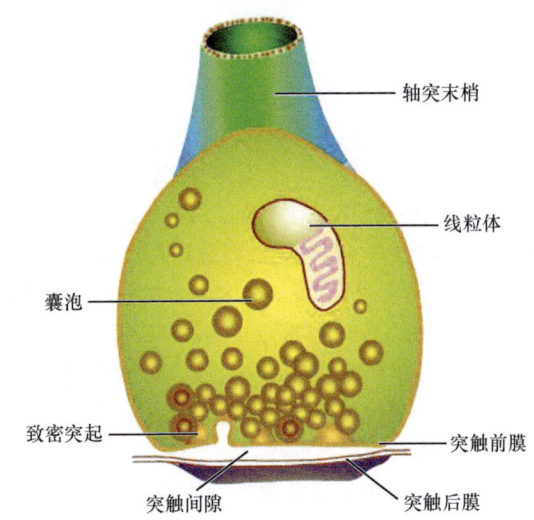

图 10-1-3　突触微细结构模式图

### （三）突触传递的过程

**突触传递**（synaptic transmission）是指突触前神经元的信息，通过传递，引起突触后神经元活动的过程。它包括了电-化学-电三个基本过程。神经冲动传到轴突末梢，使突触前膜去极化，膜外 $Ca^{2+}$ 进入突触小体，使突触小泡向突触前膜移动，通过出胞作用，将递质释放到突触间隙中，递质迅速与突触后膜上的特异性受体结合，使突触后膜上某些离子通道开放，改变膜对离子的通透性，使突触后膜发生去极化或超极化，产生兴奋性或抑制性突触后电位。

1. 兴奋性突触后电位　突触前膜释放的兴奋性递质（如乙酰胆碱）与突触后膜上的受体结合，提高突触后膜对 $Na^+$、$K^+$，特别是对 $Na^+$ 的通透性。$Na^+$ 扩散入细胞内，出现局部去极化，产生兴奋性突触后电位。兴奋性突触后电位经总和达阈电位水平时，在轴突起始部位产生动作电位，并扩布到整个神经元。

2. 抑制性突触后电位　突触前膜释放的抑制性递质（如 γ-氨基丁酸）与突触后膜上的受体结合，提高突触后膜对 $Cl^-$ 的通透性。$Cl^-$ 扩散入细胞内，出现超极化，产生抑制性突触后电位。抑制性突触后电位经总和，使突触后神经元不易产生动作电位而出现抑制效应。

递质释放发挥作用后，经过酶水解、吸收回血液、神经末梢再摄取或神经胶质细胞摄取而迅速失活和清除，对保证神经元之间信息的正常传递有重要意义。

## 三、神经递质

**神经递质**是指在神经元之间或神经元与效应细胞之间起传递信息作用的化学物质。神经递质按产生部位的不同，分为外周神经递质和中枢神经递质两大类。

（一）外周神经递质

1. 乙酰胆碱（ACh） 是外周神经末梢释放的重要递质。凡末梢能释放乙酰胆碱作为递质的神经纤维，称为胆碱能纤维。在人体内，交感和副交感节前神经纤维、副交感节后神经纤维、躯体运动神经纤维以及支配汗腺的交感节后神经纤维和支配骨骼肌的交感舒血管神经纤维末梢，都释放乙酰胆碱。

2. 去甲肾上腺素（norepinephrine，NE） 是外周神经末梢释放的另一种重要的神经递质。末梢能释放去甲肾上腺素作为递质的神经纤维，称为肾上腺素能纤维。人体内大部分交感神经节后纤维末梢都释放去甲肾上腺素。

外周神经递质中还有嘌呤类和肽类化合物（如三磷酸腺苷、血管活性肠肽等），它们主要存在于胃肠。这类神经元的胞体位于胃肠壁内神经丛中，接受副交感神经节前纤维支配，可引起胃肠平滑肌电位变化和活动改变。

（二）中枢神经递质

中枢神经递质种类、主要分布部位和功能特点如表 10-1-1 所示。

**表 10-1-1 中枢神经递质种类、主要分布部位和功能特点**

| 名称 | 主要分布部位 | 功能特点 |
| --- | --- | --- |
| 乙酰胆碱 | 脊髓、脑干网状结构、丘脑、边缘系统 | 与感觉、运动、学习记忆等活动有关 |
| 单胺类： | | |
| 去甲肾上腺素 | 低位脑干网状结构 | 与觉醒、睡眠和情绪活动等有关 |
| 多巴胺 | 多沿黑质-纹状体投射系统分布 | 为锥体外系的重要递质 |
| 5-羟色胺 | 主要分布于中缝核 | 与镇痛、睡眠、自主神经功能等活动有关 |
| 氨基酸类： | | |
| γ-氨基丁酸 | 小脑、大脑皮层 | 为抑制性递质 |
| 甘氨酸 | 脊髓 | 为抑制性递质 |
| 谷氨酸 | 大脑皮层和感觉传入系统 | 为兴奋性递质 |
| 肽类： | | |
| 下丘脑神经肽 | 下丘脑 | 调节自主神经等活动 |
| 阿片样肽 | 脑内 | 调节痛觉 |

递质的代谢包括其合成、释放和失活等。乙酰胆碱是由胆碱和乙酰辅酶 A 在胆碱乙酰化酶的催化作用下合成的。合成后由小泡摄取并储存起来。去甲肾上腺素是以酪氨酸为原料经过一系列过程而合成。递质作用于受体并产生效应后，很快即被消除。乙酰胆碱作用于突触后膜发挥生理作用后，就被胆碱酯酶水解成胆碱和乙酸；去甲肾上腺素主要通过末梢的重

摄取及少量通过酶解失活被消除；肽类递质的失活依靠酶促降解。

# 四、反射活动的一般规律

中枢神经系统活动的基本方式是反射。中枢神经反射活动的一般规律表现在中枢神经元之间有很多不同的联系方式中枢兴奋传布的特征以及中枢抑制。

（一）中枢神经元的联系方式

神经元的联系方式很多，主要有辐散式、聚合式、环式、链锁式等几种（图 10-1-4）。每种联系方式有不同的作用。

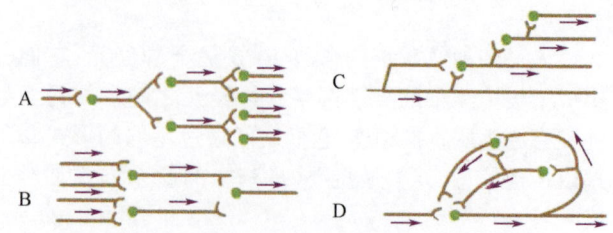

图 10-1-4 中枢神经元的联系方式模式图
A. 辐散式；B. 聚合式；C. 链锁式；D. 环式

1. 辐散式联系 是一个神经元的轴突通过分支与许多神经元建立突触联系，使一个神经元的兴奋引起许多神经元的同时兴奋或抑制。多见于感觉传入途径。

2. 聚合式联系 是许多神经元的轴突末梢与同一个神经元建立突触联系，使许多神经元的作用集中到同一个神经元，从而发生总和或整合作用。多见于运动传出途径。

3. 链锁式联系 是第一级神经元通过其侧支与第二级神经元发生突触联系，第二级神经元再通过其侧支与第三级神经元发生突触联系，如此不断进行下去，可以在空间上扩大作用的范围。

4. 环式联系 是一个神经元通过轴突侧支与中间神经元相连，中间神经元反过来再与该神经元发生突触联系，构成闭合环路。通过环式联系引起正反馈或负反馈，可产生后发放或使兴奋及时终止。

（二）中枢兴奋传布的特征

在进行反射活动时，兴奋通过中枢传布，要比在神经纤维上的传导复杂得多，具有以下特征。

1. 单向传递 在反射活动中，兴奋经化学性突触传递只能朝一个方向传布，即只能从突触前末梢传向突触后神经元。这是因为具有传递兴奋作用的递质只能由突触前膜释放。

2. 中枢延搁 由于兴奋经化学性突触传递时需经历突触前膜释放递质、递质在突触间隙内扩散并与突触后膜上的受体结合等，耗时较长（兴奋通过一个

化学性突触通常需要 0.3～0.5ms），称为中枢延搁。

3. 总和　突触前神经元的一次冲动所引起的兴奋性突触后电位不足以使突触后神经元爆发动作电位，但兴奋性突触后电位经时间性和空间性总和，可使突触后神经元容易产生兴奋（称易化作用）；如总和达到阈电位水平，则爆发动作电位。

4. 兴奋节律的改变　在反射活动中，传入神经（突触前神经元）和传出神经（突触后神经元）的放电频率不同。这是因为突触后神经元常同时接受多个突触前神经元的信号传递、突触后神经元自身的功能状态及反射中枢的多个神经元接替等。

5. 后发放　在反射活动中，对传入神经的刺激停止后，传出神经仍继续发放冲动，使反射活动仍持续一段时间，称为后发放。后发放的主要原因是神经元之间的环式联系。

6. 对内环境变化敏感和易疲劳　内环境理化因素的变化，如缺 $O_2$、$CO_2$、酸性代谢产物、麻醉剂和某些药物等均可影响突触传递。高频连续刺激突触前神经元时，因递质耗竭，突触后神经元的放电频率很快减少而易疲劳。

（三）中枢抑制

中枢的活动不仅表现有兴奋过程，还有抑制过程。兴奋和抑制都是主动过程，具有同样的重要性。中枢抑制分为突触后抑制和突触前抑制。

1. 突触后抑制　兴奋性神经元先兴奋抑制性中间神经元，抑制性中间神经元再释放抑制性递质，使突触后膜产生抑制性突触后电位，即出现超极化。突触后抑制可分为传入侧支性抑制（又称交互抑制）和回返性抑制两种（图 10-1-5）。

通过抑制性神经元的活动转而抑制另一中枢的神经元。例如，伸肌的肌梭传入纤维进入中枢后，直接兴奋伸肌的 α 运动神经元，同时发出侧支兴奋一个抑制性神经元，转而抑制屈肌的 α 运动神经元，导致伸肌收缩而屈肌舒张。这种形式的抑制不是脊髓独有的，脑内也有。这种抑制能使不同中枢之间的活动协调起来。

（2）回返性抑制：是指某一中枢的神经元兴奋时，其传出冲动沿轴突外传，同时又经轴突侧支去兴奋另一抑制性中间神经元，该抑制性神经元兴奋后，其活动经轴突反过来作用于同一中枢的神经元，抑制原先发动兴奋的神经元及同一中枢的其他神经元。脊髓前角运动神经元与闰绍细胞之间的联系，就是这种抑制的典型。前角运动神经元发出的轴突支配外周骨骼肌，同时也在脊髓内发出侧支兴奋闰绍细胞，闰绍细胞是抑制性神经元，其活动经轴突回返作用于脊髓前角运动神经元，抑制原先发动兴奋的神经元和其他神经元。其意义在于及时终止运动神经元的活动，可防止神经元过度和过久兴奋，或使同一中枢内许多神经元的活动同步化。

2. 突触前抑制　通过改变突触前膜的活动而使突触后神经元产生抑制的现象，称为突触前抑制。突触前抑制是由于突触前末梢去极化而释放递质减少，使突触后神经元产生的兴奋性突触后电位减小，出现抑制效应（图 10-1-6）。突触前抑制多见于感觉传入途径中，控制从外周传入中枢的感觉信息，使感觉更加清晰和集中。

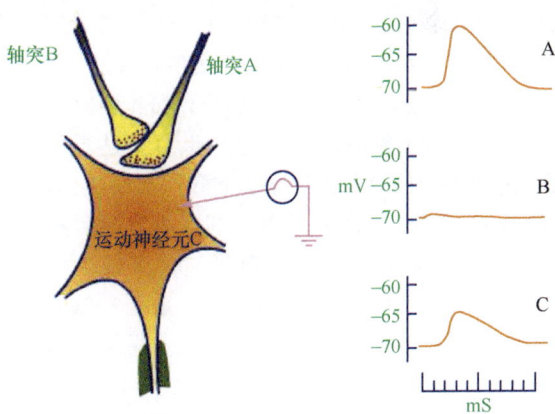

图 10-1-6　突触前抑制示意图
A. 单独刺激轴突 A，引起的兴奋性突触后电位；B. 单独刺激轴突 B，不引起突触后电位；C. 先刺激轴突 B，再刺激轴突 A，引起的兴奋性突触后电位减小

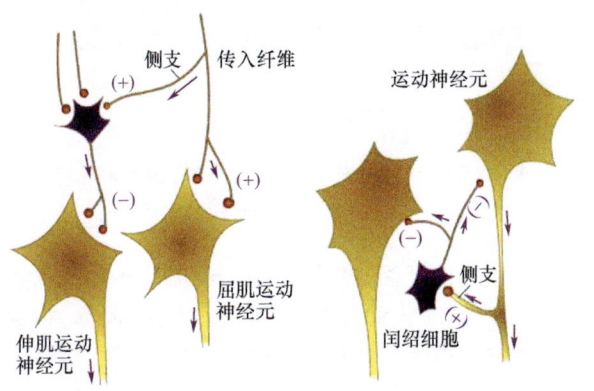

传入侧支性抑制
黑色星形细胞为抑制性中间神经元
（+）兴奋　（-）抑制

回返性抑制
黑色星形细胞为抑制性中间神经元
（+）兴奋　（-）抑制

图 10-1-5　传入侧支性抑制和回返性抑制示意图

（1）传入侧支性抑制：是指在一个感觉传入纤维进入脊髓后，一方面直接兴奋某一中枢的神经元，另一方面发出其侧支兴奋另一抑制性中间神经元，然后

## 第二节　神经系统的感觉功能

在人类，刺激感受器所产生的神经冲动沿一定路径传送到中枢神经系统后，可以在人的主观意识中引

起某种感觉。中枢神经系统从低级部位的脊髓一直到最高级部位的大脑皮质都与感觉功能有关,它们在产生感觉的过程中发挥不同的作用。

## 一、脊髓的感觉传导功能

脊髓是躯干、四肢和一些内脏器官发出的感觉纤维经过的部位。如果某一传导束被破坏,相应的躯干、四肢部分将丧失感觉。脊髓的重要感觉传导通路有两类:一类为浅感觉传导路径;另一类为深感觉传导路径(图10-2-1)。

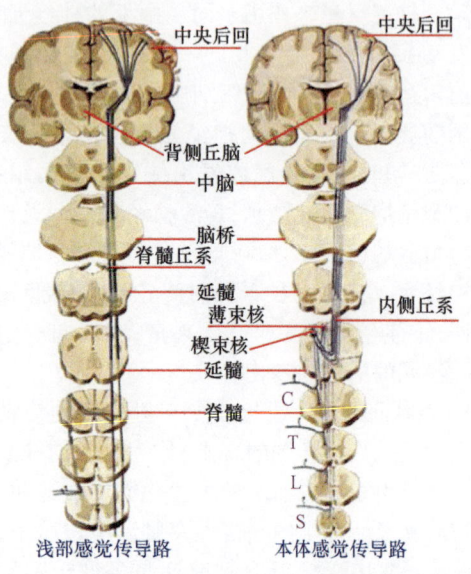

图 10-2-1 脊髓的感觉传导通路示意图

浅感觉传导路径传导痛觉、温度觉以及轻触觉,其传入纤维较细,多数无髓鞘,由后根外侧部进入脊髓,上升2个脊髓节段后在后角更换神经元,再发出纤维在中央管前进行交叉,分别经脊髓丘脑侧束(痛、温觉)和脊髓丘脑前束(轻触觉)上行抵达丘脑。深感觉传导路径传导肌肉本体感觉和深部压觉,其传入纤维较粗,有髓鞘,由后根内侧部进入脊髓后在同侧后索上行,抵达延髓下部薄束核和楔束核更换神经元,再发出纤维进行交叉,经内侧丘系至丘脑。皮肤触觉中的辨别觉,其传导路径和深感觉传导路径一致。因此,浅感觉传导路径是先交叉再上行,而深感觉传导路径是先上行再交叉。在脊髓半离断的情况下,浅感觉的障碍发生在离断的同侧。在脊髓空洞症病人,中央管部分有空腔形成,侵及脊髓丘脑束,则损害平面以下对侧痛、温度觉丧失;脊髓后索常最后受侵,出现损害平面以下同侧深感觉缺失。

## 二、丘脑及其感觉投射系统

### (一)丘脑的感觉功能

丘脑是由大量神经元组成的核团集群,它包括感觉接替核、联络核和髓板内核群(图10-2-2)。各种感觉通路(嗅觉除外)都要在此处换神经元,然后再向大脑皮质投射。因此,丘脑是感觉传导的总换元站,同时也能对感觉进行粗略的分析与综合。

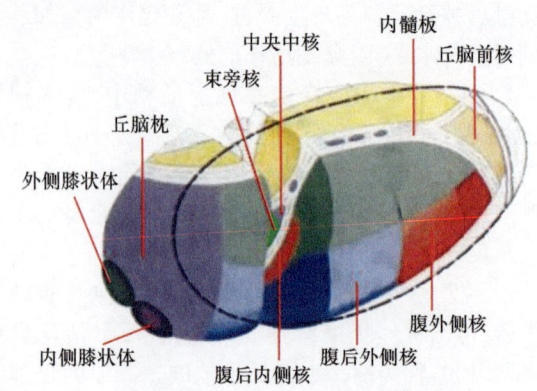

图 10-2-2 丘脑主要核团示意图

### (二)感觉投射系统

由丘脑投射到大脑皮质的感觉投射系统,根据其投射特征的不同,分为特异投射系统和非特异投射系统(图10-2-3)。

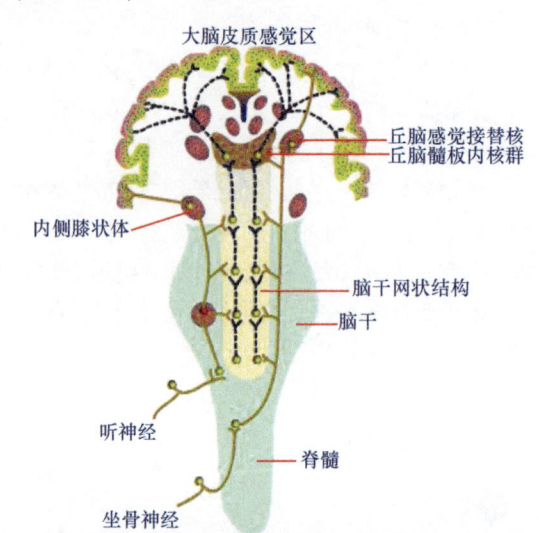

实线代表特异投射系统 虚线代表非特异投射系统

图 10-2-3 感觉投射系统示意图

1. 特异投射系统及其功能 经典的各种特殊感觉传导束,如皮肤浅感觉、深感觉、听觉、视觉、味觉(嗅觉除外)的传导束是固定的,它们经脊髓或脑干,上升到丘脑感觉接替核(如腹后核等),换神经元后,投射到大脑皮层的特定感觉区,主要终止于皮层的第四层细胞。每一种感觉的传导投射路径都是专一的,具有点对点的投射关系,故称为特异投射系统。其主要功能是引起特定的感觉,并激发大脑皮质发出神经冲动。

2. 非特异投射系统及其功能 经典感觉传导束的纤维经过脑干时,发出许多侧支,与脑干网状结构的神经元发生突触联系,经多次换元,抵达丘脑的髓板内核群(如中央中核等),由此发出纤维,弥散地投射到大脑皮质的广泛区域,这一投射途径称为非特异投射系统,因该系统具有上行唤醒作用,又称为脑干网状结构上行激活系统。其主要功能是维持和改变大脑皮质的兴奋状态。特异投射、非特异投射系统比较见表10-2-1。

表 10-2-1　特异投射、非特异投射系统比较

| 项目 | 特异投射系统 | 非特异投射系统 |
| --- | --- | --- |
| 传导途径 | 有专一传导途径 | 无专一传导途径 |
| 传入神经元接替 | 经较少(一般为三级)神经元接替 | 经多个神经元接替 |
| 投射部位 | 大脑皮质特定区域 | 大脑皮质广泛区域 |
| 感觉与大脑皮质的定位关系 | 有点对点联系 | 无点对点联系 |
| 生理功能 | 产生特定感觉,激发大脑皮质发出传出冲动 | 维持和改变大脑皮质兴奋性,维持大脑觉醒 |

正常情况下,由于有特异和非特异两个感觉投射系统的存在及它们之间的作用和配合,才使大脑皮质既能处于觉醒状态,又能产生各种特定的感觉。

## 三、大脑皮质的感觉分析功能

大脑皮质是产生感觉的最高级中枢。皮质的不同区域在功能上具有不同的作用,存在大脑皮质的功能定位。不同性质的感觉在大脑皮质有不同的代表区。

1. 体表感觉区　全身体表感觉在大脑皮质的投射区主要位于中央后回,称为第一体表感觉区(图10-2-4)。其投射规律有:①投射纤维左右交叉(但头面部感觉投射呈双侧性);②投射区域的空间排列倒置(但头面部内部安排呈正立);③投射区的大小与不同体表部位的感觉灵敏程度有关,感觉灵敏度高,则皮质代表区大;感觉灵敏度低,则皮质代表区小(图10-2-5)。在人脑中央前回与脑岛之间还有第二感觉区。第二感觉区面积远比第一感觉区小,区内的投射也有一定的分布安排,安排属于正立而不倒置。刺激人脑第二感觉区可以引起体表一定部位产生主观上的麻木感,这种感觉具有双侧性;但人类切除第二感觉区后,并不产生显著的感觉障碍。另外,第二感觉区还接受痛觉传入的投射。

2. 视觉区　视觉投射区在大脑半球内侧面枕叶距状裂的上下缘。

3. 听觉区　听觉的投射是双侧性的,即一侧皮质代表区接受双侧耳蜗听觉感受器传来的冲动。听觉的皮质代表区位于颞叶的颞横回和颞上回。

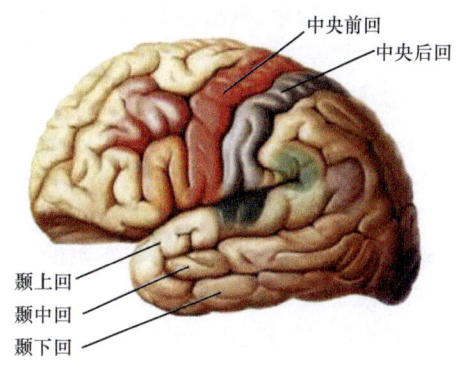

图 10-2-4　人类大脑皮质示意图

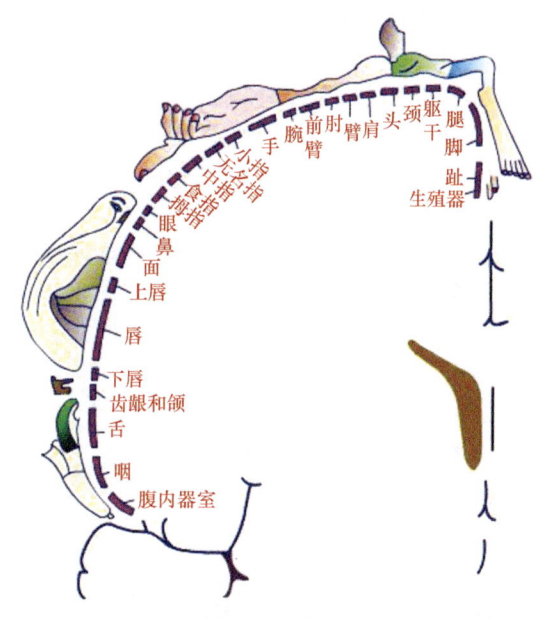

图 10-2-5　体表感觉在中央后回投射规律示意图

4. 嗅觉区和味觉区　嗅觉的皮质投射区位于边缘叶的前底部。味觉的皮质投射区在中央后回头面部感觉区的下侧。

## 四、痛　　觉

痛觉是人体受到伤害性刺激时产生的一种不愉快感觉,通常伴有情绪变化和防卫反应。作为机体受损害时的一种报警系统,痛觉具有保护性作用。同时,疼痛是引起病人不舒适的最常见、最严重的原因。因此,认识痛觉的产生及其规律具有重要的临床意义。痛觉分皮肤痛和内脏痛,内脏痛还可引起牵涉痛。

(一)痛觉感受器及其刺激

传入神经的末端失去髓鞘,成为裸露纤细的分支,形成痛觉感受器。它分布十分广泛,位于组织细胞之间,直接与组织液接触。当各种刺激(如姿势及体位不当,局部皮肤、肌肉、关节受压等)达到一定的强度造成组织损伤时,通过产生的致痛性化学物质,

如 $K^+$、$H^+$、组胺、5-羟色胺、缓激肽等,使游离神经末梢去极化,发放神经冲动,传入中枢而引起痛觉。

**(二)皮肤痛觉**

当伤害性刺激作用于皮肤时,可先后引起两种痛觉。先出现快痛,它是受到刺激后立即出现的尖锐的"刺痛",特点是产生和消失迅速,感觉清楚,定位明确。慢痛为强烈的"烧灼痛",一般在刺激后 0.5 ~ 1.0s 出现,特点是定位不太准确,持续时间较长,常常难以忍受,伴有心率加快、血压升高、呼吸改变以及情绪变化。

**(三)内脏痛与牵涉痛**

内脏痛是内脏器官受到伤害性刺激时产生的疼痛感觉。和皮肤痛相比,内脏痛具有某些显著的特点:①疼痛发起缓慢,持续时间较长;②定位不准确、不清晰;③对于机械性牵拉、痉挛、缺血、炎症等刺激敏感,而对于切割、烧灼等刺激不敏感;④可引起牵涉痛。

因内脏疾患引起体表特定部位发生疼痛或痛觉过敏的现象,称为**牵涉痛**(referred pain)。牵涉痛的发生可能是由于内脏和体表的痛觉传入纤维在脊髓同一水平的同一个神经元会聚,然后再上传至大脑皮质(图10-2-6),而平时疼痛刺激多来源于体表。因此大脑习惯地将内脏痛误以为是体表痛。

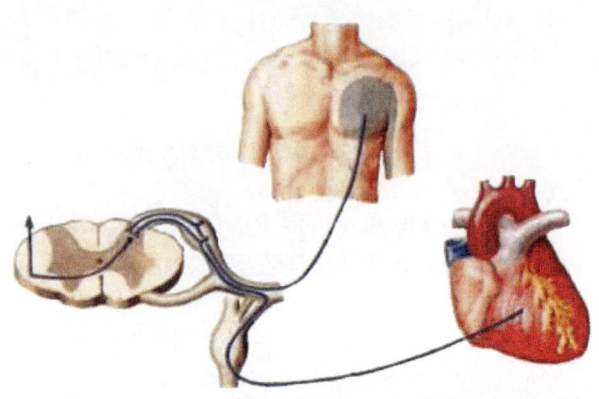

图 10-2-6　牵涉痛发生机制示意图

了解牵涉痛的部位,对诊断某些内脏疾病具有一定的意义。常见内脏疾病牵涉痛的部位见表10-2-2。

**表 10-2-2　常见内脏疾病牵涉痛的部位**

| 患病器官 | 体表疼痛部位 |
| --- | --- |
| 心脏 | 心前区、左肩、左臂内侧及左手尺侧区 |
| 胃、胰 | 左上腹、肩胛间 |
| 肝、胆 | 右上腹、右肩胛 |
| 肾、输尿管 | 腰、腹股沟 |
| 小肠、阑尾 | 上腹部或脐周围 |

# 第三节　神经系统对躯体运动的调节

## 一、脊髓的躯体运动反射

脊髓是完成躯体运动最基本的反射中枢。在脊髓前角中,存在大量支配骨骼肌运动的神经元,分为 α 和 γ 两类,它们末梢释放的递质都是乙酰胆碱。

α 运动神经元的胞体较大,纤维较粗。一个 α 运动神经元及其所支配的全部肌纤维组成的功能单位,称为运动单位。较大的运动单位(如支配四肢肌肉的运动神经元),其轴突末梢分支多,可支配 2000 根肌纤维,兴奋时受支配的肌纤维都收缩,有利于产生较大的肌张力;较小的运动单位(如支配眼外肌的运动神经元),其轴突末梢分支少,只支配 6 ~ 12 根肌纤维,有利于完成精细的肌肉运动。α 运动神经元接受来自皮肤、肌肉和关节等外周传入的信息,也接受从脑干到大脑皮质等高位中枢的下传信息,产生一定的反射传出冲动。因此,α 运动神经元是躯干骨骼肌运动反射的最后公路。γ 运动神经元的轴突较细,它支配骨骼肌内的梭内肌纤维,可调节肌梭感受装置的敏感性。

**(一)屈反射与交叉伸肌反射**

肢体皮肤受到伤害性刺激时,可反射性引起受刺激一侧肢体的屈肌收缩,肢体屈曲,这种反射称为屈反射。屈反射使肢体离开伤害性刺激,具有保护性意义。

当肢体皮肤受到伤害性刺激较强时,在受刺激侧肢体屈曲的同时,对侧肢体出现伸直的反射活动,称为交叉伸肌反射。它可支持体重,防止歪倒,具有维持姿势的作用。

**(二)牵张反射**

骨骼肌受到外力牵拉而伸长时,可反射性引起受牵拉的肌肉收缩,称为**牵张反射**(stretch reflex)。牵张反射有腱反射和肌紧张两种。

1. 腱反射　是快速牵拉肌腱时发生的牵张反射,表现为被牵拉肌肉迅速而明显地缩短(图10-3-1)。腱反射为单突触反射,反射时短(仅 0.7ms),中枢只涉及 1 ~ 2 个脊髓节段,反应的范围仅限于受牵拉的肌肉,正常情况下受上位脑的下行控制。临床上检查腱反射,可以了解神经系统的某些功能状态,腱反射减弱或消失,提示该反射弧的传入或传出通路、或脊髓中枢部分受损;而腱反射亢进,则可能是控制脊髓的高级中枢有病变。

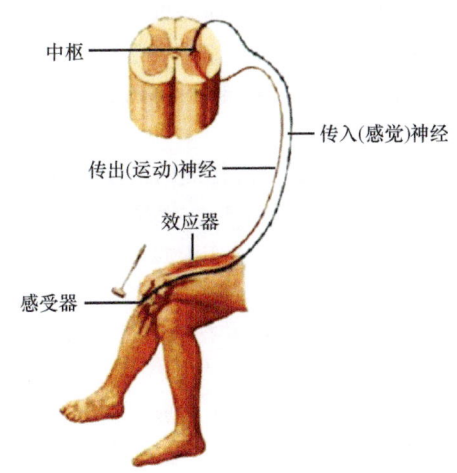

图 10-3-1 腱反射(膝跳反射)示意图

2. 肌紧张 是由缓慢而持续地牵拉肌腱所引起的牵张反射。它表现为骨骼肌轻度而持续地收缩,维持肌肉的紧张性收缩状态。肌紧张是由肌肉中的肌纤维轮流收缩产生的,不易发生疲劳,产生的收缩力量也不大,躯体无明显位移,肌紧张为多突触反射。肌紧张是维持躯体姿势最基本的反射活动,是姿势反射的基础。当肌紧张反射弧受损时,可出现肌张力减弱或消失,表现为肌肉松弛,身体的正常姿势无法维持。

牵张反射的感受器是肌肉中的肌梭(内含梭内肌纤维),中枢主要在脊髓内,传入纤维起于肌梭,传出纤维支配该肌肉的梭外肌,效应器是该肌肉的一般肌纤维(即梭外肌纤维)。牵张反射反射弧的特点是感受器和效应器在同一块肌肉中(图 10-3-2)。

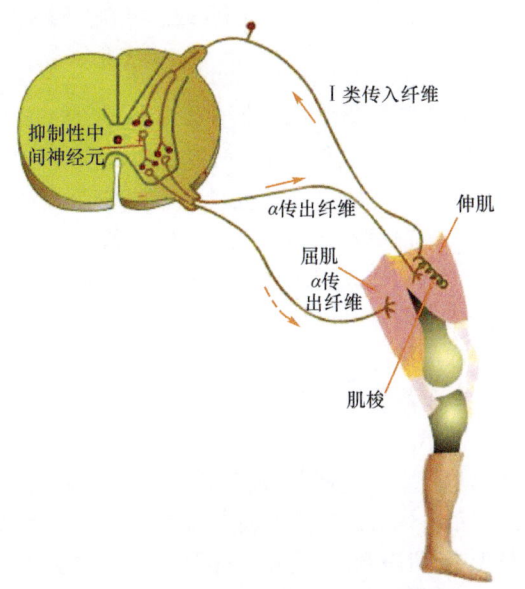

图 10-3-2 牵张反射反射弧示意图

肌梭附着在梭外肌纤维之间,两者呈并联关系,能感受长度变化(图 10-3-3)。当梭外肌纤维被牵拉

变长时,肌梭也变长,肌梭内感受装置受到的刺激加强,传入冲动增加,反射性地引起同一肌肉收缩,产生牵张反射。当梭外肌纤维变短时,肌梭也变短放松,肌梭内感受装置受到的刺激减弱,传入冲动减少甚至停止,梭外肌纤维又恢复原来的长度。

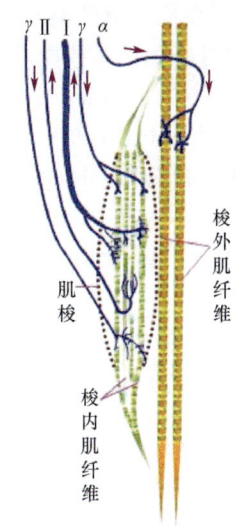

图 10-3-3 肌梭结构模式图

γ运动神经元支配梭内肌,当它兴奋时,可使梭内肌收缩,肌梭内的感受装置被牵拉而兴奋性增高,从而提高肌梭的敏感性,称为γ环路。γ运动神经元对调节牵张反射有重要意义。

(三)脊休克

人和动物的脊髓在与高位中枢离段后,暂时丧失反射活动的能力,进入无反应状态,这种现象称为脊休克(spinal shock)。为了保持动物的呼吸功能,常在第5颈椎水平以下切断脊髓,以保留膈神经对膈肌呼吸的传出支配。这种脊髓与高位中枢离断的动物称为脊动物。

脊休克的主要表现为:在横断面以下的脊髓所支配的骨骼肌紧张性减低甚至消失,血压下降,外周血管扩张,发汗反射不出现,粪尿潴留。说明动物躯体与内脏反射活动均减退甚至消失。脊休克现象只发生在切断水平以下的部分。之后,一些以脊髓为中枢的反射活动可以逐渐恢复,恢复的迅速与否,与动物种类有密切关系。低等动物如蛙在脊髓离断后数分钟内反射即恢复,犬则需几天,而人类则需数周以至数月。另外,反射恢复的速度与不同动物脊髓反射依赖于高位中枢的程度有关。反射恢复过程中,比较简单、比较原始的反射先恢复,如屈肌反射、腱反射等;然后才是比较复杂的反射逐渐恢复,如对侧伸肌反射等。反射恢复后的动物,血压也逐渐上升到一定水平。动物可具有一定的排粪与排尿反射,说明内脏反射活动也能部分恢复。反射恢复后,有些反射反应比正常时加强并广泛扩散,例如,屈肌反射、发汗反射等。离断水平以下的主观感觉和随意运动永久消失。

脊休克的产生并不是由于切断损伤的刺激本身引起的,因为反射恢复后进行第二次脊髓切断并不能使脊休克重现。所以,脊休克的产生原因是由于离断的脊髓突然失去了高位中枢的调节。脊休克的产生与恢复,说明脊髓可以完成某些简单的反射活动,但正常时它们是在高位中枢调节下进行活动的。高位中枢对脊髓反射既有易化作用的一面,也有抑制作用的一面。例如,切断脊髓后伸肌反射往往减弱,说明高位中枢对脊髓伸肌反射中枢有易化作用;而发汗反射加强,又说明高位中枢对脊髓发汗反射中枢有抑制作用。

脊髓离断后屈肌反射比正常时加强,而伸肌反射往往减弱,以致屈肌反射常占优势,这不利于瘫痪肢体支持体重。因此,在低位脊髓横贯性损伤的病人,通过站立姿势的积极锻炼以发展伸肌反射是很重要的,这种锻炼使下肢伸肌具有足够的紧张性以保持伸直,以使不依靠拐杖站立或行走。同时,通过锻炼充分发挥未瘫痪肌肉的功能,例如,背阔肌等由脊髓离断水平以上的神经所支配,却附着于骨盆,这样就有可能使病人在借拐杖行走时摆动骨盆而得到锻炼。

## 二、脑干对肌紧张的调节

### (一)脑干网状结构易化区

脑干网状结构易化区范围较广,分布于脑干中央区域、下丘脑和丘脑中线核群等部位(图 10-3-4)。能加强伸肌肌紧张和肌运动。其作用途径是,通过网状脊髓束向下与脊髓前角的 γ 运动神经元联系,使 γ 运动神经元传出冲动增加,梭内肌收缩,肌梭敏感性升高,从而增强肌紧张。另外,易化区对 α 运动神经元也有一定的易化作用。

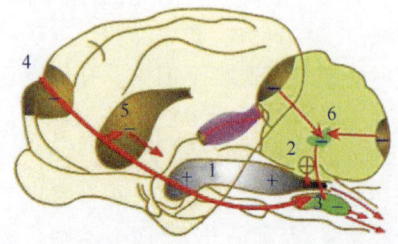

+表示易化区:1为网状结构易化区  —表示抑制区:3为网状结构抑制区
2为延髓前庭核                  4为大脑皮层
                              5为尾状核
                              6为小脑

图 10-3-4　脑干网状结构易化区和抑制区示意图

### (二)脑干网状结构抑制区

脑干网状结构抑制区较小,位于延髓网状结构的腹内侧部分。它通过网状脊髓束经常抑制 γ 运动神经元,使肌梭敏感性降低,从而降低肌紧张。此外,大脑皮质运动区、纹状体、小脑前叶蚓部等处也有抑制肌紧张的作用,它们可能是通过加强脑干网状结构抑制区的活动而实现。

正常情况下,肌紧张易化区的活动较强,抑制区的活动较弱,两者在一定水平上保持相对平衡,以维持正常的肌紧张。如果在动物中脑上、下丘之间切断脑干,动物会出现四肢伸直、头尾昂起、脊柱挺硬等主要是伸肌过度紧张的现象,称为**去大脑僵直**。人类也可出现与动物去大脑僵直相类似的现象。如人类脑干严重损伤时,出现头后仰、上下肢僵硬伸直、上臂内旋、手指屈曲的现象(图 10-3-5)。当大脑皮质、纹状体等部位与脑干网状结构抑制区因切断或疾病等原因失去功能联系时,使抑制区活动减弱,而易化区活动相对占优势,伸肌(抗重力肌)肌紧张明显加强,造成了去大脑僵直现象。

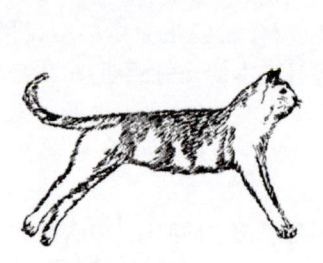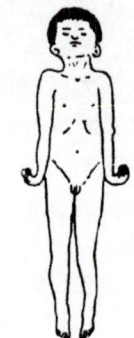

猫去大脑僵直　　　　　人去大脑僵直

图 10-3-5　去大脑僵直示意图

## 三、小脑调节躯体运动的功能

### (一)前庭小脑(古小脑)

前庭小脑主要由绒球小结构成,它的主要功能是参与维持身体平衡。其反射途径为:前庭器官→前庭神经核→前庭小脑→前庭神经核→脊髓运动神经元→肌肉。前庭小脑受损时,出现平衡功能严重失调,身体倾斜,站立困难,而其他随意运动仍能协调。在第四脑室附近出现肿瘤的病人,由于肿瘤往往压迫损伤绒球小结叶,病人便会出现类似症状。

### (二)脊髓小脑(旧小脑)

脊髓小脑包括小脑前叶和后叶的中间带区,其功能是参与肌紧张的调节,能易化和抑制肌紧张,而易化作用稍占优势。脊髓小脑受损时,出现肌张力减退和肌无力,肌肉意向性震颤,行走摇晃、步态蹒跚等小脑性共济失调的症状。

### (三)皮质小脑(新小脑)

皮质小脑主要指小脑半球,其功能主要是协调随意运动。在学习某种精巧运动(如打字)的开始阶段,动作往往不是协调的,当精巧运动逐渐熟练完善后,皮质小脑中就储存了一整套程序,当大脑皮质要发动精巧运动时,首先通过下行通路从皮质小脑中提取储存的程序,并将程序回输到大脑皮质运动区,再通过锥体束发动运动。这时候所发动的运动可以非常协调而精巧,而且动作快速几乎不需要思考。例如,学习打字就是这样一个过程。

## 四、基底核对躯体运动的调节

基底核是大脑基底部的一些核团,主要包括尾状核和豆状核,二者合称为纹状体。纹状体又与丘脑底核、中脑的黑质和红核在结构和功能上紧密相联。纹状体是皮质下控制躯体运动的重要中枢,与随意运动的稳定、肌紧张的控制、本体感觉传入信息的处理等有密切的关系。

### (一)震颤麻痹

震颤麻痹的主要病变部位在中脑黑质(图 10-3-6)。目前认为,中脑黑质内含多巴胺神经元,而纹状体内存在乙酰胆碱递质系统。黑质内多巴胺神经元上行抵达纹状体,抑制其内乙酰胆碱递质系统的活动。若黑质细胞受损,多巴胺含量大大减少,无法抑制乙酰胆碱递质系统的活动,导致其功能亢进,病人出现全身肌紧张增高,肌肉强直,随意运动减少,动作缓慢,面部表情呆板,静止性震颤等症状。使用左旋多巴增加多巴胺的合成,或应用 M 型受体阻断剂阿托品阻断胆碱能神经元的作用,均可治疗震颤麻痹。

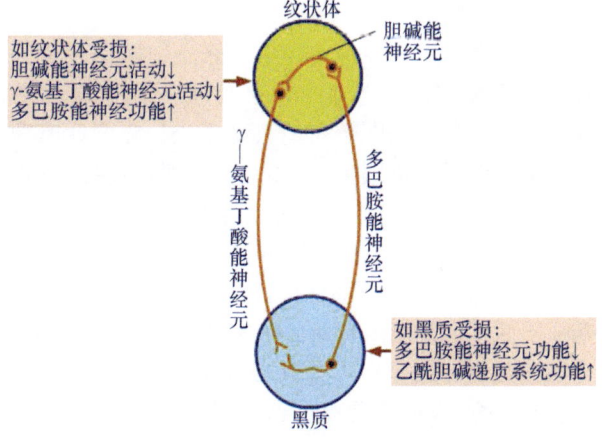

图 10-3-6 黑质-纹状体环路示意图

### (二)舞蹈病

舞蹈病的主要病变部位在纹状体(图 10-3-6)。纹状体内存在胆碱能神经元和γ-氨基丁酸能神经元,后者下行抵达黑质,抑制其内多巴胺神经元的活动。若纹状体受损致功能减退,黑质多巴胺能神经元功能就相对亢进。病人出现头面部和上肢不自主、无目的

的舞蹈样动作,肌张力降低。使用利血平消耗大量多巴胺类递质,可以缓解舞蹈病病人的症状。

## 五、大脑皮质对躯体运动的调节

### (一)大脑皮质的运动区

大脑皮质是调节躯体运动的最高级中枢。人类大脑皮质运动区主要在中央前回,它对躯体运动的控制具有交叉性控制、功能定位精细、呈倒置排列、运动代表区的大小与运动的精细程度有关等特征(图 10-3-7)。

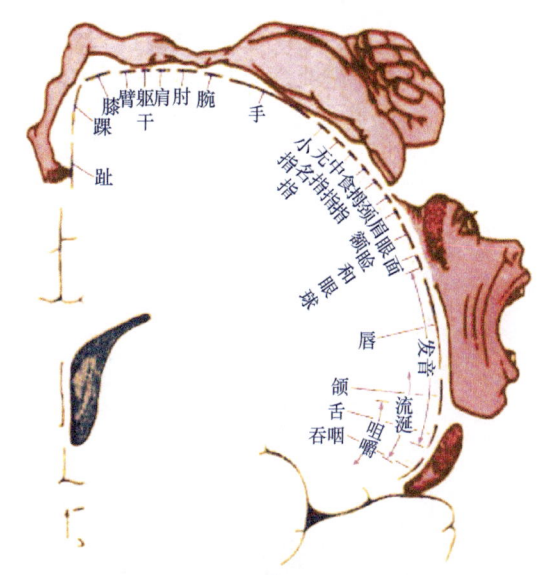

图 10-3-7 中央前回控制躯体运动的规律示意图

1. 交叉性控制 是一侧皮质运动区支配对侧躯体的骨骼肌。但咀嚼运动、喉运动及脸上部肌肉的运动受双侧皮质控制,面神经支配的脸下部肌肉及舌下神经支配的舌肌主要受对侧皮质控制。故当一侧内囊损伤时,引起对侧躯体肌肉、脸下部肌肉及舌肌瘫痪,而受双侧控制的脸上部肌肉并不完全麻痹。

2. 功能定位精细呈倒置排列 运动区所支配的肌肉定位精细,即一定皮质部位管理一定肌肉的收缩。其总的安排为倒置的人体投影,但头面部代表区的内部安排仍是正立分布。

3. 运动代表区大小与运动的精细程度有关 运动愈精细、愈复杂部位,在皮质运动区内所占的范围愈大。如手和五指所占的区域几乎与整个下肢所占的区域大小相等。

### (二)运动传导系统及其功能

躯体运动的传出通路分为锥体系和锥体外系两个系统。前者是指皮质脊髓束和皮质脑干束(图 10-3-8)。后者则为锥体系以外所有控制脊髓运动神经元活动的下行通路。

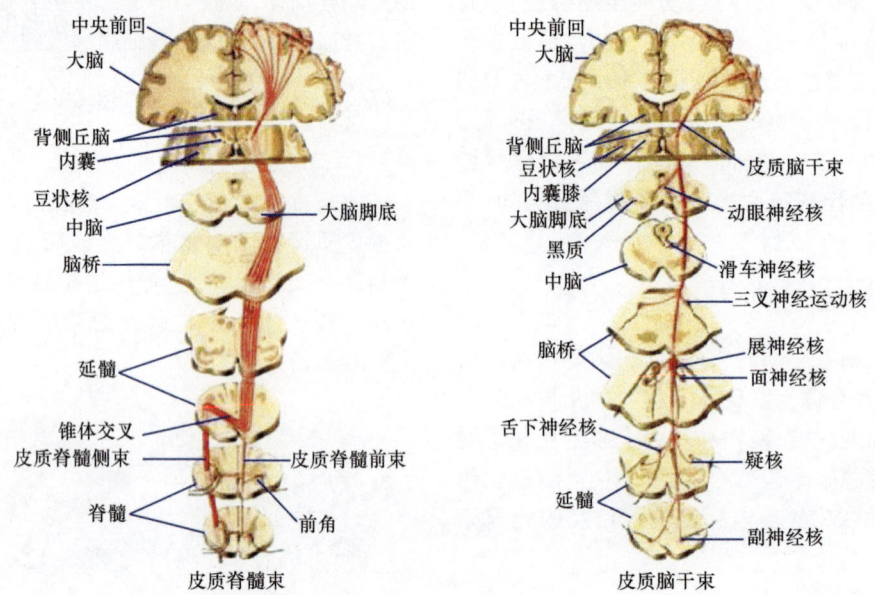

中央前回
大脑
背侧丘脑
内囊
豆状核
中脑
脑桥
延髓
锥体交叉
皮质脊髓侧束
脊髓
大脑脚底
皮质脊髓前束
前角

皮质脊髓束

中央前回
大脑
背侧丘脑
豆状核
内囊膝
大脑脚底
黑质
中脑
脑桥
舌下神经核
延髓
皮质脑干束
动眼神经核
滑车神经核
三叉神经运动核
展神经核
面神经核
疑核
副神经核

皮质脑干束

图 10-3-8　皮质脊髓束和皮质脑干束示意图

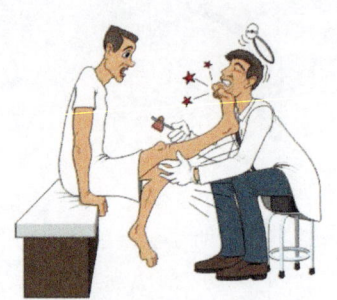

牵张反射(膝跳反射)亢进

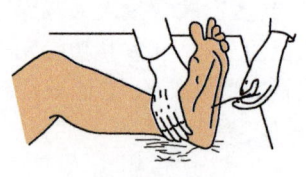

巴宾斯基征阳性

图 10-3-9　牵张反射(膝跳反射)亢进和巴宾斯基征阳性示意图

1. 皮质脊髓束　包括皮质脊髓前束和皮质脊髓侧束。皮质脊髓前束经中间神经元接替后,与脊髓前角内侧部分的运动神经元形成突触联系,这些神经元控制躯干和四肢近端的肌肉(尤其是屈肌),与姿势的维持和粗略的运动有关。皮质脊髓侧束终止于脊髓前角外侧部分的运动神经元,这些神经元控制四肢远端的肌肉,与精细的技巧性运动有关。

2. 皮质脑干束　主要控制头面部的肌肉运动。多为双侧支配,但面神经支配的脸下部肌肉及舌下神经支配的舌肌主要受对侧皮质脑干束控制。

运动传导通路损伤,临床上常出现柔软性麻痹(软瘫)和痉挛性麻痹(硬瘫)两种表现。两者都有随意运动丧失。柔软性麻痹伴有牵张反射减退或消失及肌肉萎缩,常见于脊髓和脑运动神经元(临床上称为下运动神经元)损伤,如脊髓灰质炎。痉挛性麻痹伴有牵张反射亢进(图 10-3-9),但无肌肉萎缩,常见于脑内高位中枢(临床上称为上运动神经元)损伤,如内囊出血引起的中风。此外,人类皮质脊髓侧束损伤时将出现巴宾斯基征阳性体征(图 10-3-9)。巴宾斯基征阳性体征是用钝针划足底外侧缘皮肤时,引起趾背屈和其他 4 趾呈扇形分开的表现。在 1 岁半之前的正常儿童,也可出现此体征,这是因为皮质脊髓束尚未发育完全之故。上、下运动神经元损伤的临床表现见表 10-3-1。

表 10-3-1　上、下运动神经元损伤的临床表现

| 运动神经元 | 损伤部位 | 随意运动 | 骨骼肌张力 | 腱反射 | 肌肉萎缩 | 病理反射 |
|---|---|---|---|---|---|---|
| 上运动神经元 | 皮质运动区、锥体束 | 广泛麻痹 | 增加,痉挛性瘫痪(硬瘫) | 亢进 | 不明显 | 巴宾斯基征阳性 |
| 下运动神经元 | 脊髓前角、脑运动神经元、运动神经 | 局限麻痹 | 降低,柔软性麻痹(软瘫) | 减弱或消失 | 明显 | 巴宾斯基征阴性 |

# 第四节　神经系统对内脏 活动的调节

与明显受意识控制的躯体运动相对而言,人体内脏器官的活动,主要受自主神经系统调节,但实际上也受中枢神经系统控制。自主神经又称植物性神经,通常是指支配心肌、平滑肌和腺体的传出神经,它们广泛地分布于全身各内脏器官。

## 一、自主神经系统的组成和功能

自主神经系统按结构和功能不同,分为交感神经系统和副交感神经系统两大部分。交感神经系统起源于脊髓胸腰段(胸1~腰3)灰质侧角,副交感神经系统起源于脑干内副交感神经核和脊髓骶段第2~4节相当于灰质侧角的部位(图10-4-1)。

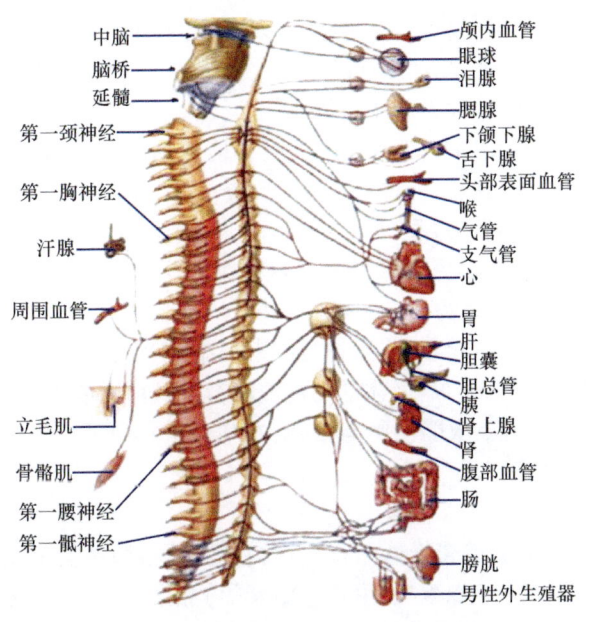

图10-4-1　自主神经系统分布示意图

### (一) 自主神经系统的结构和功能特征

自主神经系统的结构和功能具有下列一些重要特征。

1. 节前纤维和节后纤维　自主神经由中枢到达效应器之前,需进入外周神经节内换元,因此自主神经有节前纤维与节后纤维之分。交感神经的节前纤维短,节后纤维长;而副交感神经的节前纤维长,节后纤维短。因一根交感节前纤维与许多个节后神经元联系,故刺激交感神经节前纤维,引起的反应比较弥散;而副交感神经节前纤维与较少的节后神经元联系,故引起的反应比较局限。

2. 双重神经支配　人体多数器官都接受交感和副交感神经双重支配,但交感神经的分布要比副交感

神经广泛得多。有些器官如肾上腺髓质、汗腺、竖毛肌、皮肤和肌肉内的血管等,只接受交感神经支配。

3. 功能互相拮抗　交感神经和副交感神经对同一器官的作用常常互相拮抗,例如,迷走神经抑制心的活动,而交感神经则具有兴奋作用。但是也有例外,例如支配唾液腺的交感神经和副交感神经,它们兴奋时均可引起唾液腺分泌,不过交感神经兴奋时分泌的唾液较黏稠,副交感神经兴奋时分泌的唾液较稀薄。

4. 具有紧张性作用　自主神经对内脏器官发放低频率神经冲动,使效应器经常维持一定的活动状态,即具有紧张性作用。各种功能调节都是在紧张性活动的基础上进行的。动物实验中发现,如切断支配心脏的交感神经,交感紧张性作用消失,兴奋心脏的传出冲动减少,心率减慢;反之,如切断支配心脏的迷走神经,心率加快。

### (二) 自主神经的主要功能

交感神经在体内分布十分广泛,当人体遭遇剧痛、失血、窒息、恐惧等紧急情况时,引起交感神经广泛兴奋,它作为一个完整的系统活动时,交感-肾上腺髓质系统亢进,产生应急反应(emergency reaction),促使机体迅速适应环境的急剧变化。副交感神经活动范围较小,常伴有胰岛素的分泌,构成迷走-胰岛素系统,其活动主要是促进机体的调整恢复和消化吸收、积蓄能量以及加强排泄和生殖功能等,从而保证机体安静时基本生命活动的正常进行。自主神经的主要功能见表10-4-1。

## 二、自主神经的递质及受体

自主神经对内脏器官的作用主要通过神经末梢释放的乙酰胆碱和去甲肾上腺素等外周神经递质实现。递质必须与相应的受体结合才能发挥其生理效应。不同的递质作用于组织细胞上不同的受体,而同一种递质,由于同种组织细胞上不同的受体(图10-4-2),均可表现出不同的生理效应。

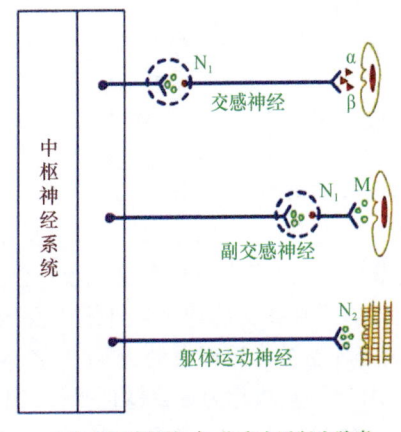

○代表乙酰胆碱　▶代表去甲肾上腺素

图10-4-2　外周神经纤维的分类及释放的递质示意图

表 10-4-1　自主神经的主要功能

| 器官 | 交感神经 | 副交感神经 |
|---|---|---|
| 循环器官 | 心率加快、心肌收缩力加强;腹腔内脏、皮肤血管显著收缩,外生殖器、唾液腺的血管收缩,对骨骼肌血管则有的收缩(肾上腺素能)有的舒张(胆碱能) | 心率减慢,心房收缩减弱,少数血管舒张(如外生殖器血管) |
| 呼吸器官 | 支气管平滑肌舒张 | 支气管平滑肌收缩,促进呼吸道黏膜腺体分泌 |
| 消化器官 | 抑制胃肠运动,促进括约肌收缩,促进唾液腺分泌黏稠的唾液 | 促进胃肠道平滑肌收缩及蠕动,促进胆囊运动,促进括约肌舒张,促使胃液、胰液、胆汁的分泌增多,促进唾液腺分泌稀薄唾液 |
| 泌尿生殖器官 | 促进尿道内括约肌收缩,逼尿肌舒张,抑制排尿;对未孕子宫平滑肌引起舒张,对已孕子宫平滑肌则引起收缩 | 促进膀胱逼尿肌收缩,尿道括约肌舒张,促进排尿 |
| 眼 | 促进虹膜辐射状肌收缩,瞳孔开大 | 促使睫状肌收缩;促使虹膜环行状肌收缩,瞳孔缩小;促进泪腺分泌 |
| 皮肤 | 汗腺分泌,竖毛肌收缩 | |
| 内分泌腺和新陈代谢 | 促进肾上腺髓质分泌激素;促进肝糖原分解 | 促进胰岛素分泌 |

（一）胆碱受体

**胆碱受体**是存在于突触后膜或效应器细胞膜上、能与乙酰胆碱结合而发挥生理作用的特殊蛋白质。胆碱受体分为毒蕈碱性受体和烟碱性受体两种类型。

联系实践应用知识 ▶▶▶

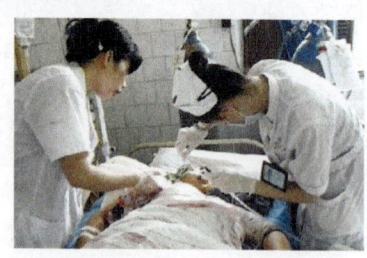

**如何抢救敌敌畏中毒的病人?**

1. 洗胃:立即彻底洗胃。

2. 吸氧:及时清理口鼻分泌物,在保持呼吸道通畅情况下吸氧。

3. 喝淡盐水:大量出汗者可喝淡盐水。

4. 肌内注射地西泮:消除肌肉抽搐。

5. 给予阿托品

(1) 皮下注射:适用于轻度和中度中毒病人。

(1) 静脉注射:适用于重度中毒病人。

6. 联合用药:氯磷定与阿托品合用,药效有协同作用,可减少阿托品用量。

1. **毒蕈碱性受体**　这类胆碱受体主要分布于副交感神经节后纤维支配的效应器细胞膜、交感神经节后纤维支配的汗腺和交感舒血管纤维支配的骨骼肌血管上,因其容易被毒蕈碱激动,产生与乙酰胆碱结合时相类似的反应,故称为毒蕈碱性受体(M 受体)。乙酰胆碱与 M 受体结合后,产生心脏活动被抑制,支气管、消化管平滑肌和膀胱逼尿肌收缩,消化腺分泌增加,瞳孔缩小,汗腺分泌增多,骨骼肌血管舒张等反应。有些药物如阿托品可与此受体结合,使递质不能发挥作用,称为受体阻断剂。

2. **烟碱性受体**　这类受体能被烟碱激动,产生与乙酰胆碱结合时相类似的反应,故称为烟碱性受体(N 受体)。N 受体又分为两个亚型:位于神经节突触后膜上的受体为 $N_1$ 受体;存在于骨骼肌运动终板膜上的受体为 $N_2$ 受体。乙酰胆碱与 N 受体结合后,引起自主神经节节后神经元和骨骼肌兴奋。六烃季胺主要阻断 $N_1$ 受体的功能。筒箭毒碱可阻断 $N_2$ 受体的功能,故能使肌肉松弛,在临床手术中可作为肌松剂使用。

（二）肾上腺素受体

**肾上腺素受体**是指人体内能与儿茶酚胺类物质(包括肾上腺素、去甲肾上腺素等)相结合的受体,分为 α 肾上腺素受体和 β 肾上腺素受体两类。

1. α 肾上腺素受体(简称 α 受体)　儿茶酚胺与 α 受体结合后产生的平滑肌效应主要是兴奋性的,如血管收缩,子宫收缩,虹膜辐射状肌收缩、瞳孔散大等。但对小肠为抑制性效应,使小肠平滑肌舒张。酚妥拉明为 α 受体阻断剂,可消除去甲肾上腺素引起血管收缩、血压升高的作用。

2. β 肾上腺素受体(简称 β 受体)　分为 $\beta_1$ 和 $\beta_2$ 两种受体。$\beta_1$ 受体主要分布于心脏组织中,其作用是兴奋性的,促使心率加快、心缩力加强。此外,在脂肪组织中也有 $\beta_1$ 受体,促进脂肪的分解代谢。$\beta_2$ 受体分布于支气管、胃、肠、子宫及许多血管平滑肌细胞上,作用是抑制性的,即促进平滑肌舒张。普萘洛尔(心得安)是重要的 β 受体阻断剂,能阻断 $\beta_1$ 和 $\beta_2$ 两种受体。阿替洛尔能阻断 $\beta_1$ 受体,使心率减慢。丁

氧胺主要阻断 $\beta_2$ 受体。

由内分泌腺分泌或体外注入血中的儿茶酚胺类物质也能与肾上腺素受体结合,但不同的物质与受体结合后产生的作用强弱不同。去甲肾上腺素对 $\alpha$ 受体作用强,对 $\beta$ 受体作用弱,注射后动脉血压上升;肾上腺素对 $\alpha$ 和 $\beta$ 受体作用都强,注射后血压先升高后降低;异丙肾上腺素主要对 $\beta$ 受体有较强烈的兴奋作用,注射后血压下降。

### 三、各级中枢对内脏活动的调节

#### (一) 脊髓

在脊髓胸腰段或骶段有交感神经及部分副交感神经节前神经元,它们是调节某些内脏反射活动的初级中枢,可完成血管运动、排尿、排便、发汗和勃起反射等。但若失去了高位脑中枢的控制,这些反射则不能适应正常生理需要。例如,基本的排尿反射虽可进行,但不能受意识控制,而且排尿常不完全。

#### (二) 脑干

脑干具有许多重要的内脏活动中枢。延髓是生命中枢所在部位,其中有呼吸运动、心血管运动、胃肠运动、消化腺分泌的基本反射中枢。如延髓被压迫或受伤,可迅速引起呼吸、心搏活动停止,造成死亡。中脑有瞳孔对光反射中枢,也有重要的临床意义。

#### (三) 下丘脑

下丘脑是调节内脏活动的较高级中枢,能把内脏活动与机体的其他生理过程联系起来,与躯体运动及情绪反应都有密切的关系。下丘脑的主要功能有调节摄食行为、调节水平衡、调节体温、影响情绪反应、调节腺垂体及其他内分泌功能、控制生物节律等。

#### (四) 大脑皮层

大脑皮质中与内脏活动有关的结构是边缘系统和新皮质的某些区域。随着医学模式由生物医学模式向生物-心理-社会医学模式的转变,社会心理因素的刺激主要是通过神经系统、内分泌系统和免疫系统影响各器官功能,其中神经系统起主导作用。因此,大脑皮质成为社会心理因素影响人体健康的门户。

## 第五节　脑的高级功能

人的大脑除了能产生感觉、支配躯体运动和协调内脏活动外,还能完成条件反射、学习和记忆、思维、语言、睡眠等更为复杂的高级功能,这些高级功能主要与大脑皮质的电活动密切相关。

### 一、条件反射

#### (一) 条件反射的建立和意义

条件反射是建立在非条件反射的基础上,由条件刺激引起的反射,是个体在生活过程中获得的,它的建立有一个过程。经典条件反射建立的过程是,在动物实验中,给狗喂食会引起唾液分泌,这是非条件反射,食物是非条件刺激。而灯光与进食无关,不会使狗分泌唾液,属无关刺激。但是,如果喂食前先出现灯光,然后再给食物,经多次重复后,每当灯光出现,即使不给狗食物,狗也会分泌唾液。无关刺激与非条件刺激在时间上的结合不断得到强化,灯光不再是无关刺激,而成为进食的信号,变成了条件刺激,从而建立了条件反射。条件反射的建立使动物对环境变化的适应既扩大了范围又提高了预见性,它能对具有信号意义的刺激产生准确、及时的反应。条件反射的数量是无限的,条件反射可以消退、改造和重建,具有极大的易变性。因此,条件反射的形成大大增强了机体活动的预见性、灵活性、精确性,使机体对环境具有更加广阔和完善的适应能力。

#### (二) 人类条件反射的特点

条件反射都是由信号刺激引起。灯光、铃声、食物的形状、气味等以信号本身的理化性质来发挥刺激作用,称为第一信号。语言和文字以信号所代表的含义来发挥刺激作用,称为第二信号。能对第一信号发生反应的大脑皮质功能系统,称为**第一信号系统**(first signal system),是人类和动物所共有的。能对第二信号发生反应的大脑皮质功能系统,称为**第二信号系统**(second signal system),它在第一信号系统活动的基础上建立,是个体在后天发育过程中逐渐形成的,是人类所特有的,也是人类区别于动物的主要特征。

### 二、学习与记忆

学习与记忆是两个互相联系、分阶段的神经过程。学习是指人或动物通过神经系统接受外界环境信息获得新行为习惯(即经验)的神经过程。记忆则是将学习到的信息在脑内储存和“读出”的神经过程。

#### (一) 学习的形式

学习的形式有简单学习和联合型学习两种。简单学习在接受的刺激与机体反应之间不需要建立某种明确的联系。例如人们对有规律出现的强噪声会逐渐减弱反应,即出现习惯化。相反,在强的伤害性刺激之后,对弱刺激的反应会加强,即出现敏感化。联合型学习需要在神经系统接受刺激(信息)与机体产生反应之间建立某种确定的联系。例如,上述经典条件反射就属于联合型学习。因此,学习的过程实际上就是建立条件反射的过程。

#### (二) 记忆的过程

人类的记忆过程可分为四个阶段:即感觉性记忆、第一级记忆、第二级记忆和第三级记忆(图10-5-1)。

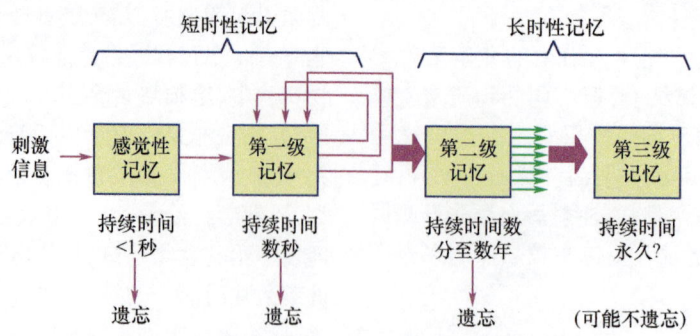

图 10-5-1　从感觉性记忆至第三级记忆图解

感觉性记忆指人体获得信息后,在脑内感觉区储存的阶段,时间不超过 1s。第一级记忆是将感觉性记忆得来的信息,经过加工处理,整合成新的连续印象,以转入第一级记忆。感觉性记忆和第一级记忆属于短时性记忆。第二级记忆是一个大而持久的储存系统,持续时间可由数分钟至数年。某些特殊的记忆痕迹,如自己的名字或每天都在进行的操作手艺等,通过多年的反复运用,几乎不会被遗忘,它储存在第三级记忆中。第二级记忆和第三级记忆属于长时性记忆。

## 三、大脑皮质的语言中枢

### (一)大脑皮质语言中枢的分区

大脑皮质的语言功能具有一定的分区,各区管理语言功能的内涵不同,但各区的活动又是紧密关联的,共同完成复杂的语言功能(图 10-5-2)。损伤中央前回底部前方的运动语言区,病人能听懂别人的语言,但不会讲话,出现运动失语症。损伤额中回后部接近中央前回手部代表区的部位,出现失写症,病人能听懂别人的讲话和看懂文字,也会说话,手的功能也正常,但丧失了书写功能。损伤颞上回后部,出现感觉失语症,病人能讲话、书写、看懂文字,也能听见别人的发音,但听不懂别人讲话内容的含义。损伤角回,出现失读症,病人视觉正常,但看不懂文字的含义。

### (二)大脑皮质语言功能的一侧优势

语言活动中枢主要集中在一侧大脑半球,称为语言中枢的优势半球(dominant hemisphere)。习惯用右手的人(右利者),其优势半球在左侧,左侧颞叶受损可发生感觉失语症,而右侧颞叶受损不会发生。这种一侧优势现象仅为人类特有,其出现与一定的遗传因素有关,但主要是在后天生活实践中习惯运用右手劳动而逐渐形成。一侧优势现象说明人类两侧大脑半球功能不对称,左侧半球在语言活动功能上占优势,而右侧半球则在非语词性认识功能上占优势。

## 四、大脑皮质细胞的电活动

大脑皮质神经细胞的生物电活动有两种形式:一种是在无特殊外来刺激的情况下,大脑皮质自身具有持续的、节律性的电位变化,称为自发脑电活动;另一种是在外加刺激引起的感觉传入冲动激发下,大脑皮质的某一区域产生较为局限的电位变化,称为皮层诱发电位。临床上使用脑电图机在头皮表面用双极或单极导联记录法,描绘出脑细胞群自发性电位变化波形,称为脑电图(electroencephalogram,EEG)(图 10-5-3)。如果打开颅骨直接在皮质表面安放电极引导,记录出的脑电波称为皮质电图。

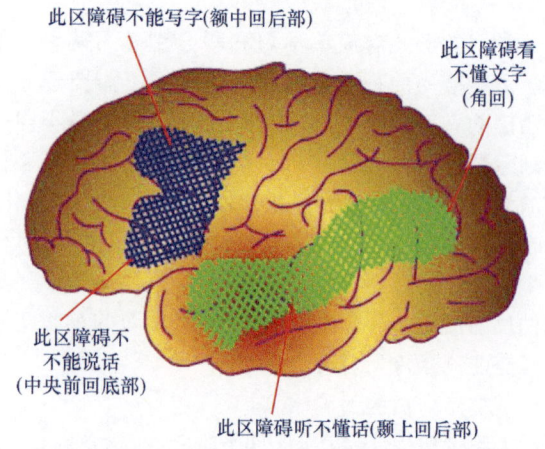

图 10-5-2　人类大脑皮质语言功能区域示意图

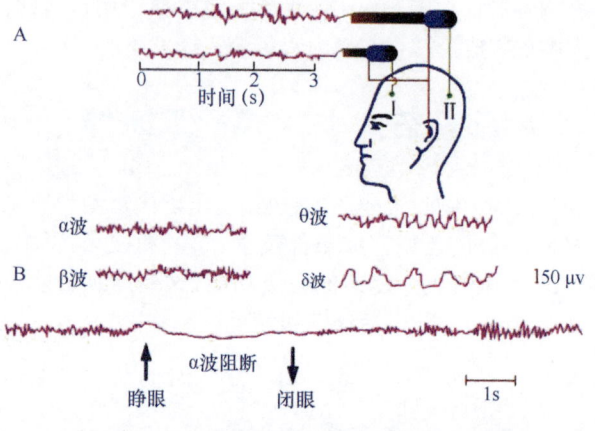

图 10-5-3　正常脑电图的描记和四种基本波形

正常脑电图的波形不规则,一般主要依据频率的不同,分为 α 波、β 波、θ 波、δ 波四种基本波形(表 10-5-1)。

**表 10-5-1　正常人脑电图的几种基本波形**

| 波形 | 频率(次/秒) | 波幅(μV) | 出现时状态 |
|---|---|---|---|
| α 波 | 8 ~ 13 | 20 ~ 100 | 安静闭目清醒时,在枕叶明显 |
| β 波 | 14 ~ 30 | 5 ~ 20 | 紧张活动时,在额、顶叶明显 |
| θ 波 | 4 ~ 7 | 100 ~ 150 | 疲倦时 |
| δ 波 | 0.5 ~ 3 | 20 ~ 200 | 睡眠时 |

脑电图对某些疾病,如癫痫、脑炎、颅内占位性病变等有一定的诊断价值。癫痫病人脑电图可出现棘波、尖波、棘慢综合波等异常波形,即或在发作间歇期,亦有异常脑电活动出现,故脑电图对癫痫有较重要的诊断意义。

## 五、觉醒和睡眠

觉醒和睡眠都是生理活动所必要的过程,只有在觉醒状态下,人体才能进行劳动和其他活动;而通过睡眠,可以使人体的精力和体力得到恢复,于睡眠后保持良好的觉醒状态。成年人一般每天需要 7 ~ 9h 睡眠,儿童需要睡眠的时间比成年人长,而老年需要睡眠的时间比较短。

### (一)觉醒状态的维持

动物实验中观察到,单纯在中脑网状结构的头端加以破坏,而保留各种感觉上传的特异传导途径,动物即进入持久的昏睡状态,各种感觉刺激都不能唤醒动物,脑电波不能由同步化慢波转化成去同步化快波,虽然这时感觉传入冲动完全可以沿特异传导途径抵达大脑皮质。因此认为,觉醒状态的维持是**脑干网状结构上行激动系统**的作用。目前认为,脑干网状结构上行激动系统可能是乙酰胆碱递质系统,因此静脉注射阿托品能阻断脑干网状结构对脑电的唤醒作用。而临床上可用巴比妥类催眠药和乙醚等麻醉药抑制此系统从而抑制大脑皮质活动。

### (二)睡眠的时相

通过对整个睡眠过程的仔细观察,发现睡眠具有两种不同的时相状态。其一是脑电波呈现同步化慢波的时相,其二是脑电波呈现去同步化的时相。前者常称为慢波睡眠。后者的表现与慢波睡眠不同,称为异相睡眠,也称为快波睡眠或快速眼球运动睡眠。

1. 正相睡眠　脑电图特征为慢波,故正相睡眠也称慢波睡眠。正相睡眠期间,垂体前叶生长素的分泌明显增多,有利于促进生长和体力的恢复。

2. 异相睡眠　睡眠期间,人体表现为各种感觉功能进一步减退,以致唤醒阈升高。骨骼肌反射运动及肌紧张进一步减弱,肌肉几乎完全松弛,睡眠更深。脑电图特征为快波,因此也称快波睡眠。此外,在异相睡眠期间还可能有间断的阵发性表现,例如,做梦、部分肢体抽动、血压升高、心率加快、呼吸快而不规则,特别是可出现眼球快速运动,所以又称为快速眼球运动睡眠。

慢波睡眠与异相睡眠是两个相互转化的时相。成年人睡眠一开始首先进入慢波睡眠,慢波睡眠持续 80 ~ 120min 左右后,转入异相睡眠;异相睡眠持续 20 ~ 30min 左右后,又转入慢波睡眠;以后又转入异相睡眠。整个睡眠期间,这种反复转化约 4 ~ 5 次,越接近睡眠后期,异相睡眠持续时间越长。在成年人,慢波睡眠和异相睡眠均可直接转为觉醒状态,但觉醒状态只能进入慢波睡眠,却不能直接进入异相睡眠。在异相睡眠期间,如将其唤醒,被试者往往会报告他正在做梦。因此一般认为,做梦是异相睡眠的特征之一。

在觉醒状态下,生长激素分泌较少。进入慢波睡眠后,生长激素分泌明显升高,转入异相睡眠后,生长激素分泌又减少。看来,慢波睡眠对促进生长、促进体力恢复是有利的。而异相睡眠期间脑内蛋白质合成加快。因此,异相睡眠对于幼儿神经系统的成熟有密切关系。并认为异相睡眠期间有助于建立新的突触联系而促进学习记忆活动。看来,异相睡眠对促进精力的恢复是有利的。但是,异相睡眠会出现间断性的阵发性表现,这可能与某些疾病在夜间发作有关,例如心绞痛、哮喘、阻塞性肺气肿缺氧发作等。

### (三)睡眠发生的机制

睡眠是一种脑活动的主动过程。在脑干尾端网状结构(上行抑制系统)存在能引起睡眠和脑电波同步化的中枢。这一中枢向上传导可作用于大脑皮质,并与上行激动系统的作用相对抗,从而调节着睡眠与觉醒的相互转化。

(王　清　孙　鹏　李　琴　徐　玲　钱洪鑫)

**📖 重点提示**

1. 了解神经元的结构和功能,熟悉神经纤维传导冲动的特征,掌握突触的概念、分类、基本结构和传递过程,了解神经递质的概念和种类,了解中枢神经元的联系方式,熟悉中枢兴奋传递的特征,了解突触后抑制和突触前抑制。

2. 了解脊髓的感觉传导通路及其功能,了解丘脑的感觉功能,掌握感觉投射系统的构成特点及功能,了解大脑皮质的感觉分析功能,熟悉第一体表感觉区的投射规律,了解痛觉概念,熟悉皮肤痛特点,掌握内脏痛与皮肤痛的区别,掌握牵涉痛概念及其与内脏痛的关系。

3. 掌握牵张反射的概念、类型、反射弧特点及意义，了解脊休克及其表现，熟悉脑干对肌紧张的调节，了解去大脑僵直现象，了解小脑调节躯体运动的功能，熟悉基底核对躯体运动的调节，掌握大脑皮质运动区对躯体运动控制的特点，熟悉运动传导系统的组成和功能。

4. 了解自主神经系统的组成，掌握自主神经的主要功能，掌握自主神经的递质及其受体，了解各级中枢对内脏活动的调节。

5. 了解条件反射的建立及其生物学意义，了解学习与记忆，熟悉大脑皮质的语言中枢及其功能，了解正常人脑电图的基本波形及意义，了解觉醒和睡眠。

## 目标检测

### 一、名词解释

1. 突触　2. 突触传递　3. 特异性投射系统　4. 牵张反射　5. 胆碱受体　6. 肾上腺素能纤维　7. 神经递质　8. 脊休克　9. 第二信号系统　10. 肌紧张

### 二、填空题

1. 突触由_____、_____和_____三部分组成。

2. 由传出神经末梢释放的传递信息的化学物质称为_____，它主要包括_____和_____两种。

3. 中枢兴奋传递的特征有_____、_____、_____、_____和_____。

4. 神经-肌肉接头由_____、_____和_____三部分组成。其传递过程中释放的递质是_____，它可被_____分解失活。

5. 第一体表感觉区位于大脑皮质_____；大脑皮质主要运动区位于_____。

6. 骨骼肌牵张反射包括_____和_____两种类型，其反射弧的特点是_____和_____都在同一块肌肉内。

7. 锥体系统的主要功能是_____和_____。锥体外系的主要功能是_____和_____。

8. 小脑的主要功能有_____、_____和_____。

9. 大多数内脏器官接受_____和_____的双重支配。除支配_____和_____的交感节后纤维属胆碱能纤维外，其余均为_____。

10. 胆碱受体可分为_____和_____，肾上腺素受体可分为_____和_____。

11. 阿托品是_____受体阻断剂，箭毒是_____受体阻断剂，普萘洛尔是_____受体阻断剂。

12. 交感神经兴奋时，通过作用于心肌的_____受体，使心脏_____；作用于支气管平滑肌的_____受体，使其_____；作用于汗腺的_____受体，使汗腺_____。

13. 交感神经系统活动的生理意义是_____；副交感神经系统活动的生理意义是_____。

14. 中枢抑制根据产生的具体部位不同，可分为_____和_____两类。

15. 震颤麻痹是_____受损，_____减少所致。舞蹈病则是_____受损引起的。

### 三、单项选择题

1. 神经纤维传导兴奋的特点，错误的是（　）
   A. 绝缘性　　　　　　　　B. 单向性
   C. 生理完整性　　　　　　D. 相对不疲劳性

2. 兴奋性递质与突触后膜受体结合后，引起突触后膜（　）
   A. 对 $Na^+$ 通透性降低　　B. 对 $Ca^{2+}$ 通透性升高
   C. 去极化　　　　　　　　D. 超极化

3. 特异性投射系统不经丘脑感觉接替核换元的是（　）
   A. 内脏感觉　　　　　　　B. 味觉
   C. 本体感觉　　　　　　　D. 嗅觉

4. 关于特异性投射系统的叙述，错误的是（　）
   A. 传导途径固定专一
   B. 投射到大脑皮质特定感觉区
   C. 必须经脑干网状结构换元
   D. 产生各种特定感觉

5. 非特异性投射系统的主要功能是（　）
   A. 激发大脑皮质发出传出冲动
   B. 维持和改变大脑皮质的兴奋状态
   C. 调节肌紧张，协调随意运动
   D. 产生牵涉痛

6. 不属于内脏痛特点的是（　）
   A. 定位不精确　　　　　　B. 对牵拉、痉挛、缺血敏感
   C. 疼痛产生快，消失亦迅速　D. 可能伴有牵涉痛

7. 维持躯体姿势的基础是（　）
   A. 屈肌反射　　　　　　　B. 腱反射
   C. 肌紧张　　　　　　　　D. 大脑皮质活动

8. 大部分交感神经节后纤维释放的递质是（　）
   A. 乙酰胆碱　　　　　　　B. 去甲肾上腺素
   C. 肾上腺素　　　　　　　D. γ-氨基丁酸

9. 脑干网状结构损伤后，动物会出现（　）
   A. 牵涉痛　　　　　　　　B. 舞蹈病
   C. 震颤麻痹　　　　　　　D. 深度昏迷

10. 上运动神经元损伤时，会出现（　）
    A. 骨骼肌张力减弱　　　　B. 腱反射减弱或消失
    C. 骨骼肌明显萎缩　　　　D. 出现某些病理性反射

11. 乙酰胆碱与烟碱受体结合后，引起（　）
    A. 瞳孔缩小　　　　　　　B. 支气管平滑肌收缩
    C. 心跳减慢减弱　　　　　D. 骨骼肌收缩

12. 人类与动物的主要区别是人类具有（　）
    A. 条件反射　　　　　　　B. 非条件反射
    C. 第一信号系统　　　　　D. 第二信号系统

13. 关于条件反射的论述，错误的是（　）
    A. 后天获得　　　　　　　B. 由无关刺激引起
    C. 反射弧中有暂时性联系　D. 具有预见性和易变性

14. 中枢神经系统内,化学传递的特征不包括( )
    A. 单向传递　　　　　　B. 中枢延搁
    C. 兴奋节律不变　　　　D. 易受药物等因素的影响

15. 兴奋性突触后电位的产生是由于突触后膜提高了对下列哪种离子的通透性( )
    A. Na$^+$、K$^+$、Cl$^-$,尤其是 Na$^+$　B. Ca$^{2+}$和 K$^+$
    C. Na$^+$、K$^+$、Cl$^-$,尤其是 K$^+$　D. Na$^+$、K$^+$、Cl$^-$,尤其是 Cl$^-$

16. 兴奋性突触后电位是( )
    A. 动作电位　　　　　　B. 阈电位
    C. 静息电位　　　　　　D. 局部去极化电位

17. 兴奋性与抑制性突触后电位相同点是( )
    A. 突触后膜膜电位去极化
    B. 是递质使后膜对某些离子通透性改变的结果
    C. 都可不衰减传导
    D. 都与后膜对 Na$^+$通透性降低有关

18. 为保证神经冲动传递的灵敏性,递质释放后( )
    A. 不必移除或灭活　　　B. 保持较高浓度
    C. 必须迅速移除或灭活　D. 保持递质恒定

19. 副交感神经节后纤维释放的递质是( )
    A. 乙酰胆碱　　　　　　B. 去甲肾上腺素
    C. 5-羟色胺　　　　　　D. 多巴胺

20. 去甲肾上腺素存在于( )
    A. 自主神经节前纤维
    B. 神经-肌肉接头
    C. 副交感神经节后纤维末梢
    D. 大部分交感神经节后纤维末梢

21. 对胆碱受体不正确的叙述为( )
    A. N$_1$ 受体存在于终板膜
    B. 筒箭毒既可阻断 N$_1$ 受体也可阻断 N$_2$ 受体
    C. 阿托品可阻断汗腺胆碱受体的兴奋
    D. M 受体激活可产生副交感神经兴奋的效应

22. 对感觉投射系统正确的叙述是( )
    A. 感觉传导通路都是由三级神经元接替实现
    B. 感觉接替核发出纤维直接到脊髓
    C. 非特异投射系统可改变大脑皮质细胞兴奋状态
    D. 特异投射系统传入冲动的作用在于维持动物的觉醒状态

23. 对脑干网状上行激动系统不正确的叙述是( )
    A. 维持和改变大脑皮质的兴奋状态
    B. 受到破坏时,机体处于昏睡状态
    C. 是一个多突触接替的上行系统
    D. 不易受药物的影响

24. 躯体感觉的大脑皮质投射区主要分布在( )
    A. 中央前回　　　　　　B. 中央后回
    C. 枕叶皮质　　　　　　D. 皮质边缘

25. 对痛觉叙述错误的是( )
    A. 痛觉是一种复杂的感觉,常伴有不愉快的情绪和防卫反应
    B. 内脏病变可引起牵涉痛
    C. 内脏痛与快痛都是伤害刺激作用的结果

26. 维持躯体姿势最基本的反射活动是( )
    A. 腱反射　　　　　　　B. 屈肌反射
    C. 对侧伸肌反射　　　　D. 肌紧张

27. 快速叩击肌腱时,刺激哪一种感受器引起牵张反射( )
    A. 腱器官　　　　　　　B. 肌梭
    C. 游离神经末梢　　　　D. 皮肤感受器

28. 在中脑上、下丘之间切断动物脑干,可出现( )
    A. 肢体痉挛麻痹　　　　B. 脊髓休克
    C. 去皮质僵直　　　　　D. 去大脑僵直

29. 躯体运动的大脑皮层代表区主要分布于( )
    A. 中央前回　　　　　　B. 中央后回
    C. 枕叶　　　　　　　　D. 皮质边缘叶

30. 能使汗腺分泌增多的自主神经是( )
    A. 交感神经释放 ACh 作用于 N 受体
    B. 交感神经释放去甲肾上腺素作用于 M 受体
    C. 交感神经释放 ACh 作用于 M 受体
    D. 躯体运动神经释放 ACh 作用于 M 受体

31. 属于交感神经功能特点的是( )
    A. 节后纤维都是肾上腺素能纤维
    B. 功能总与副交感神经相拮抗
    C. 在应激过程中活动明显增强
    D. 活动较副交感神经局限

32. 乙酰胆碱与 M 受体结合不出现( )
    A. 骨骼肌收缩　　　　　B. 支气管平滑肌收缩
    C. 消化腺分泌加速　　　D. 骨骼肌血管舒张

33. 按照频率由高到低次序排列,脑电波的顺序应是( )
    A. β、α、θ 和 δ　　　　B. α、β、θ 和 δ
    C. θ、δ、β 和 α　　　　D. β、θ、α 和 δ

34. 人在紧张状态时脑电活动主要表现是( )
    A. 出现 α 波　　　　　　B. 出现 β 波
    C. 出现 θ 波　　　　　　D. 出现 δ 波

35. 所谓优势半球的优势主要是指( )
    A. 空间辨认能力　　　　B. 语言功能
    C. 音乐欣赏、分辨　　　D. 第二信号系统的活动

36. 谈论梅子引起唾液分泌是( )
    A. 支配唾液腺交感神经兴奋所致
    B. 非条件反射
    C. 第一信号系统的活动
    D. 第二信号系统的活动

37. 在进行突触传递时,必须有哪种离子流入突触小体( )
    A. Ca$^{2+}$　　　　　　　B. Na$^+$
    C. K$^+$　　　　　　　　D. Cl$^-$

38. 突触传递的兴奋效应表现为( )
    A. 突触前膜去极化　　　B. 突触后膜去极化
    C. 突触前膜超极化　　　D. 突触后膜超极化

39. 关于特异投射系统,下述错误的是( )
    A. 除嗅觉外,均经丘脑感觉接替核换神经元

D. 内脏痛与慢痛不同,前者发生时没有情绪变化

   B. 投射至整个大脑皮质

   C. 除特殊感觉器官外,一般经三级神经元接替

   D. 产生具体感觉

40. 关于非特异投射系统,下述错误的是(　　)

   A. 其上行纤维需经脑干网状结构

   B. 经丘脑非特异核群(髓板内核群)换神经元

   C. 弥散性投射至整个大脑皮质

   D. 损毁它并不影响具体感觉功能

41. 脊休克时,脊髓反射消失的原因是(　　)

   A. 剧烈损伤刺激的抑制作用

   B. 脊髓反射中枢受损

   C. 脊髓反射中枢突然失去高位中枢的易化作用

   D. 血压下降导致脊髓缺血

42. 丘脑是多种感觉传入大脑皮质的接替站,但不包括(　　)

   A. 嗅觉　　　　　　　　B. 痛觉

   C. 听觉　　　　　　　　D. 触觉

43. 下述哪项不是小脑的功能(　　)

   A. 参与姿势平衡　　　　B. 调节肌紧张

   C. 发动随意运动　　　　D. 使随意运动更准确

44. 有关内脏反射中枢的叙述,错误的是(　　)

   A. 排便、排尿中枢在脊髓　B. 摄食中枢在下丘脑

   C. 心血管中心在丘脑　　D. 瞳孔对光反射中枢在中脑

45. 副交感神经对代谢的影响是(　　)

   A. 促进糖原分解　　　　B. 促进肾上腺素分泌

   C. 促进胰岛素分泌　　　D. 促进甲状腺激素分泌

46. 反射弧中哪一个环节最易疲劳(　　)

   A. 感受器　　　　　　　B. 传入神经

   C. 传出神经　　　　　　D. 神经中枢

47. 脊髓突然横断后,断面以下的脊髓所支配的骨骼肌紧张性(　　)

   A. 暂时性增强　　　　　B. 不变

   C. 暂时性减弱甚至消失　D. 永久性消失

48. 交感神经节前纤维直接支配的器官是(　　)

   A. 甲状腺　　　　　　　B. 肾上腺皮质

   C. 肾上腺髓质　　　　　D. 汗腺

49. 人类区别动物的主要特征是(　　)

   A. 具有第二信号系统

   B. 对环境变化具有更大的适应性

   C. 具有第一信号系统

   D. 具有建立条件反射的能力

**四、问答题**

1. 简述兴奋性突触后电位的产生过程。

2. 比较特异性和非特异性感觉投射系统。

# 第十一章 内 分 泌

内分泌(endocrine)是指内分泌细胞分泌的物质直接进入血液或其他体液的过程。内分泌系统是由内分泌腺和分散存在于某些组织器官中的内分泌细胞组成的一个信息传递系统。人体的主要内分泌腺有垂体、甲状腺、甲状旁腺、肾上腺、胰岛、性腺、松果体、胸腺等(图11-1)。散在于组织器官中的内分泌细胞分布极为广泛,如消化管黏膜、心、肾、肺、下丘脑等。

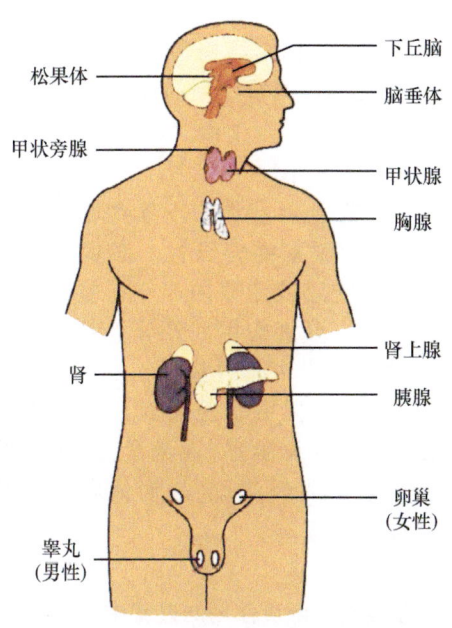

图 11-1　人体主要内分泌腺示意图

内分泌系统是体内重要的信息传递系统,参与人体各种生理过程的调节,特别是新陈代谢、生殖、生长与发育、内环境稳态的维持等都与内分泌系统有关。由于在整体情况下,许多内分泌腺都直接或间接接受神经系统的控制,因此,内分泌系统在功能上与神经系统紧密联系、相互配合,实现对机体各种生理过程的调节,从而使人体更好地适应体内外环境的变化。

## 第一节　激素的概况

**激素**(hormone)是由内分泌细胞分泌的高效能生物活性物质,是内分泌系统实现调节功能的信息传递者。

## 一、激素的运输途径及分类

### (一) 激素的运输途径

激素自内分泌细胞分泌后,经血液或组织液运输到各组织、器官而发挥作用。被激素作用的器官(包括内分泌腺)、细胞称为靶器官、靶腺、靶细胞。激素通过远距分泌、旁分泌、神经分泌及自分泌途径运输(图11-1-1)。远距分泌是激素借助血液的运输到达远距离的靶细胞而发挥作用,如生长素、甲状腺激素。旁分泌是激素通过细胞间液弥散到邻近的细胞发挥作用,如胃肠道的一些激素。神经分泌是细胞分泌的激素,如下丘脑某些神经元分泌的激素,或通过轴浆运输到达神经垂体,或经垂体门脉运至腺垂体。自分泌是某些内分泌细胞分泌的激素,仅通过局部弥散返回作用于该内分泌细胞。

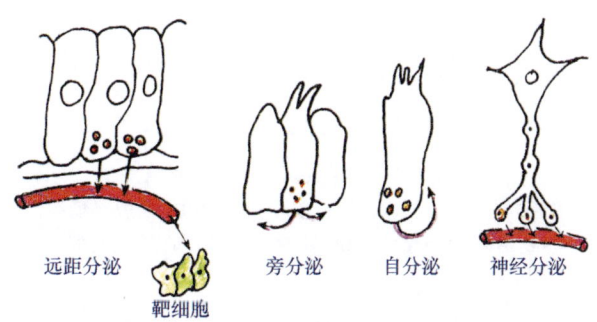

图 11-1-1　激素运输途径示意图

### (二) 激素的分类

通常按激素的化学性质将激素分为两大类。

1. 含氮激素　包括肽类和蛋白质激素,主要有下丘脑调节肽、神经垂体激素、腺垂体激素、胰岛素、甲状旁腺激素、降钙素以及胃肠激素等。这类激素在胃肠道易被消化液分解失活,因此作为药物使用时不宜口服。胺类激素(氨基酸衍生物),包括肾上腺素、去甲肾上腺素和甲状腺激素。

2. 类固醇激素(甾类激素)　是由肾上腺皮质和性腺分泌的激素,如皮质醇、醛固酮、雌激素、孕激素以及雄激素等。这类激素在胃肠道不易被消化液分解失活,可口服使用。

另外,胆固醇的衍生物胆钙化醇(1,25-二羟维生素 $D_3$)也被作为激素看待。前列腺素广泛存在于许多组织之中,由花生四烯酸转化而成,主要在组织局部释放,可对局部功能活动进行调节,因此可将前列腺素看作一组局部激素。

## 二、激素的作用机制

### (一)含氮激素的作用机制—第二信使学说

含氮激素随血液循环运输到靶细胞,与细胞膜上特异性受体结合,激活膜上鸟苷酸调节蛋白,即 G 蛋白,继而激活膜上的腺苷酸环化酶,在 $Mg^{2+}$ 参与下,促使 ATP 转变为环-磷腺苷(cAMP)。cAMP 再通过激活细胞内无活性的蛋白激酶系统,使蛋白质磷酸化,从而引起细胞内特有的生理效应,如细胞膜通透性增大、膜电位改变、腺细胞分泌、肌细胞收缩等。cAMP 发挥作用后,即被细胞内磷酸二酯酶降解为 5′-AMP 而失活(图 11-1-2)。

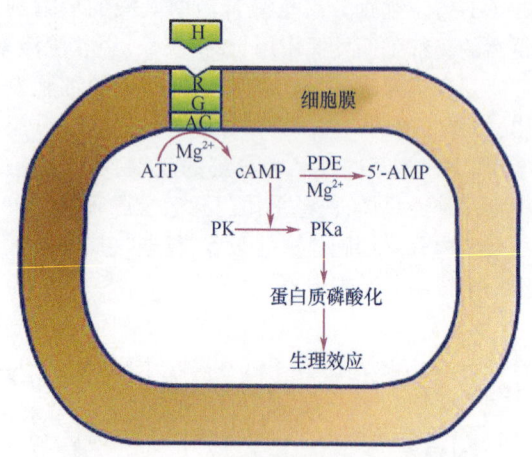

图 11-1-2 含氮激素作用机制示意图
H. 激素;R. 受体;AC. 腺苷酸环化酶;PDE. 磷酸二酯酶;
PKa. 活化蛋白激酶;cAMP. 环-磷腺苷;G. 鸟苷酸调节蛋白

含氮激素作用过程有两次信息传递:第一次是激素将调节信息由内分泌细胞带到靶细胞膜;第二次是 cAMP 将调节信息由细胞膜传递到细胞内部,使之产生生理效应。因此,激素为第一信使,cAMP 为第二信使。除 cAMP 外,可能是第二信使的物质还有:环-磷鸟苷(cGMP)、$Ca^{2+}$、前列腺素以及三磷酸肌醇($IP_3$)等,其中三磷酸肌醇和 $Ca^{2+}$ 在激素信息传递中有重要作用。

### (二)类固醇激素作用机制—基因表达学说

类固醇激素分子较小,具有脂溶性,其扩散入细胞后,先与胞浆受体结合成复合物,使受体发生变构,同时获得穿过核膜的能力而进入细胞核内,再与核受体形成复合物。激素-核受体复合物与染色质的非组蛋白特异位点结合,启动或抑制该部位的 DNA 转录,促进或抑制 mRNA 的形成,结果诱导或减少某种蛋白质的合成,引起相应的生理效应(图 11-1-3)。某些含氮激素如甲状腺激素,也可改变膜的通透性而进入细胞内,通过基因表达发挥作用。

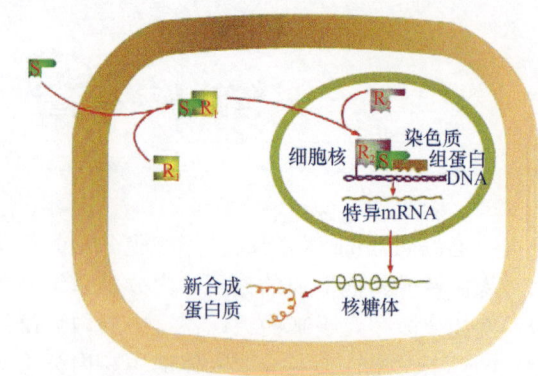

图 11-1-3 类固醇激素作用机制示意图
S. 激素;R1. 胞浆受体;R2. 核受体

## 三、激素作用的一般特征

各种激素由于化学结构不同,作用机制也不一样,但是它们在发挥调节作用的过程中,具有一些共同特征。

### (一)相对特异性

某种激素有选择地作用于某些靶器官和靶细胞的特性,称为激素的特异性。激素特异性的本质是因为靶细胞膜或胞浆内存在有能与激素结合的特异性受体。激素作用的特异性是内分泌系统实现有针对性调节功能的基础。激素作用的范围有很大的差别,如促甲状腺激素只作用于甲状腺的腺泡细胞;而生长激素、性激素、甲状腺激素作用于全身大多数组织细胞,表明体内各种激素作用的特异性强弱不同。

### (二)信息传递作用

激素在实现其调节作用的过程中,只将调节信息以化学方式传递给靶细胞,从而使靶细胞原有的生理生化过程增强或减弱。在这个过程中,激素并不引起新的功能活动,也不为原有功能活动提供能量,只是作为细胞的信息传递者,起着"信使"作用。在信息传递后,激素即被分解失活。

### (三)高效能

激素的高效能作用,与激素作用机制有关。激素与受体结合后,在细胞内发生的一系列酶促反应是一个逐级放大的过程。例如,一个分子的促甲状腺激素释放激素,可使腺垂体释放 100 000 个分子的促甲状腺激素。激素在血液中的含量很低,一般在纳摩尔(nmol/L),甚至在皮摩尔(pmol/L)数量级,但激素的作用十分显著,例如,1mg 的甲状腺激素可使机体增加产热约 4184kJ。因此,若某内分泌腺分泌的激素稍有过多或不足,可引起该激素所调节的功能明显异常,出现功能亢进或功能减退现象。

（四）激素间相互作用

各种激素的作用可以相互影响，主要表现为相互协同、相互拮抗和允许作用。

1. 协同作用　表现为多个激素同时作用时产生的总效应大于各个激素单独作用时的总和。如生长激素、肾上腺素等，虽然作用于代谢的不同环节，但都可使血糖升高，即为相互协同。

2. 拮抗作用　表现为不同激素对同一生理活动产生相反的调节效应。如胰岛素降低血糖，与肾上腺素等的升高血糖作用相拮抗。

3. 允许作用　某些激素本身不能对某器官或细胞直接发生作用，但它的存在却使另一种激素产生效应或效应明显增强，即为激素的**允许作用**。例如，皮质醇本身不能引起血管平滑肌收缩，但它的存在，使去甲肾上腺素能更有效地发挥缩血管作用。

## 四、激素分泌及其调节

激素在内分泌细胞内合成后，以胞吐方式出胞，称为激素的分泌或释放。正常情况下，内分泌腺都保持着一定的分泌活动，称为基础分泌，并在与自然环境和社会环境的长期适应过程中表现为日、月、年周期性活动，这种周期性活动对于维持人体一些基本功能活动和内环境稳态起着十分重要的作用。激素的分泌随内外环境因素的变化而改变，这主要通过神经调节完成，负反馈调节能维持体内激素水平的相对稳定。

## 第二节　下丘脑与垂体

下丘脑中有许多核团及神经元兼有内分泌功能，能合成和分泌多种激素，影响和调节垂体的功能。垂体按结构和功能分为腺垂体与神经垂体两部分，均与下丘脑有密切关系，分别构成下丘脑-腺垂体系统和下丘脑-神经垂体系统（图11-2-1）。

## 一、下丘脑与垂体的功能联系

（一）下丘脑-腺垂体系统

下丘脑与腺垂体之间主要通过垂体门脉系统发生功能联系，构成下丘脑-腺垂体系统（图11-2-1）。下丘脑基底部存在一个"促垂体区"，其中的神经元能合成下丘脑调节性多肽（表11-2-1），通过垂体门脉系统到达腺垂体，调节腺垂体的内分泌活动。此外，"促垂体区"还与中脑、边缘系统及大脑皮质处的神经纤维构成突触，将大脑皮质等处的神经信息转变为激素信息。

**表11-2-1　下丘脑调节性多肽的种类、化学本质及作用**

| 种类 | 化学本质 | 主要作用 |
|---|---|---|
| 促甲状腺激素释放激素（TRH） | 3肽 | 促进促甲状腺激素的分泌 |
| 促性腺素释放激素（GnRH） | 10肽 | 促进黄体生成素、促卵泡激素的分泌 |
| 生长激素释放激素（GHRH） | 44肽 | 促进生长激素的分泌 |
| 生长抑素（GIH） | 14肽 | 抑制生长激素的分泌 |
| 促肾上腺皮质激素释放激素（CRH） | 41肽 | 促进肾上腺皮质激素的分泌 |
| 催乳素释放因子（PRF） | 未定 | 促进催乳素的分泌 |
| 催乳素释放抑制因子（PIF） | 未定 | 抑制催乳素的分泌 |
| 促黑激素释放因子（MRF） | 未定 | 促进促黑激素的分泌 |
| 促黑激素释放抑制因子（MIF） | 未定 | 抑制促黑激素的分泌 |

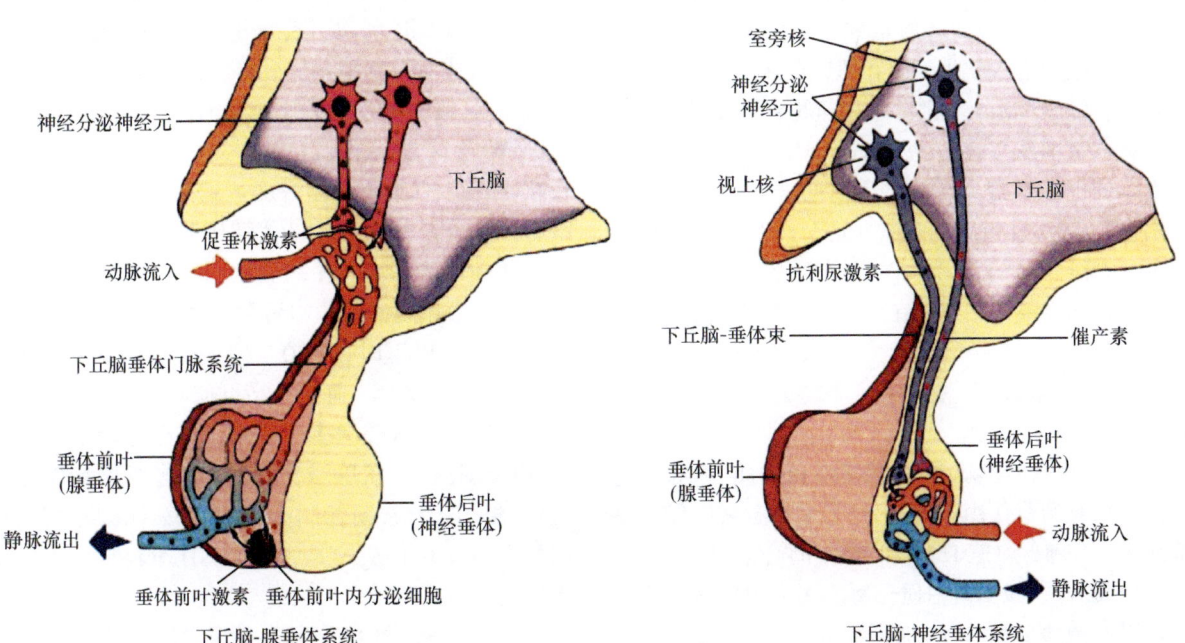

图11-2-1　下丘脑-腺垂体系统和下丘脑-神经垂体系统示意图

## （二）下丘脑-神经垂体系统

下丘脑视上核、室旁核的神经纤维组成垂体束直接下行到垂体后叶,构成了下丘脑-神经垂体系统(图11-2-1)。神经垂体所释放的激素(抗利尿激素与催产素),实际上是在下丘脑视上核与室旁核的神经元中合成,通过下丘脑垂体束纤维的轴浆运输到神经垂体储存并释放。

# 二、腺　垂　体

## （一）腺垂体激素及生理作用

腺垂体分泌激素的种类最多(7种),是体内最重要的内分泌腺。腺垂体能分泌生长激素、催乳素、促黑素细胞激素、促甲状腺激素、促肾上腺皮质激素、促卵泡激素、黄体生成素等7种。其中生长激素、催乳素、促黑素细胞激素经血液运输到达靶细胞分别直接调节个体生长、乳腺发育与分泌、黑素细胞活动等;而促甲状腺激素、促肾上腺皮质激素、促卵泡激素、黄体生成素等"促激素"通过调节各自靶腺活动发挥作用。

1. 生长激素（GH）　是一种蛋白质激素,特异性较强,除猴外,从其他哺乳动物提取的生长激素对人无效。目前已能利用DNA重组技术大量生产人生长激素供临床使用。生长激素的主要生理作用是促进生长及对代谢的影响。

（1）生长素的主要生理作用

1）促进生长:生长激素对人体的生长起关键作用。它对各组织、器官的生长均有促进作用,尤其是对骨骼、肌肉及内脏器官作用更为显著。在营养充足的条件下,生长激素能刺激肝、肾产生一种小分子多肽物质,称为生长激素介质(SM),因其化学结构与胰岛素近似,所以又称为胰岛素样生长因子(IGF)。它能促进硫酸盐进入软骨组织和肌肉组织,促进氨基酸进入软骨细胞和肌肉细胞,并加速蛋白质的合成,从而加速软骨增殖与骨化,使长骨加长,肌肉生长,但对脑组织的生长发育无影响。目前已分离出两种生长介素,即IGF-1和IGF-2,GH的促生长作用主要是通过IGF-1作介导的。IGF-2主要在胚胎期产生,对胎儿的生长起重要作用。人在幼年时期缺乏生长激素,则生长停滞,身材矮小,但智力发育不受影响,称为侏儒症;生长激素过多,患巨人症。成年人生长激素分泌过多,患肢端肥大症。

2）对代谢的影响:生长激素对蛋白质、糖和脂肪的代谢均有调节作用。表现为:①生长激素能促进氨基酸进入细胞,加速DNA和RNA的合成,因而能促进蛋白质合成,减少蛋白质分解。②生理剂量的生长激素可刺激胰岛素分泌,加强糖的利用,但过量的生长激素可抑制糖的利用,使血糖升高。③生长激素还

可加速脂肪的分解利用,使组织脂肪量减少,由于脂肪分解提供了能量,间接减少了糖的利用,使血糖升高。因此,生长激素分泌过量可产生"垂体性糖尿病"。

联系实践应用知识 >>>

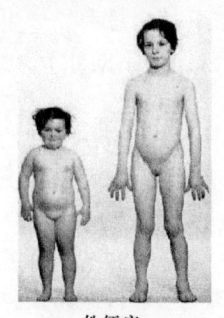
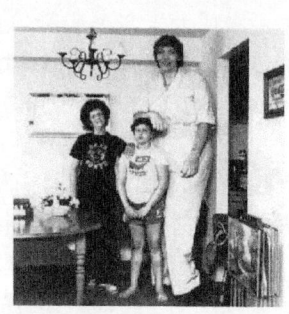

侏儒症
幼年时期GH缺乏,导致生长发育停滞、身材矮小,但智力正常。

巨人症
幼年时期GH分泌过多所致

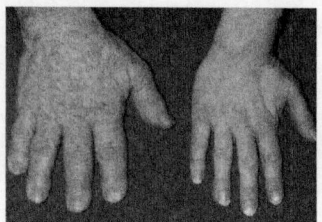

肢端肥大症
成年后GH过多所致

（2）生长素分泌的调节

1）下丘脑对生长素分泌的调节:生长素的分泌直接受下丘脑GHRH与GHIH的双重调节,前者起促进作用,后者起抑制作用。整体条件下GHRH的作用占优势,对生长素的分泌起经常性调节作用。

2）反馈调节:生长素对下丘脑和腺垂体的分泌具有负反馈抑制作用。IGF-1可直接抑制生长素的基础分泌和GHRH刺激引起的分泌,也能刺激下丘脑释放GHIH,从而抑制腺垂体分泌生长素。

3）其他调节。①睡眠的影响:人在觉醒状态下,GH分泌较少,进入慢波睡眠后,GH分泌明显增加,约在60min左右,血中GH浓度达到高峰。转入异相睡眠后,GH分泌又减少。②代谢因素:血中糖、氨基酸与脂肪酸均能影响GH的分泌,其中以低血糖对GH分泌的刺激作用最强。当静脉注射胰岛素使血糖降至500mg/L以下时,经30～60min,血中GH浓度增加2～10倍。相反,血糖升高可使GH浓度降低。血中氨基酸与脂肪酸增多可引起GH分泌增加。③运动、应激刺激、甲状腺激素、雌激素与睾酮都能促进GH分泌。在青春期,血中雌激素或睾酮浓度增高,可明显增加GH分泌,这是青春期GH分泌较多的一个重要因素。

2. 催乳素（PRL）　是一种蛋白质激素,随动物种属有所不同,作用广泛。

（1）催乳素的生理作用：人催乳素的重要生理作用是促进妊娠期乳腺进一步发育，并使乳腺开始泌乳和维持泌乳。催乳素对性腺有一定作用，在女性，小剂量催乳素能促进排卵和黄体生长，并刺激雌激素、孕激素的分泌。在男性，催乳素可促进前列腺和精囊腺的生长，促进睾酮的合成。此外，在应激状态下，血中催乳素浓度升高，说明催乳素可能参与应激反应。

（2）催乳素分泌的调节：腺垂体 PRL 的分泌受下丘脑 PRF 与 PIF 的双重控制，前者促进 PRL 分泌，而后者则抑制其分泌。PIF 被认为是多巴胺，其通过下丘脑或直接对腺垂体 PRL 分泌有抑制作用。吸吮乳头的刺激引起传入神经冲动，经脊髓上传至下丘脑，使 PRF 神经元发生兴奋，PRF 释放增多，促使腺垂体分泌 PRL 增加。

3. 促黑素细胞激素（MSH）　作用的靶细胞为黑素细胞。人体的黑素细胞主要分布于皮肤及毛发、眼虹膜和视网膜的色素层、软脑膜。促黑激素的主要作用是促进黑素细胞中酪氨酸酶的合成和激活，从而促进酪氨酸转变为黑色素，使皮肤与毛发等的颜色加深。在病理情况下，如肾上腺皮质功能过低（艾迪生病）时，血中促肾上腺皮质激素和促黑激素都增多，病人的皮肤有色素沉着，呈古铜色。

4. 促激素　促甲状腺素（TSH）能促进甲状腺增生并合成、分泌甲状腺激素。促肾上腺皮质激素（ACTH）能促进肾上腺皮质增生并合成、分泌皮质激素。促性腺激素有卵泡刺激素（FSH）和黄体生成素（LH），二者的作用见第十二章。

（二）腺垂体功能活动的调节

腺垂体的功能直接受下丘脑控制，同时也受外周靶腺激素的反馈调节（图 11-2-2）。

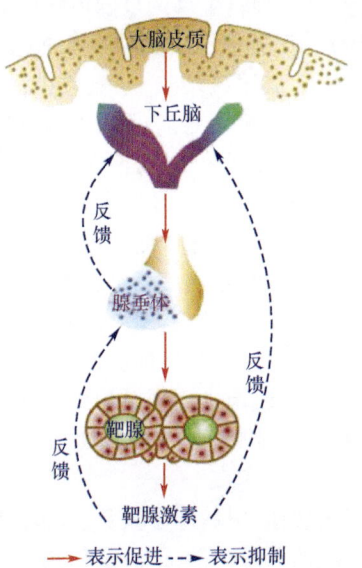

图 11-2-2　腺垂体功能活动的调节

1. 下丘脑调节性多肽　下丘脑某些神经元能分泌多种活性肽，通过门脉系统，作用于腺垂体细胞，调节其相应激素的分泌（表 11-2-1）。

2. 外周靶腺激素　腺垂体的四种"促激素"都有各自的靶腺，外周靶腺激素可通过反馈联系分别对腺垂体、下丘脑起调节作用。联成三个功能轴：即下丘脑-腺垂体-甲状腺轴、下丘脑-腺垂体-肾上腺皮质轴、下丘脑-腺垂体-性腺轴。它们之间既可依次调节，也有反馈调节，从而决定外周靶腺激素在血中的浓度。

体内外环境变化可反射性通过高级中枢影响下丘脑的活动，从而改变腺垂体的分泌功能。例如，吸吮乳头可反射性地促进下丘脑催乳素释放因子和腺垂体催乳素的分泌增加；麻醉、手术、创伤、大出血、剧烈运动等应激刺激可引起促肾上腺皮质激素分泌增加；低血糖可使生长素释放激素和生长素分泌增加等。

## 三、神经垂体

下丘脑视上核主要产生抗利尿激素（ADH），室旁核主要产生催产素（OXT），二者均属多肽类激素。它们沿下丘脑-垂体束通过轴浆运输到神经垂体储存，在刺激作用下再释放入毛细血管。

（一）抗利尿激素

生理情况下，抗利尿激素在血浆中的浓度很低，仅 $1.0 \sim 1.5 ng/L$，但抗利尿作用十分明显。在大失血情况下，抗利尿激素在血浆中的浓度显著升高，有收缩血管、使血压升高的作用，故也称为血管升压素。此外，抗利尿激素化学结构与催产素极为相似，因此与催产素的生理作用有交叉。抗利尿激素分泌的调节见第八章。

（二）催产素

催产素作用的靶器官主要是乳腺和子宫。它可促进乳腺腺泡周围肌上皮细胞收缩，使乳汁排入乳腺导管或射出。能促进子宫平滑肌收缩，但非孕子宫对催产素敏感性很低，妊娠晚期的子宫对催产素的敏感性大大提高。吸吮乳头、分娩过程中胎儿对子宫、宫颈和阴道的牵拉刺激等均可反射性地引起催产素分泌增加。

## 第三节　甲　状　腺

甲状腺是人体内最大的内分泌腺，它由许多甲状腺腺泡组成（图 11-3-1）。腺泡壁的上皮细胞能合成和释放甲状腺激素。甲状腺激素是调节人体代谢和生长发育的重要激素。

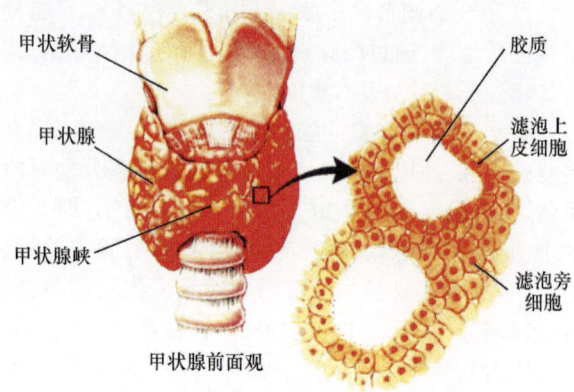

图 11-3-1　甲状腺结构示意图

# 一、甲状腺激素的合成和运输

甲状腺腺泡上皮细胞合成并分泌的甲状腺激素主要有四碘甲腺原氨酸（$T_4$）和三碘甲腺原氨酸（$T_3$）两种。在腺体或血液中，$T_4$ 含量较 $T_3$ 多，约占总量的 90%，但 $T_3$ 的生物学活性较 $T_4$ 强约 5 倍，是甲状腺激素发挥生理作用的主要形式。

合成甲状腺激素的原料是碘和酪氨酸。其合成的过程包括腺泡聚碘、$I^-$ 的活化、酪氨酸碘化与甲状腺激素合成三个步骤（图 11-3-2）。临床上常采用测定甲状腺摄取放射性碘的能力来判断甲状腺的功能。$I^-$ 的活化、酪氨酸碘化以及耦联过程都在同一过氧化酶系的催化下完成，硫尿嘧啶能抑制这一酶系，阻断 $T_4$、$T_3$ 的合成，可用于治疗甲状腺功能亢进。

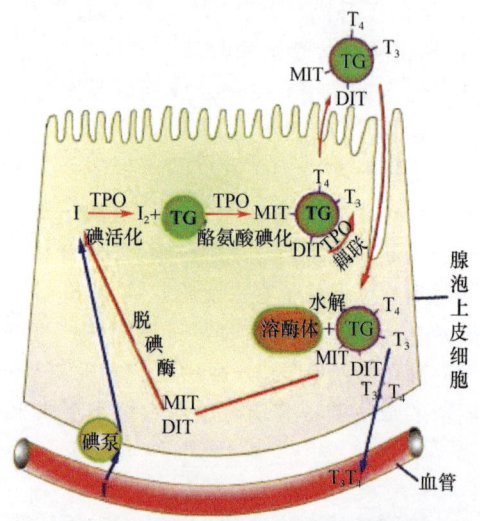

图 11-3-2　甲状腺激素合成、储存和分泌示意图
TPO:过氧化酶;TG:甲状腺球蛋白;MIT:单碘酪氨酸残基;
DIT:双碘酪氨酸残基

99% 以上的甲状腺激素与某些血浆蛋白结合而被运输，游离的不到 1%。但只有游离型激素才能进入组织细胞发挥作用。结合型与游离型之间可以互相转换，使游离型激素在血液中保持一定浓度。临床

上可通过测定血液中 $T_4$、$T_3$ 含量了解甲状腺的功能。正常成人血清 $T_4$ 浓度为 51 ~ 142nmol/L，$T_3$ 浓度为 1.3 ~ 3.4nmol/L。

# 二、甲状腺激素的生理作用

甲状腺激素作用广泛，几乎对全身各组织细胞均有影响，其主要作用是促进人体代谢和生长发育。

1. 对代谢的影响　甲状腺激素能提高能量代谢水平，增加组织的耗氧量和产热量。甲状腺激素分泌过多的病人，因产热增加而怕热喜凉、多汗，BMR 超过正常值的 50% ~ 100%；甲状腺功能减退的病人则产热量减少，喜热畏寒，BMR 低于正常值的 30% ~ 45%。甲状腺激素对三大营养物质的合成与分解代谢均有影响，但因血中浓度不同而产生不同的效应。

（1）糖代谢：甲状腺激素对机体糖代谢的影响包括生理剂量和超生理剂量两个方面。生理剂量的甲状腺激素能促进肠道对葡萄糖和半乳糖的吸收（升糖作用），促进糖原异生和肝糖原的合成（降糖作用）。糖原异生是指非糖物质（如某些氨基酸、乳酸、丙酮酸和甘油等）在人体肝脏和肾脏等器官中某些酶的催化下转变成糖原或葡萄糖的过程。胰高血糖素、肾上腺素和糖皮质激素可促进糖原异生，而胰岛素则抑制糖原异生。生理剂量的甲状腺激素升糖与降糖作用相当，血糖浓度变化不大。超生理剂量的甲状腺激素能促进肝糖原的分解、促进胰岛素的降解（升糖作用），加速糖的利用（降糖作用）。甲亢病人空腹时由于降糖作用，血糖可在正常水平。但吃糖稍多，升糖作用大于降糖作用，即可出现血糖升高，甚至尿糖。

（2）蛋白质代谢：生理剂量的甲状腺激素通过刺激 mRNA 形成，促进蛋白质及各种酶的生成，肌肉、肝与肾的蛋白质合成明显增加，尿氮减少，表现正氮平衡。当 $T_4$ 或 $T_3$ 分泌不足时，蛋白质合成减少，肌肉无力，但细胞间的黏蛋白增多，使性腺、肾组织及皮下组织间隙积水增多，引起水肿，称为黏液性水肿。黏液性水肿是成年人甲状腺机能低下的一项临床特征。$T_4$ 或 $T_3$ 分泌过多时，蛋白质分解大大增强，尿氮大量增加，出现负氮平衡。甲亢病人因蛋白质分解加强，出现肌肉无力。但这时中枢神经系统兴奋性高，不断传来神经冲动，使肌肉受到频繁的刺激而出现肌肉震颤，同时消耗额外能量，是基础代谢率增加的重要原因之一。

（3）脂肪代谢：甲状腺激素具有刺激脂肪合成和促进脂肪分解的双重功能，但总的作用结果是减少脂肪的储存，降低血脂浓度。用同位素追踪法研究证明，$T_4$ 或 $T_3$ 虽然促进肝组织摄取乙酸，加速胆固醇的

合成,但更明显的作用则是增强胆固醇降解,加速胆固醇从胆汁中排出,故甲亢时血胆固醇低于正常,机能低下时则高于正常。

甲状腺功能亢进时,由于糖、蛋白质和脂肪的分解代谢增强,所以病人常感饥饿,食欲旺盛,且有明显消瘦。

2. 对生长、发育的影响　甲状腺激素可促进神经细胞生长及长骨骨骺发育、骨生长,并对生长激素有允许作用。因此,甲状腺激素是促进机体生长、发育的重要因素,特别是对婴儿脑和长骨的生长、发育影响极大。在出生后最初的 4 个月,甲状腺激素对生长发育的影响最为明显。若先天性甲状腺功能不全的婴儿在 4 个月内得不到甲状腺激素的补充,将由于脑与长骨生长发育障碍而出现智力低下、身材矮小现象,称为呆小症(克汀病)。成年人患甲状腺功能减退表现为反应迟钝、动作笨拙、记忆障碍,但智力基本不受影响。

联系实践应用知识》》》

**呆小症(克汀病)出现的原因**

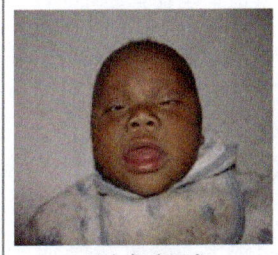

呆小症(克汀病)
智力低下、身材矮小,且有不同程度的听力和言语障碍

胚胎期母亲缺碘,供给胎儿的碘不足,使胎儿期甲状腺激素合成不足,严重影响胎儿中枢神经系统,尤其是大脑的发育。且在出生后 4 个月内没有及时补充 $T_3$、$T_4$,造成小儿神经系统不可逆的损害。

3. 其他作用　见表 11-3-1。

表 11-3-1　甲状腺激素的其他作用

| 作用对象 | 生理作用 | 临床表现 |
| --- | --- | --- |
| 对神经系统 | 提高中枢神经系统的兴奋性 | 甲状腺功能亢进病人有烦躁不安、多言多动、喜怒无常、失眠多梦等症状。甲状腺功能减退病人有言行迟钝、记忆减退、表情淡漠、少动思睡等表现 |
| 对心血管系统 | 直接作用于心肌,使心跳加快加强,心输出量增大,组织耗氧量增多,小血管扩张,外周阻力降低,脉压增大 | 甲状腺功能亢进病人可出现心肌肥大,严重者甚至导致充血性心力衰竭 |
| 对消化系统 | 体内物质氧化消耗加强 | 甲状腺功能亢进病人食欲增强 |

# 三、甲状腺激素分泌的调节

1. 下丘脑-腺垂体-甲状腺功能轴　下丘脑合成和释放促甲状腺激素释放激素,经垂体门脉系统运至腺垂体,促进促甲状腺激素(TSH)的合成和释放。促甲状腺激素促进甲状腺激素的合成与分泌,使甲状腺腺泡细胞增生,腺体增大。甲状腺激素通过负反馈影响促甲状腺激素和促甲状腺激素释放激素的合成与分泌,从而保持体内甲状腺激素的正常水平(图 11-3-3)。

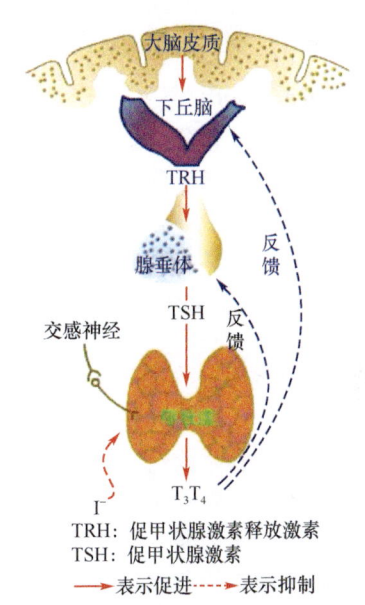

大脑皮质
下丘脑
TRH
反馈
腺垂体
TSH　反馈
交感神经
$T_3T_4$
$I^-$
TRH: 促甲状腺激素释放激素
TSH: 促甲状腺激素
——→ 表示促进　----→ 表示抑制

图 11-3-3　下丘脑-腺垂体-甲状腺功能轴

2. 甲状腺的自身调节　是在促甲状腺激素浓度不变或完全缺乏时甲状腺本身对碘供应变化的一种适应能力,是一个有限度的缓慢调节系统。当饮食中碘含量不足时,甲状腺对碘的转运机制增强,对促甲状腺激素的敏感性提高,使甲状腺激素的合成与释放不致减少。反之,当碘供应过多时,甲状腺对碘的摄取减少,对促甲状腺激素敏感性降低,使甲状腺激素的合成与释放不至过多。

联系实践应用知识》》》

**地方性甲状腺肿**

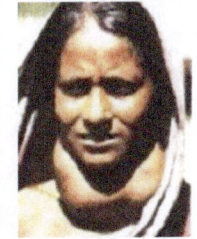

饮食中长期缺碘,自身调节能力丧失,甲状腺激素合成与释放减少,对下丘脑和腺垂体的负反馈作用减弱,TRH 和 TSH 合成与分泌增多,甲状腺增生变大(粗脖子),但甲状腺激素在血浆中的浓度可处于正常水平。

3. 自主神经对甲状腺活动的影响　甲状腺受自主神经的支配。电刺激交感神经可使甲状腺激素合成与分泌增加;电刺激副交感神经则使甲状腺激素的分泌减少。

# 第四节 肾上腺

肾上腺由皮质和髓质两部分组成(图 11-4-1)。肾上腺皮质和髓质合成、分泌的激素种类不同,因此,从功能上看,肾上腺皮质和髓质实际上是两个独立的内分泌腺。

## 一、肾上腺皮质

肾上腺皮质由外向内分别是球状带、束状带和网状带(图 11-4-1)。球状带分泌盐皮质激素,主要有醛固酮和脱氧皮质酮。束状带分泌糖皮质激素,主要有皮质醇。网状带分泌少量糖皮质激素、雄激素(脱氢异雄酮)和微量的雌二醇。肾上腺皮质瘤病人,盐皮质激素、糖皮质激素和雄激素均增多。

### (一) 盐皮质激素

盐皮质激素主要为醛固酮,对水盐代谢的作用最强。

醛固酮是调节机体水盐代谢的重要激素,它促进肾远曲小管及集合管重吸收钠、水和排出钾,即保钠、保水和排钾作用。当醛固酮分泌过多时,将使钠和水潴留,引起高血钠、高血压和血钾降低。相反,醛固酮缺乏时则钠与水的排出过多,血钠减少,血压降低,而尿钾排出减少,血钾升高。另外,盐皮质激素与糖皮质激素一样,可以增强血管平滑肌对儿茶酚胺的敏感性,且作用比糖皮质激素更强。

醛固酮的分泌主要受肾素-血管紧张素系统的调节。血管紧张素Ⅱ和血管紧张素Ⅲ都能刺激球状带

细胞合成和分泌醛固酮。另外,血 $K^+$ 升高血 $Na^+$ 降低可以直接作用于球状带,刺激醛固酮的分泌。在正常情况下,ACTH 对醛固酮的分泌并无调节作用,但在应激情况下,ACTH 对醛固酮的分泌可能起到一定的支持作用。

### (二) 糖皮质激素

人体糖皮质激素以皮质醇(又名氢化可的松)分泌量最大,作用最强,几乎对全身所有细胞均有作用。皮质醇进入血液后,绝大部分与某些血浆蛋白结合,具有生物活性的游离型很少,结合型与游离型之间可以相互转换,以维持正常生理水平。

1. 糖皮质激素的生理作用

(1) 对物质代谢的作用:糖皮质激素可影响糖、蛋白质、脂肪、水盐代谢。

1) 糖代谢:糖皮质激素能增加肝糖原、肌糖原含量并升高血糖,其机制是促进糖原异生、减慢葡萄糖分解为 $CO_2$ 的氧化过程、减少机体组织对葡萄糖的利用。糖皮质激素分泌不足时,可出现肝糖原减少和低血糖;分泌过多则血糖升高,出现类固醇性糖尿。

2) 蛋白质代谢:对肝外组织,特别是肌肉、淋巴和皮肤等的蛋白质有促进分解、抑制合成的作用,分泌过多或久用可致生长减慢甚至停滞、肌肉消瘦、皮肤变薄、骨质疏松、淋巴组织萎缩和伤口愈合延迟等现象。

3) 脂肪代谢:促进脂肪组织中的脂肪分解,使血液中游离脂肪酸增加,抑制其合成。分泌过多或久用能增高血胆固醇含量,并激活四肢皮下的脂酶,使四肢脂肪分解增强而消瘦,但面部和躯干的脂肪合成却增加,还使脂肪重新分布于面部、胸、背及臀部,形成满月脸和向心性肥胖。

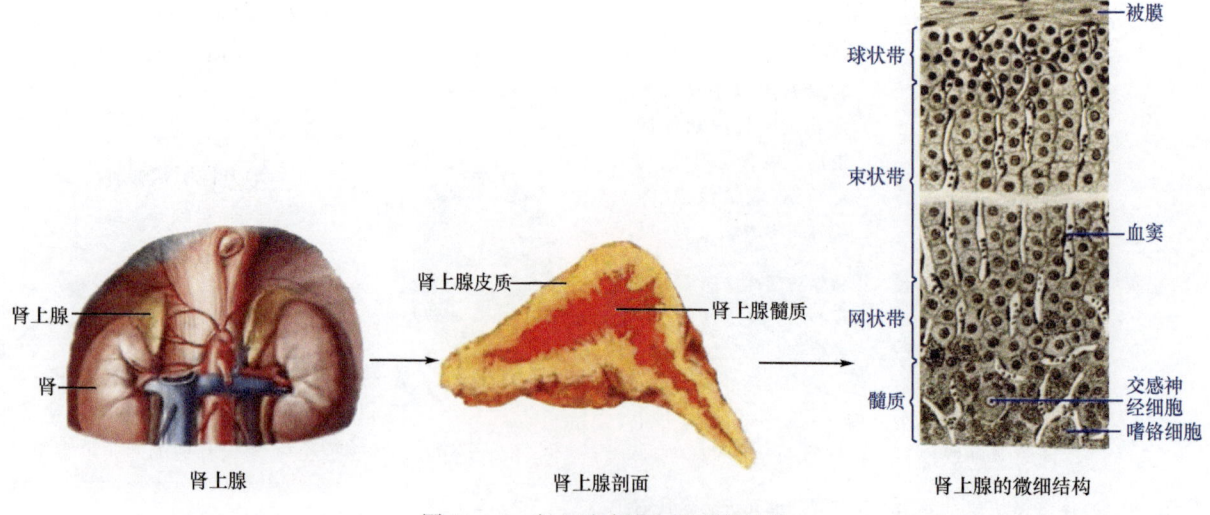

图 11-4-1 肾上腺皮质和髓质的结构

**肾上腺皮质功能亢进**

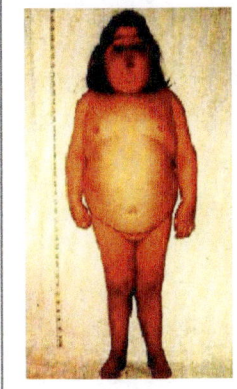

——库兴综合征是一种由于垂体或肾上腺病变导致肾上腺糖皮质激素分泌过量的疾病。临床表现大多以肥胖起病,有满月脸、水牛背、水桶腰、四肢消瘦(向心性肥胖)。下腹部及大腿内侧等处有紫纹。面容呈多血质,女性月经失调或闭经,男性性欲减退。可伴有高血压、低血钾。部分病人可有皮肤色素沉着。

4)水和电解质代谢:糖皮质激素有较弱的盐皮质激素(醛固酮)的作用,即有保 Na⁺、保水、排 K⁺作用;还可增加肾小球滤过率,并与抗利尿激素有相互拮抗作用。因此可调节肾对水的排泄作用。分泌不足时有水排出障碍,严重时可出现"水中毒"。分泌过多或长期大量使用时引起水、钠潴留,还可引起低血钙,导致骨质脱钙。

(2)在应激反应中的作用:当人体突然受到创伤、手术、冷冻、饥饿、疼痛、感染、紧张、焦虑、惊恐等不同有害刺激时,血液中促肾上腺皮质激素(ACTH)的浓度急剧增高,糖皮质激素也相应增多,这种现象称为**应激反应**,能引起应激反应的刺激,称为应激刺激。此外,在应激反应中,生长激素、催乳素、抗利尿激素及醛固酮分泌也增加。糖皮质激素对机体抵抗有害刺激的伤害作用、维持生存是必需的。临床上大量应用糖皮质激素类药物时可起到抗炎、抗毒、抗过敏和抗休克作用。

(3)对其他组织器官的作用见表 11-4-1。

表 11-4-1　糖皮质激素对其他组织器官的作用

| 作用对象 | 生理作用及临床表现 |
| --- | --- |
| 血细胞 | 使血液中红细胞、血小板、中性粒细胞增多,淋巴细胞、嗜酸粒细胞减少 |
| 心血管系统 | 对血管无直接作用,但通过允许作用可增加血管平滑肌对儿茶酚胺的敏感性,从而提高儿茶酚胺缩血管作用。降低毛细血管壁通透性、抑制舒血管物质如前列腺素的合成。在实验中发现糖皮质激素对离体心脏有加强作用 |
| 神经系统 | 提高中枢神经系统兴奋性。肾上腺皮质功能亢进病人可出现思维不能集中、烦躁不安和失眠等现象 |
| 消化系统 | 增加胃酸和胃蛋白酶的分泌,并使胃黏膜的保护和修复功能减弱。因此,长期大量服用糖皮质激素,可诱发和加剧胃溃疡 |

2. 糖皮质激素分泌的调节　糖皮质激素的分泌主要受下丘脑-腺垂体-肾上腺皮质轴的调节(图 11-4-2)。

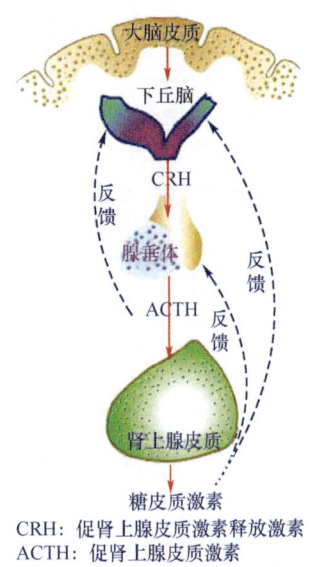

CRH: 促肾上腺皮质激素释放激素
ACTH: 促肾上腺皮质激素
→ 表示促进　··▶ 表示抑制

图 11-4-2　下丘脑-腺垂体-肾上腺皮质轴

在下丘脑释放的促肾上腺皮质激素释放激素(CRH)作用下,腺垂体分泌促肾上腺皮质激素(ACTH),促进肾上腺皮质合成和释放糖皮质激素,同时也能促进束状带和网状带的生长发育。正常情况下,腺垂体每天分泌一定量的 ACTH,以维持糖皮质激素的基础分泌。ACTH 的分泌具有昼夜周期变化,一般早晨 6 ~ 8 时达最高峰,以后逐渐下降,到下午 6 ~ 11 时最低。由于 ACTH 分泌的周期性变化,使糖皮质激素的分泌也呈现出相应的周期性波动。腺垂体功能低下时,ACTH 分泌减少,肾上腺皮质网状带和束状带萎缩,糖皮质激素合成和释放减少。

糖皮质激素通过负反馈调节 ACTH 和 CRH 的分泌。即当血液中糖皮质激素浓度升高时,可反馈抑制 ACTH 和 CRH 的分泌。ACTH 升高也可抑制 CRH 的分泌。从而保持 CRH、ACTH 和糖皮质激素在血浆中的正常浓度。因此,临床上长期大量使用糖皮质激素可使肾上腺皮质逐渐萎缩,若突然停用,会出现肾上腺皮质功能不足表现,故停止用药时应逐渐减量或间断给予 ACTH。在应激状态下,由于下丘脑和腺垂体对反馈刺激的敏感性降低,负反馈作用暂时失效,ACTH 和糖皮质激素的分泌大大增加。

## 二、肾上腺髓质

肾上腺髓质能合成和分泌肾上腺素(epinephrine,E)和去甲肾上腺素(nor-epinephrine,NE),两者都是儿茶酚胺的单胺类化合物,统称为儿茶酚胺。

(一)髓质激素的生理作用

肾上腺髓质激素的作用非常广泛而多样,对代谢、心血管、内脏平滑肌、骨骼肌及神经系统都有作用（表11-4-2）。

**表11-4-2　肾上腺素与去甲肾上腺素的主要生理作用**

| 作用对象 | 肾上腺素 | 去甲肾上腺素 |
|---|---|---|
| 心脏 | 心率加快，收缩力明显增强，心输出量增加 | 心率减慢（减压反射的作用） |
| 血管 | 皮肤、胃肠、肾血管收缩；冠状动脉、骨骼肌血管舒张 | 冠状动脉舒张（局部体液因素），其他血管均收缩 |
| 血压 | 上升（心输出量增加） | 明显上升（外周阻力增大） |
| 支气管平滑肌 | 舒张 | 稍舒张 |
| 代谢 | | |
| 糖代谢 | 肝糖原分解增强，血糖升高 | 较肾上腺素作用弱 |
| 脂肪代谢 | 脂肪分解加速，脂肪酸氧化增强 | 较肾上腺素作用弱 |

肾上腺髓质直接受交感神经节前纤维支配，交感神经兴奋时，髓质激素分泌增多，称为交感-肾上腺髓质系统。当人体遇到恐惧、焦虑、剧痛、失血等紧急情况时，该系统的活动明显增强，肾上腺髓质激素大量分泌，中枢神经系统兴奋性增高，人体处于警觉状态，反应灵敏；心率加快，心肌收缩力增强，心输出量增多，血压升高；呼吸加深加快，肺通气量增大；代谢增强，血糖升高等。这种在紧急情况下，通过交感-肾上腺髓质系统活动增强所发生的适应性变化称为**应急反应**。

（二）髓质激素分泌的调节

1. 交感神经的作用　肾上腺髓质接受交感神经节前纤维支配，交感神经兴奋时，其神经末梢释放乙酰胆碱，使肾上腺素和去甲肾上腺素分泌增加。

2. ACTH 的作用　ACTH 可通过糖皮质激素或直接刺激肾上腺髓质使髓质激素合成增加，但以前者为主。

3. 反馈作用　去甲肾上腺素合成达一定量或肾上腺素过多时，可通过抑制不同酶的作用，使去甲肾上腺素或肾上腺素合成减少。

# 第五节　胰　　岛

胰岛是许多内分泌细胞群的总称。胰岛细胞中主要有 A 细胞、B 细胞和 D 细胞（图11-5-1）。A 细胞约占胰岛细胞的 20%，能分泌胰高血糖素；B 细胞占 60%～70%，分泌胰岛素（insulin）；D 细胞占 10%，分泌生长抑素，PP 细胞数量很少，分泌胰多肽。

## 一、胰　岛　素

胰岛素为小分子蛋白质。正常人空腹状态下血清胰岛素浓度为 35～145pmol/L。

（一）胰岛素的生理作用

胰岛素是调节营养物质代谢的重要激素之一，它能促进合成代谢，是体内唯一能降低血糖的激素，对机体能源物质的储存和人体生长有重要作用（表11-5-1）。

**表11-5-1　胰岛素的生理作用**

| 作用对象 | 生理作用 | 临床表现（缺乏时） |
|---|---|---|
| 糖代谢 | 促进全身组织对葡萄糖的摄取和利用，加速葡萄糖合成糖原，储存于肝和肌肉中，并促进葡萄糖转变为脂肪；抑制糖原分解和糖异生，因而使血糖降低 | 明显的血糖升高 |
| 脂肪代谢 | 胰岛素能促进脂肪的合成与储存，同时抑制脂肪的分解氧化，使血中游离脂肪酸减少 | 血脂升高→动脉硬化；血酮增加→酸中毒、酮中毒 |
| 蛋白质代谢 | 促进细胞对氨基酸的摄取和蛋白质合成，抑制蛋白质分解，并与生长素有协同作用，因而有利于生长 | 影响人体生长发育 |
| 其他作用 | 促进钾离子和镁离子穿过细胞膜进入细胞内，促进脱氧核糖核酸（DNA）、核糖核酸（RNA）及三磷酸腺苷（ATP）的合成 | |

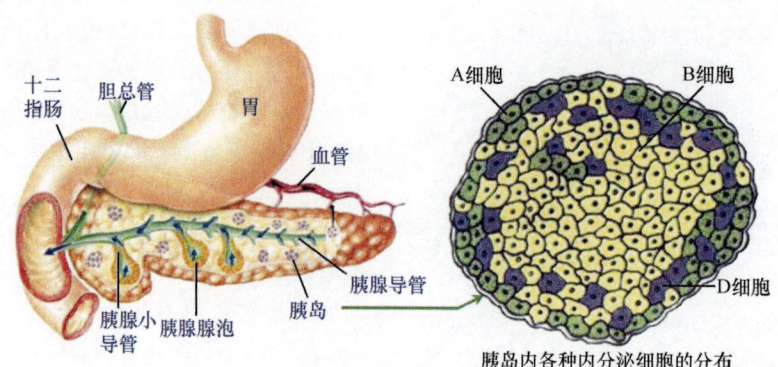

胰岛内各种内分泌细胞的分布

图 11-5-1　胰岛及其内分泌细胞示意图

（二）胰岛素分泌的调节

胰岛素分泌受血糖浓度、激素作用及神经因素的调节。其中，血糖浓度对胰岛素分泌的负反馈作用是维持血中胰岛素以及血糖正常水平的重要机制（图11-5-2）。

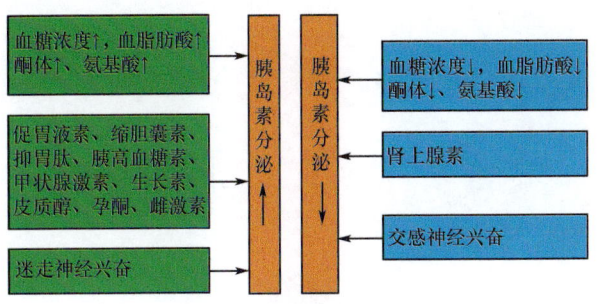

图11-5-2　胰岛素分泌的调节

## 二、胰高血糖素

（一）胰高血糖素的生理作用

胰高血糖素属多肽类激素，是动员体内供能物质的重要激素之一。其作用与胰岛素相反，是一种促进分解代谢的激素（表11-5-2）。胰高血糖素产生上述代谢效应的靶器官是肝，切除肝或阻断肝血流，这些作用便消失。

表11-5-2　胰高血糖素的生理作用

| 作用对象 | 生理作用 |
| --- | --- |
| 糖代谢 | 具有很强的促进糖原分解和糖异生的作用，因而使血糖明显升高 |
| 脂肪代谢 | 活化脂肪中的脂肪酶，促进储存脂肪的分解和脂肪酸的氧化，使血酮增多 |
| 蛋白质代谢 | 促进蛋白质分解，抑制蛋白质合成，使组织蛋白质含量下降，氨基酸进入肝细胞异生为糖 |
| 其他作用 | 促进胰岛素和胰岛生长抑素的分泌，药理剂量的胰高血糖素可使心肌细胞内cAMP含量增加，心肌收缩增强 |

（二）胰高血糖素分泌的调节

与胰岛素分泌一样，胰高血糖素的分泌也受血糖浓度、激素作用及神经因素的调节（图11-5-3）。

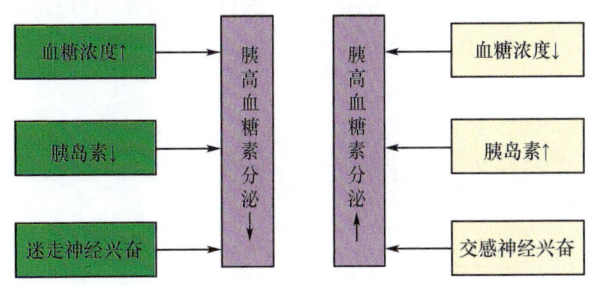

图11-5-3　胰高血糖素分泌的调节

# 第六节　甲状旁腺和甲状腺C细胞

甲状旁腺有两对，位于甲状腺后方，甲状腺C细胞位于甲状腺腺泡之间（图11-6-1）。甲状旁腺合成并分泌甲状旁腺素（PTH），甲状腺C细胞合成并分泌降钙素（CT），二者均为含氮激素。

## 一、甲状旁腺素

（一）甲状旁腺素的生理作用

甲状旁腺素是体内调节血钙浓度最重要的激素，其作用为升高血钙，降低血磷。甲状旁腺素的生理作用见表11-6-1。

表11-6-1　甲状旁腺素的生理作用

| 作用对象 | 生理作用 |
| --- | --- |
| 骨 | 动员骨钙入血，提高血钙浓度 |
| 肾 | 抑制肾小管重吸收磷，使血磷降低；促进远曲小管重吸收钙，维持血钙浓度；激活肾内1,25-羟化酶 |
| 小肠 | 通过激活肾内1,25-羟化酶产生的1,25-二羟胆钙化醇，促进小肠小皮细胞吸收钙，使血钙升高 |

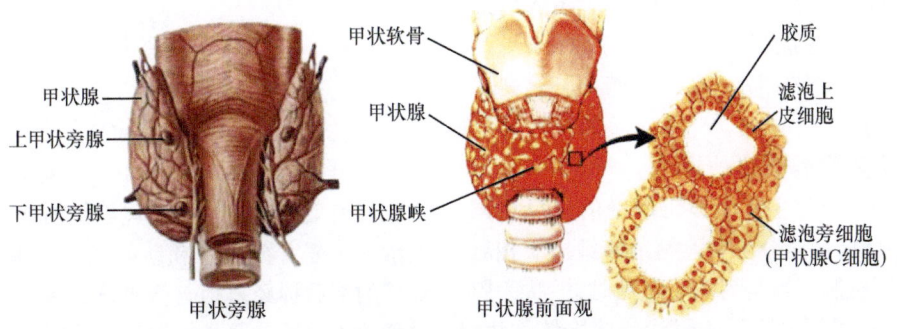

图11-6-1　甲状旁腺和甲状腺C细胞的位置和结构

$$7\text{-脱氢胆固醇} \xrightarrow{\text{紫外线}} \underset{(vitD_3)}{\text{胆钙化醇}} \xrightarrow{\text{25-羟化酶}}{(\text{肝})} \text{25-羟胆钙化醇} \xrightarrow{\text{1,25-羟化酶}}{(\text{肾})} \underset{\text{二羟胆}}{\text{1,25-}} \text{钙化醇}$$

图 11-6-2 1,25-$(OH)_2$-$D_3$(1,25-二羟胆钙化醇)的生成

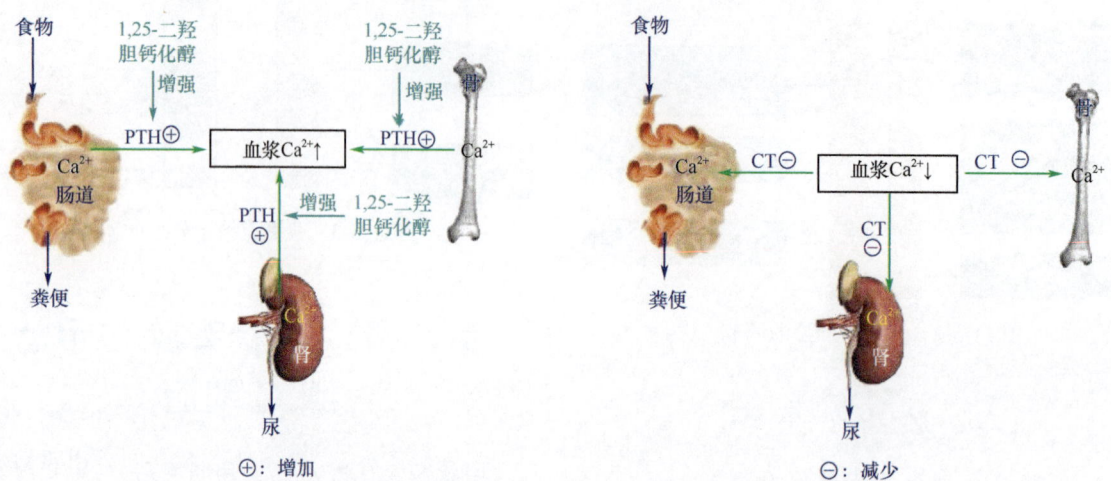

⊕：增加　　　　　　　　　⊖：减少

图 11-6-3 甲状旁腺素、降钙素和1,25-二羟胆钙化醇对血钙的调节

误切甲状旁腺时,出现严重的低血钙,引起手足抽搐,甚至呼吸肌痉挛而窒息。维生素 $D_3$(胆钙化醇)的生成和转化主要受甲状旁腺素的调节。体内的维生素 $D_3$ 主要由皮肤中7-脱氢胆固醇经日光中紫外线照射转化而来,也可由鱼肝油等动物性食物中获取。维生素 $D_3$ 无生物活性,它首先需在肝羟化成25-OH-$D_3$,然后在肾又进一步转化成1,25-$(OH)_2$-$D_3$(图11-6-2)。其作用为:①促进小肠黏膜上皮细胞对钙的吸收,这是由于 1,25-$(OH)_2$-$D_3$ 进入小肠黏膜细胞内,生成与钙有很高亲和力的钙结合蛋白,参与钙的转运而促进钙的吸收。1,25-$(OH)_2$-$D_3$ 在增强肠吸收钙的同时也促进磷的吸收。②对骨钙动员和骨盐沉积有作用,一方面促进钙、磷的吸收,增加血钙、血磷含量,刺激成骨细胞的活动,从而促进骨盐沉积和骨的形成。另一方面,当血钙浓度降低时,又能提高破骨细胞的活性,动员骨钙入血,使血钙浓度升高。另外,1,25-$(OH)_2$-$D_3$ 还能增强PTH对骨的作用。在缺乏 1,25-$(OH)_2$-$D_3$ 时,儿童引起佝偻病,成人则导致骨质疏松症,同时,PTH的作用明显减弱。

(二) 甲状旁腺素分泌的调节

甲状旁腺素的分泌主要受血钙浓度的负反馈调节,它是人体甲状旁腺素分泌和血钙浓度维持于相对稳定水平的重要机制。当血钙浓度降低时,甲状旁腺素分泌增加,长时间低血钙可使甲状旁腺腺体增生;反之,血钙浓度升高,则甲状旁腺素分泌减少,腺体缩小。

## 二、降 钙 素

(一) 降钙素的生理作用

降钙素的主要作用是降低血钙和血磷,其主要靶器官是骨,对肾也有一定的作用。降钙素抑制破骨细胞活动,减弱溶骨过程。增强成骨细胞活动,增强成骨过程,使骨组织释放的钙磷减少,钙磷沉积增加,因而血钙与血磷含量下降。此外,降钙素还能抑制肾小管对钙、磷、钠、氯的重吸收,抑制胃酸的分泌,抑制肠道转运钙。

(二) 降钙素分泌的调节

降钙素的分泌主要受血钙浓度的负反馈调节。当血钙浓度升高时,降钙素分泌增加;反之,血钙浓度降低,则降钙素分泌减少。

甲状旁腺素、降钙素和1,25-二羟胆钙化醇对血钙的调节见图11-6-3。

# 第七节　其他内分泌腺

## 一、松 果 体

松果体位于下丘脑后上部。成年人松果体大多钙化。松果体细胞是由神经细胞演变而来的,它分泌的激素主要有褪黑素和肽类激素。来自颈上交感神经节的节后神经末梢与松果体细胞形成突触联系,通过释放去甲肾上腺素控制松果体细胞的活动。

褪黑素因能使青蛙皮肤褪色而得名,其对下丘脑-腺垂体-性腺轴与下丘脑-腺垂体-甲状腺轴活动

均有抑制作用。切除幼年动物的松果体,出现性早熟,性腺与甲状腺的重量增加,功能活动增强。远在一个世纪之前,人们就发现某些性早熟男孩是因松果体肿瘤所致,因此认为松果体在青春期有抗性腺功能作用。正常妇女血中褪黑素在月经周期的排卵前夕最低,随后在黄体期逐渐升高,月经来潮时达到顶峰,提示妇女月经周期的节律与松果体的节律关系密切。

此外,褪黑素还具有镇静、催眠、镇痛、抗惊厥、增强免疫力、抗衰老和抗肿瘤等作用。

除褪黑素外,松果体能合成 GnRH、TRH 及 8 精氨酸催产素等肽类激素。在多种哺乳动物(鼠、牛、羊、猪等)的松果体内 GnRH 比同种动物下丘脑所含的 GnRH 量高 4~10 倍。有人认为,松果体是 GnRH 和 TRH 的补充来源。

## 二、前 列 腺 素

前列腺素(PG)是广泛存在于动物和人体内的一组重要的组织激素。PG 的化学结构一般是具有五元环和两条侧链的二十碳不饱和脂肪酸。根据其分子结构的不同,可把 PG 分为 A、B、D、E、F、H、I 等型。

细胞膜的磷脂在磷脂酶 $A_2$ 的作用下,生成 PG 的前体花生四烯酸。花生四烯酸在环氧化酶的催化下,形成前列腺素 $G_2$,随后又转变为多种前列腺素家族成员。

另外,花生四烯酸在脂氧化酶的作用下,形成 5-氢过氧酸,进而被代谢生成白三烯。

PG 在体内代谢极快,除 $PGI_2$ 外,经过肺和肝被迅速降解灭活,在血浆中的半衰期为 $1\sim2min$。一般认为,PG 不属于循环激素,而是在组织局部产生和释放,并对局部功能进行调节的组织激素。

PG 的生物学作用极为广泛而复杂,几乎对机体各个系统的功能活动均有影响。例如,由血小板产生的 $TXA_2$,能使血小板聚集,还有能使血管收缩的作用。相反,由血管内膜产生的 $PGI_2$,能抑制血小板聚集,并有舒张血管作用。$PGE_2$ 有明显的抑制胃酸分泌的作用,它可能是胃液分泌的负反馈抑制物,$PGE_2$ 可增加肾血流量,促进排钠利尿。此外,PG 对体温调节、神经系统以及内分泌与生殖均有影响。

## 三、胸 腺

胸腺能分泌多种肽类物质,如胸腺素、胸腺生长素等,它们促进 T 细胞分化成熟。

(王 清 孙 鹏 徐 玲 钱洪鑫)

### 📖 重点提示

1. 了解内分泌及内分泌系统的概念,熟悉内分泌系统的功能,掌握激素的概念,了解激素的运输途径,熟悉激素的分类,熟悉激素作用的机制及激素作用的一般特征,了解激素分泌的调节。

2. 了解下丘脑与垂体的结构联系,熟悉下丘脑与垂体的功能联系,掌握腺垂体激素及其生理作用,熟悉腺垂体功能活动的调节,掌握神经垂体激素及其生理作用,了解神经垂体激素分泌的调节。

3. 了解甲状腺激素的合成和运输,掌握甲状腺激素的生理作用,熟悉甲状腺激素分泌的调节。

4. 了解肾上腺皮质和肾上腺髓质分泌的激素,掌握糖皮质激素的生理作用,熟悉糖皮质激素分泌的调节,掌握肾上腺髓质激素的生理作用,熟悉肾上腺髓质激素分泌的调节。

5. 了解胰岛的内分泌细胞及其分泌的激素,掌握胰岛素的生理作用及其分泌的调节,熟悉胰高血糖素的生理作用及其分泌的调节。

6. 了解甲状旁腺和甲状腺 C 细胞及其分泌的激素,熟悉甲状旁腺素的生理作用及其分泌的调节,熟悉降钙素的生理作用及其分泌的调节,熟悉 1,25-二羟胆钙化醇的生理作用,了解甲状旁腺素、降钙素和 1,25-二羟胆钙化醇对血钙的调节。

7. 了解松果体和胸腺的生理作用,熟悉前列腺素的生理作用。

### 🔵目(标)检(测)

**一、名词解释**

1. 内分泌 2. 激素 3. 靶细胞 4. 远距分泌 5. 第二信使 6. 允许作用 7. 应激反应 8. 应急反应

**二、填空题**

1. 内分泌系统由_____和_____组成。

2. 激素的作用具有_____、_____、_____和_____等特性。

3. 按激素的化学本质可将其分为_____和_____两类;前者通过_____发挥作用,后者通过_____发挥作用。

4. 类固醇激素包括_____和_____两大类。

5. 长期大量使用糖皮质激素,由于_____分泌减少,肾上腺皮质会_____。

6. 神经垂体释放的激素包括_____和_____,其合成部位分别是_____和_____,储存和释放的部位是_____。

7. 如果食物中长期缺碘,血中_____浓度降低,对_____的_____作用减弱,引起_____分泌增多,导致甲状腺_____。

8. 肾上腺位于_____上端。其表层为_____,分泌的激素称为_____;内部为_____,分泌的激素有_____和_____。

9. 盐皮质激素的主要作用是_____,可以使血容量_____。

10. 应急反应和应激反应的主要区别在于,前者主要是_____系统活动的增强,后者则是_____系统活动的增强。

三、单项选择题

1. 下列哪项不是激素作用的特征(    )
   A. 高效能                 B. 信使作用
   C. 相互作用               D. 适应现象

2. 多数含氮类激素发挥作用的是通过(    )
   A. cAMP                   B. 受体
   C. 血液运输               D. 第二信使

3. 下列哪种不是第二信使(    )
   A. $Ca^{2+}$              B. cGMP
   C. $Mg^{2+}$             D. 磷脂酰肌醇

4. 能促进乳腺的肌上皮细胞收缩,使乳汁排出的激素是(    )
   A. 抗利尿激素             B. 胰高血糖素
   C. 催产素                 D. 催乳素

5. 下列不属于甲状腺激素生理功能的是(    )
   A. 提高能量代谢,增加机体产热量
   B. 促进蛋白质分解
   C. 促进脑和长骨的生长发育
   D. 可使心跳加快加强

6. 肾上腺皮质分泌的激素不包括(    )
   A. 皮质醇                 B. 醛固酮
   C. 性激素                 D. 促肾上腺皮质激素

7. 对机体生长发育作用较小的是(    )
   A. 性激素                 B. 肾上腺素
   C. 胰岛素                 D. 甲状腺激素

8. 缺乏时引起"黏液性水肿"的激素是(    )
   A. 胰岛素                 B. 胰高血糖素
   C. 甲状腺激素             D. 糖皮质激素

9. 糖尿病、侏儒症、尿崩症,分别是因为缺乏(    )
   A. 胰岛素、生长素、ADH    B. 生长素、胰岛素、ADH
   C. ADH、生长素、胰岛素    D. 生长素、ADH、胰岛素

10. 下列不属于生长素作用的是(    )
    A. 促进骨的生长
    B. 促进蛋白质的合成
    C. 促进神经系统的分化与发育
    D. 加速脂肪分解利用

11. 下列哪种不是含氮激素(    )
    A. 生长激素              B. 生长抑制素
    C. 催乳素               D. 雄激素

12. 下丘脑室旁核主要分泌下列哪种激素(    )
    A. 缩宫素               B. 生长素
    C. 促卵泡激素           D. 促肾上腺皮质激素

13. 地方性甲状腺肿的主要发病原因是(    )
    A. 食物中缺碘           B. 食物中缺乏酪氨酸
    C. 三碘甲腺原氨酸过多   D. 促甲状腺激素过少

14. 下列哪种疾病不是由生长素分泌异常所引起(    )
    A. 肢端肥大症           B. 侏儒症
    C. 巨人症               D. 呆小症

15. 临床上长期服用泼尼松,对腺垂体的影响是(    )
    A. 促进生长素分泌       B. 促进 ACTH 分泌
    C. 抑制 ACTH 分泌       D. 促进甲状腺激素分泌

16. 下列哪种激素属于类固醇激素(    )
    A. 甲状旁腺激素         B. 醛固酮
    C. 肾上腺素             D. 促甲状腺激素

17. 调节胰岛素分泌最重要的因素是(    )
    A. 肾上腺素             B. 自主神经
    C. 血中游离脂肪酸       D. 血糖浓度

18. 促进女性青春期乳腺发育的主要激素是(    )
    A. 雌激素               B. 生长素
    C. 催乳素               D. 甲状腺激素

19. 胰岛素对糖代谢的作用是(    )
    A. 抑制全身组织对葡萄糖的摄取利用
    B. 促进全身组织对葡萄糖的摄取利用
    C. 加速糖原的分解
    D. 促进糖的异生

20. 下丘脑与腺垂体的功能联系是(    )
    A. 视上核-垂体束        B. 室旁核-垂体束
    C. 垂体门脉系统         D. 交感神经

21. 糖皮质激素过多时,会产生(    )
    A. 侏儒症               B. 水中毒
    C. 向心性肥胖           D. 肢端肥大症

22. 关于第二信使学说,下列叙述错误的是(    )
    A. 激素是第一信使
    B. 腺苷酸环化酶由蛋白激酶激活
    C. cAMP 裂解为 5′-AMP
    D. cAMP 的生成需有 $Mg^{2+}$ 存在

23. 下列哪项不是糖皮质激素的作用(    )
    A. 促进蛋白质合成
    B. 提高机体对伤害性刺激的适应能力
    C. 使淋巴细胞数减少
    D. 抑制外周组织对糖的利用

24. 关于糖皮质激素分泌的调节,下列错误的是(    )
    A. 长期服用皮质醇可使 ACTH 分泌增多
    B. ACTH 是糖皮质激素的促进激素
    C. 应激反应中,糖皮质激素分泌增多
    D. 糖皮质激素在下午 6~11 时分泌量最低

25. 下列哪项不是胰岛素的作用(    )
    A. 促进组织细胞对糖的利用
    B. 促进氨基酸进入细胞
    C. 促进脂肪合成,抑制脂肪分解
    D. 促进肝糖原分解

26. 关于甲状旁腺激素作用的描述,错误的是(    )

A. 动员骨钙入血

B. 促进肾小管对 $Ca^{2+}$ 的重吸收

C. 抑制肾小管对磷的重吸收

D. 抑制 1,25-二羟胆钙化醇的生成

27. 下列哪项激素不能升高血糖( )

    A. 糖皮质激素     B. 降钙素

    C. 肾上腺髓质激素     D. 甲状腺激素

28. 不能促进生长发育的激素是( )

    A. 甲状旁腺激素     B. 生长素

    C. 甲状腺激素     D. 性激素

29. 不能促进蛋白质合成的激素是( )

    A. 生长素     B. 甲状腺激素

    C. 糖皮质激素     D. 胰岛素

30. 下列激素中能增强血管平滑肌对儿茶酚胺敏感性的是( )

    A. 甲状旁腺激素     B. 皮质醇

    C. 雄激素     D. 肾上腺素

31. 影响神经系统发育的最重要的激素是( )

    A. 生长素     B. 甲状腺激素

    C. 胰岛素     D. 糖皮质激素

32. 糖皮质激素不宜用于胃溃疡病人的原因是( )

    A. 分解蛋白质,影响伤口愈合

    B. 使胃肠道血管收缩,血供减少

    C. 促进盐酸和胃蛋白酶的分泌,加剧溃疡病变

    D. 抑制糖的利用

33. 机体缺乏哪种激素可导致"水中毒"( )

    A. 抗利尿激素     B. 糖皮质激素

    C. 醛固酮     D. 甲状腺激素

34. 生理剂量时能促进蛋白质分解的激素是( )

    A. 生长素     B. 胰岛素

    C. 甲状腺激素     D. 糖皮质激素

**四、问答题**

1. 甲状腺激素有哪些生理作用?

2. 脑垂体分泌或释放哪些激素?

3. 糖皮质激素的主要生理作用有哪些?

4. 简述胰岛素的生理作用。

5. 机体是如何维持甲状腺功能恒定的?

6. 概述调节钙磷代谢的激素及其作用。

# 第十二章 生 殖

生殖（reproduction）是生物体生长发育成熟后产生与自己相似的子代个体的过程，是维持生物繁衍和保持种族延续的重要生命活动。高等动物的生殖过程包括生殖细胞（精子和卵子）的形成、受精、着床、胚胎发育和分娩等环节。人类的生殖活动较复杂，不仅是一个生物学问题，而且还涉及政治、经济、伦理等一系列社会问题。

## 第一节 男 性 生 殖

男性生殖器官由主性器官和附性器官组成。主性器官是睾丸，附性器官有附睾、输精管、前列腺、精囊腺、阴茎等（图12-1-1）。

### 一、睾丸的功能

睾丸主要由曲细精管和间质细胞组成。曲细精管是雄性生殖细胞发生和发育成熟的场所，它由各级生精细胞及生精细胞周围的支持细胞构成。间质细胞位于曲细精管之间，可分泌雄激素。因此，睾丸具有产生男性生殖细胞（精子）和内分泌双重功能。

#### （一）生精功能

原始的生精细胞为精原细胞，紧贴于曲细精管的基膜上。到青春期后的每一个生精周期中，精原细胞

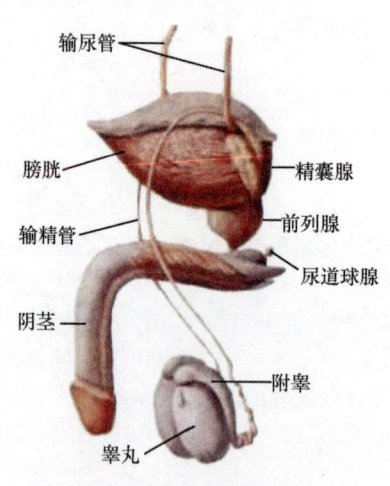

图 12-1-1　男性生殖器官的组成

在支持细胞构成的特殊"微环境"开始发育分化，经初级精母细胞、次级精母细胞、精子细胞等几个阶段，最后形成精子（图12-1-2）。从精原细胞发育为精子的全过程称为生精周期，整个生精周期大约历时两个半月。一个精原细胞可生成近百个精子，不仅细胞数目增加，还从球形转变为蝌蚪状。精子生成后脱离支持细胞，进入生精小管管腔。新生成的精子无运动能力，只有被输送到附睾进一步发育成熟才能获得运动能力，并在数月内仍保持使卵子受精的能力。人类的生精能力很强，一般到45岁后才逐渐减退。

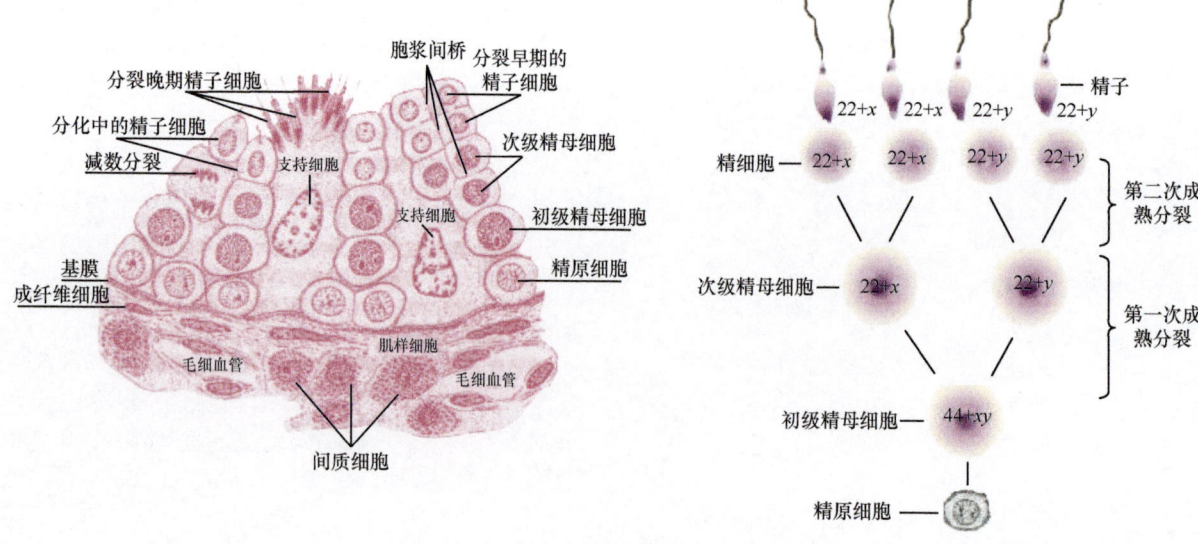

图 12-1-2　睾丸曲细精管生精过程示意图

在生精过程中支持细胞起到了重要的作用,它为各级生殖细胞提供营养,并起着重要的支持作用。同时,支持细胞还能分泌雄激素结合蛋白、抑制素等活性物质,参与对生精过程的调节。另外支持细胞参与形成的血睾屏障可防止有害物质进入生精小管,为生精细胞的分化发育提供合适的微环境,也可防止生精细胞的抗原物质进入循环血液而引起免疫反应。

精子的生成需要适宜的温度,阴囊内温度比腹腔内温度低1～8℃,适合于精子生成。若在胚发育期间,由于某种原因睾丸不降入阴囊而停留在腹腔内或腹股沟内,称**隐睾症**,则曲细精管不能正常发育,也无精子产生。如果对发育成熟的动物睾丸进行加温处理,或施行实验性隐睾术,则可观察到生精细胞退化萎缩。此外,放射环境和某些疾病,如腮腺炎等,以及吸烟、酗酒等因素也可影响生精过程,致使精子数量减少,活力降低,甚至出现畸形。

精子连同附睾和输精管内的液体一起被移送到阴茎根部的尿道内,在此处,与精囊腺、前列腺和尿道球腺所分泌的液体混合在一起,形成精液,在性高潮时射出体外。精液的射出是一个复杂的反射活动,其初级中枢在脊髓骶段。正常男子每次射出精液3～6ml,每毫升精液中含有精子2千万至4亿个,少于2千万个则不易使卵子受精。

（二）内分泌功能

睾丸的内分泌功能由间质细胞完成,分泌的雄激素主要为睾酮。除睾丸外,肾上腺皮质和卵巢也可分泌少量睾酮。睾酮的生理作用见表12-1-1。

表 12-1-1 睾酮的生理作用

| 作用对象 | 生理作用 |
| --- | --- |
| 附性器官 | 促进前列腺、阴茎、阴囊、尿道等生长发育 |
| 副性征 | 促进男性副性征出现并维持之,维持正常性欲 |
| 生精 | 与生精细胞相应的受体结合,促进精子生成 |
| 代谢 | |
| 蛋白质 | 促进体内特别是肌肉、骨骼等器官内蛋白质合成 |
| 水和电解质 | 影响水和电解质代谢,有利于水和钠在体内保留 |
| 钙、磷 | 使骨中钙、磷沉积增加 |
| 红细胞 | 刺激红细胞生成,使体内红细胞增多 |
| 生长发育 | 与生长激素协同,使身体出现一次显著的生长过程 |

## 二、睾丸功能的调节

睾丸曲细精管的生精功能和间质细胞的内分泌功能均受下丘脑-腺垂体-睾丸轴的调节(图12-1-3)。下丘脑分泌的促性腺激素释放激素(GnRH)经垂体门脉系统到达腺垂体,促进腺垂体合成和分泌促性腺激素,包括促卵泡激素(FSH)和黄体生成素

(LH)。促卵泡激素主要作用于曲细精管,包括各级生精细胞和支持细胞。黄体生成素主要作用于睾丸的间质细胞。

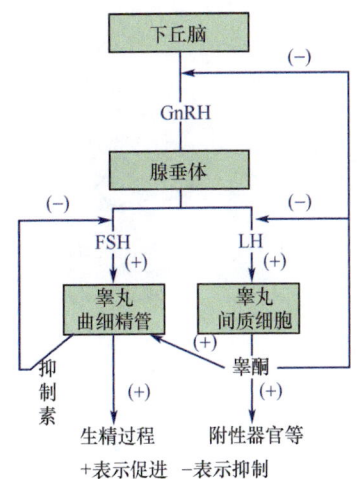

图 12-1-3 睾丸功能的调节

（一）睾丸生精功能的调节

睾丸的生精功能既受促卵泡激素的调节,又受黄体生成素的调节,两者对生精功能都有促进作用。黄体生成素的作用是通过睾酮实现的。另外,在促卵泡激素的作用下,睾丸还可产生抑制素,抑制素可通过负反馈作用抑制腺垂体分泌促卵泡激素,从而使促卵泡激素的分泌稳定在一定水平,保证睾丸生精功能的正常进行。

（二）睾丸内分泌功能的调节

睾丸的内分泌功能直接受黄体生成素的调节。腺垂体分泌的黄体生成素经血液运输到达睾丸后,可促进间质细胞分泌睾酮。血液中睾酮的浓度反过来对下丘脑和腺垂体产生负反馈作用,抑制促性腺激素释放激素和黄体生成素的分泌,从而使血液中睾酮浓度保持在一个相对稳定的水平。

# 第二节 女 性 生 殖

女性生殖器官由主性器官和附性器官组成(图12-2-1)。主性器官是卵巢,附性器官有输卵管、子宫、阴道、外生殖器等。

## 一、卵巢的功能

卵巢实质由卵巢皮质和卵巢髓质构成(图12-2-2),两个卵巢的皮质中含有数十万个原始卵泡,在青春期以前长期处于静止状态。每个原始卵泡内含有一个初级卵母细胞,周围被一层卵泡细胞所包绕。卵巢具有产生女性生殖细胞(卵子)和内分泌双重功能。

（一）生卵功能

女性在出生时两侧的卵巢内有30万～40万个原

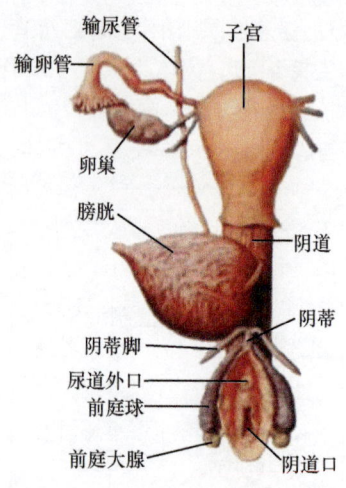

图 12-2-1 女性生殖器官的组成

始卵泡,至青春期约有 4 万个,绝经后卵巢内已无卵泡。人的一生中只有 400 ~ 500 个原始卵泡发育成熟并排卵。从青春期开始,在腺垂体促性腺激素的影响下,部分静止的原始卵泡开始发育,在每个月经周期中,起初有 15 ~ 20 个原始卵泡同时开始发育,但一般只有一个卵泡能发育成熟。在卵泡成熟的过程中,卵泡细胞向卵泡腔中分泌卵泡液,其中含有高浓度的雌激素。卵泡成熟后破裂,卵细胞和它周围的透明带、放射冠及卵泡腔中的卵泡液一起排入腹腔,这个过程称为排卵(图 12-2-2)。

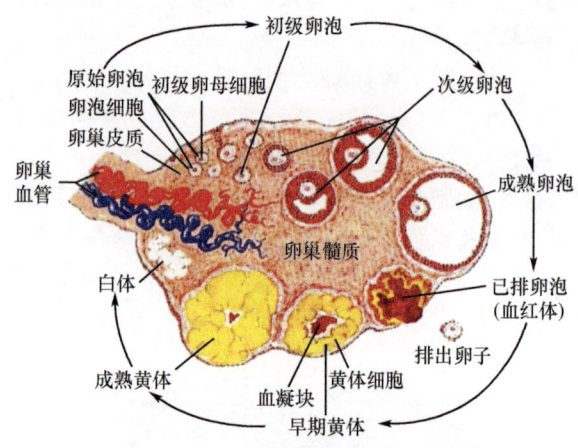

图 12-2-2 卵巢及卵泡的发育示意图

排卵后,卵泡壁内陷,残存的卵泡组织继续演化发育,逐渐形成黄体,此称为月经黄体。黄体细胞能分泌大量孕激素,同时也分泌雌激素。月经黄体的寿命一般为 14 天。排卵后的 7 ~ 8 天,黄体发育到顶峰,若排出的卵未受精,则黄体在排卵后第 10 天开始退化,最后细胞被结缔组织所代替,变成白体。排出的卵若受精,在人绒毛膜促性腺激素的作用下,黄体继续长大并维持一定时间,以适应妊娠的需要,此称为妊娠黄体。妊娠黄体继续分泌大量的雌激素和孕激素,以维持妊娠过程的顺利进行。

## (二) 内分泌功能

卵巢是一个重要的内分泌腺,它可以分泌多种激素,其中主要有雌激素、孕激素和少量雄激素。

1. 雌激素 体内的雌激素主要由卵巢分泌(包括卵泡和黄体),在妊娠期,胎盘也可分泌雌激素。人体内分泌的雌激素有三种:雌二醇、雌酮和雌三醇,均属于类固醇激素,其中雌二醇的分泌量最大,活性也最强,雌酮和雌三醇的活性较弱。雌激素的主要生理作用是促进女性附性器官的生长发育和激发副性征的出现(表 12-2-1)。

表 12-2-1 雌激素的生理作用

| 作用对象 | 生理作用 |
| --- | --- |
| 附性器官 | |
| 子宫 | 促进子宫肌增生,提高子宫肌对催产素的敏感性;促使子宫内膜发生增殖期变化,内膜增厚,血管和腺体增生,但不分泌;使子宫颈分泌稀薄的黏液 |
| 输卵管 | 促进输卵管的运动 |
| 阴道 | 刺激阴道上皮细胞分化,增强阴道抵抗细菌的能力 |
| 副性征 | 促进乳房发育,刺激乳腺导管系统增生,产生乳晕;使脂肪和毛发分布具有女性特征,音调变高,骨盆宽大 |
| 代谢 | |
| 钙、磷代谢 | 刺激成骨细胞活动,加速骨骼生长,促进骨骺愈合 |
| 水、盐代谢 | 促进肾对水和钠的重吸收,增加细胞外液量,有利于水和钠在体内保留 |
| 蛋白质代谢 | 促进肌肉蛋白质的合成 |

2. 孕激素 体内的孕激素主要是孕酮,在卵巢内主要由黄体产生,也称黄体酮,肾上腺皮质和胎盘也可产生孕酮。孕激素的主要作用是为胚泡着床做准备和维持妊娠过程的正常进行,通常要在雌激素作用的基础上才能发挥作用(表 12-2-2)。

表 12-2-2 孕激素的生理作用

| 作用对象 | 生理作用 |
| --- | --- |
| 子宫 | 子宫内膜在增殖期的基础上出现分泌期改变,进一步增生变厚,且有腺体分泌。使子宫平滑肌的兴奋性降低,减少子宫平滑肌的活动。减少子宫颈黏液的分泌量,使黏液变稠 |
| 乳腺 | 促进乳腺腺泡和导管的发育 |
| 能量代谢 | 促进机体产热,使基础体温升高 |

# 二、月 经 周 期

生殖功能出现周期性变化的现象称为生殖周期。

人类女性的生殖周期变化中,最显著的表现是子宫内膜(功能层)脱落、出血并经阴道流出的现象称为月经。月经期一般持续 3～5 天,出血量为 50～100ml,剥脱的子宫内膜混于月经血中。因子宫内膜中含有较丰富的纤溶酶原激活物,使经血中的纤溶酶原被激活成纤溶酶,故经血不凝固。月经呈现出的周期性变化称为月经周期,是典型的女性生殖周期。月经周期平均为 28 天,范围为 20～40 天。中国女性成长到 12～14 岁左右出现第一次月经,称为初潮。到 50 岁左右,月经周期停止,称为绝经。

(一)月经周期中卵巢和子宫内膜的变化

在月经周期中,卵巢和子宫内膜出现一系列形态和功能的变化。根据卵巢的变化将月经周期分为排卵前期或卵泡期,历时 13～15 天;排卵后期或黄体期,历时约 14 天。根据子宫内膜的变化分为三期:即子宫内膜剥落出血的月经期,历时 3～5 天;子宫内膜修复增生的增殖期,历时约 10 天;子宫内膜血管充血、腺体分泌的分泌期,历时约 14 天。卵巢的排卵前期相当于子宫内膜的月经期和增殖期,卵巢的排卵后期相当于子宫内膜的分泌期(图 12-2-3)。

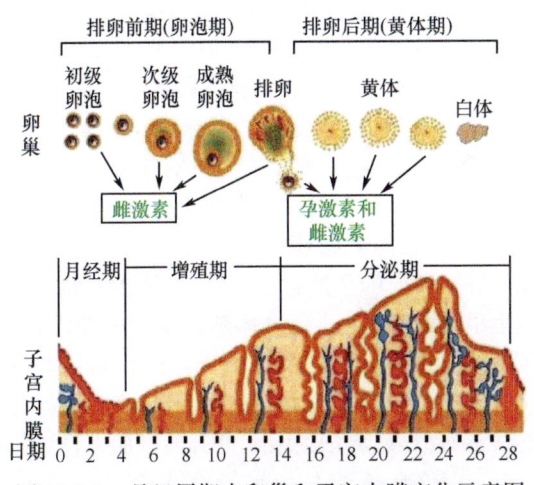

图 12-2-3　月经周期中卵巢和子宫内膜变化示意图

1. 增殖期　从月经停止到排卵为止,即月经周期的第 5～14 天,称为增殖期,也称排卵前期。在此期内,卵巢中的卵泡处于发育和成熟阶段,并不断分泌雌激素。雌激素促使子宫内膜增生变厚,其中的血管、腺体增生,但腺体尚不分泌。卵泡到此期末发育成熟并排卵。

2. 分泌期　从排卵后到下次月经前,即月经周期的第 15～28 天,称为分泌期,也称排卵后期。在此期内,排卵后的卵泡形成黄体,继续分泌雌激素和大量孕激素。使子宫内膜进一步增生变厚,血管扩张充血,腺体迂曲并分泌。子宫内膜松软并富含营养物质,子宫平滑肌相对较静止,为胚泡着床和发育准备好条件。

3. 月经期　从月经开始至出血停止,即月经周期的第 1～4 天,称为月经期。此期内黄体开始退化、萎缩,孕激素、雌激素分泌迅速减少。子宫内膜由于突然失去这两种激素的支持,使子宫内膜血管痉挛,导致内膜缺血、坏死、脱落和出血,即月经来潮。月经期内,子宫内膜脱落形成的创面容易感染,应注意保持外阴清洁和避免剧烈运动。

(二)月经周期形成的机制

月经周期的形成主要是下丘脑-腺垂体-卵巢轴活动的结果(图 12-2-4)。子宫内膜的周期性变化是卵巢分泌的激素引起的,其中增殖期的变化是雌激素的作用所致,分泌期的变化是雌激素和孕激素共同作用的结果,月经期的出现是子宫内膜突然失去雌激素和孕激素支持的结果。卵巢的周期性变化,则是在大脑皮质控制下由于下丘脑-腺垂体调节的结果。到 50 岁左右,卵巢功能退化,卵泡停止发育,雌激素、孕激素分泌减少,子宫内膜不再呈现周期性变化,月经停止,进入绝经期。

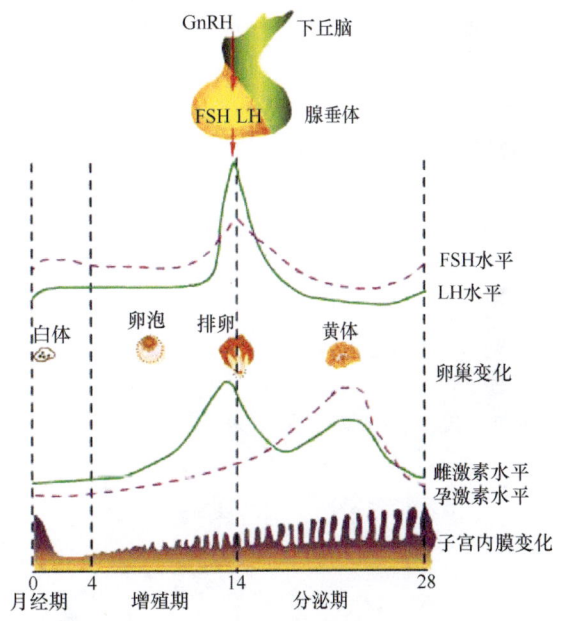

图 12-2-4　月经周期中激素含量与卵巢、子宫内膜变化示意图

1. 增殖期的形成　青春期到来后,下丘脑-腺垂体发育成熟,下丘脑分泌的促性腺激素释放激素增多,使腺垂体分泌促卵泡激素和黄体生成素也增多,促卵泡激素促使卵泡生长发育成熟,并与黄体生成素配合,使卵泡细胞分泌雌激素。在雌激素作用下,子宫内膜发生增殖期变化。在增殖期末,相当于排卵前一天左右,雌激素在血中的浓度达到最高水平,通过正反馈作用使促性腺激素释放激素分泌进一步增加,进而使促卵泡激素特别是黄体生成素增加,在高浓度黄体生成素的作用下,已发育成熟的卵泡破裂排卵。

2. 分泌期的形成 卵泡排卵后,在黄体生成素的作用下,其残余部分形成黄体,继续分泌雌激素和大量孕激素。这两种激素,特别是孕激素,使子宫内膜发生分泌期的变化。随着黄体的不断增长,雌激素和孕激素的分泌也不断增加。

3. 月经期的形成 排卵后 8~10 天,雌激素和孕激素在血中的浓度达到高水平,通过负反馈作用使下丘脑和腺垂体受到抑制,使促性腺激素释放激素、促卵泡激素和黄体生成素分泌减少。由于黄体生成素的减少,黄体开始退化、萎缩,因而雌激素和孕激素的分泌突然减少,使血中浓度迅速下降到最低水平。子宫内膜由于突然失去了这两种激素的支持,便脱落出血,形成月经期。

# 第三节 妊娠与避孕

## 一、妊 娠

妊娠是指在母体内胚胎的形成及胎儿的生长发育过程。包括受精、着床、妊娠的维持、胎儿的生长发育及分娩。

### (一)受精与着床

受精是精子和卵子结合的过程。进入女性生殖道的精子在通过多道生理屏障后,能到达受精部位的只占极少数,最终只有一个能使卵子受精。正常情况下,受精的部位一般在输卵管的壶腹部。精子和卵子在女性生殖中保持受精能力的时间很短,精子为 1~2 天,卵子仅为 6~24h(图 12-3-1)。

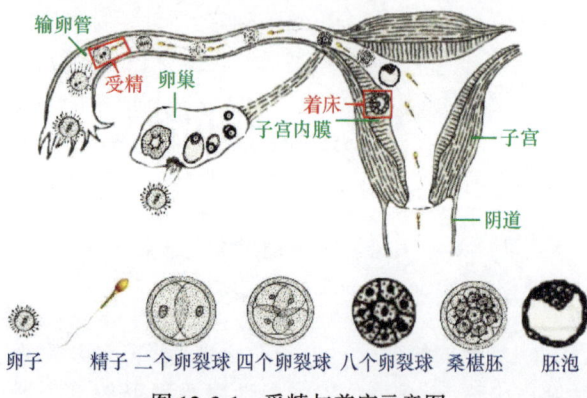

图 12-3-1 受精与着床示意图

精子与卵子在输卵管壶腹部相遇后尚不能立即结合,精子必须在女性生殖道内停留一段时间,方能获得使卵子受精的能力,称为**精子获能**(capacitation)。因为精子头部表面有一层抑制精子顶体酶释放的糖蛋白,在精子通过子宫进入输卵管的过程中,这种糖蛋白可被女性生殖道内的某些酶水解而解除抑制。获能的精子与卵子周围颗粒细胞接触的瞬间,精子顶

体释放出顶体酶,以溶解卵子外围的放射冠及透明带,这一过程称为**顶体反应**。顶体酶包含多种蛋白水解酶,如放射冠穿透酶可使放射冠的颗粒细胞松解,脱离卵细胞外围。颗粒细胞脱落后,在透明带周围仍残存一层放射冠基质,在透明质酸酶的作用下,这些基质被水解,使透明带暴露出来。透明带为糖蛋白,在顶体蛋白酶的作用下,使透明带发生部分水解,精子突破透明带与卵细胞接触,激发卵细胞发生反应,如卵细胞周边部的颗粒包膜与卵细胞膜逐渐融合、破裂,并向卵周隙释放其内容物。有人认为,释放物作用于透明带,使其变质,或其中物质有封锁透明带的作用,使其他精子难以再穿越透明带进入卵细胞内。精子进入卵细胞后立即激发卵细胞完成第二次成熟分裂,并形成第二极体。进入卵细胞的精子,其尾部迅速退化,细胞核膨大形成雄性原核,随即与雌性原核融合,形成一个具有 46 条染色体的受精卵。

着床是胚泡进入子宫内膜的过程(图 12-3-1),着床的部位一般在子宫底或子宫体上部,于排卵后 10~13 天完成。经过定位、黏着和穿透三个阶段。着床成功的关键在于胚泡与子宫内膜的同步发育与相互配合。胚泡的分化与到达子宫的时间必须与子宫内膜发育程度相一致。胚泡过早或过迟到达子宫腔,将使着床几率明显降低,甚至不能着床。在着床过程中,胚泡不断地发出信息,使母体能识别妊娠并发生相应的变化。胚泡可产生多种激素和化学物质,如绒毛膜促性腺激素,它能刺激卵巢黄体转变为妊娠黄体,继续分泌妊娠需要的孕激素。另外,受精 24h 的受精卵可产生早孕因子,能抑制母体淋巴细胞的功能,使胚泡免遭母体排斥。检测早孕因子可进行超早期妊娠诊断。着床是新个体发育的重要转折,使胚泡与母体建立联系而结束"漂泊"生活,并开始胚胎发育。

### (二)胎盘激素与妊娠的维持

人类胎盘既可以实现母体与胎儿之间的物质交换,又可以起到屏障作用(图 12-3-2)。同时,胎盘还可以产生多种激素,主要有人绒毛膜促性腺激素(HCG)、雌激素、孕激素和人绒毛膜生长素(HCS)等。因此,胎盘是妊娠期间一个重要的内分泌器官,对维持正常妊娠起着关键性作用。

人绒毛膜促性腺激素(HCG)是一种糖蛋白,其生理作用主要有:①在妊娠早期刺激母体的月经黄体转变为妊娠黄体,并使其继续分泌大量雌激素和孕激素,以维持妊娠过程的顺利进行;②抑制淋巴细胞的活力,防止母体产生对胎儿的排斥反应,具有"安胎"效应。HCG 在受精后第 8~10 天就出现在母体血中,随后其浓度迅速升高,至妊娠 2 个月左右达到顶峰,然后又迅速下降,在妊娠 20 周左右降至较低水平,并

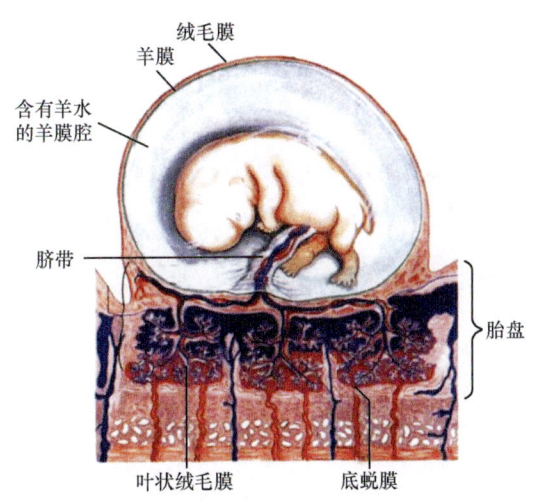

图 12-3-2 胎盘与胎儿关系示意图

绒毛膜
羊膜
含有羊水的羊膜腔
脐带
胎盘
叶状绒毛膜
底蜕膜

一直维持至分娩。因其在妊娠早期即可出现在母体血中,并由尿排出,所以,测定血中或尿中 HCG 浓度,可用来作为诊断早期妊娠的指标。

—— 联系实践应用知识 ►►►

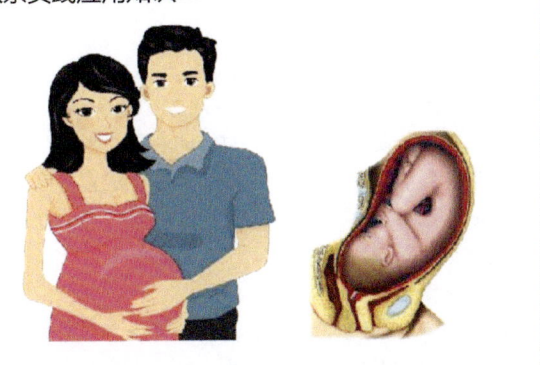

1. 妊娠后为什么不会来月经?

——怀孕后月经黄体变为妊娠黄体并持续分泌孕激素和雌激素,维持子宫内膜生长增厚。胎盘形成后替代妊娠黄体分泌孕激素、雌激素和绒毛膜促性腺激素,使子宫膜不致脱落出血,故妊娠后不会来月经。

2. 孕妇为什么不会再次受孕?

——因孕妇血中雌激素和孕激素浓度持续维持高水平,通过负反馈作用使下丘脑和腺垂体受到抑制,促性腺激素释放激素、促卵泡激素和黄体生成素分泌减少,卵巢无卵泡生长、发育、成熟和排卵,故孕妇不会再次受孕。

妊娠两个月左右,人绒毛膜促性腺激素分泌达到顶峰,此后开始减少,妊娠黄体逐渐萎缩,由妊娠黄体分泌的雌激素和孕激素也减少。此时,胎盘分泌的雌激素和孕激素逐渐增加,接替黄体的功能以维持妊娠,直到分娩。在整个妊娠期内,孕妇血液中雌激素和孕激素都保持在高水平,对下丘脑-腺垂体系统起

着负反馈作用。胎盘分泌的雌激素中,主要成分为雌三醇,其前体主要来自胎儿。如果在妊娠期间胎儿死于子宫内,孕妇的血液和尿中的雌三醇会突然减少,因此,检验孕妇血液和尿中雌三醇水平,有助于判断是否发生死胎。

人绒毛膜生长素是一种糖蛋白,其化学结构、生理作用、生物活性以及免疫特性均与生长素相似,故称为人绒毛膜生长素(HCS)。HCS 的主要作用是调节母体与胎儿的糖、脂肪、蛋白质等物质的代谢过程,促进胎儿生长。

(三)分娩与授乳

分娩是成熟胎儿及其附属物从子宫娩出体外的过程。分娩的全过程共分为 3 期,也称为 3 个产程。第一产程,即宫口扩张期。第二产程,即胎儿娩出期。第三产程,胎盘娩出期,指胎儿娩出到胎盘排出的过程(图 12-3-3)。人类的孕期约为 280 天。妊娠末期,子宫平滑肌的兴奋性逐渐提高,最后引起强烈而有节律的收缩,驱使胎儿离开母体。分娩过程是一个正反馈过程,分娩时,子宫颈受刺激后可反射性地引起催产素的释放,催产素可加强子宫肌收缩,使宫颈受到更强的刺激,如此下去,直到分娩过程完成为止。

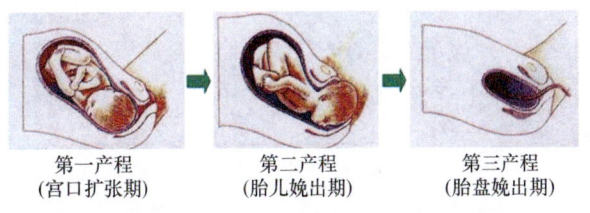

第一产程　　　第二产程　　　第三产程
(宫口扩张期)　(胎儿娩出期)　(胎盘娩出期)

图 12-3-3 分娩过程示意图

妊娠后,由于催乳素、雌激素、孕激素分泌增加,使乳腺导管进一步增生,并促进腺泡增生发育,但因此时血中雌激素、孕激素浓度过高,抑制催乳素的泌乳作用,故尚不泌乳。分娩后,由于胎盘娩出,雌激素和孕激素的浓度大大降低,对催乳素的抑制作用解除,乳腺开始泌乳。在哺乳过程中,婴儿吸吮乳头,可引起排乳反射,促使乳汁排出。

由哺乳引起的高浓度催乳素,对促性腺激素的分泌具有抑制作用。因此,在哺乳期间可出现月经暂停,一般为 4~6 个月,它能起到自然调节生育间隔的作用。但也有部分妇女,在激素作用下,卵泡又开始发育并排卵,此时也可能不出现月经,但仍有受孕可能。

(四)社会和心理因素对妊娠的影响

社会心理因素与妊娠之间具有密切的关系,而且其作用具有双向性,即妊娠期妇女可表现出特殊的与平时不同的心理状态;反过来,一定的社会因素和心

理状态也可影响妊娠过程和妊娠质量。社会和心理因素对妊娠的发生、妊娠的发展、胎儿的发育和母体的健康等多方面都有影响。良好的社会生活环境、愉快的心理状态,有利于妊娠过程的顺利发展,也有利于胎儿的发育;不良的社会和心理因素则会引起相反的结果。

## 二、避　孕

避孕是指采用一定方法使妇女暂不受孕。一般通过控制以下环节达到避孕目的。

1. 抑制精子或卵子的生成　女性全身性避孕药是人工合成的高效能性激素,包括雌激素(如炔雌醇、炔雌醚等)和孕激素(如炔诺酮、甲地孕酮等)。应用这些药物后,体内雌激素和孕激素的浓度明显升高,通过负反馈作用抑制下丘脑-腺垂体-卵巢轴的功能,从而抑制排卵。

2. 阻止精子与卵子相遇　使用安全套,阻止精子与卵子相遇。

3. 使女性生殖道内环境不利于精子的生存和活动　孕激素可减少子宫颈黏液的分泌量,使黏稠度增加,不利于精子通过。

4. 使子宫内环境不适合胚泡着床与生长　将避孕环放置在宫腔内,造成不利于胚泡着床和生存的环境,以达到避孕的目的。孕激素使子宫内膜的发育与孕卵着床不同步,从而起到避孕作用。

(王　清　孙　鹏　徐　玲　钱洪鑫)

### 📖 重点提示

1. 掌握睾丸的功能,了解生精过程,熟悉雄激素的生理作用,了解睾丸功能的调节。

2. 掌握卵巢的功能,了解生卵过程,掌握雌激素和孕激素的生理作用,掌握月经和月经周期概念,熟悉月经周期中卵巢和子宫内膜的变化,了解月经周期形成的机制。

3. 了解妊娠、受精、着床的概念,熟悉胎盘分泌的激素及其生理作用,了解分娩与授乳及社会和心理因素对妊娠的影响,了解避孕的概念、原理和方法。

## 🎯 目标检测

### 一、名词解释

1. 生殖　2. 月经　3. 月经周期　4. 妊娠　5. 受精
6. 着床

### 二、填空题

1. 生殖器官包括_____和_____。男性主性器官是_____,其主要功能是_____和_____。女性主性器官是_____,其主要功能是_____和_____。

2. 月经周期根据子宫内膜的变化,分为_____、_____和_____三期。

3. _____使子宫内膜出现增殖期变化,_____使子宫内膜出现分泌期变化。

4. 月经期由_____引起。

### 三、单项选择题

1. 排卵发生在(　　)
   A. 基础体温最高时　　　　B. 增殖期末
   C. 分泌期末　　　　　　　D. 月经期末

2. 使子宫内膜出现增殖期变化的激素是(　　)
   A. 卵泡刺激素　　　　　　B. 黄体生成素
   C. 雌激素　　　　　　　　D. 孕激素

3. 引起卵巢排卵的原因是血中出现(　　)
   A. 卵泡刺激素高峰　　　　B. 黄体生成素高峰
   C. 雌激素高峰　　　　　　D. 孕激素高峰

4. 排卵前血中出现黄体生成素高峰是由于(　　)
   A. 孕激素的负反馈作用
   B. 孕激素的正反馈作用
   C. 雌激素的正反馈作用
   D. 雌、孕激素共同的负反馈作用

5. 使月经黄体变为妊娠黄体的激素是(　　)
   A. 人绒毛膜促性腺激素　　B. 卵泡刺激素
   C. 促性腺激素释放激素　　D. 黄体生成素

6. 妊娠期血液中(　　)
   A. 雌激素浓度降低
   B. 孕激素浓度升高
   C. 雌激素、孕激素浓度均升高
   D. 雌激素、孕激素浓度均降低

7. 妊娠后,血中出现_____,可用放射免疫方法测定以诊断早孕(　　)
   A. 人绒毛膜促性腺激素　　B. 人胎盘催乳素
   C. 雌激素和孕激素　　　　D. 黄体生成素

8. 根据月经周期形成原理分析,结扎输卵管的妇女(　　)
   A. 有排卵、有月经　　　　B. 无排卵、无月经
   C. 有排卵、无月经　　　　D. 无排卵、有月经

9. 成熟的卵泡能分泌大量的(　　)
   A. 卵泡刺激素　　　　　　B. 黄体生成素
   C. 雌激素　　　　　　　　D. 孕激素

10. 月经血不发生凝固是因为(　　)
    A. 子宫内膜有丰富的纤溶酶原激活物
    B. 子宫内有内源性肝素存在
    C. 子宫内存在着大量的抗凝血酶
    D. 雌激素有抗凝作用

11. 排卵后形成的黄体分泌(　　)
    A. 雌激素　　　　　　　　B. 孕激素
    C. LH　　　　　　　　　　D. 雌激素和孕激素

12. 下列关于 hCG 的叙述错误的是(　　)
    A. 是胎盘分泌的一种激素

B. 其化学结构是糖蛋白

C. 在妊娠第 8～10 周时分泌达高峰

D. 在妊娠第 8～10 周时继续维持在高水平

13. 排卵前血中 LH 出现高峰的原因是(　　)

　　A. 血中孕激素对腺垂体的正反馈作用

　　B. 血中雌激素对腺垂体的正反馈作用

　　C. 血中孕激素和雌激素共同的作用

　　D. FSH 的促进作用

14. 有关女子基础体温的叙述,错误的是(　　)

　　A. 随雌激素水平的波动而变化

　　B. 随孕激素及其代谢产物的变化而波动

　　C. 在排卵前短暂降低

　　D. 排卵后体温升高

15. 睾丸间质细胞的生理功能是(　　)

　　A. 产生雄激素

　　B. 生精作用

　　C. 支持和营养生殖细胞的作用

　　D. 起血睾屏障作用

**四、问答题**

1. 简述雄激素的生理作用。

2. 简述雌激素的生理作用。

3. 简述孕激素的生理作用。

4. 简述月经周期中激素、子宫内膜和卵巢的变化。

5. 运用所学知识分析临床可采取的避孕措施有哪些。

# 人体机能学实验指导和报告

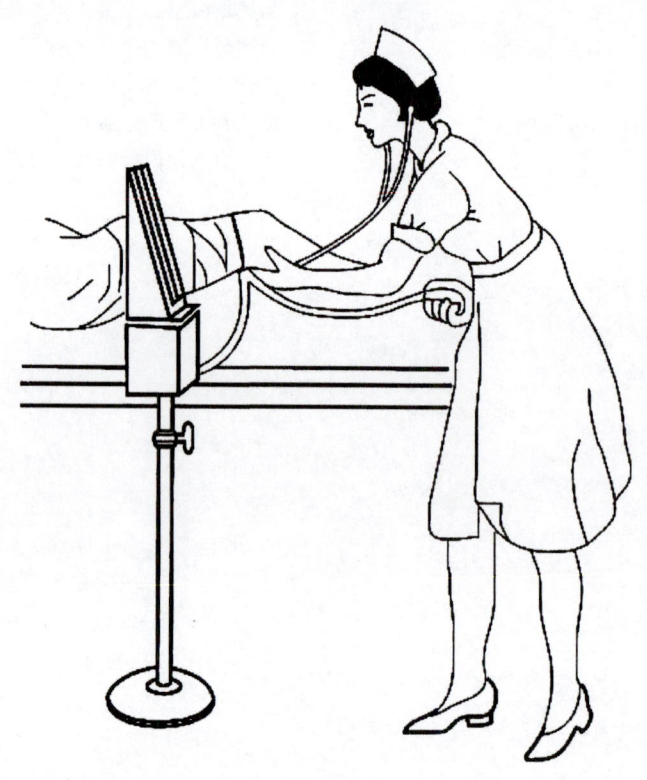

## 说　明

　　人体机能学是一门实践性科学。人体机能学实验指导和报告是与人体机能学配套的实训教材,编写了人体机能实验和动物机能实验两部分内容,按要求不同分为三个层次完成。一是与医疗临床与专业实践密切相关的技能,如影响血凝的因素、人体心音听取、生命体征(体温、脉搏、呼吸、血压)测量等,要求学生必须掌握。二是培养观察与分析能力的项目,如红细胞脆性实验、ABO 血型鉴定、人体心电图测量、蛙心搏动观察与心搏起源分析、蛙心灌流、小鼠实验性缺氧等,应尽量开设。三是验证性实验,如哺乳动物血压、呼吸、尿生成的调节等,条件许可时可以开展。各校可根据教学条件及学时数取舍实验项目和内容。

　　本实训教材是我们总结多年的教学经验后编写而成,但肯定还存在不少需要改进的地方,期盼广大师生在使用过程中提出宝贵意见,以便我们今后不断完善,谢谢!

编者

2013 年 5 月

# 实验一 影响血液凝固的因素

【实验原理和目的】

血液离开血管数分钟后，由流动的液体状态变成不能流动的凝胶状凝血块的过程称为血液凝固（blood coagulation）。血液凝固的过程是由一系列凝血因子参与的复杂的蛋白质酶解反应过程，最终结果是使纤维蛋白原变为纤维蛋白。根据血凝过程中激活因子X所依赖的凝血因子存在部位的不同，将其分为内源性凝血和外源性凝血两种途径。内源性凝血途径的始动因子是XII，参与凝血的所有因子均来自血液；外源性凝血途径的始动因子是III，由血管外组织释放，其余参与凝血的因子来自血液。因子X一旦被激活，最终使纤维蛋白原转变成纤维蛋白，网络血中有形成分形成血凝块。

本实验的目的在于直接观察影响人血液凝固的因素，由此加深对血液凝固基本过程的理解。

【实验对象】

人。

【实验器材和药品】

清洁小试管6支，0.5%～1%碘伏，止血带，消毒棉棒若干，棉花，肝素8U，枸橼酸钠1～2mg，鼠脑悬液。

【实验步骤与观察项目】

1. 实验步骤

（1）取6支小试管，按表1-1准备各种不同的实验条件。

（2）查看双肘，选择肘部充盈饱满、弹性好的静脉作为穿刺静脉。

（3）在穿刺部位上方4～10cm处用止血带系紧，以阻断静脉回流而不阻断动脉血流为宜。

（4）选好静脉穿刺点，以穿刺点为中心，用消毒剂采取自内向外螺旋式方式消毒皮肤。

（5）消毒部位干燥后，取下一次性注射器的护针帽，检查针头无弯曲、无倒钩。

（6）进行静脉穿刺，穿刺成功后，保持针头位置稳定，嘱献血者间断做松手、握拳动作，以保持血流畅通。

（7）抽取6ml血量时，嘱献血者松拳，松开止血带，用消毒棉球按压穿刺点上方，拔除针头，按压片刻至无出血。

（8）嘱献血者用手指压迫穿刺点10min并抬高手臂，避免出血或形成血肿。

（9）将采取的血液按1ml/支注入已准备好实验条件的6支小试管中。

（10）开动秒表计时，每隔30秒倾斜试管一次，分别记录6支试管的血液凝固时间。

2. 观察项目 将各项观察结果填入实验表1-1。

**实验表1-1 影响血凝的因素**

| 试管号 | 实验项目 | 实验条件 | 凝血时间 |
|---|---|---|---|
| 1 | 室温（对照） | 注入新鲜血液1ml | |
| 2 | 试管内放棉花少许 | 注入新鲜血液1ml | |
| 3 | 试管握于手心中 | 注入新鲜血液1ml | |
| 4 | 放鼠脑悬液0.2ml | 注入新鲜血液1ml（摇匀） | |
| 5 | 放枸橼酸钠1～2mg | 注入新鲜血液1ml（摇匀） | |
| 6 | 放肝素8U | 注入新鲜血液1ml（摇匀） | |

【注意事项】

1. 实验用的所有试管在实验前必须同时标记，避免混淆，以便得到正确的实验结果。

2. 消毒皮肤切忌往返涂拭，消毒面积不得小于6cm×8cm，消毒后的部位若再次接触（被污染），应重新消毒。

3. 对血流不畅者，应及时调整针头位置，以防采血中断。

4. 实验项目和条件必须严格按照要求准备和操作，记录时间必须准确。

【实验结果分析】

逐一分析上述表格中的每项实验结果。

【思考题】

1. 血液凝固有哪几个基本步骤？

2. 比较内源性与外源性凝血有何异同？

# 实验二 红细胞渗透脆性实验

【实验原理和目的】

红细胞对低渗盐溶液的抵抗力称为红细胞渗透脆性。只有红细胞内渗透压与周围血浆渗透压相等时才能保持红细胞的正常形态，否则将可因形态的变化而丧失其生理功能。将红细胞浸入渗透压递减的一组溶液中，可导致红细胞因水分渗入细胞内而膨胀并双侧凸起。当体积增加30%时成为球形，体积增加45%～60%时则细胞损伤而发生崩裂，即溶血（红细胞中的血红蛋白逸出）。正常红细胞对低渗溶液具有一定的抵抗力，通常在0.42% NaCl溶液中才开始出现溶血（范围可为0.40%～0.45%之间），开始出现溶血现象的低渗盐溶液的浓度为该红细胞对低渗盐溶液的最小抵抗力。正常红细胞在0.35% NaCl溶液中时完全溶血（范围可为0.30%～0.35%），出现完全溶血时低渗盐溶液的浓度则为该红细胞对低渗盐溶液的最大抵抗力。因此，红细胞对低渗盐溶液的抵抗力愈大，脆性愈小；反之则脆性愈大。在某些溶血性疾病中,病人的红细胞开始溶血及完全溶血的 NaCl 浓度均比正常人高,此时说明红细胞对低渗盐溶液的抵抗力降低了或红细胞渗透脆性增加了。

本实验的目的在于直接观察人红细胞的渗透脆性,了解测定红细胞渗透脆性的方法及临床意义。

【实验对象】

人。

【实验器材和药品】

试管架,小试管,2ml 吸管,1% NaCl 溶液,蒸馏水,离心机。

【实验步骤与观察项目】

1. 实验步骤

(1) 制备不同浓度的低渗盐溶液:取小试管 4 支,编号后排列在试管架上,按实验表 2-1 要求,向管中分别加入 1% NaCl 和蒸馏水,便可得到 4 种浓度的低渗盐溶液。

实验表 2-1　不同浓度低渗盐溶液的配置

| 试管号 | 1 | 2 | 3 | 4 |
|---|---|---|---|---|
| 1% NaCl 溶液 | 1.80 | 1.20 | 0.80 | 0.60 |
| 蒸馏水(mL) | 0.20 | 0.80 | 1.20 | 1.40 |
| NaCl 溶液浓度(%) | 0.90 | 0.60 | 0.40 | 0.30 |

(2) 向每支试管内注入一滴血液(使用实验一中预先备好的抗凝人血),将试管中的盐溶液与血液充分混匀,以 3000r/min 的速度离心 5min,然后观察混合液的颜色。

2. 观察项目　4 支小试管中可出现下列三种情况。

(1) 试管内液体下层为浑浊红色,上层为无色液体,表明红细胞正常或仅出现红细胞膨胀,没有红细胞发生破裂,实验结果以“–”标记。

(2) 小试管内液体下层为浑浊红色,表示有未破裂的红细胞,而上层出现透明淡红色,表示部分红细胞膜已破裂,称为不完全溶血,实验结果以“±”标记。最先出现部分溶血的盐溶液浓度,即为红细胞对低渗盐溶液的最小抵抗力(表示红细胞的最大脆性)。

(3) 试管内液体完全变成透明深红色,表明红细胞膜完全破裂,即完全溶血,实验结果以“+”标记。此盐溶液的浓度即代表红细胞对低渗盐溶液的最大抵抗力(表示红细胞的最小脆性)。

【注意事项】

1. 制备不同浓度的低渗盐溶液时应准确,以免造成浓度误差。

2. 观察要仔细,以确保实验结果的可信度。

【实验结果分析】

1. 实验结果　将观察到的实验结果填入实验表 2-2。

实验表 2-2　红细胞在不同浓度低渗盐溶液中的情况

| 试管号 | 1 | 2 | 3 | 4 |
|---|---|---|---|---|
| NaCl 溶液浓度(%) | 0.90 | 0.60 | 0.40 | 0.30 |
| 实验结果 | | | | |

2. 结果分析　分析表 2-2 中的各项实验结果。

【思考题】

1. 红细胞渗透脆性与红细胞膜对低渗盐溶液抵抗力间呈什么关系?

2. 为什么临床上输液时通常要输等渗溶液?

# 实验三　ABO 血型鉴定

【实验原理和目的】

ABO 血型鉴定的原理是利用红细胞表面的抗原和血清中的抗体之间是否发生红细胞凝集反应来完成的。依据红细胞表面具有 A 抗原(凝集原),血清中含有抗 B 抗体(凝集素)确定为“A”型;红细胞表面具有 B 抗原,血清中含有抗 A 抗体确定为“B”型;红细胞表面具有 AB 抗原,血清中无抗体确定为“AB”型;红细胞表面无 AB 抗原,血清中含有抗 A 和抗 B 抗体确定为“O”型。ABO 血型系统中的抗体与相应的红细胞抗原结合后,出现肉眼可见的红色颗粒或线状物(红细胞聚集成簇所致),即出现红细胞凝集现象。利用已知 ABO 血型特异性抗体(A 型和 B 型标准血清)检查红细胞上的未知抗原,从而正确判断血型。

本实验目的是掌握 ABO 血型鉴定的原理和方法,加深理解血型分型的依据及其意义。

【实验对象】

人。

【实验器材和药品】

抗 A 和抗 B 标准血清、生理盐水、清洁小试管、滴管、采血针、0.5% ~ 1% 碘伏、消毒棉棒、干净双凹玻片、小玻璃棒。

【实验步骤与观察项目】

1. 实验步骤

(1) 取干净双凹玻片一块,凹面向上,在左上角和右上角分别标明“抗 A”、“抗 B”。

(2) 在双侧凹面中分别滴入抗 A、抗 B 血清各 1 滴。

(3) 取小试管一支,加生理盐水约 1ml,采被检者指腹或耳垂血 1~2 滴加入试管中,混匀,配成红细胞悬液。用滴管吸少许被检者红细胞悬液滴入双侧凹面中,手持双凹玻片轻轻反复摇动片刻。也可用小玻璃棒两端一次性蘸取血液,分别与抗 A、抗 B 血清混合。

(4) 10 ~ 15min 后用肉眼观察有无红细胞凝集现象。

2. 观察项目　若看见红色颗粒或红色线状物

（红细胞聚集成簇所致），表明出现红细胞凝集现象。若看见呈混合溶液状或虽似成团，经振荡即散开，则为未凝集或"假凝集"，必要时用低倍显微镜观察。

【注意事项】

1. 配制的红细胞悬液中不能有细小血凝块。

2. 严格查对，不能将姓名、标本等弄错。

3. 滴加试剂和标本时，不能使两侧血清相混。

4. 观察后立即记录结果，反复核对，以防有误。

【实验结果分析】

1. 实验结果　将肉眼所见实验现象绘制于实验图 3-1 中。

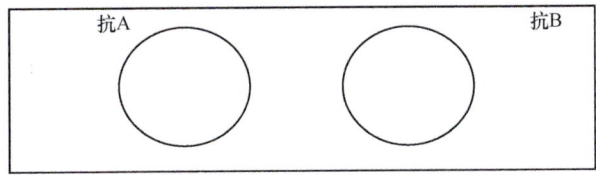

实验图 3-1　ABO 血型鉴定结果

2. 结果分析　根据实验结果，判断血型并说明理由。

【思考题】

1. 请推理四种 ABO 血型鉴定结果及被鉴定者血型，并填入实验表 3-1 中。

实验表 3-1　ABO 血型结果判定

| 标准血清+被检者红细胞 | | 被鉴定者血型 |
|---|---|---|
| 抗 A（B 型血） | 抗 B（A 型血） | |
| | | |

2. 什么是交叉配血实验？请设计交叉配血实验方法。

# 实验四　人体心音听取

【实验原理和目的】

心音是由心脏瓣膜关闭和心肌收缩引起的振动所产生的声音。心音可沿心脏周围组织传至胸壁，借助听诊器于胸壁前听诊，在每一心动周期内可以听到两个心音。第一心音音调较低，历时较长，声音较弱，是由房室瓣关闭和心室肌收缩振动所产生的。由于房室瓣的关闭与心室收缩开始几乎同时发生，因此第一心音是心室收缩的标志，其响度和性质变化，常可反映心室肌收缩强弱和房室瓣膜的机能状态。第二心音音调较高，历时较短，较清脆，主要是由半月瓣关闭产生振动造成的。由于半月瓣关闭与心室舒张开始几乎同时发生，因此，第二心音是心室舒张的标志，其响度常可反映动脉血压的高低。

本实验的目的是学习人体心音听诊方法，了解心瓣膜听诊区部位，正确辨别第一心音与第二心音。

【实验对象】

人。

【实验器材和用品】

听诊器。

【实验步骤与观察项目】

1. 实验步骤

（1）受检者准备：受检者面向亮处端坐在检查者对面，解开上衣。

（2）确定心音听诊部位：检查者按实验表 4-1 和实验图 4-1 确定心音听诊部位。

实验表 4-1　心瓣膜听诊部位

| 心瓣膜 | 心音听诊部位 |
|---|---|
| 二尖瓣听诊区 | 左锁骨中线第五肋间交界处稍内侧（心尖部） |
| 三尖瓣听诊区 | 胸骨右缘第四肋间或胸骨剑突下 |
| 主动脉瓣听诊区 | 胸骨右缘第二肋间 |
| 肺动脉瓣听诊区 | 胸骨左缘第二肋间 |

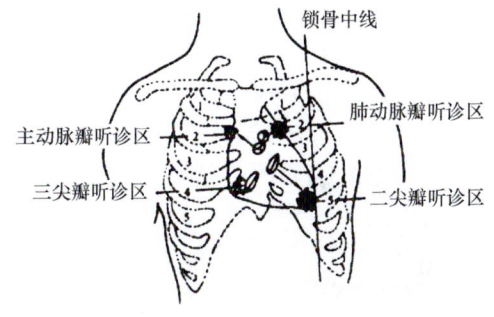

实验图 4-1　心音听诊部位示意图

（3）检查者戴好听诊器，注意听诊器的耳具应与外耳道开口方向（向前）一致。以右手的食指、拇指和中指轻持听诊器胸具紧贴于胸部皮肤上，依次由二尖瓣听诊区→三尖瓣听诊区→主动脉瓣听诊区→肺动脉瓣听诊区仔细听取心音，注意区分两心音。如难以区分两心音，可同时触诊心尖搏动或颈动脉脉搏，此时出现的心音为第一心音。

2. 观察项目　心音听诊项目见实验表 4-2。

实验表 4-2　心音听诊项目

| 听诊项目 | 第一心音 | 第二心音 |
|---|---|---|
| 心音性质 | | |
| 与心尖搏动关系 | | |
| 最响部位 | | |
| 有无杂音 | | |

【注意事项】

1. 实验室内保持安静,以利听诊。

2. 听诊器耳具应与外耳道方向一致。橡皮管不得交叉、扭结,切勿与其他物体摩擦,以免发生摩擦音影响听诊。

3. 如果呼吸音影响听诊,可令受试者暂停呼吸片刻。

【实验结果分析】

1. 实验结果  将心音听诊结果填入表4-2。

2. 结果分析  讨论如何区分第一心音和第二心音。

【思考题】

第一心音与第二心音是怎样形成的? 听心音有何临床意义?

## 实验五  人体心电图描记

【实验原理和目的】

心肌兴奋通过兴奋-收缩耦联使心肌收缩。窦房结作为人体心脏正常起搏点,兴奋时可将其电位变化经特殊传导系统传到心室肌。心电变化通过其周围组织和体液传导到体表。将心电图机的引导电极放置在人体体表一定部位,其记录出来的心脏综合电位变化波形称为心电图。心电图是反映心脏兴奋产生、传导和恢复过程的电位变化。

本实验的目的是学习人体心电图的测量方法,加深理解正常心电图各波、间期所代表的意义。

【实验对象】

人。

【实验器材和药品】

心电图机,检查床,分规,生理盐水,棉棒。

【实验步骤与观察项目】

1. 实验步骤

(1) 心电图机准备:接好心电图机的电源线和地线,打开电源开关,预热3~5min。

(2) 受检者准备:受检者静卧在检查床上,全身肌肉放松。

(3) 连接导联线:用浸有生理盐水的棉棒擦拭受检者手腕、足踝,将红、黄、绿、黑四种颜色的引导电极分别安放于受检者的右手腕、左手腕、左足踝和右足踝。

(4) 校正输入信号电压放大倍数和纸速。1mV标准电压使描笔上下移动10mm(10个小格),一个小格表示0.1mV。走纸速度为25 mm/s(25 小格),每小格表示0.04s。

2. 观察项目

选择第Ⅱ导联记录心电图,记录完毕后,松开引导电极,取下心电图记录纸。

【注意事项】

1. 描记心电图时,受检者的呼吸应保持平稳,肌肉要放松,避免肌肉紧张干扰结果记录。

2. 连接线路时切勿将电源线、导联线和地线接错。

3. 引导电极与皮肤应紧密接触,以防基线飘移和干扰。

【实验结果分析】

1. 实验结果  粘贴一段心电图(3~5 个周期),写明受检者姓名、性别、年龄、记录日期和导联名称,并标明各波及间期名称。

受检者姓名:_____性别:_____年龄:_____

记录日期:_____导联名称:_____

2. 心电图分析

(1) 辨认波形:区分 P 波、QRS 波群、T 波、P-R 间期、Q-T 间期。

(2) 测量波幅和时间:用分规测量 P 波、QRS 波群、T 波的电压和时间,测量 P-R 间期、Q-T 间期的时间,将测量值填写如下。

P 波:电压_____(mV),时间_____(s)

QRS 波群:电压(R 波)_____(mV),时间_____(s)

T 波:电压_____(mV),时间_____(s)

P-R 间期:_____(s)

Q-T 间期:_____(s)

(3) 测量心率:测量相邻两个心动周期的 P-P 间期(心房)和 R-R 间期(心室)所经历的时间,按下列公式计算,求出心房率和心室率并填写如下。

心率(次/min)= 60/P-P 间期或 R-R 间期

心房率:_____ 次/min,心室率:_____次/min。

(4) 心律分析:心律是否规则整齐,最大的 P-P 间隔或 R-R 间隔与最小的 P-P 间隔或 R-R 间隔时间相差在 0.12s 以上称为心律失常或心律不齐。

【思考题】

1. 心电图各波段及间期反映心肌哪些变化?

2. 心电图的描记有何临床意义?

## 实验六  人体体温测量

【实验原理和目的】

体温是指人体深部的平均温度。人体体温测量部位有直肠、口腔和腋窝。水银体温计由有刻度的真空玻璃毛细管和装有水银的玻璃球组成。水银受热膨胀后,沿着毛细管上升,在球部和管部连接处有一狭窄部分,防止上升的水银遇冷下降。

本实验的目的是学习人体体温测量方法,观察体温的生理变异,掌握人体体温的测量。

【实验对象】

人。

【实验器材和药品】

水银体温计(腋表),75%酒精棉球。

【实验步骤与观察项目】

1. 用75%酒精棉球擦拭体温计,水平位置持体温计于眼前,注视有刻度的棱角缘,慢慢转动体温计,可看清水银柱和刻度是多少,然后将水银柱甩至35℃以下。

2. 测量腋窝温度　将消毒后的腋表置于腋窝深处,屈臂过胸夹紧,静坐,按表6-1不同测量时间测定并记下腋窝温度。

3. 测量运动后腋温　受试者跑步至腋窝出汗,过半分钟后按上法测量腋温10min,取出读体温值并记录,比较运动前后腋温的变化。

4. 观察体温的昼夜节律　受试者借腋表1支,按表6-2的时间要求分别测量腋窝温度并记下腋温。

【注意事项】

1. 甩体温计时应借用手腕部力量,注意不要碰及硬物,以免碰破。

2. 测量腋温时腋窝要干燥,并要夹紧。

【实验结果分析】

1. 实验结果

(1) 将不同测量时间测定的腋窝温度填入实验表6-1。

**实验表6-1　不同测量时间测定的腋窝温度**

| 测量时间(min) | 1 | 2 | 3 | 4 | 5 | 6 | 7 | 8 | 9 | 10 |
|---|---|---|---|---|---|---|---|---|---|---|
| 腋窝温度(℃) | | | | | | | | | | |

(2) 运动前腋窝温度为_____,运动后腋窝温度为_____。

(3) 将一昼夜不同时间点测量的腋窝温度填入实验表6-2。

**实验表6-2　不同时间点测量的腋窝温度**

| 测量时间(点) | 6 | 8 | 10 | 12 | 14 | 16 | 18 | 20 | 22 | 24 |
|---|---|---|---|---|---|---|---|---|---|---|
| 腋窝温度(℃) | | | | | | | | | | |

2. 结果分析

(1) 根据不同时间测量腋温的差异,你认为测量腋窝温度需要多少分钟为好?为什么?

(2) 比较干、湿及运动前后腋温有何差异?为什么?

(3) 将人体腋温昼夜变动以时间为横坐标,腋温为纵坐标,绘出体温昼夜节律曲线。

【思考题】

1. 人体体温有哪些生理变动?

2. 怎样做到方便准确地测量体温?

# 实验七　人体动脉血压测量

【实验原理和目的】

通常血液在血管中流动时没有声音,但当外加压力使血管变窄形成血液涡流时,则可发出声音。因此,可以根据血管音的变化来测量动脉血压。测定人体动脉血压最常用的方法是使用血压计间接测量。测压时,用压脉带在上臂加压,当外加压力超过动脉收缩压时,动脉血管被压闭,动脉血流完全被阻断,此时在动脉处听不到声音(动脉音)。当外加压力等于或稍低于动脉收缩压而高于动脉舒张压时,动脉血管由完全被压闭状态转为开始扩张。心脏收缩时,动脉内有少量血液从狭窄的血管流过而形成涡流,此时可听到第一声动脉音;心室舒张时,暂无血流通过。故听到第一声动脉音时读取的最小外加压力值相当于动脉收缩压。随着外加压力逐渐降低,动脉血管进一步扩张,血液连续通过血管时形成的涡流逐渐增大,可听到逐渐增强的动脉音。当外加压力等于或小于动脉舒张压时,动脉血管已基本恢复到受压前的扩张状态,涡流逐渐消失,血液连续通过所发出的动脉音音调会突然降低或声音消失,当听到动脉音音调突然降低时,读取的最大外加压力值相当于动脉舒张压。

本实验的目的是熟悉间接测定人体血压的原理和方法,学会人体动脉血压的测量。

【实验对象】

人。

【实验器材和用品】

血压计,听诊器。

【实验步骤与观察项目】

1. 受试者取坐位,静坐5min,待肢体放松,呼吸平稳与情绪稳定。

2. 检查者松开打气球上的螺丝帽,将压脉带内的空气排空后再将螺丝帽旋紧。

3. 受试者脱掉左臂衣袖,将左臂平放于检查台上,掌心向上,使上臂和心脏与血压计零点处于同一水平。检查者将压脉带缠于受试者左上臂距肘窝2cm以上部位,压脉带松紧适度(可插入1指)。

4. 在压脉带下方,肘窝上方稍内侧找到肱动脉搏动处,将听诊器的胸具置于肱动脉上,不可用力压迫动脉,更不能压在压脉带底下进行测量(实验图7-1)。

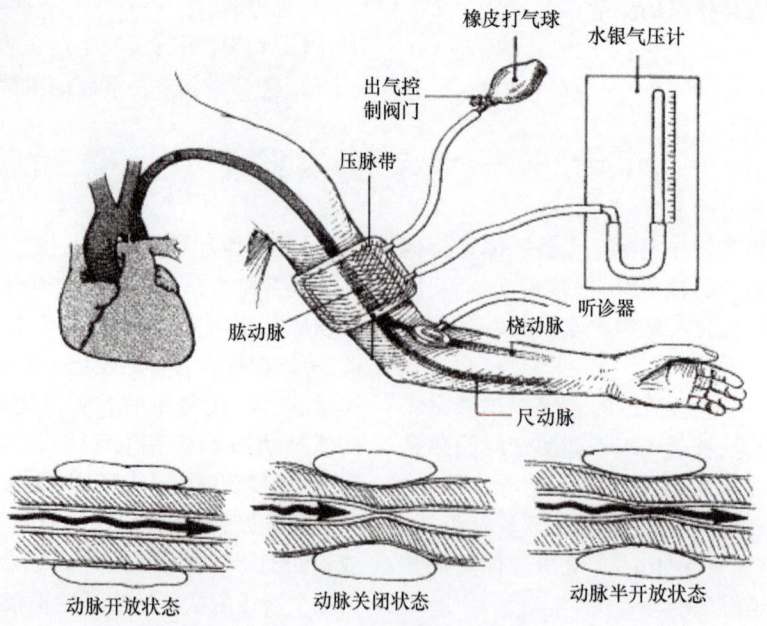

实验图 7-1　人体动脉血压的测量

5. 听取动脉音变化。用打气球向压脉带内充气加压,一般使检压计水银柱上升到 180mmHg(24kPa) 左右(若受检者血压很高,则继续打气,直到听不到动脉音)。然后稍稍扭松打气球上的螺丝帽,匀速缓慢(每秒外加压力下降 1~2mmHg 为宜)放气,眼睛注视水银柱刻度下降情况,同时仔细倾听听诊器内动脉音的变化。开始时无声音,当突然听到"咚"样第一声动脉音时,迅速读取检压计上所示水银柱刻度值,记为动脉收缩压;继续缓慢放气,这时"咚"样声音由低到高,而后突然变低,最后完全消失,当声音由强突然变弱这一瞬间,迅速读取检压计上所示水银柱刻度值,记为动脉舒张压。动脉血压通常用"收缩压/舒张压 mmHg(kPa)"方式记录。

6. 测量完毕,再次排空压脉带内气体,使压力降低为零,旋紧螺丝帽,将检压计向右倾斜 45℃ 时。把检压计与水银储槽之间的旋钮旋到关的位置。妥当收放血压计内物件,注意勿压破玻璃刻度管。

7. 如果认为所测数值准确,则以一次测量为准,如认为数值不够准确,可重测。一般情况下,连测 2~3 次,取其平均值。连续测量时,测量前必须将水银柱降到零刻度后再打气,每次之间要休息几分钟。

【注意事项】

1. 室内保持安静,以利听取动脉音。

2. 避免听诊器胶管与压脉带胶管接触,减少摩擦音的产生。

【实验结果分析】

1. 实验结果记录:受检者姓名 _____,性别 _____,年龄 _____ 岁,BP _____ mmHg(kPa)。

2. 结果分析　将两组(10 位)同学安静时的血压值填入实验表 7-1。

实验表 7-1　安静时血压值

| 姓名 | 性别 | 年龄 | 收缩压 mmHg(kPa) | 舒张压 mmHg(kPa) |
| --- | --- | --- | --- | --- |
|  |  |  |  |  |

按性别和年龄段进行分析：

【思考题】怎样测量人体动脉血压最准确？

# 实验八　人体动脉脉搏触诊

## 【实验原理和目的】

在心动周期中，由于心脏的舒缩和动脉管壁的弹性，当心室收缩时，左心室将血液射入主动脉，动脉内的压力骤然升高，出现动脉管壁扩张；当心室舒张时，血压下降，动脉管壁弹性回缩。因此，伴随着心脏节律性的舒缩，大动脉管壁出现节律性的扩张和回缩（即搏动），并以波浪形式沿动脉管壁向外周血管传播，从而产生了脉搏。这种在心动周期中因心脏的收缩和舒张引起动脉管壁节律性的搏动，称为动脉脉搏（简称脉搏）。用手指能触摸到浅表部位动脉（如桡动脉）脉搏。触摸动脉脉搏可判断心率、心律、心缩力、动脉管壁的弹性等情况。每分钟脉搏搏动的次数称为脉率，成人在安静时，脉率为 60～100 次/min，正常情况下与心率一致。脉搏的节律性称为脉律，正常脉律是有规则、均匀的搏动，间隔时间相等，在一定程度上反映了心脏的功能。脉搏的强弱取决于动脉的充盈程度、动脉管壁的弹性和脉压大小，正常时脉搏强弱一致。正常的动脉管壁光滑柔软，有一定的弹性。此外，脉搏可随年龄、性别、情绪、运动等因素而出现生理性变动。一般女性比男性稍快，幼儿比成人快，运动和情绪变化时可暂时增快，休息和睡眠时较慢。上述脉搏的正常表现可在一定程度上反映心血管系统的功能状态。

本实验的目的是了解人体常用诊脉部位，学会桡动脉脉搏触诊，加深理解脉搏测量的意义。

## 【实验对象】

人。

## 【实验器材和用品】

手表或秒表，笔。

## 【实验步骤与观察项目】

1. 实验步骤

（1）确定测量部位　凡身体浅表靠近骨骼的动脉，均可用以诊脉（实验图 8-1）。常用的有桡动脉，其次有颞浅动脉、颈动脉、肱动脉、腘动脉、足背动脉、胫

后动脉、股动脉等。

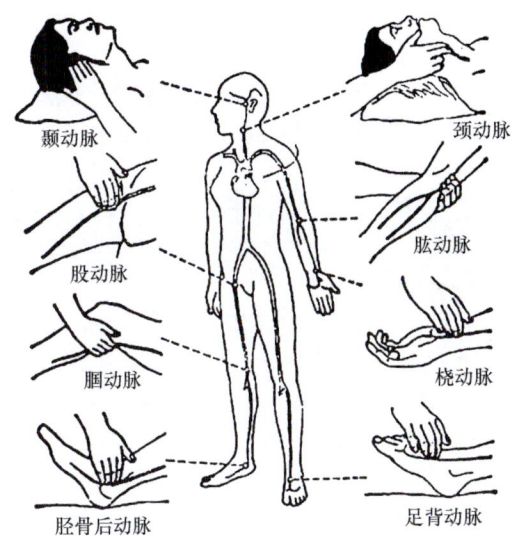

实验图 8-1　常用诊脉部位

（2）操作方法（触诊法）：诊脉前，受检者情绪应稳定，避免过度活动及兴奋。受检者手腕放于舒适位置。诊脉者以示、中、无名指（三指并拢），指端轻按于受检者桡动脉处，压力的大小以清楚触到搏动为宜。

2. 观察项目　观察下列项目并记录。

（1）脉率：计时半分钟，将所测得数值乘 2 即为每分钟的脉搏数，测后记录结果。

（2）脉律：是否规则、均匀，间隔时间是否相等。

（3）脉搏的强弱：强弱是否一致。

（4）动脉管壁的弹性：动脉管壁是否光滑柔软，有一定的弹性。

## 【注意事项】

1. 受检者活动或情绪激动时，应休息 20min 后再测。

2. 不可用拇指诊脉，以免拇指小动脉搏动与受检者脉搏相混淆。

3. 当脉搏细弱而触不清时，可用听诊器听心率1min 代替触诊。

## 【实验结果分析】

1. 实验结果　触诊 3～5 位受检者脉搏，将观察结果填入实验表 8-1 中。

实验表 8-1　脉搏触诊项目

| 姓名 | 性别 | 年龄 | 脉率 | 脉律 | 脉搏的强弱 | 动脉管壁的弹性 |
|------|------|------|------|------|------------|----------------|
| | | | | | | |

2. 结果分析　根据实验结果,说明受检者脉搏是否正常。

【思考题】

1. 哪些情况下要用听诊器听心率代替诊脉?

2. 什么情况下应同时测心率和脉率?

# 实验九　人体呼吸频率测量

【实验原理和目的】

每分钟的呼吸次数称为呼吸频率,正常成人在安静状态下为 12 ~ 18 次/min。呼吸频率可因年龄、性别、活动、情绪等不同而出现生理变化。年龄越小则呼吸频率越快,女性比男性稍快,剧烈运动和强烈情绪变化时呼吸加快,休息和睡眠时呼吸减慢。临床上测量呼吸频率可了解病人的一般情况,也是临床护理评估和诊断中的一项重要依据。

本实验的目的是学会人体呼吸频率的测量,掌握呼吸频率测量技能。

【实验对象】

人。

【实验器材和药品】

手表或秒表,笔。

【实验步骤与观察项目】

1. 实验步骤

(1) 保留触脉姿势,转移受检者注意力。

(2) 观察受检者胸腹部,一起一伏为一次呼吸,一般测量 15s 或 30s,再乘以 4 或 2。

2. 观察项目　呼吸频率是否正常、节律是否规则,是否均匀无声,是否费力。

【注意事项】

1. 呼吸频率会受到意识的影响,测量时要注意转移受检者的注意力。

2. 测量呼吸频率时,如受检者有紧张、剧烈运动、情绪激动等情况,需稳定后再测量。

3. 呼吸不规律的受检者应当直接测量 1min 的呼吸频率。

【实验结果分析】

1. 实验结果　将 3 ~ 5 位受检者呼吸频率测量结果填入实验表 9-1。

2. 结果分析　说明受检者呼吸频率是否正常?

【思考题】

1. 如何测量急危重病人的呼吸频率?

2. 测量呼吸频率有何意义?

# 实验十　蛙心搏动观察
# 与起搏点分析

【实验原理和目的】

人心脏的特殊传导系统具有自动节律性,但各部分的自律性高低不同,其中窦房结(两栖类为静脉窦)的自律性最高。正常心脏搏动总是与窦房结(或静脉窦)的节律同步,因此,将窦房结(或静脉窦)称为心脏的正常起搏点,其他具有自动节律性的部位就称为潜在起搏点。如果由窦房结(或静脉窦)下传的冲动被阻断,则潜在起搏点也能引起心脏的搏动,但窦房结(或静脉窦)和潜在起搏点节律性活动的高低不一致。

本实验的目的是观察蛙心搏动,利用结扎方法来观察心脏不同部位自律性的高低,证实蛙心起搏点的部位。

【实验对象】

蟾蜍或牛蛙。

【实验器材和药品】

蛙类手术器械,蛙心夹,滴管,丝线,任氏液。

【实验步骤与观察项目】

1. 取蟾蜍或牛蛙一只,破坏脑和脊髓。将蟾蜍或牛蛙仰卧固定于蛙板上。于胸骨剑突下皮肤剪开一小口,向上呈三角形剪开皮肤,将皮瓣翻向头部。提起剑突,剪开剑突下肌肉,沿正中线剪开胸骨,剪掉两侧胸壁。小心剪开心包,暴露心脏并及时点滴任氏液。

2. 识别心脏各部　如实验图 10-1 所示,蛙心脏腹面可看到一个心室,左、右两个心房,动脉圆锥和左、右主动脉分支,房室之间有一房室沟。将连有线的蛙心夹在心室舒张期夹住心尖,轻轻提起心脏(牛蛙的心室与深层组织之间有薄膜相连,用眼科剪小心剪开),将心室翻向头端,就可以看到与心房相连的静脉窦。心房和静脉窦之间有一半月形白色条纹,即为窦房沟。

**实验表 9-1　呼吸频率观察项目**

| 姓名 | 性别 | 年龄 | 频率(次/min) | 呼吸节律 | 呼吸是否均匀无声 | 呼吸是否费力 |
|------|------|------|--------------|----------|------------------|--------------|

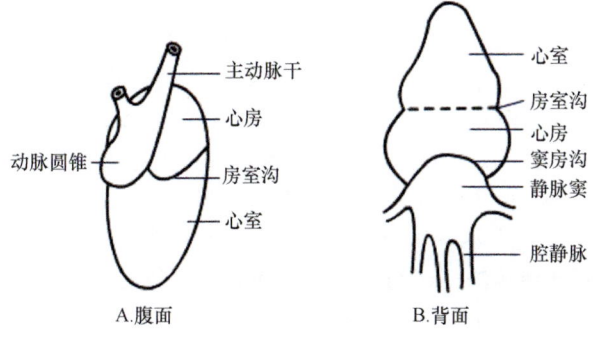

实验图 10-1　蛙心腹面和背面结构

3. 仔细观察静脉窦、心房和心室的活动顺序,并计数它们在单位时间内的跳动次数。

4. 在心房和心室之间穿线结扎房室沟(斯氏第二结扎),观察和记录静脉窦、心房和心室搏动的变化,如一段时间后心室尚未恢复跳动,用刺蛙针刺激一下心室,观察有何变化。

5. 用眼科镊在主动脉干下穿一线,沿窦房沟做一结扎(斯氏第一结扎),以阻断静脉窦和心房之间的传导。观察心房的跳动是否停止,计数静脉窦搏动频率与结扎前有无明显差别。继续观察 5~10min,心房、心室是否恢复搏动,若已恢复搏动,则分别计数静脉窦、心房、心室的跳动次数,并观察它们的跳动次数是否一致。

【注意事项】

1. 暴露心脏时应提起心包小心剪破心包膜,切勿伤及心脏和血管。

2. 在沿窦房沟用丝线结扎时,结扎线应尽量靠近心房端,以免伤及静脉窦或留有少许静脉窦于心房侧而导致结扎失败。

【实验结果分析】

1. 实验结果　将观察到的实验结果填入实验表 10-1。

2. 结果分析

(1) 结扎前心脏各部位跳动频率是否一致?为什么?

(2) 结扎房室沟后,静脉窦、心房和心室跳动有什么变化?为什么?

(3) 结扎窦房沟后,静脉窦、心房和心室跳动有什么变化?为什么?

【思考题】

正常蛙心起搏点在哪里?为什么?

# 实验十一　离体蛙心灌流

【实验原理和目的】

蛙心的正常起搏点静脉窦能按一定节律自动产生兴奋。因此,动物心脏离体后,用人工方法灌注与其离体前理化因素基本一致的灌流液时,在一定时间内仍能保持有节律性的舒缩活动。改变灌流液的成分,这种节律性的舒缩活动也随之发生改变,说明内环境理化因素的相对稳定是维持心脏正常节律性活动的必要条件。

本实验的目的是学习离体蛙心的灌流方法,通过观察不同离子、神经递质及酸碱度等因素对心脏活动的影响,加深理解内环境相对稳定的生理意义。

【实验对象】

蟾蜍或牛蛙。

【实验器材和药品】

蛙类手术器械,蛙钉,蛙板,铁支架,双凹夹,试管夹,蛙心插管,丝线,小烧杯,滴管,任氏液,0.65% NaCl 溶液,2% CaCl$_2$ 溶液,1% KCl 溶液,1∶10000 去甲肾上腺素溶液,1∶10000 乙酰胆碱溶液,3% 乳酸溶液,生物信号采集及处理系统,张力换能器,滑轮。

【实验步骤与观察项目】

1. 实验步骤

(1) 制备离体蟾蜍心脏

1) 取蟾蜍或牛蛙一只,破坏脑和脊髓,将其仰卧固定于蛙板上。于胸骨剑突下皮肤剪开一小口,向上呈三角形剪开皮肤,将皮瓣翻向头部。提起剑突,剪开剑突下肌肉,沿正中线剪开胸骨,剪掉两侧胸壁。小心剪开心包,暴露心脏并及时点滴任氏液。

2) 结扎右主动脉,在左主动脉下穿一细线,打一松结备用。以镊子柄轻托左主动脉,用眼科剪刀朝向心端剪一"V"形切口,右手持盛有任氏液的蛙心插管从剪口处插入主动脉,经动脉圆锥后插入心室,心脏收缩时可见血液在插管内上下移动。用滴管吸去蛙

**实验表 10-1　结扎前后蛙心搏动情况**

| 观察部位 | 结扎前跳动频率(次/min) | 结扎窦房沟后 | | 结扎房室沟后 | |
| --- | --- | --- | --- | --- | --- |
| | | 即刻跳动频率(次/min) | 恢复跳动频率(次/min) | 即刻跳动频率(次/min) | 恢复跳动频率(次/min) |
| 静脉窦 | | | | | |
| 心　房 | | | | | |
| 心　室 | | | | | |

心插管内的血液,以任氏液冲洗 1~2 次,然后扎紧松结,剪断左右主动脉,轻轻提起蛙心插管,在静脉窦与腔静脉之间用线结扎,剪断血管,使心脏与蛙体分离。

(2)安装实验装置:用试管夹将蛙心插管固定在铁支架上,当蛙心舒张时用连有线的蛙心夹夹住心尖约 1 mm,并将蛙心夹的线通过滑轮连至固定铁支架的张力换能器上,使其相互垂直,松紧适度,然后将换能器的输出端连于计算机的输入通道(实验图 11-1)。

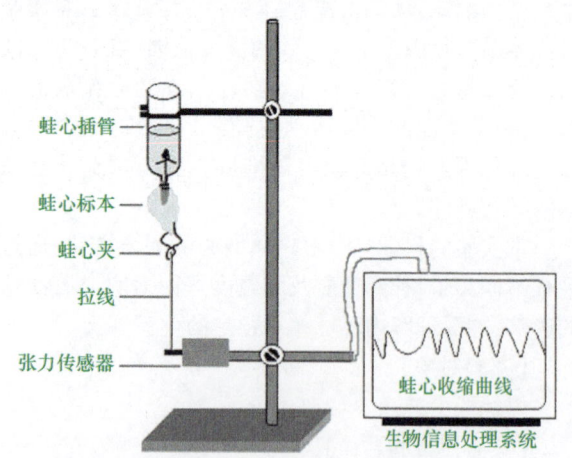

实验图 11-1 蛙心灌流式图

2. 观察项目

(1)正常蛙心的搏动曲线:打开计算机,启动生物信号采集处理系统,选择"循环实验"中"离体蛙心灌流"项。调整放大器参数,高频滤波 10Hz,时间常数 DC,选择适当的增益和扫描速度,描记正常蛙心的搏动曲线,注意观察心跳频率及强度(曲线的疏密代表心跳频率,曲线的幅度代表心室收缩强弱,曲线的顶点代表心室收缩程度,曲线的基线代表心室舒张程度)。

(2)理化因素的影响

1)$Na^+$:将蛙心插管内的任氏液全部更换为 0.65% NaCl 溶液,观察曲线的变化。出现明显效应后,用新鲜任氏液反复换洗 3 次,使心跳基本恢复正常,再进行下面的实验,以下各项实验均同此。

2)$Ca^{2+}$:加 1~2 滴 2% $CaCl_2$ 溶液于新换入的任氏液中,混匀,观察曲线的变化。

3)$K^+$:加 1~2 滴 1% KCl 溶液于新换入的任氏液中,混匀,观察曲线的变化。

4)去甲肾上腺素:加 1:10000 去甲肾上腺素溶液 1~2 滴于新换入的任氏液中,混匀,观察曲线的变化。

5)乙酰胆碱:加 1:10000 乙酰胆碱溶液 1~2 滴于新换入的任氏液中,混匀,观察曲线的变化。

6)酸的影响:加 3% 乳酸溶液 1~2 滴于新换入的任氏液中,混匀,观察曲线的变化。

【注意事项】

1. 制备蛙心标本时,勿伤及静脉窦,结扎线一定

要扎紧,以免漏液或插管移出。动脉插管是否进入心室腔可通过观察液面有无波动证明。

2. 插管内液面勿过高或过低,可在插管的下 1/3 处做一标记,每次换液时,插管内液面应与标记线相平。

3. 各种溶液的吸管不能混用。同时,吸管不能接触蛙心插管壁,以免影响实验结果。

4. 上述各实验项目一旦出现作用应立即用新鲜任氏液换洗,以免心肌受损,而且必须待心跳恢复正常后方能进行下一步实验。

5. 更换药物时,必须及时作标记,以便观察分析。

6. 每项实验都应有前后对照。

7. 加试剂时,先加 1~2 滴,混匀后如作用不明显再补加,不可一次滴入过多。尤其注意加入 KCl、乳酸和乙酰胆碱时,更不可多加。如果加 KCl 和乙酰胆碱后心跳停止于舒张状态,换液后可用滴管插至蛙心插管底部,将灌流液挤入心室,反复数次。

8. 实验装置中,如不用滑轮,换能器头端应向下倾斜,以免液体进入换能器。

【实验结果分析】

1. 实验结果 将各项观察结果描绘于实验表 11-1 中。

实验表 11-1 内环境变化对离体蛙心搏动的影响

| 观察项目 | 描绘实验观察曲线 |
| --- | --- |
| 1. 灌注任氏液 | |
| 2. 灌注 0.65% NaCl 溶液 | |
| 3. 滴加 2% $CaCl_2$ 溶液 1~2 滴 | |
| 4. 滴加 1% KCl 溶液 1~2 滴 | |
| 5. 滴加 1:10000 去甲肾上腺素溶液 1~2 滴 | |
| 6. 滴加 1:10000 乙酰胆碱溶液 1~2 滴 | |
| 7. 滴加 3% 乳酸溶液 1~2 滴 | |

2. 结果分析 逐项分析实验表 11-1 中各项实验结果。

【思考题】

1. 实验中蛙心插管内液面为什么要保持相同高度?液面过高或过低可能产生什么影响?

2. 小结影响蛙心搏动的内环境因素及其作用。

# 实验十二 哺乳动物动脉血压的调节

【实验原理和目的】

正常动物体内心血管的活动受神经和体液因素的调节。支配心脏的传出神经有交感神经和迷走神经,心交感神经兴奋时心跳加快,心肌收缩力加强和传导加速,从而使心排血量增加,动脉血压升高;心迷走神经兴奋时心跳减速、心肌收缩力减弱,从而使心

排血量减少,动脉血压降低。支配血管平滑肌的神经主要是交感缩血管神经,交感缩血管神经兴奋时,血管平滑肌收缩,血管口径变小,外周阻力增加,动脉血压升高。神经调节可以通过各种心血管反射来实现,其中最重要的反射是颈动脉窦和主动脉弓压力感受性反射,即减压反射或稳压反射。

传出神经系统药物如肾上腺素、去甲肾上腺素、乙酰胆碱等也能影响心血管系统的活动,其作用原理主要是这些药物能与心肌和血管平滑肌上的受体结合而发挥作用。机体不同组织的受体分布有差异,α受体主要存在于血管平滑肌中,激动α受体导致血管收缩,动脉血压升高。β受体包括两大类型:$\beta_1$受体主要存在于心肌中,激动$\beta_1$受体会使心跳加快、心肌收缩力加强和传导加速;$\beta_2$受体主要存在于血管平滑肌和支气管中,激动$\beta_2$受体能使血管舒张,动脉血压降低,支气管平滑肌舒张,气道阻力减小。M受体主要分布于心肌、平滑肌和腺体,激动M受体使心率减慢、心肌收缩力减弱、血压降低、支气管平滑肌收缩、气道阻力增大、呼吸道腺体分泌物增多。本实验中肾上腺素是α、β受体激动药,去甲肾上腺素是α(也可作用于β)受体激动药,乙酰胆碱是M受体激动药。

本实验目的是学习哺乳类动物动脉血压的直接描记方法,观察神经、体液因素以及受体兴奋剂对动脉血压的影响,加深对动脉血压的调节及药物作用机制的理解。

【实验对象】

家兔,体重在2.5kg以上。

【实验器材和药品】

生物信号采集系统,压力换能器,刺激电极,哺乳动物手术器械1套,动脉夹1个,兔手术台,动脉插管1个,气管插管1个,20ml、5ml注射器各1支,1ml注射器3支,大、小烧杯各1个,线绳若干。20%氨基甲酸乙酯(乌拉坦)、生理盐水、0.3%肝素溶液、0.01%酒石酸去甲肾上腺溶液、0.01%盐酸肾上腺素溶液、0.01%乙酰胆碱溶液等。

【实验步骤与观察项目】

1. 实验步骤

(1) 称重、麻醉、固定:取家兔一只,称重后按5ml/kg(1g/kg)体重于耳缘静脉注射20%氨基甲酸乙酯进行麻醉(麻醉成功的标准是四肢肌紧张减低,角膜反射消失,呼吸深而平稳,痛觉消失),将兔固定于手术台上。

(2) 颈部手术

1) 气管插管:剪掉颈前部手术区域的毛,用手术刀于甲状软骨下垂直向下切开一长5~6 cm的皮肤切口,钝性分离皮下结缔组织和肌肉,暴露气管,分离周围组织并做气管插管。

2) 左颈总动脉插管:用注射器向与血压换能器相连的细塑料管中注满0.3%肝素钠溶液。同时结扎左侧颈总动脉的远心端,用动脉夹夹住其近心端(结扎与夹住部位之间的动脉尽可能要长一些),用眼科剪在靠远心端结扎处的动脉上剪一斜口,把动脉插管插向近心端,插管时斜面向上,插入血管后使斜面朝下,然后扎紧备用线,慢慢放开动脉夹,可见血液冲入动脉插管起始部位,并呈波动状。

3) 分离右侧迷走神经:分离颈总动脉鞘。在气管两侧深处,可见到与气管平行的左、右颈总动脉,颈总动脉旁有一束神经与动脉伴行,这束神经包括有迷走神经(最粗)、减压神经(最细)和交感神经。用玻璃分针钝性分离,先分离右侧减压神经,再分离右侧迷走神经,穿线备用。

2. 观察项目

(1) 描记正常动脉血压:打开计算机,进入生物信号采集操作系统,激活"实验项目",选择"家兔血压的调节"实验模块,调节适当的实验参数,进行实验观测。观察正常血压曲线,血压曲线一般可以看到二级波。

一级波(心搏波):随心脏收缩和舒张出现的血压波动,与心率一致。记录心率(次/min)。

二级波(呼吸波):伴随呼吸运动而发生的血压波动,故与呼吸节律(次/min)一致。注意吸气、呼气与血压变化的关系。

(2) 记录一段正常血压波形后用动脉夹夹闭右侧颈总动脉15s,观察血压有何变化。

(3) 电刺激右侧减压神经,观察血压有何变化。

(4) 结扎右侧迷走神经,刺激迷走神经外周端,观察血压有何变化。

(5) 经耳缘静脉注入0.01%盐酸肾上腺素溶液0.15~0.2ml/kg,观察动脉血压有何变化。

(6) 经耳缘静脉注入0.01%酒石酸去甲肾上腺素溶液0.15~0.2ml/kg,观察动脉血压有何变化。

(7) 经耳缘静脉注入0.01%乙酰胆碱溶液0.05~0.1ml/kg,观察动脉血压的变化。

【注意事项】

1. 在整个实验过程中,保护耳缘静脉,注射时应从耳尖部进针,如不成功,再向耳根部移位。麻醉应适量,麻醉过浅动物不安静,麻醉过深则动物反应不灵敏。

2. 实验过程中应注意观察动物的状态,如呼吸、肢体运动等。每观察一个项目时,需待血压基本恢复正常后再进行下一个项目的观察。

3. 留置盛有生理盐水的注射器时注意防凝血。

4. 兔颈动脉插管切口以靠远心端为宜,以便血管断裂后可在近心端重插。实验中应注意保护颈动脉插管,以免动物挣扎弄破血管壁。

5. 用药浓度和剂量要求准确,以确保实验效果的正确性。

6. 注意保持实验台面整洁,防止污染衣物和书本。

【实验结果分析】

1. 实验结果 将各项实验观察结果填入实验表12-1。

**实验表12-1 动脉血压的神经体液调节**

| 实验观察项目 | 动脉血压的变化(mmHg 或 kPa) | |
| --- | --- | --- |
| | 实验前 | 实验后 |
| 1. 夹闭右侧颈总动脉15s | | |
| 2. 电刺激右侧减压神经 | | |
| 3. 电刺激右侧迷走神经外周端 | | |
| 4. 静脉注射0.01%肾上腺素溶液 | | |
| 5. 静脉注射0.01%去甲肾上腺素溶液 | | |
| 6. 静脉注射0.01%乙酰胆碱溶液 | | |

2. 结果分析

(1) 用动脉夹夹闭右侧颈总动脉15s后,血压有何变化? 为什么有此变化?

(2) 电刺激右侧减压神经后,血压有何变化? 为什么有此变化?

(3) 电刺激迷走神经外周端后,血压有何变化? 为什么有此变化?

(4) 经耳缘静脉注入0.01%盐酸肾上腺素溶液后,血压有何变化? 为什么有此变化?

(5) 经耳缘静脉注入0.01%酒石酸去甲肾上腺素溶液后,血压有何变化? 为什么有此变化?

(6) 经耳缘静脉注入0.01%乙酰胆碱溶液后,血压有何变化? 为什么有此变化?

【思考题】

1. 肾上腺素和去甲肾上腺素对心血管的作用有何异同?

2. 比较本实验所用各种药物对心血管系统的作用特点。

# 实验十三 哺乳动物呼吸运动的调节

【实验原理和目的】

呼吸运动是一种节律性的活动,其节律来源于呼吸中枢。呼吸中枢产生的节律性活动,通过传出神经(膈神经和肋间神经),使吸气肌(膈肌和肋间外肌)产生有规律的节律性舒缩活动。呼吸运动的深度及频率可随体内外环境的改变而变化。当肺扩张或肺萎陷时,经迷走神经传入,会引起吸气抑制或兴奋的肺牵张反射。

本实验的目的是学习哺乳类动物呼吸运动描记方法,观察一些刺激对呼吸运动的影响。

【实验对象】

家兔。

【实验器材和药品】

生物信号采集系统,哺乳动物手术器械,兔手术台,张力换能器,气管插管,$CO_2$ 发生器,50cm 长橡皮管、注射器(1ml、20ml 各 1 个),3% 乳酸溶液,0.9% 氯化钠注射液,20% 氨基甲酸乙酯溶液(乌拉坦)。

【实验步骤与观察项目】

1. 实验步骤

(1) 麻醉与固定:用 20% 氨基甲酸乙酯溶液按 5ml/kg(1g/kg)由耳缘静脉注入,待动物麻醉后,将其于仰卧位固定在兔手术台上。

(2) 做气管插管术:在颈部正中切开皮肤 6~8cm,用止血钳分离皮下组织及肌肉,暴露气管,在其下穿线,于喉下剪开气管并呈 T 形切口,插入气管插管,结扎固定,并将气管插管的一侧管与张力换能器相连,输入生物信号采集系统 2 或 3 通道。

(3) 分离两侧迷走神经并穿线备用。

2. 观察项目

(1) 描记正常动脉血压:打开计算机,进入生物信号采集操作系统,激活"实验项目",选择"家兔呼吸的调节"实验模块,调节适当的实验参数,进行实验观测,观察正常呼吸运动曲线。

(2) $CO_2$ 对呼吸运动的影响:将 $CO_2$ 发生器与气管插管另一端侧管连接,观察吸入高浓度的 $CO_2$ 后,动物呼吸运动的变化。

(3) 增大无效腔对呼吸运动的影响:将气管插管的另一端侧管连接长约 50cm 的橡皮管以增大解剖无效腔,观察动物呼吸运动的变化。

(4) 乳酸对呼吸运动的影响:从耳缘静脉注射 3% 乳酸溶液 2ml,观察动物呼吸运动的变化。

(5) 剪断迷走神经对呼吸的影响:先剪断一侧迷走神经,观察呼吸运动的变化;再剪断另一侧迷走神经,观察呼吸运动又有何改变。

【注意事项】

1. 每项实验做完后,需等待呼吸恢复后,再进行下一步实验,结果要有前后对照及恢复过程。

2. 注意保持实验台面整洁,防止污染衣物和书本。

【实验结果分析】

1. 实验结果 将各项实验观察结果填入实验表13-1。

2. 结果分析

(1) 吸入高浓度 $CO_2$ 后,与正常呼吸比较呼吸运动有何变化? 为什么有此变化?

(2) 增大无效腔后,与正常呼吸比较呼吸运动有何变化? 为什么有此变化?

**实验表 13-1　呼吸运动的调节**

| 实验观察项目 | 呼吸运动的变化 | |
| --- | --- | --- |
| | 呼吸强度 | 呼吸频率 |
| 1. 吸入高浓度 $CO_2$ | | |
| 2. 增大无效腔 | | |
| 3. 静脉注射 3% 乳酸溶液 | | |
| 4. 剪断一侧迷走神经 | | |
| 5. 剪断两侧迷走神经 | | |

（3）静脉注射 3% 乳酸溶液后，与正常呼吸比较呼吸运动有何变化？为什么有此变化？

（4）实验中剪断一侧和双侧迷走神经后，与正常呼吸比较呼吸运动有何变化？为什么？

【思考题】

1. 不同程度缺氧对呼吸运动有什么影响？

2. 肺牵张反射对呼吸运动有何调节作用？

# 实验十四　影响哺乳动物尿生成的因素

【实验原理和目的】

尿液的生成过程包括肾小球滤过（原尿生成）、肾小管和集合管的重吸收与分泌（终尿生成）。

当循环血液流经肾小球毛细血管时，血浆中的水和小分子溶质在有效滤过压作用下，经滤过膜滤入肾小囊囊腔形成原尿，该过程称为肾小球滤过。单位时间（每分钟）内两肾生成的原尿量称为肾小球滤过率（GFR）。影响肾小球滤过率的因素有滤过膜、有效滤过压及肾血浆流量。在正常情况下滤过膜的面积及通透性较稳定，对肾小球滤过率影响不大。动脉收缩压（以下简称血压）变动于 $10.7 \sim 24$ kPa（$80 \sim 180$ mmHg）范围内，由于肾小球入球小动脉的自身调节作用，对肾小球毛细血管血压基本无影响，从而使 GFR 基本保持不变。当血压降到 $10.7$ kPa（$80$ mmHg）以下时，将对肾小球毛细血管血压产生明显影响而使 GFR 降低，尤其当血压降低到 $5.3 \sim 6.7$ kPa（$40 \sim 50$ mmHg）以下时，GFR 可降低到零而无尿。血浆胶体渗透压和肾小囊内压在正常情况下相对稳定，但如快速静脉注射 0.9% 氯化钠溶液使血浆蛋白浓度稀释，则可使血浆胶体渗透压降低而增加 GFR。此外，肾血流量对 GFR 有明显影响。肾血流量大，肾血浆流量增多，GFR 增加；反之，则降低。交感神经兴奋时，导致血管阻力增加，使肾血流量减少，从而使 GFR 降低。

肾小管的近曲小管能吸收原尿中 60% ~ 65% 的 $Na^+$ 和几乎全部葡萄糖、氨基酸和其他有机物质。$Na^+$ 的重吸收主要通过 $Na^+$-$K^+$ 泵的主动转运。肾小管的

髓袢重吸收 $Na^+$ 的部位是升支粗段，此段能重吸收 35% 的 $Na^+$，其转运通过 $Na^+$-$K^+$-$2Cl^-$ 同向转运实现。随着 NaCl 的重吸收，尿液被释释，小管液的渗透压可低至 $50$ mmol/L（$50$ mOsm/kg），形成低渗尿，而其周围组织液因吸收大量 NaCl 形成高渗区，与经过此区的远曲小管和集合管内的液体形成强大的渗透压差。此渗透压差加上抗利尿激素（ADH）的作用，使管腔内的大量水分被吸收，因而在集合管内尿液又浓缩成高渗尿。肾小管的远曲小管能吸收 10% 的 $Na^+$，集合管只吸收原尿中 2% ~ 5% 的 $Na^+$。远曲小管和集合器决定尿液排泄 $Na^+$ 的最终浓度，同时又是盐皮质激素（醛固酮）和抗利尿激素发挥显著作用的部位和肾排 $K^+$ 的重要部位。醛固酮可促进远曲小管和集合管对 $Na^+$ 的重吸收及 $K^+$ 的排泄。抗利尿激素可促进远曲小管和集合管对 $H_2O$ 的重吸收，导致尿量减少。

注入高渗葡萄糖而使血糖浓度超过肾糖阈，近曲小管对肾小球滤液中高浓度的葡萄糖无法完全重吸收，而使小管液中溶质浓度增加，引起渗透性利尿作用，因而也使尿量增加。

呋塞米等利尿药作用于髓袢升支粗段上皮细胞，抑制 $Na^+$-$K^+$-$2Cl^-$ 同向转运系统。减少 NaCl 和 $K^+$ 的重吸收，破坏了此段尿液的稀释过程。同时，呋塞米使髓袢升支粗段周围组织间区高渗状态不能形成，从而破坏尿液的浓缩过程，最终排出带有大量水分的等渗或低渗尿，发挥强大的利尿作用。

本实验的目的是通过观察调节尿生成的神经、体液因素和药物对尿量的影响，加深对肾泌尿功能的理解，学会分析利尿药和糖尿导致尿量变化的作用机制。

【实验对象】

雄性家兔（实验前 1 天多喂青菜或在实验前 1h 用橡皮导尿管给予 40 ~ 50ml 清水灌胃）。

【实验器材和药品】

哺乳动物手术器械，兔手术台，导尿管，保护电极，静脉输液器 1 套，带针头塑料管，注射器（5ml，10ml），试管架，试管（5 ~ 10ml），滴管，酒精灯，烧杯，纱布，胶布，线绳，0.9% 氯化钠溶液，20% 氨基甲酸乙酯溶液，20% 葡萄糖溶液，1∶100 00 去甲肾上腺素，0.1% 呋塞米（速尿）溶液，班氏试剂，肝素溶液，抗利尿激素（ADH）注射液，丁卡因（地卡因）。

【实验步骤与观察项目】

1. 实验步骤

（1）用 20% 氨基甲酸乙酯溶液按 5ml/kg（1g/kg）由耳缘静脉缓缓注入，待兔麻醉后，用缚兔带将兔于仰卧位固定在兔手术台上，剪去颈部被毛。

（2）做一颈部正中垂直切口，分离皮下组织和肌肉，做气管插管。

（3）分离一侧迷走神经。

（4）用头皮输液针做耳缘静脉穿刺并固定，以 5～10 滴/min 缓慢输入 0.9% 氯化钠注射液，以保持静脉通畅。

（5）在导尿管头端长约 12cm 的一段涂上液体石蜡以减小摩擦，在兔尿道口滴几滴丁卡因（地卡因）进行表面麻醉，然后将导尿管从尿道口插入，见尿后再进一点，用胶布固定导尿管。

2. 观察项目

（1）输入 37℃ 0.9% 氯化钠注射液 20～40ml，观察并记录尿量的变化。取尿液 2 滴进行尿糖定性实验。

尿糖定性实验：试管内加班氏试剂 1ml，再加尿液 2 滴，在酒精灯上加热煮沸。冷却后观察尿液和沉淀的颜色，如溶液的颜色由绿色转变成黄色或砖红色，表示尿糖实验阳性。阳性用"+"标记，阴性用"-"标记。

（2）静脉给予 1：10 000 去甲肾上腺素 0.5ml，观察尿量的变化。

（3）自耳缘静脉注入 20% 葡萄糖溶液 2ml/kg，于尿量明显增多时再取尿液 2 滴做尿糖定性实验。

（4）静脉给予 ADH 2 单位，观察并记录尿量的变化。

（5）静脉给予 0.1% 呋塞米溶液 2ml/kg，观察并记录尿量的变化。

（6）剪断分离出的一侧迷走神经，用保护电极以中等强度电刺激迷走神经外周端 0.5～1min，观察尿量的变化。

【注意事项】

1. 手术过程中操作应轻柔，尽量避免不必要的损伤，以防损伤性尿闭。

2. 导尿管插入后，中途若发现无尿流出，可将导尿管改变方向，或向外、向内退、送一点，以保持尿流通畅。

3. 进行各项实验之前应记录尿量作为对照，每项实验之后需等药物（或刺激）的效应基本消失，再进行下一项实验。

4. 加热时应注意振荡，防止试液煮沸时溢出管外。

5. 观察实验结果一般需 1～5min，但有的项目如呋塞米需时稍长，可在 5min 以后观察。

【实验结果分析】

1. 实验结果　记录尿量、尿糖，填入实验表 14-1。

2. 结果分析

（1）输入 37℃ 0.9% 氯化钠注射液 20～40ml 后，尿量有何变化？为什么？尿糖定性实验结果是什么？说明原因。

（2）静脉给予 1：10 000 去甲肾上腺素 0.5ml 后，尿量有何变化？为什么？

（3）自耳缘静脉注入 20% 葡萄糖溶液 2ml/kg 后，尿量有何变化？为什么？尿糖定性实验结果是什么？说明原因。

（4）静脉给予 ADH 2 单位后，尿量有何变化？为什么？

（5）静脉给予 0.1% 呋塞米溶液 2ml/kg 后，尿量有何变化？为什么？

（6）用保护电极以中等强度电刺激迷走神经外周端 0.5～1min 后，尿量有何变化？为什么？

【思考题】

1. 尿液是怎样生成的？

2. 20% 葡萄糖溶液和呋塞米的作用机制及临床应用有何不同？

# 实验十五　小鼠实验性缺氧

【实验原理和目的】

缺氧是由于机体供氧不足或组织利用氧障碍引起的机体代谢、功能和形态结构异常改变的病理过程。缺氧是临床上常见的一种急危重症，其对机体的影响因缺氧原因、速度和病人反应性而不同。轻度缺氧以激发机体的代偿反应为主，而重度缺氧则可造成细胞的功能和代谢障碍，甚至组织结构破坏。

本实验的目的是在小白鼠身上制作乏氧性缺氧和血液性缺氧模型，通过观察和记录缺氧后小白鼠行为状态、呼吸、口唇和皮肤（足趾或尾巴）颜色、存活时间、血液或肝脏颜色等生理指标变化，帮助理解缺氧的原因和类型，掌握各型缺氧的特点。

实验表 14-1　尿生成的影响因素及尿糖定性实验结果

| 实验观察项目 | 尿量（滴/min） | | 尿糖定性实验 | |
| --- | --- | --- | --- | --- |
| | 刺激或给药前 | 刺激或给药后 | 阳性 | 阴性 |
| 正常 | | | | |
| 输入 37℃生理盐水 20～40ml | | | | |
| 静脉给予 0.01% 去甲肾上腺素溶液 0.5ml | | | | |
| 静注 20% 葡萄糖溶液 2.0mL/kg | | | | |
| 静脉给予 ADH 2 单位 | | | | |
| 静脉给予 0.1% 呋塞米溶液 2mL/kg | | | | |
| 刺激迷走神经外周端 | | | | |

【实验对象】

小白鼠。

【实验器材和药品】

小白鼠缺氧瓶、CO 发生装置、1ml 注射器、酒精灯、剪刀、镊子、钠石灰（NaOH 和 CaO）、甲酸（HCOOH）、浓硫酸、5% 亚硝酸钠、1% 美兰、生理盐水。

【实验步骤与观察项目】

1. 按实验图 15-1 中方法捉拿小白鼠，按实验图 15-2 中方法行小白鼠腹腔注射。

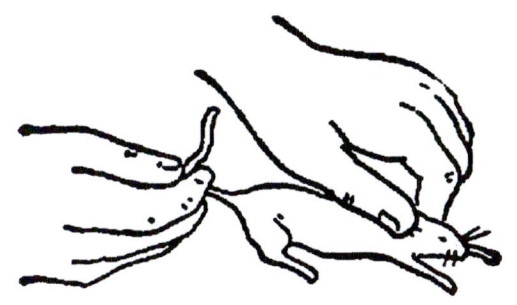

实验图 15-1　小鼠捉拿方法

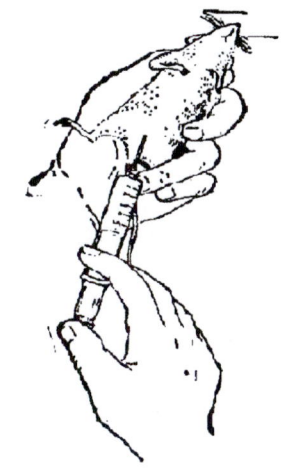

实验图 15-2　小鼠腹腔注射方法

2. 乏氧性缺氧模型的制备　取钠石灰约 5g 及小白鼠一只放入缺氧瓶内。观察动物的一般情况，即行为状态、腹部呼吸频率（次/10s）和深度、口唇和皮肤（足趾或尾巴）颜色等，然后塞紧瓶塞，记录时间，每 3min 重复观察上述指标 1 次（如有其他变化则随时记录）直到动物死亡为止。

3. 一氧化碳中毒缺氧模型的制备

（1）装好 CO 发生装置。

（2）将小白鼠放入广口瓶中，观察其正常表现（同2），然后与 CO 发生装置连接。

（3）取甲酸 3ml 放入试管中，沿试管壁缓慢加入浓硫酸 2ml，塞紧。用酒精灯间断加热，加速 CO 产生。

$$HCOOH \xrightarrow{H_2SO_4} H_2O + CO\uparrow$$

（4）观察方法与指标同2。

4. 亚硝酸钠中毒性缺氧模型的制备

（1）取体重相近的两只小鼠，观察其正常表现（同2）后，向腹腔注入 5% 亚硝酸钠溶液 0.3ml，其中一只（解救鼠）注入亚硝酸钠后，立即再向腹腔注入 1% 美兰溶液 0.3ml，另一只（中毒鼠）再注入生理盐水 0.3ml。

（2）观察方法与指标同2，观察记录两鼠表现及死亡时间。

5. 解剖小白鼠　取一只未做处理的正常小鼠，观察其正常表现（同2），处死后解剖，依次打开腹腔，观察并记录血液或肝脏颜色。同样方法解剖和观察记录 2、3、4 动物尸体。

【注意事项】

1. 广口瓶要塞紧，确保密闭性。

2. 浓硫酸是强腐蚀剂，加液时要小心。

3. 用酒精灯加热不可过热致液体沸腾，因为 CO 产生过多过快会导致动物迅速死亡，血液颜色改变不明显。

4. 腹腔注射时稍靠左下腹，勿伤肝脏，同时避免将药液注入肠腔或膀胱。

【实验结果分析】

1. 实验结果　将各项观察和记录结果填入实验表 15-1 中。

2. 结果分析

（1）分析乏氧性缺氧致小鼠死亡的原因和机制。

（2）分析 CO 中毒致小鼠死亡的原因和机制。

（3）分析亚硝酸钠中毒致小鼠死亡的原因和机制。

（4）分析美兰的解毒作用。

【思考题】

1. 说明缺氧的原因和类型。

2. 比较各种类型缺氧血氧指标的变化。

**实验表 15-1　正常小鼠与缺氧模型小鼠的生理指标比较**

| 生理指标 | 正常小鼠 | 乏氧性缺氧 | CO 中毒 | 亚硝酸钠中毒 | |
|---|---|---|---|---|---|
| | | | | 中毒鼠 | 解救鼠 |
| 行为状态 | | | | | |
| 呼吸（次/10s） | | | | | |
| 唇、尾颜色 | | | | | |
| 存活时间 | | | | | |
| 血液、肝脏颜色 | | | | | |

# 参 考 文 献

钟国隆.2001.生理学.北京:人民卫生出版社

樊小力.2002.生理学.北京:人民卫生出版社

张冬梅.2003.生理学.北京:科学出版社

裴素霞.2003.病理生理学.北京:科学出版社

朱大年.2008.生理学.北京:人民卫生出版社

杨如虹.2005.病理生理学.北京:科学出版社

金惠铭,王建枝.2004.病理生理学.北京:人民卫生出版社

姚泰.2002.生理学.北京:人民卫生出版社

杨宝峰.2008.药理学.北京:人民卫生出版社

朱依谆.2011.药理学.北京:人民卫生出版社

顾晓松.2011.人体解剖学.北京:科学出版社

邹锦慧.2009.人体解剖学.北京:科学出版社

余剑珍.2003.基础护理技术.北京:科学出版社

楼蓉蓉.2004.专科护理技术.北京:科学出版社

尤黎明.2001.内科护理学.北京:人民卫生出版社

李梦樱.2001.外科护理学.北京:人民卫生出版社

夏海鸥.2001.妇产科护理学.北京:人民卫生出版社

张龙禄.2001.五官科护理学.北京:人民卫生出版社

崔焱.2001.护理学基础.北京:人民卫生出版社

乐杰.2008.妇产科学.北京:人民卫生出版社

# 人体机能学课程标准

（总学时 120，理论 84 学时，实验 36 学时，共 8 学分）

## 一、课程性质

人体机能学是护理、助产及医学相关类专业课程体系中的核心专业基础课，主要服务于后期的医学基础课程、护理助产及医学相关类专业课程和医疗临床课程，是护理、助产及医学相关类专业职业岗位任职所必需的主要专业基本知识和技能之一。通过本课程的学习，使学生掌握正常人体生命活动的过程、机制、影响因素与调控，疾病发生原因和条件、发病机制及患病机体功能代谢变化、疾病发展过程和结局、疾病防治原则等基本理论知识，并能灵活运用这些知识和能力解决护理、助产及医学相关类专业学习和临床实践中的实际问题。对学生职业能力培养和职业素质养成，培养适应护理、助产及医学相关类临床需要的高素质技能型专门人才起重要支撑作用。

## 二、课程设计思路

本课程根据护理、助产及医学相关类专业培养目标，以提高学生的实践技能为主线，充分体现"教、学、做"的有机结合。以分析后期课程需要，及就业岗位的知识、技能、能力和素质要求为依据进行课程的全面开发和设计，形成基于护理、助产及医学相关类岗位需要的课程内容和教学体系。首先由本课程主讲教师、后期相关课程主讲教师及临床护理、助产及医学相关类专家组成课程建设组，从分析后期课程需要和职业岗位工作过程需要入手，采取反推筛选满足高技能人才培养需要的课程教学内容，并根据学生认知规律和职业岗位工作要求，按照高素质技能型人才培养的需要，整合课程教学内容，形成新的课程内容体系。

1. 调研护理、助产及医学相关类学生的就业岗位、行业现状和发展趋势。

2. 分析护理、助产及医学相关类工作过程对岗位技能应用的范围、水平要求、职业标准和要求。

3. 分析行业发展，明确护理、助产及医学相关类岗位和相应职业标准对学生在本课程中所需的基本技能、关键技术和综合技术。

4. 依据课程所要完成的技能要求，组织必要的理论知识和实践教学内容。

5. 根据课程中不同内容特点和技术特点，合理安排理论教学和校内课程实验，科学设计在护理、助产及医学相关类实践中需要完成的课程教学内容。

6. 设计实践教学的实验环节，建设好满足实践教学各环节的实验室。

该门课程为专业考试课，总学时为120，其中课堂讲练84学时，实验实践36学时。

本课程的主要项目任务及建议的学时分配如下表1。

**表1 主要项目任务及建议的学时分配表**

| 序号 | 主项目 | 典型子项目任务 | 建议学时 | | 学时 |
| --- | --- | --- | --- | --- | --- |
| | | | 单元教学 | 专用周 | |
| | | | 讲（练） | 教学做一体化实训 | |
| 1 | 人体的正常功能 | 绪论、细胞的基本功能、血液、血液循环、呼吸、消化和吸收、能量代谢和体温、肾的排泄功能和体液调节、感觉器官、神经系统、内分泌、生殖等 | 52（14） | | 66 |
| 2 | 人体生命体征测量 | 人体体温、脉搏、呼吸、血压测量 | （2） | | 2 |

续表

| 序号 | 主项目 | 典型子项目任务 | 建议学时 | | 学时 |
| --- | --- | --- | --- | --- | --- |
| | | | 单元教学 | 专用周 | |
| | | | 讲(练) | 教学做一体化实训 | |
| 3 | 人体的异常功能 | 疾病概论、弥散性血管内凝血、心力衰竭、休克、缺氧、呼吸衰竭、肝衰竭、发热、水电平衡和水电平衡紊乱、酸碱平衡和酸碱平衡紊乱、肾功能不全等 | 32 | | 32 |
| 4 | 病案分析 | DIC、心衰、休克、缺氧、呼吸衰竭、肝衰竭、发热、水电平衡紊乱、酸碱平衡紊乱、肾衰竭病案分析 | (20) | | 20 |

## 三、课程目标

本课程围绕人体功能主线,以人体各系统的正常功能、正常人体的主要生理指标、临床主要急危重症的病理生理、临床主要急危重症的病案分析等项目为重点,针对各项目任务分阶段进行课堂教学,并选取典型项目任务开展实验教学和技能考核。要求学生熟悉人体的正常和异常功能,并具备一定的实际操作能力。

学生预期学习目标如下:

1. 能力目标:能进行正常人体主要生理指标的测定、临床主要急危重症的病案分析,即:

(1) 能进行人体红细胞渗透脆性的测定、观察和分析。

(2) 能进行人体凝血时间的测定、观察和影响因素的分析。

(3) 能进行人体血型的鉴定和分析。

(4) 能进行人体心电图的测定和分析。

(5) 能进行人体生命体征(体温、脉搏、呼吸、血压)的测定和分析。

(6) 能结合机能学知识对临床主要急危重症的病案进行分析。

(7) 能熟练运用哺乳类动物手术器械和观察设备完成动物实验,并运用相关的理论知识对实验结果进行分析。

2. 知识目标:熟悉人体各系统的生理功能、临床主要急危重症的病理生理,即:

(1) 熟悉人体细胞的基本功能。

(2) 熟悉人体组织(肌肉、血液)的正常功能。

(3) 熟悉人体各系统器官的正常功能、发生机制、影响因素与调控。

(4) 熟悉疾病发生的原因和条件。

(5) 熟悉疾病发生发展过程中的共同规律及疾病的转化。

(6) 熟悉临床主要急危重症的病因与条件、发病机制、机体功能代谢变化、发生发展过程和结局、防治原则。

3. 素质目标:培养作为一个合格护理、助产及医学相关类职业人员所具有的基本素养,即:

(1) 具有较强的观察和动手操作能力。

(2) 具有较强的逻辑思维和综合分析能力。

(3) 具有较强的语言表达及沟通能力。

(4) 具有较强的自省、人文心理素质等综合能力。

(5) 具有职业道德和责任意识。

(6) 具有勤劳、严谨、团结协作的精神等。

## 四、课程内容和教育教学要求

课程内容选取的原则为围绕培养现代高素质技能型人才目标,针对护理、助产及医学相关类职业岗位的实际工作需求和职业标准,坚持"必需为本,够用为度"的原则。课程内容改革紧跟行业发展变化,紧跟专业毕业生就业岗位能力要求的变化,做到课程为岗位工作需要服务,为行业发展需要服务,为人才后续发展需要服务。课程建设中,始终把课程内容的建设作为课程建设的核心,围绕培养现代高素质技能型护理、助产及医学相关类人才目标,针对专业就业的行业特点和岗位群需求,以及该课程与各专业其他课程之间的关系,参照国家相关职业资格标准,不断对课程内容进行调整、充实和改革。主要体现在以下几方面。

1. 课程内容的重构和整合　在过去相当长的一段时间里,《生理学》和《病理生理学》一直作为培养各类医学相关人才必修的两门医学基础课程。其学科知识系统而完整,但界限分明,课程内容重复较多,缺乏专业针对性,已不能适应当今社会对高素质技能型护理、助产及医学相关类人才培养目标的要求。根据现代护理、助产及医学相关类岗位的需要,把生理学和病理生理学内容有机融合在一起,实现人体正常机能与异常机能知识的有效衔接,拉近了护理、助产及医学相关类职业教育中基础医学课程与临床的距离。

2. 护理、助产及医学相关类职业岗位服务的对象是人,故需要对实验教学内容进行调整。即强化正常人体主要生理指标的测定实验,减少验证性动物实验。为使学生尽早掌握护理、助产及医学相关类专业技能,把生命体征测量作为操作考核内容。

3. 学生的综合职业能力是指在护理、助产及医

学相关类岗位能力基础上的过程性能力和设计能力,较之各专业能力更能促进学生在护理、助产及医学相关类职业领域内的生涯发展,更符合护理、助产及医学相关类职业教育的培养目标。因此,在学完了人体正常和异常功能后,设计临床主要急危重症的病案供学生分析,有效地培养学生语言表达、人际沟通、逻辑思维及综合职业能力。

本课程教学内容如下表2。

表2 课程教学内容表

| 序号 | 典型工作任务或训练项目 | 知识内容及教学要求 | 技能训练内容及教学要求 | 素质要求 |
|---|---|---|---|---|
| 1 | 人体的正常功能 | (1) 了解生命活动的基本特征,熟悉内环境与内环境稳态概念,掌握人体功能活动的调节方式。<br>(2) 熟悉细胞膜的物质转运功能、细胞的受体功能,了解细胞的生物电现象、肌细胞的收缩功能。<br>(3) 了解血液的组成和血量,熟悉血液的理化特性,掌握血液的生理功能。<br>(4) 了解能量的来源、能量代谢的测定和影响因素,掌握正常体温及生理变动,熟悉体温恒定的原理,了解体温调节机制。<br>(5) 掌握心血管、呼吸、消化、泌尿、神经、内分泌、生殖系统及感觉器官的功能,熟悉各系统功能的过程、机制及影响因素,了解各系统功能的调节。 | (1) 能测定人体红细胞渗透脆性、凝血时间、血型、心电图。<br>(2) 能运用哺乳类动物手术器械和观察设备完成动物实验。 | (1) 遵守操作规程。<br>(2) 培养观察和动手操作能力。<br>(3) 培养认真踏实、耐心细致的工作习惯。 |
| 2 | 人体生命体征测量 | 掌握体温、脉搏、呼吸、血压等人体生命体征的测量方法,熟悉测量的注意事项。 | 能测定体温、脉搏、呼吸、血压等人体生命体征。 | (1) 遵守操作规程。<br>(2) 培养职业道德和责任意识。<br>(3) 培养观察、空间、动手及节奏等综合能力。 |
| 3 | 人体的异常功能 | (1) 了解疾病发生的原因和条件、疾病发生发展过程中的共同规律及疾病的转化。<br>(2) 熟悉临床主要急危重症的病因与条件、发病机制,掌握临床主要急危重症发生时机体的功能及代谢变化、发生发展过程,了解其防治原则。 | 完成病案分析作业。 | (1) 培养综合分析能力。<br>(2) 培养勤劳、严谨、团结协作的精神。 |
| 4 | 病案分析 | 熟悉弥散性血管内凝血、心力衰竭、休克、缺氧、呼吸衰竭、肝衰竭、发热、水电平衡和水电平衡紊乱、酸碱平衡和酸碱平衡紊乱、肾功能不全病案。 | 以小组为单位完成病案分析。 | (1) 培养语言表达能力。<br>(2) 培养逻辑思维能力。<br>(3) 培养人际沟通能力。<br>(4) 培养自省、人文心理素质等综合能力。 |

# 五、实　施　建　议

1. 教材的选用和编写

(1) 依据本课程标准选用和编写教材,教材应充分体现任务引领、项目导向的设计思想。

(2) 教材应图文并茂,提高学生的学习兴趣。教

材表达必须精炼、准确、科学。

(3) 教材内容应体现先进性、通用性、实用性,要将本专业新知识、新技术及时地纳入教材,使教材更贴近本专业的发展和实际需要。

(4) 教材中的活动设计的内容要具体,并具有可操作性。

2. 教学组织与设计　根据高等职业教育人才培养目标,结合课程的特点和学生的认知规律,对精选的教学内容进行科学合理的排序和组织。

课程内容包括人体正常功能、人体生命体征测量、人体异常功能和临床急危重症病案分析,安排 120 学时,理论 84 学时,实践 36 学时。理论部分为基本概念、基本知识和基本理论,是为技能培养做必要的引导,做到必需、够用、可发展即可,同时注重培养学生的基本职业素质。实践教学内容,强调对工作过程中用到的技能培养,侧重培养学生的专业能力和综合能力。理论教学和实践教学同时进行,教、学、做结合,理论和实践一体化。学生到实验室上课,先由教师结合示教讲授,然后在教师辅导下学生进行实验操作,边讲边练,理论结合实际,调动学生的学习兴趣,加深理解和记忆。

3. 课程考核与评价　采用过程性评价与终结性评价、理论评价与实践评价、自评互评与师评、量性评价与质性评价等多元化评价模式进行课程考核与评价。考核按课程内容分项目进行,建议过程性评价(含学习表现、作业完成、技能考核、病案分析)占 50%,终结性评价占 50%。

4. 课程教学资源使用与建设

(1)积极开发和利用网络课程资源,充分利用诸如电子书籍、电子期刊、数据库、数字图书馆、教育网站和电子论坛等网上信息资源,使教学从单一媒体向多种媒体转变;教学活动从信息的单向传递向双向交换转变;学生单独学习向合作学习转变。

(2)利用现代信息技术开发录像带、视听光盘、幻灯片等多媒体课件,通过搭建起多维、动态、活跃、自主的课程训练平台,使学生的主动性、积极性和创造性得以充分调动,在合作中关注学生综合职业能力的发展和教学内容的调整。